Uta Sonneborn
Ruthild Haage-Rapp, Christa Middendorf & Ana Cristina Pires

SELBST-geführte Psychotherapie

Uta Sonneborn

Ruthild Haage-Rapp,

Christa Middendorf & Ana Cristina Pires

SELBST-geführte Psychotherapie

Neue Wege der Integrativen Psychotherapie Innerer Systeme und der professionellen Selbstfürsorge

arbor

Arbor Verlag

Freiburg im Breisgau

1. Auflage 2021

Lektorat: Usha Swamy
Titelfoto: ©alessio soggetti/unsplash.com
Umschlaggestaltung und Satz: mediengenossen.de
Druck und Bindung: Eberl & Kœsel, Krugzell

Dieses Buch wurde auf 100 % Altpapier gedruckt und ist alterungsbeständig.
Weitere Informationen über unser Umweltengagement finden Sie unter
www.arbor-verlag.de/umwelt

www.arbor-verlag.de

ISBN 978-3-86781-295-5

Inhalt

TEIL 3

Vertiefende Aspekte und Anwendungsbereiche in der Therapie mit IIFS

TEIL 4

Professionelle Selbstfürsorge mit IIFS

Einleitung

bitte unbedingt als Erstes lesen. Danke!

Liebe Leserinnen, liebe Leser!
Mit diesem Buch wenden wir uns vorwiegend an psychotherapeutisch oder ärztlich tätige Menschen, mit und ohne Vorkenntnis in IFS/IIFS, und an diejenigen unter Ihnen, die sich in ihrem Berufsleben neues Lebenselixier, Freude und Überraschung wünschen.

Der Titel »SELBST-geführte Psychotherapien« könnte zu allerlei Fantasien anregen. Natürlich führen wir Psychotherapien selbst durch – diese Selbstverständlichkeit möchte der Titel nicht hervorheben. Auch müssen sich die Klient*innen natürlich nicht alleine therapieren. Jedoch tragen auch ihre eigenen SELBST-Qualitäten beträchtlich zum Therapieerfolg bei. Die Therapeut*innen sind selbstverständlich »noch« notwendig, um eine Therapiestunde zu begleiten, wenngleich die IIFS-Therapeut*innen SELBST in einer etwas anderen Weise zum Einsatz kommen, als wir das aus bisher bekannten Psychotherapien kennen. Wir arbeiten leichter und intensiv, wenn wir aus uns SELBST heraus arbeiten und nicht unsere Therapeut*innen- Teile arbeiten lassen. Die Selbstreflexions- und Supervisionsmöglichkeiten in das eigene innere System und das der Klient*innen können sich mit dieser Methode deutlich erweitern. Und ihre Lust und Freude auf Therapie vergrößern sich.

Eines der wenigen anvisierten Ziele dieser Arbeit ist es, sowohl Therapeut*innen als auch Klient*innen in die Lage zu versetzen, zu unterscheiden, ob sie aus sich SELBST heraus leben und handeln oder eher ihren Persönlichkeitsanteilen folgen, auf dass ein jeder das eigene System SELBST führen und die Teile mit ihrer Person SELBST verbunden sein möge(n). Ausgegangen wird von einer natürlichen Vielfältigkeit der Persönlichkeit, von einer erlebbaren inneren Instanz, dem Menschen SELBST, und von den inneren Persönlichkeitsanteilen.

Es stellt sich jetzt die Frage: Wer oder was ist dieses SELBST? Und was genau sind die Persönlichkeitsanteile? Es ist schon spannend, darüber nachzusinnen, wer in uns als Therapeut*in die Therapie eigentlich durchführt – und mit wem in unseren Klient*innen wir denn da arbeiten? Und wie können wir das auseinanderhalten? Und wozu? Und auf welcher Zeitachse arbeiten wir eigentlich? Führen wir die Therapien in SELBST-Qualität oder in Persönlichkeitsanteilen mit therapeutischen Rollen durch, die aus der eigenen Biografie, der erlernten Psychotherapieschule, der Arztrolle und/oder in Resonanz oder Gegenübertragung auf die Anteile der Klient*innen stammen? Mit welchen Persönlichkeitsanteilen kommen die Klient*innen zu uns? Und mit welchen Therapeut*innen-Teilen reagieren wir auf sie? Wer in uns kann uns und ihnen helfen, sich SELBST aufzuspüren und die Persönlichkeitsanteile mit uns SELBST und ihnen SELBST in Kontakt zu bringen? Wie kann das geschehen? Und wie können wir gar eine Beziehung zwischen uns SELBST und unseren Teilen und dem Klienten-SELBST und seinen Persönlichkeitsanteilen ermöglichen?

Die SELBST-geführte Psychotherapie in der »Integrativen Systemischen Therapie mit der Inneren Familie, IIFS« basiert auf den Grundlagen humanistischer Psychotherapien, achtsamer Wahrnehmungsschulung, der integrativen Gestaltpsychotherapie, der Hakomi-Therapie und weiteren Körperpsychotherapien, der psychodynamisch imaginativen Traumatherapie von Luise Reddemann, der systemischen Therapie, der Bindungstheorie, neurophysiologischen Erkenntnissen und natürlich der IFS nach Richard Schwartz mit ihren entsprechenden Grundannahmen. Der SELBST-Begriff hat in diesem inneren System eine ganz spezielle Bedeutung, die wir Ihnen in der Einleitung kurz und in einzelnen Kapiteln gerne ausführlicher nahebringen möchten.

Zu dem inneren System gehören neben dem SELBST – dem Wesenskern eines Menschen – noch die unterschiedlichen Persönlichkeitsanteile (im Weiteren auch oft kurz als Teile bezeichnet). Das SELBST ist kein Teil. Die Formulierung »das Selbst eines Menschen« könnte zu dieser Annahme verleiten. Wenn möglich verwenden wir daher die Formulierung »ich SELBST«, der Mensch SELBST oder sprechen von SELBST-Qualitäten. SELBST und Teile sind körperlich und mental erlebbar. Der Körper reagiert als Erster auf Emotionen und Reize, noch bevor das Bewusstsein die Reaktion wahrnehmen kann. Wenn das körperliche Erleben mit dem Gefühlten kongruent ist, erfährt der Mensch Vertrauen in sich, eine Stabilisierung seiner selbst. Wenn solch ein mental und physisch ganzheitliches Erleben stattgefunden hat, beginnen sich neuronale Netzwerke umzustrukturieren. Die Geschichte eines Menschen ist in leiblichen Szenarien gespeichert und erfahrbar. Sie zeigt sich in seinem beseelten Körper mit all seinen Gefühlen, seinem Denken, seinem Verhalten und seiner Geschichte. Daher beziehen wir das körperliche Erleben in jeden Therapieprozess mit ein.

Aus dem achtsamen, körperlichen und mentalen Erleben der SELBST-Qualitäten, wie Wohlwollen, Mitgefühl, Zentriertheit, Nichtbewertung u.a.m., können die verschiedenen Persönlichkeitsanteile mit einem kleinen Abstand wahrgenommen werden. Indem die Geschichte ihrer Entstehungsgrundlagen angenommen und akzeptiert wird und die Teile in den ihnen aufgebürdeten Rollen mit den jeweiligen Auswirkungen im heutigen Leben erfahren werden, fühlen sich die Teile heute vom Klienten SELBST und von uns SELBST gesehen. Sie erleben Zugehörigkeit zu ihrer jeweiligen Person SELBST und doppelten Trost. Das hat eine tief verbindende, heilsame und nachhaltige Wirkung auf die Teile. Wir lernen so die eigene Geschichte, die unserer Klienten und diese ihre neu kennen, besser verstehen, und finden Möglichkeiten der Wertschätzung und Entlastung. Das beinhaltet die Chance einer Neuintegration der Persönlichkeitsanteile, die mit ihrem Menschen SELBST in warmherziger Verbindung stehen können. Der nicht mit seinen Teilen verwobene Mensch SELBST ist in der Lage, die eigenen Persönlichkeitsanteile zu erkennen, sie zu sehen, in Beziehung mit ihnen zu treten und sie zu führen. In dieser SELBST-geführten Beziehung können die Teile ein vertrauensvolles Verhältnis zu ihrem Menschen SELBST entwickeln und kooperieren gerne mit ihm. Es entsteht intrapsychisch eine erlebbare SELBST-Du- und Du-SELBST-Beziehung. Dieses intrapsychische, gegenseitige sowie mental als auch physisch erlebbare in Beziehung-Treten von SELBST und Teilen prägt ein innovatives Moment. Unsere Persönlichkeitsanteile erfahren dann uns SELBST, fühlen sich gesehen und verbunden und agieren nicht mehr allein oder wie in einem alten Film. Eine echte Veränderung und eine Entlastung des Systems werden möglich. Wie eine Kollegin nach einem Kurs staunend sagte: »Jetzt habe ich mich seit 25 Jahren mit meinem Inneren Kind beschäftigt und heute hat es zum ersten Mal mich SELBST erlebt!« Vielleicht der Beginn einer wundervollen Freundschaft.

Die Integrative Psychotherapie Innerer Systeme – IIFS – ist sowohl Methode als auch Haltung, körperlich und sinnlich für alle Menschen, Therapeut*innen und Klient*innen erfahrbar und anwendbar. Sie verbindet in ihrer Ausübung das Wissen um Achtsamkeit, Wahrnehmungsschule, Körperpsychotherapie und IFS. Ihre Anwendung eröffnet uns neue Wege und Möglichkeiten in der Psychotherapie, der Selbsterfahrung, der Supervision und auch in der Professionellen SELBST-Fürsorge – intrapersonell im System eines Menschen und interpersonell, wenn sie die Inneren Systeme von Klient*innen, Therapeut*innen und Supervisor*innen unter IIFS-Aspekten miteinander in Beziehung treten lässt – auch hier mit neuen Ideen. Sie schärft unsere Wahrnehmung, lässt uns neugierig und lebendig mit einem Anfänger-Geist in jede neue Begegnung gehen und kann auch dadurch neuronale Strukturen verändern.

In Psychotherapien und Supervisionen sollte sie nur von erfahrenen Therapeut*innen durchgeführt werden, da man mit dieser kleinen Methode sehr schnell ans »Eingemachte« gelangen kann.

Die IIFS wirft auch ein neues Licht auf das innere System bei schwerwiegenden psychischen und psychosomatischen Erkrankungen, wenn diese unter dem Aspekt polarisierter Teile gesehen werden.

Komorbiditäten (wie Ängste, Panik, Süchte, Dissoziationen etc.) als beschützende Persönlichkeitsanteile zu sehen, eröffnet ebenso neue Behandlungsmöglichkeiten.

Für die (Professionelle) SELBST-Fürsorge kann sie in unterschiedlichem Ausmaß im täglichen Leben wie bei der Arbeit angewendet werden. Das könnte das persönliche, das professionelle und das Gemeinwohl mehren. Dem SELBST den Raum zu öffnen und mit seinen eigenen Anteilen in SELBST-Verantwortung zu leben, verändert schon viel.

Arbeiten in spürbarer Präsenz, also in SELBST-Qualität, fühlt sich nicht anstrengend an, aus Therapeuten-Teilen hingegen oftmals schon. Mit Professioneller SELBST-Fürsorge und IIFS können Psychotherapeut*innen und Ärzt*innen einen spannenden Zugang zu ihren berufstätigen Teilen gewinnen und sie ggf. entlasten. Auf diese Weise ist es möglich, ein Leben lang Freude und Überraschung in diesen manchmal so schweren und gleichzeitig so wunderbaren Berufen zu erleben und zu erhalten. Sie macht uns wieder neugierig und offen für uns selbst und die anderen, geht mit einer gewissen Leichtigkeit einher und ist gleichzeitig doch tiefgründig.

Was erwartet Sie nun beim Lesen dieses Buches?

Sie erhalten einen Einblick in das Fundament der Integrativen Systemischen Psychotherapie mit inneren Anteilen, in die Grundhaltungen und Gedanken humanistischer und ressourcenorientierter Psychotherapien, in die Systemische Therapie mit der Inneren Familie, in die achtsame Wahrnehmungsschulung mit Elementen aus der integrativen körperbezogenen Gestalttherapie und in die körpertherapeutische Ausrichtung der IIFS.

Der Selbst-Begriff wird Ihnen aus psychologischer, anthropologischer und philosophischer Perspektive nähergebracht und sein Platz in der IFS und der IIFS begründet.

Durch die detaillierte Beschreibung des Verhältnisses von SELBST und Persönlichkeitsanteilen gewinnen Sie theoretisch und praktisch einen profunden Einblick in die SELBST-Haltung und in das Wesen und die Dynamik der Interaktionen von SELBST und Teilen.

Mit vielen Anregungen zur Professionellen SELBST-Fürsorge, selbstständigen Übungen und Reflexionen sowie in Beispielen aus der Praxis können Sie vieles von dem Gelesenen an sich selbst, Ihren Persönlichkeitsanteilen und an sich SELBST erleben und erfahren. Wenn Sie mögen, können Sie mit dem Reichtum Ihrer Innenwelt und mehr und mehr mit den Unterschieden von SELBST-geführter und Teile-geleiteter Haltung im Leben und bei der Arbeit vertraut werden und in der Professionellen SELBST-Fürsorge schließlich von dem Gelernten profitieren.

Durch vertiefende Einblicke in die Arbeit mit IIFS in der Welt der Scham, der Psychoonkologie, der Traumatherapie und der Supervision bekommen Sie von allen Autorinnen einen Einblick, wie die Integrative Systemische Therapie mit Inneren Anteilen in speziellen Kontexten eingesetzt werden kann.

Wir wünschen Ihnen beim Lesen viele inspirierende Anregungen, spannende Momente und Lust mehr zu erfahren über diese neuen Wege in der Psychotherapie, der SELBST-Erfahrung, der Supervision und der Professionellen SELBST-Fürsorge.

Erläuterungen

Zur Schreibweise: SELBST und selbst. Vielleicht mag es Sie irritieren, dass wir manchmal »selbst« klein und ein anderes Mal SELBST in großen Buchstaben schreiben. Zur Klärung: Wenn wir SELBST im Sinne von IIFS meinen, dann schreiben wir es in großen Lettern, lesen Sie es klein, dann benutzen wir das Wort »selbst« wie es in der herkömmlichen Alltagssprache verwendet wird. An dieser Stelle sei auch bemerkt, dass der Ausdruck »das SELBST« oder »mein SELBST« die falsche Vermutung aufkommen lassen kann, dass »mein« SELBST (Possessivpronomen) ein Teil sein könnte. Das SELBST ist kein Teil – dieser Satz kommt noch öfter in diesem Buch vor. Daher sprechen wir lieber in der Folge von der Person SELBST oder dem Menschen SELBST oder ich SELBST und schreiben SELBST dann immer in Großbuchstaben, wenn es sich um das IIFS-SELBST handelt. In seltenen Fällen, wenn es sich sprachlich einfach komisch anhören würde, sprechen wir auch mal von dem SELBST. Und da SELBST auch letztendlich etwas Größeres ist, als wir Menschen es glauben fassen zu können, versuchen wir hier auch nur eine Annäherung an ein irdisches SELBST anzustreben. SELBST im IIFS, wie wir es in diesem Buch so häufig verwenden, meint den Wesenskern eines jeden Menschen, der in SELBST-Qualitäten eben mehr oder weniger spürbar, erfahrbar und damit wirksam wird. Was wir Menschen tun können, ist dem SELBST mehr Raum zu bieten und seine Eigenschaften bewusst zu erkennen, wenn es denn da ist. SELBST kann man nicht machen, SELBST ist.

Die Schreibweisen der Geschlechter: Um allen Geschlechtern gerecht zu werden, verwenden wir bunte Schreibweisen, mal weiblich, mal männlich, mal divers, je nachdem, wie es sich im Verlauf flüssig liest. Wir möchten alle ein- und niemanden ausschließen. Es mögen sich immer alle gemeint fühlen. Wenn der Anfang eines Abschnitts das Gender-Sternchen trägt, gilt es für das Folgende, auch wenn das * nicht jedes Mal eingesetzt wurde.

Selbstverantwortung: Die Übungen und Anregungen, speziell mit der Einbeziehung von Körperwahrnehmung und Gefühlen, führen im Allgemeinen zu mehr Selbsterfahrung. Sie obliegen Ihrer eigenen Verantwortung und ersetzen keine Therapie. Wenn Sie damit den therapeutischen Erfahrungsraum betreten sollten, bitten wir Sie um Ihrer selbst Willen die Grenzen zu respektieren, die das Mit-sich-selbst-Arbeiten hat, und sich gegebenenfalls um therapeutische Unterstützung zu bemühen. Falls Sie das gerne mit IIFS tun möchten oder einfach mehr Erfahrungen mit IIFS unter Anleitung machen wollen, finden Sie im Anhang Kontaktadressen der IIFS-Institute.

Wegweiser durch das Buch: Jedes Kapitel ist in sich abgeschlossen. In jedem Kapitel werden Sie Grundhaltungen und Methoden der IIFS wiederfinden, was der konkreten Vertiefung der Haltung und Methode und der jeweiligen Veranschaulichung dienlich ist. Alle Texte, bis auf die anderweitig gekennzeichneten, sind von Uta Sonneborn. Etwaige Wiederholungen sind nicht unbeabsichtigt.

TEIL 1

Grundlagen der Integrativen Systemischen Therapie mit der Inneren Familie

1

Die Humanistischen Psychotherapien
Grundhaltungen und Ideen

Die Humanistische Psychotherapie wurde von Viktor Frankls Konzept der Logotherapie und der Existenzanalyse begründet, in Abgrenzung zu der Psychoanalyse von Siegmund Freud und Alfred Adler. Da dem Menschen Körper, Seele und Geist innewohnen, erlaubt ihm die geistige Dimension, sich mit seiner Psyche, seinem Körper und seiner Existenz auseinanderzusetzen. Frankl geht von einer Veränderungsmöglichkeit des Menschen aus. Wir sind nicht auf ein »So-Sein-Müssen« festgeschrieben, sondern haben die Möglichkeit, uns verändern zu können. Der menschliche Geist erlaubt dem Menschen Selbstwahrnehmung und Selbstreflexion. Diese Distanz zu sich verschafft ihm die Möglichkeit und Fähigkeit zur Selbstverantwortung, zur Willens- und Entscheidungsfreiheit, ja letztlich zu seiner Selbstbestimmung und Würde.

In dieser Haltung entwickelten sich seit den 30er-Jahren eine Fülle von Therapieansätzen, die sich, aus unterschiedlichen Richtungen kommend, gegenseitig inspirierten und zu eigenständigen Verfahren herausbildeten. Dazu zählen die wissenschaftliche Gesprächspsychotherapie nach Carl Rogers, die Jungianische Psychoanalyse nach Carl Gustav Jung und die Ausführungen von Verena Kast, die Transaktionsanalyse nach Eric Berne, die Gestaltpsychotherapie nach Fritz Perls, die Integrative Gestaltpsychotherapie nach Hildegund Heinl und Hilarion Petzold, die Bioenergetik nach Alexander Lowen, die Al Pesso Therapie, die Focusing-Therapie nach Eugen Gendlin, das Psychodrama nach Jacob Levy Moreno, die Psychosynthese nach Roberto Assagioli, die Hakomi-Therapie nach Ron Kurtz, die Psychodynamisch-Imaginative Traumatherapie nach Luise

Reddemann, die Ego-States-Therapie nach John und Helen Watkins, die Systemischen Therapien der letzten 40 Jahre und die Systemische Therapie mit der Inneren Familie nach Richard Schwartz u.a.m.

Durch Carl Gustav Jung zog östliches Gedankengut, insbesondere taoistische und buddhistische Prinzipien, in die Psychotherapie ein; auch die Meditation, auf Achtsamkeit basierend, eine ganzheitliche Betrachtungsweise und die Imagination wurden psychotherapeutisch salonfähig und fanden hier ihre weitläufige Einbeziehung und Entwicklung. Die Idee, Träume subjekthaft und objekthaft deuten zu können, erweiterte die Möglichkeit der Betrachtungsweise innerer Zustände und deren Vielfalt beträchtlich. Durch das Wechseln der Position des Beobachters wurde eine neue Dimension der Betrachtung von Erlebnisinhalten geschaffen, nämlich einmal alle Elemente des Traumes zu sein und/oder die Elemente des Traumes oder den Traum als Objekt mit etwas Abstand zu betrachten. Diese Art der Traumdeutung erweiterte die Introspektionsmöglichkeiten des Träumenden und des Therapeuten und bedeutete eine Abkehr von der Deutungshoheit des Therapeuten. Die Wahrnehmung fein auf den Körper zu richten sollte helfen, ihn von Blockaden und Panzerungen zu befreien und ihn zu seinem natürlichen Ausdruck zu führen. Wilhelm Reich gebührt das Verdienst, als Erster den Körper und seine Ausdrucksmöglichkeiten in seine Charakteranalyse mit einbezogen zu haben. Er war der Ansicht, dass unterdrückte Emotionen sich in Körperpanzerungen äußern.

In den 60er-Jahren mit dem Selbstbestimmungsrecht der Frauen erkundeten Gynäkologinnen und Feministinnen in aller Ausführlichkeit und mit Neugier ihre Körper, »our bodies – our selves«. Mit der Enttabuisierung der Sexualität in den 70er-Jahren war die Entdeckung des Körpers verbunden und erlaubt, was zu Zeiten von Wilhelm Reich noch eine Außenseiterposition dargestellt hatte. Die modernere Körperpsychotherapie ist teilweise noch von seinen Ideen, teils von der experimentellen Gestalttherapie von Fritz und Laura Perls inspiriert, die von einer Einheit von Körper, Seele und Geist ausgingen. Sie bauten schon auf die Fülle und die Ressourcen des menschlichen Daseins auf, wie die integrative Gestalttherapie nach Hilarion Petzold und Hildegund Heinl, die auch von einer ganzheitlichen Sichtweise ausgehen. In ihr ist die Rede vom Leib, womit der beseelte Körper gemeint ist. Ihm wird ein implizites und ein explizites Gedächtnis zugeschrieben. Im Körpergedächtnis können Erinnerungen aller Art gespeichert sein, wunderbare, alltägliche und schreckliche, die dem Bewusstsein und der Erinnerung nur partiell zugänglich sind. Alles, was der Mensch jemals erlebt hat, ist in seinem Leib wie auf einer Gravur-Tafel eingeschrieben, und wurde szenisch abspeichert. Da die körperorientierten Psychotherapieverfahren zunehmend in der Lage waren, die dem Menschen innewohnenden Potenziale aufzudecken, und damit begannen, die Innenwelt eines Individuums zu beleuchten, entwickelten sich durch sie wesentlich differenziertere Wahrnehmungsmöglichkeiten von Seins-Zuständen, von den Objekten innerer Vielfalt und ihres Ausdrucks in den Gefühlen, dem Körper, den Gedanken und dem Verhalten.

Körperpsychotherapeutische Methoden vereint mit achtsamer Wahrnehmung des Körpers unterstützen die Erinnerungskraft stark. Während in den 70er-Jahren in den Therapien oftmals noch heftig »gepushed« wurde, sodass Klienten z.T. von szenisch gespeicherten traumatischen Erinnerungen katastrophal überflutet wurden, geht heute die körperorientierte Traumatherapie ausgesprochen achtsam und eher den Prozess verlangsamend vor, dem Tempo der Klient*innen folgend, um so der Weisheit und den Botschaften des Körpers besser lauschen zu können. Durch die behutsame, einfühlende psychotherapeutische Begleitung können die Klienten das Erlebte mitsamt ihren szenischen Erinnerungen und Gefühlen im Damals durcharbeiten. Sie können durch Externalisierungstechniken diese Prozesse auch emotional dimmen. Die Klient*innen bekommen eine Beobachterposition im Hier und Jetzt, wodurch die Selbstwahrnehmung und Selbstregulierung gefördert werden. Sie helfen, den Dreiklang der Traumatherapie – Stabilisierung, Konfrontierung und Integration – zu befördern.

Die introspektive Wahrnehmung in der Gestaltpsychotherapie übt innere »awareness«, also intensive Selbstwahrnehmung in einem Zustand von geistiger Wachheit und Bewusstheit im Moment, ein Zustand ähnlich der Achtsamkeit. Sie ist in der Lage, die Ebenen ihrer Wahrnehmung zu wechseln. So kann sie die feine Wahrnehmung zuerst nach innen auf sich selbst, auf das Erleben des jeweiligen Augenblicks im Hier und Jetzt und auf den Kontext und die Umgebung richten. (John O. Stevens)

Mit der achtsamkeitsbasierten Wahrnehmungsschulung wie sie Thich Nhat Hanh lehrt oder die mittlerweile weltweit verbreitete MBSR-Methode – *Mindfulness-Based-Stress-Reduction* – nach Jon Kabat Zinn wurden Strukturen feiner Selbstwahrnehmungsmöglichkeiten geschaffen. Das Erlernen eines achtsamkeitsbasierten Selbstmitgefühls schult die Empathie-Fähigkeit für sich selbst und für andere – eine Voraussetzung für emotionale Intelligenz und emotionale und psychosoziale Kompetenz.

Achtsamkeit meint reine Wahrnehmung ohne Bewertung. Durch Achtsamkeitstraining können neuronale Aktivitäten angeregt werden, die andauernde positive Veränderungen im Gehirn verursachen, wie neuropsychologische Forschungsergebnisse zeigen. Dass der Körper bei allem, was wir erleben, mitreagiert, haben Körpertherapeuten schon immer intuitiv vorausgesetzt. Bewiesen ist es durch Antonio Damasio, der unter anderem erforscht hat, dass jedes Erleben mit Körperreaktionen verbunden ist. Diese sind bereits eine halbe Sekunde vorausgegangen, bevor das Ereignis überhaupt in unser Bewusstsein vordringen konnte. Unser Körper ist also in allem einen Tick schneller als unser Bewusstsein. Jeder Gedanke, jedes Gefühl, jedes Erlebnis geht mit körperlichen Reaktionen einher.

So erscheinen mir die auf diesen Prinzipien aufgebauten achtsamkeitsgeleiteten humanistischen Psychotherapien natürlich und heilsam. Den Körper nicht in eine Therapie mit einzubeziehen erschiene mir genauso fremd, wie seinen Verstand nicht zu benutzen. Es bedarf Körper, Seele, Geist und Verstand von Klient*in und Therapeut*in, um sich der Komplexität eines menschlichen Wesens halbwegs anzunähern. Das tiefere Wissen eines Menschen um sich selbst sollte mit in die Therapie einbezogen werden. Die Psychotherapeut*innen können mit den Theorien und der Haltung der humanistisch-psychotherapeutischen Therapien unter der Einbeziehung des Körpers dazu beizutragen, auf all die Verletzungen, Narben, Konflikte und Erkrankungen von Klient*innen, Patient*innen und sich selbst heilsam zu wirken sowie die Ressourcen zu fördern.

2

Psychotherapeutische Grundhaltung und Ideen

Humanistische Psychotherapien beinhalten Grundideen von Empathie, Authentizität und Stimmigkeit.

- Den Klient*innen wird ein Raum für Selbstwahrnehmung, Selbstexploration durch die Therapeut*innen gegeben, in achtsamer, nicht wertender, akzeptierender Atmosphäre.
- Es wird von der inneren Weisheit der Klientinnen und Klienten, von der Kreativität und der Eigenverantwortung eines jeden Menschen ausgegangen.
- Es wird davon ausgegangen, dass jeder Mensch Ressourcen und Resilienzfaktoren hat und es eine Salutogenese gibt.
- Es wird von einer Körper-Seele-Geist-Einheit ausgegangen sowie von einer organismischen Selbstregulation.
- Von Martin Buber stammt die Grundidee der existenziellen authentischen Begegnung im Jetzt von zwei Menschen, der Ich-Du-Begegnung, eines dialogischen Prinzips, eines gleichberechtigten Kontaktes.
- Therapeut*in und Klient*in treten in einen dialogischen interpersonellen Kontakt.
- Die Klient*innen können auch mit sich in eine intrapersonelle Interaktion zwischen ihren Ich-Zuständen oder zwischen unterschiedlichen Persönlichkeitsanteilen treten.
- Es wird von einer Vielfältigkeit und Vielschichtigkeit der Persönlichkeit ausgegangen.

- Die Denkweise ist ganzheitlich und systemisch.
- Es besteht die Annahme der Sinnhaftigkeit von Symptomen und von Zusammenhängen mit der erlebten Geschichte.

Die Haltung der Therapeut*in den Klient*innen gegenüber

Die Haltung gegenüber den Klient*innen ist offen, neugierig, interessiert, achtsam, authentisch, empathisch, zuversichtlich, Vertrauen vermittelnd, verbunden, stimmig, gelassen und ruhig, nicht wertend und unparteiisch. Den Klient*innen wird mit Respekt und Wertschätzung begegnet. Die Therapeut*innen arbeiten auf Augenhöhe mit den Klienten. Sie sollten nicht besserwisserisch sein. Sie folgen den Klient*innen und eilen ihnen nicht voraus. Es besteht zwischen Arzt/Therapeut*in und Patient/Klient*in eine professionelle Beziehung, die gleichermaßen abstinent wie professionell empathisch und von Menschenliebe geprägt ist. Sie respektiert und akzeptiert stets die eigenen und die Grenzen des Gegenübers. Sie ist frei von jeglicher persönlicher Vorteilsnahme, emotionaler, körperlicher oder gar sexueller Grenzverletzung.

In einer nicht angestrengten Atmosphäre mit der nicht bewertenden und präsenten Gegenwart der Therapeut*innen erfahren die Klient*innen Raum für ihre Selbstwahrnehmung und Selbstreflexion. Hier können sie ihre Problematik, ihre Konflikte, ihre Verletzungen, ihre sie traumatisierenden Erlebnisse bearbeiten. Sie lernen, sich und ihre Geschichte anzunehmen, zu akzeptieren, sie auch emotional und im Kontext ihrer Sozialisation zu verstehen und jetzt von früher zu unterscheiden. Blockierte und unterdrückte Gefühle können sie in sich erleben, erkennen und verstehen.

So können sie sich finden und zu dem Menschen entwickeln, der sie werden können, freier, natürlicher. Sie lernen wieder auf ihren Körper und auf sich selbst zu vertrauen.

Die Klient*innen machen korrigierende Erfahrungen in der Therapie durch die Person der Therapeut*innen. Die achtsame Schulung der Wahrnehmung für alles, was im Körper oder in der Umgebung vor sich geht, ist ein wesentlicher Baustein in den körperorientierten humanistischen Therapieverfahren. Achtsamkeit und Gewahrsein können geübt werden. Durch die neuronale Plastizität des Gehirns entstehen so neue neuronale Netzwerke, die Veränderungen nachhaltig machen können.

Die Haltung der Therapeut*innen sich selbst gegenüber

Die empathische, respektvolle, wertschätzende, jedoch nicht wertende Haltung gegenüber den Klient*innen gilt genauso auch für die Therapeut*innen sich selbst gegenüber.

Ihr mentaler und ihr physischer Resonanzboden ist ihnen vertraut. Sie sind selbsterfahren, kennen sich gut und lernen sich immer besser kennen.

Sie differenzieren Übertragungs- und Gegenübertragungsgefühle und agieren sie in der Therapie nicht aus.

Sie können ihren Resonanzboden als Diagnostikum und Therapeutikum nutzen.

Die Haltung der IIFS-Therapeut*innen und der Umgang mit eigenen Anteilen wird in Teil 4 ausführlich beschrieben. Sie beinhaltet die vorigen Punkte; zusätzlich möchte ich hier schon einige Charakteristika erwähnen:

In der IIFS arbeiten die Therapeut*innen aus sich SELBST heraus und/oder mithilfe entlasteter Therapeuten-Teile.

- Sie beziehen natürlich die körperliche Wahrnehmung und Körpersprache bei sich und den Klienten mit ein.
- Sie können den intrapsychischen und interpersonellen Dialog aus sich SELBST heraus führen und sprechen nicht aus ihren Therapeuten-Teilen heraus.

- Die Beziehungsebenen gestalten sich sowohl intrapsychisch im eigenen System wie interpersonell zwischen dem System des Klienten und der Therapeuten. Die Therapeuten haben beide Ebenen im Gewahrsein.
- Geschieht die Arbeit aus den SELBST-Qualitäten heraus, in Verbundenheit mit den Persönlichkeitsanteilen, wie es die systemische Therapie mit der inneren Familie vorsieht, kann sie lebenslang Freude bereiten, kann gleichsam leicht, überraschend wie tiefgründig sein, sich entwickeln und ist unangestrengt.

3

Die Achtsame Wahrnehmungsschulung

Achtsamkeit

Achtsamkeit ist eine dem Menschen innewohnenden Fähigkeit des Bewusstseins, sich selbst und seine Umgebung im gegenwärtigen Moment wahrzunehmen. Zwar absichtsvoll, jedoch ohne Bewertung, richtet sich die Aufmerksamkeit auf das, was im Moment wahrzunehmen ist: Körperempfindungen, Gedanken, Gefühle, Erfahrungen, innere Bilder, Fantasien u.v.a.m. Es entsteht ein Gewahrsein und gleichzeitig eine Annahme dessen, was ist, so wie es gerade im Moment ist. Auch kann ich wahrnehmen, wie sehr ich präsent bin, oder eben nicht, und/oder in welcher Rolle ich mich gerade befinde – so wie ich bin oder so, wie ich oder andere es von mir verlangen. Achtsamkeit schafft eine Präsenz im Sein, die als Energie wahrnehmbar ist. Mit der aufmerksamen Wahrnehmung nehme ich wahr, was im Moment ist. Ich bin da, wo ich bin. Ich höre, was ich höre, sehe, was ich sehe, fühle, was ich fühle, denke, was ich denke. Wenn ich gehe, dann gehe ich, wenn ich stehe, dann stehe ich, wenn ich laufe, dann laufe ich … und nichts mehr. Achtsamkeit kann dem Menschen den Unterschied anzeigen zwischen Da-Sein (so wie er ist) und seinem So-Sein (so wie er in seiner Rolle sein sollte).

Achtsamkeit ist Praxis vieler spiritueller Richtungen und besonders im Buddhismus vertreten. Vor einigen Jahrzehnten hat unter anderem der Mönch und Friedensaktivist Thich Nhat Hanh die Achtsamkeitspraxis aus dem Buddhismus den Menschen im Westen nähergebracht. Dabei ist Achtsamkeit an keine Religion gebunden und verfolgt keine konkreten Ziele. Die Achtsamkeitspraxis, wie sie von Thich Nhat Hanh verkörpert wird, hält Übungen für die Ehrfurcht vor dem Leben, die wahre Liebe und das wahre Glück, für liebevolles Sprechen und tiefes Zuhören, für Nahrung und Heilung bereit. Für erstrebenswert hält sie die Ideale von miteinander leben können in Verständnis und Mitgefühl, Frieden, Freude und Wohlbefinden. Transformation und Heilung werden mit dieser Haltung unterstützt. Alle Übungen und Meditationen sind mit achtsamem Atmen verbunden. Jon Kabat-Zinn ist mit der Entwicklung der schon erwähnten Mindfulness Based Stress Reduction (MBSR) eine Methode zu verdanken, die weltweit Menschen zu mehr Selbstwahrnehmung, Entspannung und Stressverminderung verholfen hat und ihnen die Fähigkeit zur Regulierung der eigenen Emotionen und zur Schulung ihrer Wahrnehmung an die Hand gegeben hat. Sie ist in acht Wochen zu erlernen und setzt regelmäßiges Üben voraus. Auch hier macht Übung den Meister und belohnt mit einem Seins-Gefühl von Klarheit und Intensität u.v.a.m.

Achtsamkeitstraining verhilft dem Menschen zu mehr Freiheit, den Raum zwischen Reiz und Reaktion selbst zu gestalten und nicht mehr aus dem »Autopiloten«, also unbewusst zu reagieren. Es stärkt damit die Fähigkeit zu Selbstwahrnehmung, Selbstreflexion, Selbstmitgefühl, Selbstbestimmung und Selbstregulation. Regelmäßige Achtsamkeitspraxis öffnet uns für die ganze Bandbreite an Gefühlen, verändert die Schmerzwahrnehmung, stärkt das Konzentrationsvermögen, macht nachsichtiger und gnädiger mit sich selbst und stärkt die Hilfsbereitschaft für andere. Bei vielen seelischen Erkrankungen stärkt sie das Gefühl der Selbstwirksamkeit. Sie fördert nachgewiesenermaßen die Neuroplastizität des Gehirns und schafft damit Möglichkeiten, neue neuronale Netzwerke zu aktivieren und alte, dysfunktionale, den Menschen an seinem eigenen Leben hindernde Muster nachhaltig zu verändern. Achtsamkeit ist zudem die Voraussetzung für Empathie für sich selbst und andere.

Es gibt also eine Menge von Gründen, Achtsamkeit zu erlernen und sich darin zu üben – und es gibt viele Möglichkeiten, sie zu praktizieren. Da sind die formellen Achtsamkeitsübungen in der Bewegung wie Tai-Chi, Qigong, Yoga, die Atemmeditationen, geleitete Meditationen und viele unterschiedliche Meditationsformen. Die Alltagsmeditationen, bei denen ich das, was ich gerade sowieso tue, mit Achtsamkeit tue und im Moment bin, lassen sich ohne großen äußeren Aufwand praktizieren und stellen sich bei ausreichender Übung immer öfter von alleine ein. Wenn ich mir die Hände wasche, auf die Toilette gehe, zur Arbeit gehe/fahre, esse, mich bewege, dann kann ich das genauso gut achtsam tun. Dann habe ich am Morgen schon eine Gehmeditation oder eine Bewegungsmeditation erlebt, mit meinen Sinnen die Umgebung wahrgenommen, eine achtsame Essmeditation erfahren. Ich bin da, wo ich bin – mit Körper, Seele und Geist. Körpermeditationen sind ebenfalls leicht in den Alltag zu integrieren. Und wenn ich mir am Stück mehr Zeit nehmen möchte, dann bietet sich ein Bodyscan, eine geleitete Meditation unterschiedlicher Länge oder eine Fantasiereise an. Und an zahlreichen Meditationsverfahren mangelt es ja auch nicht. Jede*r kann sich die passende Möglichkeit auswählen. Es sollte sich stimmig anfühlen.

Neurophysiologische Untersuchungen haben ergeben, dass bei Menschen, die täglich eine Viertelstunde für zwei Monate eine meditative Achtsamkeitspraxis ausüben, eine sichtbare Beruhigung der Stresszentren im Gehirn in der Positronen-Emissions-Tomographie nachzuweisen war. Es findet eine Stärkung des präfrontalen Kortex statt. Dieser hilft, bewusst zu denken, fühlen und zu handeln. Gleichzeitig wird die Amygdala, der Rauchmelder der Gefühle und die neuronale Angstzentrale, gedämpft. Der Cortisolspiegel, ein Indikator für Stress, sinkt. Durch diese Nachweise öffneten sich schließlich die Türen für die Anwendungen von Achtsamkeitspraxis in der Medizin und der Psychotherapie. Bei neueren Psychotherapieverfahren wie der Dialektisch-Behaviorale Therapie (DBT) nach Marsha Linehan, der Acceptance- and Commitment-Therapy (ACT), der Mindfulness Based Cognitive Therapy (MBCT) sowie bei Selbstmitgefühl-basierten Therapien gehören Achtsamkeitsverfahren zur Grundausstattung.

Viele humanistische Psychotherapieverfahren wie die integrative Gestalttherapie, die Hakomi-Therapie, das Focusing, die Al Pesso-Therapie und die Systemische Therapie mit der Inneren Familie praktizieren schon seit Jahrzehnten die Prinzipien der Achtsamkeit als unverzichtbare Grundlage ihrer Therapien. Im gegenwärtigen Moment zu sein und mit nichtwertender Aufmerksamkeit den Fokus in absichtlicher Absichtslosigkeit auf Atem, Sinneswahrnehmungen, Körperempfindungen, Gefühle, Gedanken, Wünsche, Bedürfnisse der Innenwelt etc. zu lenken und in eine tiefe Wahrnehmung einzusteigen, ist Ausgangspunkt dieser Therapien.

Mit der Praxis des achtsamen Wahrnehmens entsteht ein kleiner Abstand zum Innenleben und damit eine Instanz der Beobachtung.

Ich kann meine Sinnesempfindungen wahrnehmen, also bin ich mehr als meine Sinneswahrnehmungen. Ich kann meine Körperempfindungen wahrnehmen, also bin ich mehr als meine Körperempfindungen. Ich kann meine Gedanken wahrnehmen, also bin ich mehr als meine Gedanken. Ich kann meine Gefühle wahrnehmen, also bin ich mehr als meine Gefühle. Ich kann meine Wünsche und Bedürfnisse wahrnehmen, also bin ich mehr als meine Wünsche und Bedürfnisse. Ich kann meine Innenwelt wahrnehmen, also bin ich mehr als meine Innenwelt.

Diese beobachtenden Instanzen sind nicht wertend, eher neutral, registrierend, akzeptierend, auch wohlwollend, gütig, mitfühlend und gelassen. Sie tragen in den unterschiedlichen Psychotherapien verschiedene Namen wie der »innere Beobachter«, »der innere Zeuge«, »der Generaldirektor«, »der Dirigent«, der »Parlamentspräsident«, das »Oberhaupt« u. a.m.

Der SELBST-Begriff in der IIFS geht über diese ähnlichen Eigenschaften der beobachtenden Instanz noch hinaus; ihm wohnt die Qualität des Da-Seins inne. Außerdem ist dieses Zentrum SELBST als unsichtbarer, jedoch psychisch und physisch erlebbarer Partner im inneren Austausch und Dialog zu erfahren. Das macht seine Besonderheit und seine einzigartige Wirkung aus. Dazu mehr in Teil 2.

Die innere Achtsamkeit ist nach innen gerichtete, nicht-wertende Aufmerksamkeit und eine Grundlage für Selbstwahrnehmung, Selbstreflexion und Selbstfürsorge. Tägliches Innehalten und kurze Übungen sind hilfreich, um das innere Erleben differenziert zu erfahren. Es verschafft gleichermaßen einen stärkeren Kontakt zu sich selbst, wie es auch durch das Einschalten des inneren Beobachters eine Möglichkeit bietet, sich mit einer gewissen Distanz differenzierter zu erleben, ja überhaupt den Kontakt zu dem innewohnenden »Du« (das, was ich wahrnehme als Gegenüber) zu ermöglichen. Durch das Praktizieren von Achtsamkeit erweitert sich das innere Spektrum und die Bewusstheit. Eine Folge davon kann mehr Entspannung, Wohlbefinden, Bewusstheit für innere Vielfalt und Reichtum, Zufriedenheit und Gelassenheit sein. Mit dem Versuch, das Wahrgenommene möglichst ohne Wertung zu betrachten, nämlich als das, was es ist (und falls man doch wertet, registriert der innere Beobachter dies als solches), erweitern sich nicht nur für sich selbst, sondern auch für andere Menschen Einfühlungsvermögen, Verständnis, Horizont und Toleranz. Und bei aller Erweiterung der Wahrnehmungsfähigkeit sollten wir auch die Grenzen dessen, was dem Bewusstsein überhaupt zugänglich sein kann, im Blick behalten.

Wahrnehmung

Alles, was wir als wirklich zu erkennen glauben, entsteht in unserem Gehirn. Dazu gehört nicht nur das Kopfgehirn, sondern auch das Bauchgehirn. In beiden Hirnen fließen unzählige Informationen geistiger, seelischer, materieller und intellektueller Art zusammen, visuelle, taktile, auditive und kinästhetische. Sie weben ein Netz mit oft unvorhersehbaren Verknüpfungen und sind individuell sehr verschieden. Unser Bewusstsein kann Teile dieses Netzes wahrnehmen. Und alles, was der Mensch wahrnimmt und welchen Sinn er dem Wahrgenommen gibt, ist die Wahrnehmung speziell dieses einen Menschen. Die Wahrnehmung ist zunächst subjektiv und selektiv. Sie ist geprägt durch unseren bewussten und unbewussten persönlichen, familiären, gesellschaftlichen, kulturellen und geschichtlichen und zeitgeschichtlichen Hintergrund. Unser Weltbild und Menschenbild, unsere Emotionen und Erfahrungen sowie im speziellen therapeutisch-medizinischen Bereich die Einstellung bezüglich Gesundheit und Krankheit färben auf die Wahrnehmung ab. Aber auch unsere Gegenwärtigkeit, die Tagesereignisse, die Lebensumstände, die Laune und die Einstellung färben die Wahrnehmung, sowohl für den

Blick zurück in die Vergangenheit als auch für unsere Zukunftsperspektive. Wahrnehmung ist immer auch sinnliche Wahrnehmung, leiblich erfahrbar und leiblich gespeichert. Sie geht mit Gefühlen, Gedanken, Verhalten und einem Ausdruck im Körper einher.

Was es ist

Es ist Unsinn
Sagt die Vernunft.
Es ist was es ist
Sagt die Liebe.
Es ist Unglück
Sagt die Berechnung.
Es ist nichts als Schmerz
Sagt die Angst.
Es ist aussichtslos
Sagt die Einsicht.
Es ist was es ist
Sagt die Liebe.
Es ist lächerlich
Sagt der Stolz.
Es ist leichtsinnig
Sagt die Vorsicht.
Es ist unmöglich
Sagt die Erfahrung.
Es ist was es ist
Sagt die Liebe.

ERICH FRIED

Wahrnehmung in der Gestaltpsychotherapie

Der Gestalttherapeut Hilarion Petzold beschreibt menschliche Wirklichkeit und somit die Wahrnehmungsmöglichkeiten recht komplex:

»Der mitmenschliche Kontext, das Erleben, Fühlen, Handeln und Agieren sowie die interpersonelle und intrapsychische Dynamik des Menschen wird eher als holistisch, analogisch und räumlich angeordnet betrachtet als als flächig, punktuell oder linear.«[1]

Sie geht von einer leibbegründeten Hologramm-Theorie des Gedächtnisses aus. Als Gedächtnisspeicher dient neben dem Gehirn der Leib. Den Leib nehmen wir im Gegensatz zum Körper (der rein biologisch gesehen und von außen wahrgenommen wird) vom Spüren her wahr. Im Leib ist die gesamte Biografie verinnerlicht. Wir sprechen von »verleiblichten Szenarien«, von einem szenarischen Leib-Gedächtnis.

Hier werden alle Szenen, Ereignisse, Atmosphären, mitsamt seinen Gefühlen, Körpergefühlen, Gedanken, die ihm im Laufe seines Lebens begegnet sind, wahrgenommen, in einen Sinnzusammenhang gestellt und gespeichert. »Über dieses Leibgedächtnis sind die Ereignisse usw. ein Teil dieses Menschen geworden.« (Hausmann/Neddermeyer) Das Leibgedächtnis ist dem Bewusstsein des Menschen mehr oder weniger zugänglich. »Eine Einzeladresse« einer im Leibarchiv abgespeicherten Szene (zum Beispiel eine Berührung, ein Geruch, eine bestimmte Bewegung, eine Tonart), evoziert die ganze Fülle historischer Daten mit ihren emotionalen, kognitiven, interaktionellen und archetypischen Eindrücken« (Peter Osten), zu vergleichen mit dem Begriff »Trigger« aus der Psycho-Traumatherapie.

Treffen nun zwei Menschen aufeinander, so findet, ob gewollt oder nicht, ein Kontakt zweier Leiblichkeiten statt; die jeweiligen Wirklichkeiten und Atmosphären werden unbewusst miteinander verwoben, auch wenn er den Personen nicht immer bewusst zugänglich ist. Der Behandler muss sich also selbst in den interpersonellen Kontext mit einbeziehen, wenn er annähernd zu einer adäquaten Sichtweise einer »Gemeinsamen Wirklichkeit« mit seinem Patienten gelangen will. (Peter Osten) Nach dem Gestaltmodell ist jeder Mensch auch das, was er verkörpert. Gleichermaßen hat er die Fähigkeit zu externalisieren. In der Gestalttherapie wird davon ausgegangen, dass aufgrund von früheren Verletzungen, Traumatisierungen und dramatischen Lebensumständen die »Gestalt« eines Menschen verletzt wurde und bestimmte grundlegende menschliche Bedürfnisse in den Hintergrund treten mussten. An der immer wieder aufbrechenden Narbe der »Gestalt« treten diese Bedürfnisse in Form von Figuren aus dem Hintergrund der Persönlichkeit auf die innere Bühne ihres Menschen in den Vordergrund und drängen auf Schließung der Gestalt. Hier sind sie dann der Bearbeitung zugänglich. Diese Figuren sind den Persönlichkeitsanteilen in der IFS sehr ähnlich. Die geschulte Wahrnehmung der körperorientierten Integrativen Gestaltpsychotherapie ist sehr achtsam und fein auf den Körper mit all seinen Empfindungen, Gefühlen, Reaktionen, Haltungen, Bewegungen, Ausdrucksweisen, Mustern und seiner verinnerlichten Geschichte gerichtet. Die integrative Gestalttherapie findet Zugang zu den Erinnerungen, die im Körper wie »Leibliche Szenarien« gespeichert und manches Mal verbal noch nicht zugänglich sind. Mithilfe bestimmter Techniken, am bekanntesten zum Beispiel die Stuhl-Technik, ist es möglich, bestimmte Figuren, Gefühle, Szenen, Körperteile, Symptome etc. zu externalisieren und so einen Kontakt zu ihnen herzustellen. Durch empathisches und physisches Hineinversetzen in das Externalisierte findet die Klientin einen erfahrbaren Zugang zu ihrer Geschichte, den Figuren, Gefühlen, Körperteilen, Szenen oder Symptomen. Diese entspannen oft schon allein durch das empathische Gesehenwerden. Auch hier ermöglicht die gerichtete wertfreie, aufmerksame Wahrnehmung eine neuronale Veränderung.

Introspektive Wahrnehmung, Wahrnehmung im Innen und Außen aus der subjektiven Sicht

Der Gestalttherapeut John O. Stevens richtet Wahrnehmung zuerst nach innen auf sich selbst, auf das Erleben des gegenwärtigen Augenblicks im Hier und Jetzt. Er unterteilt drei Bereiche:

1. die Wahrnehmung von körperlichem Empfinden im Kontakt mit der inneren Welt. Er meint damit den »aktuellen sensorischen Kontakt mit gegenwärtigen inneren Vorgängen wie Muskelspannung, Bewegung, Schmerz, die körperlichen Manifestationen von Emotionen, Unbehagen, Wohlgefühl«.
2. die Wahrnehmung im Kontakt mit der äußeren Welt, die Sinneseindrücke, »den aktuellen, sensorischen Kontakt mit dem, was ich gerade sehe, höre, rieche, schmecke oder berühre«.

Die Grundannahme der Gestalttherapie ist, dass Emotionen immer mit Körpersensationen einhergehen. Wahrnehmung a) und b) umfassen das gesamte Erleben eines Menschen der gegenwärtigen Realität und sind der »solide Unterbau« seiner Erfahrungen.

3. die Wahrnehmung, die sich auf die Aktivität der Fantasie gründet: »jede mentale Aktivität, jenseits der Wahrnehmung gegenwärtiger Erlebnisse, wie alles Erklären, Vorstellen, Interpretieren, Vermuten, Denken, Vergleichen, Planen, jede Erinnerung an Vergangenes, jedes Vorausnehmen der Zukunft«. Keine Diskussion, keine Gedanken, sei es von mir oder von anderen Menschen, über diese Wahrnehmung können diese meine Wahrnehmung »nichtexistent« machen. Aber wir können darüber reflektieren. Die Wahrnehmungen sind, was sie sind.

Mit dieser Art achtsamer, introspektiver Wahrnehmung, die mich stets den Kontakt mit allem Möglichen, was mir im Inneren und Äußeren begegnen kann, mich erleben und gleichermaßen im Kontakt zu meinem Körper und Geist sein lässt, werde ich natürlich auch der ständigen Veränderungen gewahr und bin mir dem Lebendigsein bewusst. In der Gestalttherapie wird das als *awareness continuum* bezeichnet, eine spezielle Erweiterung des Begriffs von Achtsamkeit.

Oszillieren

Wenn zwei Menschen in Kontakt treten, nehmen sie sich gegenseitig mehr oder weniger bewusst wahr. Es entsteht recht schnell ein erster Gesamteindruck, der als »Gefühl« von Sympathie, Neutralität oder Ablehnung registriert wird. Es ist aber eigentlich kein Gefühl, eher eine soziale Bewertung oder eine Interpretation. In dieser blitzschnellen Kategorisierung des Gegenübers liegen eigene Gefühle, Gedanken, Körperempfindungen, Erlebnisse, Erfahrungen, Erinnerungen, Projektionen, Vorurteile etc. verborgen, die diese Einteilung in Freund, Feind oder neutral haben zustande kommen lassen. Dass so etwas so schnell geschieht, ist vermutlich noch einem archaischen Überlebensdrang geschuldet. Es ist klar, dass wir damit unserem Gegenüber, aber auch uns selbst mit unseren psychosozialen Möglichkeiten und kommunikativen Fähigkeiten nicht gerecht werden, ja uns beiden die Möglichkeit, uns wirklich kennenzulernen, erschweren. Um unserer als subjektiv und selektiv bekannten Wahrnehmung mehr Präzision zu verschaffen und um Ich und Du schön auseinanderzuhalten und nicht unzulässigerweise zu vermischen, hat Hildegund Heinl, die »Grande Dame« der Integrativen Gestalttherapie, einen Prozess des Oszillierens beschrieben, wie jeder auf den unterschiedlichsten Ebenen gleichzeitig bei sich selbst und beim anderen sein kann – auf allen Ebenen, im Hier und Jetzt, in der Vergangenheit, und wieder zurück in der Gegenwart. Diese Übung kann in Seminaren zu einer außerordentlichen Selbsterfahrung führen und auch im Kontakt zu anderen Menschen eine Fülle von Erfahrungen und Nutzen bringen. Haben beide Partner*innen dieser Übung eine Haltung von Wertschätzung und Respekt sich selbst und dem anderen gegenüber und versuchen, sie nicht zu bewerten, kann tiefes eigenes und gegenseitiges Erleben die Folge sein. Für manche ist diese Übung am Anfang schon nach ein paar Minuten sehr dicht. Geübtere oszillieren mehrfach hin und her und erfahren so zum Beispiel in einer Stunde wirklich viel über sich und ihr Gegenüber, wenn sie darüber reflektieren und sich zusätzlich noch über das Erlebte austauschen. Eine solche Wahrnehmung seiner selbst und der anderen wird der Komplexität eines jeden Menschen gerechter, es kann dadurch erlebter Kontakt und Begegnung entstehen. Zwei Personen haben so die Möglichkeit, sich nicht ungewollt zu »verwurschteln«. Anders, wenn von Anfang an klar ist: Jeder hat seinen eigenen persönlichen, familiären, kulturellen, zeitgeschichtlichen Hintergrund und ist geprägt von seiner Geschichte. Ich bin ich und du bist du, frei nach Martin Buber: Das Ich erfährt sich am Du.

Übung

Bei der Übung des Oszillierens geht es darum, zentriert bei sich im Hier und Jetzt zu sein. Es geht darum, in sich hinein zu spüren und sich zu fragen: Was nehme ich bei mir gerade wahr, während ich mit einer anderen Person im Kontakt bin.

Was fühle ich?
Was denke ich?
Was empfinde ich?
Welche Körperempfindungen spüre ich?
Was tut mein Körper?
Was tue ich gerade?
Was signalisiere ich?
Was brauche ich?

} Im Hier und Jetzt

Dann sinne ich nach:

- Woher mag das kommen?
- Wohin gehört das?
- In welche Szene?
- In welche Zeit?

Wenn es in eine alte Szene gehört, frage ich mich weiter:

Was fühle ich von damals? Was denke ich von damals, wenn ich … Was empfinde ich dabei? Wie geht/ging es meinem Körper? Was signalisiere(t) ich(er) noch? Was hätte ich/mein Körper gebraucht?	… die alte Szene präsent sein lasse …

Ich übernehme die Verantwortung für all das, was im Moment bei mir im Inneren los und meiner Wahrnehmung zugänglich ist. Ich mache mir bewusst:

- Ich bin ich, mit alledem in mir.
- Ich habe Respekt, Wertschätzung und Annahme dafür.
- Ich habe meine Grenzen und achte sie.
- Und du bist du, mit alledem in dir.
- Ich habe Respekt, Wertschätzung und Annahme dafür bei dir.
- Und du hast deine Grenzen und ich achte sie.

Wenn ich bei mir bin und gleichzeitig im Kontakt mit einer anderen Person, ist es unabdingbar, meine und ihre Grenzen im Innen und im Außen zu erspüren und zu respektieren Wo fange ich an, wo höre ich auf? Wo fängt der andere an und wo hört er auf? Mein Fokus richtet sich nun mehr auf mein Gegenüber. Was nehme ich beim anderen wahr?

- Was sehe ich, was höre ich, was rieche ich, was fühle ich?
- Was denke ich über die andere Person?
- Was empfinde ich für sie?
- Wie erlebe ich sie?
- Was tut mein Körper gerade in Bezug auf sie?
- Was für Fantasien habe ich über sie?
- Was tue ich gerade in Bezug auf sie?
- Was signalisiere ich gerade in Bezug auf sie?
- Was projiziere ich auf sie?

Und wieder zurück mit dem Fokus zu mir selbst, in dem Wissen, dass alles, was ich wahrgenommen habe, vor dem Hintergrund meines Lebens situativ, subjektiv und selektiv bleibt, aber mir nun bewusster ist, weniger verstrickt mit mir. Diese klaren Grenzen tun gut.

Hildegund Heinl benannte diese Bewegung auf den Beziehungsebenen vom Ich von der Gegenwart in die Vergangenheit und zurück ins Hier und Jetzt zum Du und wieder zu sich selbst als ein »Hoch und Runterklettern der Sprossenleiter des Lebens und der Gefühle«.

Es braucht Übung – und ehrlicherweise ganz schön viel Übung, aber es lohnt sich ungemein, schnell den Fokus wechseln zu können zwischen Ich und Du und wieder Ich, bis das irgendwann parallel läuft – bei sich zu sein und gleichzeitig beim anderen, ohne uns zu vermischen. Auf diese Weise, gleichzeitig abgegrenzt und nahe, spüren wir uns und den anderen intensiv. Wir werden uns und auch unserem Gegenüber gerechter, haben die Möglichkeit, mehr Verantwortung für uns selbst zu übernehmen, und dem Anderen seine Verantwortung auch zu belassen und sie ihm nicht wegzunehmen. Diese Art von Kontakt und Begegnung ist authentisch, jedes Mal neu und spannend, und berücksichtigt viele Ebenen. Ein tiefes Kennenlernen meiner selbst und meines Gegenübers ist auf diese Weise möglich. Wir hören auf, für andere zu denken, zu fühlen und zu handeln. Unser Gegenüber behält seine Hoheit und seine Würde. Wenn wir *mit* ihm denken, fühlen, handeln, wenn es dies möchte, kann eine ganz andere Beziehung entstehen, als wenn wir das *für* es tun. Besonders in therapeutischen Berufen sollte diese Art von Selbstverantwortlichkeit ausführlich geübt werden, da wir uns sonst die Arbeit unnötig schwerer und anstrengender machen. Indem wir scheinbar gut gemeint Verantwortung für jemanden übernehmen, können wir ihm auch etwas Wichtiges wegnehmen. Und übrigens auch im privaten Alltag lebt es sich mit diesen guten Grenzen von Ich und Du vortrefflich.

Wenn wir uns auf dieser Grundlage dann noch gewahr werden, dass jedes System von Ich und Du aus jeweils einem SELBST und einer Fülle von Persönlichkeitsanteilen bestehen, kann es nur noch spannender werden!

Metaebene

Die introspektive Wahrnehmung übt innere Achtsamkeit. Sie ist in der Lage, die Ebenen zu wechseln. Sie ist Voraussetzung zur Selbstreflexion, den eigenen Resonanzboden zu erkennen, das innere Instrumentarium zu nutzen und Verantwortung für sich und sein Innenleben zu übernehmen. Aus dem Blickwinkel der Metaebene, einer anderen, neuen, weiteren oder engeren Perspektive, verändern sich die Wahrnehmungen, die Beobachtungen und Sichtweisen, aber auch die Gefühle, Empfindungen, Gedanken, Einstellungen und Verhaltensweisen. Mit der Art dieser Wahrnehmung eröffnet sich ein weites Feld im Kontakt zum eigenen Innenleben, zu anderen und im Kontakt miteinander. Es ist der Unterschied einer subjekt- oder einer objektbezogenen Sichtweise, zwischen assoziativer und dissoziativer Betrachtung, ob ich in mir kreise oder mich mit etwas Abstand wahrnehmen kann. Sich selbst unter verschiedenen Blickwinkeln wahrnehmen zu können, schafft die Voraussetzung, sich in unterschiedliche Seins-Zustände bei sich selbst und bei anderen hineinzuversetzen. Es ist eine Voraussetzung für Empathie mit sich selbst (Selbstmitgefühl) und für andere, und damit auch eine Bedingung für emotionale und psychosoziale Kompetenz.

Ich möchte das folgende Beispiel als Metapher verstanden wissen. Es macht einen Unterschied, ob ich als Schauspieler*in in einer bestimmten Rolle auf der Bühne stehe oder ob ich als Regisseur*in im Zuschauerraum sitze, ob ich mich und die anderen Schauspieler*innen in ihren Rollen beobachten kann, jeden einzelnen, aber auch das gesamte Stück mit seiner Atmosphäre, die es ausstrahlt. Stehe ich in einer bestimmten Rolle auf der Bühne, bin ich mit mir beschäftigt. Ich nehme mich wahr und bin auf meinen Auftritt konzentriert. Als geübter und zentrierter Schauspieler bin ich ganz bei mir und kann gleichzeitig die anderen und auch das Stück wahrnehmen. Ich weiß, dass ich keinen Dauer-Soloauftritt habe und dass der Erfolg des Stückes genauso von jedem Einzelnen wie von unserem guten Zusammenwirken abhängt. Auch ist entscheidend, dass der Regisseur einen guten Draht zu seinen Schauspielern hat und umgekehrt. Wenn ich nun davon ausgehe, dass jeder Mensch alles gleichzeitig ist, also sein eigenes Theater, sein eigener Regisseur, alle seine Schauspieler, in vielen Rollen und mehreren Stücken zu unterschiedlichen Zeiten, seine eigene Bühne und sein Zuschauerraum, in einer bestimmten Atmosphäre und dies in einem bestimmten Zeitgeist, einer gewissen Epoche, dann werden die Wahrnehmungen und Beobachtungen von den unterschiedlichen Standpunkten voraussichtlich sehr vielfältig ausfallen. Mit dem Standpunkt der Metaebene kann sich die Sichtweise beträchtlich verändern. Hat ein Mensch das einmal erlebt, wird es ihm in Zukunft schwerfallen, eindimensional im Leben unterwegs zu sein. Es kann hilfreich sein, sich in jedwede Position hineinversetzen zu können, um wenigstens für einen Moment die Facetten der Rolle des Anderen zu erleben, wie es sich anfühlen könnte, an seinem Platz zu sein. Um schnell wieder zu bemerken, ich bin nicht du, auch wenn ich dich jetzt ein bisschen besser zu begreifen glaube, – und zu dem eigenen Ausgangspunkt zurückzukommen. Aktive Empathie ist definiert als kurzes sich in eine andere Person Hineinversetzen, so als ob man diese Person wäre, *und sich schnell wieder aus ihr herauszuversetzen.* Dann können wir den Anderen vielleicht ein bisschen besser verstehen, aber uns auch seiner Einzigartigkeit bewusst werden. Spiegelneuronen katapultieren uns nicht selten in die Gefühlswelten eines anderen hinein, ohne dass wir das steuern können. Diese Art des Hineinversetzens geschieht dann eher unbewusst mit uns. Umso wichtiger ist es, gerade in therapeutischen Berufen und auch in Beziehungen, sich seiner Gefühle bewusst zu werden. Sind es meine? Sind es deine? Jedes Individuum hat seine eigene Innenwelt. Wir können Respekt voreinander haben. Ich bin nicht du und du bist nicht ich.

Die unterschiedlichen Therapiearten bedienen sich beim Erkunden des Innenlebens dieser Metaebene und haben, je nach Therapieverfahren, den Inneren Beobachter, den Inneren Zeugen, den Inneren Regisseur u.v.a.m. eingeführt. Er kann Gedanken, Gefühle, Empfindungen, Verhaltensweisen der unterschiedlichen Teammitglieder registrieren, ohne sie gleich voll ausleben zu müssen. Daher kann er verantwortlich für sein eigenes Theater handeln. Mit anderen Theatern kann er im Wissen um deren ähnliches oder anderes Innenleben achtsam und respektvoll in Kontakt treten, ohne seine Zentriertheit zu verlassen. Diese ist nämlich eine Garantin für den guten Kontakt mit anderen Theatern und ihren Teams – also von Ich zum Du.

Die assoziative und dissoziative Wahrnehmung

Bei der assoziativen Wahrnehmung spüre ich meine eigenen Gefühle, stecke in meiner Person, in meiner Welt drin, erlebe die Gefühle intensiv, bin diese Gefühle und Erlebnisse. In der dissoziativen Wahrnehmung trete ich etwas aus mir heraus auf eine Metaebene und kann mein Innenleben von außen wahrnehmen. In dieser Position kann ich Gefühle, Körperempfindungen, Geschehnisse, Gedanken und Erinnerungen und eben auch Persönlichkeitsanteile mit Abstand registrieren, vielleicht in etwas abgeschwächter Form, und sehe auf meinen inneren Kosmos oder auf die Außenwelt durch das Auge eines Beobachters. Automatisch schwanken alle Menschen unbewusst zwischen der assoziativen und der dissoziativen Wahrnehmung bei der Bewältigung schmerzhafter Gefühle und Traumata. Einige Formen und Techniken der Traumatherapie (PITT von Luise Reddemann, EMDR, Beobachter- und Bildschirmtechnik) machen sich dies zu eigen und begreifen das bewusste Pendeln zwischen Assoziation und Dissoziation als Ressource. Auch in der Schmerztherapie wird diese Technik angewandt.

Resonanz

Die Fähigkeit zum Mitschwingen von Systemen wird als Resonanz (lat. Widerhall) bezeichnet. Resonanzen werden wie auf dem Musikinstrument des eigenen Leibes auf körperlicher und auf der Gefühlsebene wahrgenommen. Therapeut*innen und Ärzt*innen stellen für ihre Klient*innen und Patient*innen unbewusst immer auch eine Art Resonanzboden dar. Auf diesem werden die Schwingungen der Klient*innen zunächst unbewusst reflektiert. Dieser Resonanzboden kann natürlicherweise nicht spiegelblank geputzt für jeden Klienten sein, da die Behandelnden ja kein weißes Blatt sind. Die eigenen Schwingungen und Spuren im Leben der Therapeut*innen spannen dieses Instrument vor. Mit viel Selbsterfahrung und guter Kenntnis der eigenen Lebensgeschichte mit ihren psychischen und physischen Auswirkungen auf diesen Resonanzboden kann unterschieden werden, was den Therapeut*innen eigen ist und welche Schwingungen die Klient*innen bei ihnen ausgelöst haben. Ohne Schulung der Wahrnehmung besteht die Gefahr, dass die Resonanzen durcheinandergeraten und unklare Misstöne entstehen. Können die Therapeut*innen dieses Instrumentarium nutzen, haben sie die Möglichkeit, diese Resonanzen zu verdeutlichen, zu verstärken, zu spiegeln, in Worte zu fassen etc. Sie haben dadurch ein breiter aufgestelltes Instrumentarium für die Diagnostik und die Therapie. Sie können sich ihrer eigenen Schwingungen bewusst sein, die sie ihrerseits aussenden. Denn auch umgekehrt erleben die Klient*innen und Patient*innen Resonanzen im Kontakt mit den Behandlern. Das selbstverantwortliche, offene und präsente Mitschwingen seitens der Therapeuten führt zur einer verbesserten, weil abgegrenzten Wahrnehmung. Klienten fühlen sich so wirklich wahr- und ernstgenommen in ihrer eigenen Welt. Das führt zu einer tiefen Ein-Sicht in ihre eigene innere Landschaft und zu einem echten Dialog, einem Verbundensein mit der eigenen Welt, aber auch einer Verbindung zu dem Behandler. Durch diese Art des Kontaktes wird der Therapeut auch vor Konfluenz geschützt, da er seine eigenen Schwingungen kennt und in eine echte professionelle Beziehung treten kann.

Die Selbstwahrnehmung hilft, den Resonanzboden des Behandlers, der natürlich nie frei von eigenen Inhalten sein kann, zu erkunden. Sei es, den eigenen Gefühlsstatus zu erkennen, den Körper als kompetenten, nahezu allwissenden »Partner« immer besser kennen und schätzen zu lernen, die eigenen »blinden Flecken« zu sehen und eine eingeengte Wahrnehmung zu korrigieren. Sie hilft dabei herauszufinden, in welche Rollen der Therapeut sich »gerne« bringen lässt, um somit nicht mit dem Patienten Konflikte auszutragen, die in seiner eigenen Biografie anzusiedeln sind. (Siehe Therapeuten-Teile in Kapitel 16.)

In Beziehungskonstellationen und auf der Beziehungsebene kann der Behandler auf dem Boden der Wertschätzung seiner eigenen Emotionen und der der Klient*innen die Muster und Konflikte, die er mit den Klient*innen unbewusst eingegangen ist, besser erkennen, analysieren, danach handeln und sie ggf. auflösen. Er wird in die Lage versetzt sein, die Klient*innen als eigenständige Menschen besser zu sehen, wenn er sie nicht in Verwicklung mit sich selber erlebt. Für den Fall – und der Fall passiert immer wieder –, dass eine Verwicklung geschehen ist, kann er erst mal wahrnehmen, was geschehen ist, ein Verständnis dafür entwickeln, dafür Verantwortung übernehmen und sich dann wieder daraus lösen. In einer positiven Abgrenzung den Klient*innen gegenüber wird er ihnen und sich gerechter, wenn er seine eigenen Konflikte professionell löst, statt dass er unbewusst eigene emotionale Inhalte oder Konflikte im Land der Klient*innen »kolonialisiert« und sich mit ihnen in seinem eigenen Konfliktgebäude verheddert.

Das Gewahrwerden des eigenen Körpers (besser: Leibes) eröffnet ihm eine eigene Quelle, sei es von Freude und Wohlbefinden, manchmal aber auch von eigenem Schmerz und Leid. Dies ist jedoch die Möglichkeit zur Wandlung. Es schützt den Behandler davor, abends die Geschichten der Klient*innen und das in der Gegenübertragung erlebte Gefühl und Körpergefühl seiner Klient*innen mit nach Hause zu nehmen. Kann er sein eigenes Körpergefühl identifizieren, wird er für Möglichkeiten einer wohltuenden Psychohygiene und einer gesunden Abgrenzung nicht nur offener sein, er wird das Bedürfnis danach verspüren! Und wissen, wie er sich im Sinne der Selbstfürsorge Gutes tun kann.

Unterschiedliche Sinneskanäle

Wahrnehmung durch die Sinne findet laut Richard Bandler und John Grinder, die Begründer des NLP, auf mehreren Sinneskanälen statt, von denen die meisten Menschen unbewusst einen bevorzugen und die anderen nachgeordnet benutzen. Die Sinneskanäle beziehen sich auf visualisieren (sehen), auditiv wahrnehmen (hören) und kinästhetisch wahrnehmen (fühlen). Die Autoren wiesen nach, dass Menschen mit unterschiedlich favorisierten Primärkanälen sich nicht gut verständigen können, zum Beispiel wenn ein Kommunikationspartner eine lebhafte Bildsprache benutzt, während sein Gegenüber in der Welt der Klänge oder der Gefühle aufgeht. Es besteht jedoch die Möglichkeit, den Hauptkanal bei sich und beim Klienten zu erkennen und bewusst die Wort- und Beispielfindung auf die bevorzugten Sinneskanäle des Patienten abzustimmen und somit Brücken zu bauen. Auch steht die Möglichkeit offen, die Sinneskanäle des Klienten zu vernetzen und sie ihm besser zugänglich zu machen, damit er den vollen Zugang zu all seinen Kanälen erfahren kann. Was fühlen Sie, während Sie sehen? Was hören Sie, während Sie sehen? Was sehen Sie, während Sie fühlen etc.

Selbstreflexion im Gespräch

Ein paar wichtige Fragen könnte sich die Behandlerin immer wieder stellen: Hat das, was ich da erlebe, etwas mit mir zu tun? Erlebe ich es oft, dass ich eben diese Gefühle und Handlungsimpulse an mir wahrnehme? Welchen Teil in mir spricht das an? Lösen Klient*innen oft dieselben Gefühle in mir aus (dann hat das vermutlich seinen Ursprung in meiner eigenen Geschichte) oder kann ich mich relativ frei auf die Klient*innen einschwingen und auch wieder zu mir zurückoszillieren?

Die Selbstbeobachtung verhilft zu einer differenzierteren Wahrnehmung unserer selbst, unserer Gefühle, unseres Körpers, unserer Probleme, unserer Grenzen, unserer Stärken und unserer Schwächen. Sie hilft, unsere blinden Flecken zu erkennen, eine eingeengte Wahrnehmung zu korrigieren und ist der erste Schritt, mit uns selbst und dem anderen besser in Kontakt und Beziehung zu treten. Sie ist nicht immer einfach, aber eröffnet uns den Weg zu dem eigenen inneren menschlichen Reichtum.

Falls bis zu diesem Punkte noch Zweifel an der Notwendigkeit zur Selbstwahrnehmung und Selbstfürsorge für Therapeut*innen und Ärzt*innen bestehen sollten, hier noch ein Gedicht von Erich Fried:

Der Warner

Wenn Leute dir sagen: »Kümmere dich nicht so viel um dich selbst«, dann sieh dir die Leute an, die dir das sagen. An ihnen kannst du erkennen, wie das ist, wenn einer sich nicht genug um sich selbst gekümmert hat.

Übertragung und Gegenübertragung

Diese Begriffe wurden erstmals in der Psychoanalyse beschrieben.

Den Mechanismen von Übertragung und Gegenübertragung begegnen wir jedoch überall und sie sind nicht nur in therapeutischen Beziehungen von Bedeutung. Besonders häufig beschäftigen sie uns allerdings im psychotherapeutischen und ärztlichen Alltag.

Der Begriff der Übertragung wird verwendet, wenn der Klient etwas auf den Behandler überträgt. Dabei richtet der Klient oder Patient seine Gefühle, Wünsche (auch an die Beziehung), Bedürfnisse, Erfahrungen aus früheren lebensgeschichtlich wichtigen Kontexten auf die heutigen Behandler*innen. Auch die Wünsche, die eigentlich andere Menschen hätten erfüllen sollen. Er lebt in der unbewussten Überzeugung, dass die Bedürfnisse, die ihm damals versagt wurden, nun diese Behandler erfüllen müssten, beziehungsweise er lebt die ganze schwierige Palette der Gefühle der schon in der Kindheit frustrierten Bedürfnisse nun noch einmal mit seinem Behandler durch. In der Psychotherapie sind Übertragungen ein wichtiges, zu bearbeitendes Feld. Wenn der Klient introspektiv ist und Interesse an seinen Übertragungen zeigt, liefern sie wichtige Informationen zu den früheren Szenarien, in denen der Klient gelebt hat. Das gelingt umso leichter, je weniger die Therapie mit regressiven therapeutischen Instrumenten arbeitet und umso mehr die Therapie in erwachsener Selbstverantwortung Anwendung findet.

Für Gegenübertragung gibt es zwei Definitionen.

1. Die erste meint die Übertragung von Gefühlen, Bedürfnissen, Erfahrungen und auch Wünschen an die Beziehung zum Klienten vonseiten des Behandlers, die aus dessen eigener Lebensgeschichte und seinen unerfüllten Bedürfnissen stammen. Hier verbergen sich nicht selten Wünsche nach Wertschätzung und Anerkennung für seine außergewöhnlichen, aufopfernden Leistungen. Die Klienten sind jedoch nicht dazu da, dem Behandler etwas geben zu sollen, was er in seiner Vergangenheit hat entbehren müssen. Nicht selten leider werden jedoch Klienten in der Therapie emotional oder gar auch sexuell missbraucht. Hier sind Selbsterfahrung und Selbstreflexion unabdingbar notwendig und hilfreich, um nicht unbewusst in diesen Gegenübertragungsmodus zu verfallen und um für klare Grenzen in der Therapeuten-Klienten-Beziehung zu sorgen. Auch die unbewussten Reaktionsmuster und Resonanzen des Behandlers auf den Klienten

zählen in die Kategorie der Gegenübertragung. Gegenübertragungsgefühle sollte der Behandler jedoch niemals am Klienten ausagieren, sondern sie sorgfältig wahrnehmen und an ihnen arbeiten. Es ist unerlässlich, dass er sich selbst für so wichtig nimmt, dass er ihn belastende Gefühle überhaupt als solche wahrnimmt, sie nicht einfach aushält, sondern nachverfolgt, auf welchem Hintergrund sie entstanden sind. Sind es eher ihn persönlich betreffende Gefühle oder doch Gefühle des Klienten, mit denen er sie verwechselt? Um das zu klären, ist die Supervision ein guter Ort, der dann aufzusuchen ist. Das gehört auch zur Professionellen Selbstfürsorge. Siehe auch Teil 4.

2. Die zweite Definition entspricht eher dem Gegenübertragungsbegriff bei Sándor Ferenci, der die Gegenübertragung zum Nutzen des Klienten instrumentalisiert sehen wollte, um so den Klienten über das im Therapeuten empfundene Gefühl besser verstehen zu können. Wir nehmen manchmal Gefühle wahr, die Gefühle unseres Gegenübers spiegeln und zu denen noch kein emotionaler und/oder bewusster Zugang besteht. Diese Gegenübertragungsgefühle therapeutisch nutzen zu können, setzt voraus, dass der Behandler auch Gefühle auf seinem Resonanzboden bewusst wahrnehmen kann, die nicht seine eigenen sind. Sie werden dadurch ausgelöst, dass der Klient gerade diese Gefühle bei sich unbewusst ausklammert oder abspaltet. Es ist eine hohe Herausforderung und braucht intensive Selbstkenntnis sowie eine gute Schulung der Gefühlswahrnehmung, um diese Unterscheidung treffen zu können. Was ist die Resonanz meines eigenen Inneren und was löst jemand anders in mir an Gefühlen, Empfindungen, Reaktionen etc. aus, das eigentlich nicht zu mir gehört?

Für therapeutische Begegnungen ist es ein riesengroßer Gewinn, den eigenen Resonanzboden und seine Gefühle gut zu kennen und die Gegenübertragungsgefühle von diesen unterscheiden zu können und sie nicht unbewusst auszuagieren. Dann können diese Gegenübertragungsgefühle als Diagnostikum und als Therapeutikum nutzvolle Anwendung finden. (Siehe auch Oszillieren, Metaebene, Resonanz.)

Ein mir sehr eindrückliches Beispiel möchte ich gerne hier schildern.

Ein etwa 55-jähriger Mann, klein und drahtig mit Halbglatze, überfreundlich und beflissen, mir all seine Beschwerden minutiös darlegend, kam aufgrund von Knieschmerzen zur Akupunktur in meine Sprechstunde als Ärztin. Bei der Schilderung seiner Beschwerden fügte er nach fast jedem Satz hinzu: »Wissen Sie, Frau Doktor?« Dies geschah in einem immer drängenderen Automatismus, dass er diesen Satz mindestens zwanzigmal und gefühlt jedes Mal lauter sagte. War ich zunächst freundlich zugewandt, merkte ich bald nach jedem Mal: »Wissen Sie, Frau Doktor?!,« dass ich diesen Satz so erlebte, als würde er mir im Stakkato um die Ohren gehauen und spürte ich in mir eine mir so nicht bekannte heftigste Aggression aufsteigen. Mich durchfuhr der Gedanke: »Wenn du jetzt diesen Satz jetzt noch einmal sagst, dann dreh ich dir den Hals um.« Wow, so was war mir noch nie passiert. Ich sagte zu dem Klienten: »Kleinen Moment, ich habe draußen etwas vergessen.« Ich musste einfach hinausgehen, um mich erst mal zu sortieren und herunterzuregulieren, atmete einmal tief durch und sagte zu meiner Mitarbeiterin, schon mit etwas Abstand: »Du, so was hab ich noch nie erlebt. Ich bring gleich jemanden um.« Sie entgegnete locker: »Das machst du doch aber sonst nicht«, und wir mussten beide lachen. Ich wusste, dass dieser heftige Impuls nicht meinem persönlichen Resonanzboden entsprang, ich mir dieses Gefühl aber gut merken musste, um den Patienten bei Gelegenheit beiläufig nach Gefühlen von heftiger Wut oder Ärger zu befragen.

Ich ging wieder in das Behandlungszimmer, war von meinen reaktiven Emotionen wieder heruntergekommen und fuhr mit der ganzheitlichen Anamnese fort, die den Patienten auch nach seinen Gefühlen befragt. Auf die Frage, wie er es denn so mit Gefühlen von Ärger und Wut habe, schrie er mir fast entgegen: »Ha, ich habe 21 Prozesse am Laufen.« Ich bekam einen kurzen Schreck, konterte dann aber cool, mit Herzklopfen, und fragte, was ich tun müsse, um der 22. zu sein. Darauf ging er beschwichtigend ein. Ich war wieder in meiner Mitte angelangt und konnte ihn ehrlich, mitfühlend und interessiert fragen, wie es denn gekommen sei, dass er so viel Kraft in diesen Prozessen für seine Gerechtigkeit aufwende. Er erzählte mir seine Geschichte von der Flucht von einem Gutsherrenhof und den Ländereien seines Vaters in der ehemaligen DDR, früheren und jetzigen Entbehrungen und empfundenen Ungerechtigkeiten und der Hoffnung, dass er dieses Land nach der Wende zurückbekäme. Ich erahnte, dass er stellvertretend in den ganzen Prozessen wie ein Rächer für »sein« verlorenes Land kämpfte. Er hatte in den letzten zehn Jahren seine ganze Arbeitskraft in diese Prozesse hineingesteckt, war darüber arbeitslos und noch ärmer geworden. Dennoch kämpfte er weiter gegen die Mühlen der Bürokratien und das ihm vermeintlich zugefügte Unrecht mit einer Mordswut – diesem Gefühl, das ich so hautnah an mir erlebt hatte. Ich wusste nun, woher es kam. Es gehörte zu der Geschichte des Klienten und ich konnte es mit Mitgefühl und in Respekt für sein erlebtes Leid bei ihm lassen. Das hat gereicht, um in der weiteren Behandlung bei seinem immer wieder mal einfließenden »Wissen Sie, Frau Doktor« keine aggressiven Affekte mehr zu haben. Ich konnte nun meine eigene Resonanz spüren und ihm ohne Worte ein verständnisvolles »Ja, jetzt weiß ich etwas von Ihrer Geschichte« in den Raum zustellen. Die weitere Behandlung gestaltete sich ohne Gefühlsstürme meinerseits und ohne Verwicklungen und Komplikationen.

Ein wichtiger zu erwähnender Sonderfall von Gegenübertragung ist die *Projektive Identifikation.* Hier identifiziert sich der Behandler unbewusst mit Menschen und deren meist schrecklichen Verhaltensweisen aus der Vergangenheit des Klienten, die diesem schwer geschadet haben, und agiert diese Verhaltensweisen unbewusst am Klienten aus. Häufig zu finden sind solche Beispiele bei Menschen mit Suchterkrankungen oder auch bei Traumatisierten, bei denen die Behandelnden unbewusst den

Teil des Gefühlsszenarios aus der Kindheit der Klienten in Ansätzen ausagieren, der durch Gewalt, Erniedrigung, Missbrauch aller Art sowie Gefühlsausbrüche der Täter geprägt ist. Sie »erleben« diese Gefühle dann als Resonanz in teils erschreckenden und für sie nicht üblichen Ausbrüchen und agieren derbe Entwertungen am Klienten aus. Diese Gefahr sollte natürlich so früh wie möglich erkannt und gebannt werden. Ein Ausagieren dieser Gefühle schädigt Klienten in besonders dramatischer Weise, wenn sie zuvor Vertrauen zu den Behandelnden gefasst haben. Es ist für die Begegnung und für die Therapie von großer Wichtigkeit, solche Gefühle in sich zu erkennen und nicht zu verdrängen. Sie offenbaren einen Teil der Geschichte dieses Patienten, und es kann daran gearbeitet werden, aber eben ohne sie auszuagieren.

Atmosphären

Atmosphäre ist physikalisch eine Lufthülle der Erde, im übertragenen Sinne die Luft, die wir atmen, das Fluidum, das Medium, das die Stimmung der Umwelt vermittelt. Atmosphäre umgibt uns ständig und überall, ist von Sinnesempfindungen, Gefühlen und Erleben durchwirkt, von Bewusstem und Unbewusstem. Atmosphäre ist nichts Statisches. Sie ist nicht beobachtbar, nur wahrnehmbar. Sie ist spürbar, nicht greifbar, oft schwer zu beschreiben. Dennoch wirkt sie auf alle Sinneskanäle eines jeden Menschen je nach Prädisposition und Empfänglichkeit und bereitet ein Feld. Atmosphären, Erlebtes, Szenen, Erinnerungen sind kognitiv, sensomotorisch und emotional im Kopf-Gedächtnis und Leib-Gedächtnis repräsentiert.

Jeder Mensch strahlt Atmosphären aus. Das unbewusste Fluidum, das ein Mensch verbreitet, ist atmosphärisch spürbar. Wenn sich zwei oder mehrere Menschen begegnen, treffen sich ihre Atmosphären, ob sie das wollen oder nicht, sie vermischen sich ohne unser Zutun. Wir sprechen davon, dass die Chemie stimmt oder eben nicht. Atmosphäre kann als anthropologische Synergie betrachtet werden, so Hilarion Petzold.

Atmosphären sind auch das unbewusste spürbare Feld des intrapsychischen und/oder des interpersonellen Verwoben-Seins.

Eine Schulung der Wahrnehmung bezüglich Atmosphären und der aktive Umgang mit ihnen ist bei der Arbeit mit Menschen ungeheuer nutzbringend und hilfreich bei Diagnostik, Therapie und Professioneller Selbstfürsorge. Zudem ist sie eine enorme Bereicherung der Sinne und des Erlebens. Bei dem Phänomen der Gegenübertragung spielen Atmosphären eine zu beachtende Rolle.

Die Ausstrahlung der Behandler*innen und der Klient*innen, die Inhalte und die Art und Weise, wie kommuniziert wird, bestimmen maßgeblich die Atmosphäre, in der ein Gespräch stattfindet. Und sie haben eine Auswirkung auf die Beteiligten. Jeder Mensch reagiert auf diese szenischen, nonverbalen und nur über die Sinne erlebbaren Atmosphären. Man denke nur an den Geruch in einer Zahnarztpraxis oder das aromatische Ambiente in einem Kaffeehaus, wiederum mit meist unbewussten physiologischen und emotionalen Folgen. So können Atmosphären erinnern im angenehmen oder triggern im traumatischen Sinn. Wenn ich zu meinem Gegenüber freundlich und offen eingestellt bin und dies atmosphärisch spürbar wird, kann in ihm eine andere Reaktion erwachsen, als wenn ich ihn abwertend betrachte oder eine negative Meinung über ihn habe.

> Ein kleines Beispiel, wie verinnerlichte erlebte Szenen atmosphärisch triggern können: Eine Klientin war verzweifelt darüber, dass sie und ihr Freund sich immer, wenn sie in einem bestimmten Restaurant waren, so existenziell stritten, dass sie ihre Beziehung infrage stellten. Sie saßen immer an ihrem Stammplatz und nahmen auch immer bestimmte Plätze bei Tisch ein. Bei der Bearbeitung dieses Problems stellte sich heraus, dass die Klientin (K) sich in ihrer Herkunftsfamilie zehn Jahre lang jeden Tag beim Essen mit dem Vater aufs Heftigste gestritten hatte. Die Sitzposition am Esstisch war damals dieselbe wie jetzt mit ihrem Partner (P) in dem Restaurant. Die Klientin hatte unbewusst die explosive Tischatmosphäre

mit ihrem Vater auf den Freund übertragen. Das Problem mit dem Vater konnte in der Therapie bearbeitet werden. Bei den nächsten Restaurantbesuchen wählten sie eine andere Sitzordnung und der Abend verlief harmonisch. Beide waren sehr erleichtert, dass sie fortan in Ruhe miteinander essen gehen konnten.

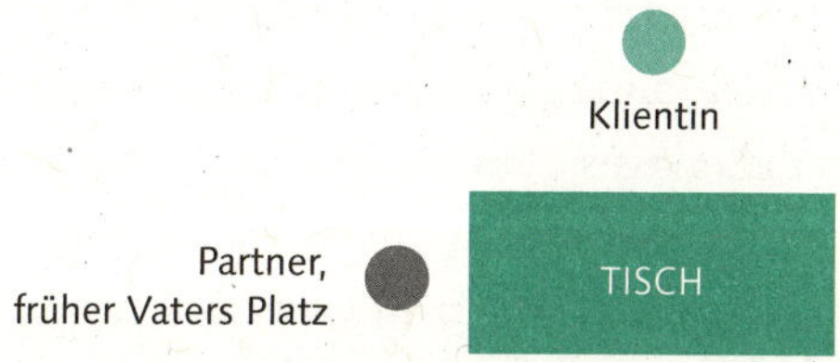

Schaubild 1: Atmosphären szenischen Erlebens

Empathie und Zuversicht sind die beiden wirkstärksten Faktoren in der erfolgreichen Behandlung eines Menschen. Sie werden vor allem durch die atmosphärische Haltung und Ausstrahlung, die vorwiegend nonverbal ausgedrückt werden, vermittelt. Ist die verbale Kommunikation mit der nonverbalen in Gestik, Mimik, Haltung, Ausdruck etc. kongruent, werden die Klient*innen und Patient*innen diese Empathie und Zuversicht verstärkt in sich erleben können. (Zur Erinnerung: Von der nonverbalen Kommunikation kommen 50–70 Prozent beim Gegenüber an, von der verbalen Kommunikation 30–50 Prozent.) Sie werden darauf mit einer anderen Haltung und Gestimmtheit reagieren, als wenn sie bewertend oder aus einem Persönlichkeitsanteil der Behandler*innen betrachtet werden.

Zur Atmosphäre und zum Klima in einer Praxis oder einem sonstigen Arbeitsumfeld tragen die dort tätigen Menschen mit ihren Grundstimmungen und momentanen Befindlichkeiten ebenso bei wie ihr Verhältnis untereinander. Auch die Patient*innen und Klient*innen, die an diesem Tag in die Praxis kommen, haben durch ihre Gestimmtheit Einfluss auf die Atmosphäre, zum Beispiel im Wartezimmer. Und auch das äußere Ambiente, die Gestaltung der Räumlichkeiten, die Farben und Formen, die Geräusche und Gerüche, alles wirkt auf die Sinne und prägt die Atmosphäre mit.

Offene, subjektive, geschulte Wahrnehmung

Schon Erich Fromm sah im Menschen die Fähigkeit zur subjektiven Wirklichkeitswahrnehmung, die er außer der Fähigkeit besitzt, die Realität so zu beurteilen, dass sie für ihn lebbar ist. Er betont unterschiedliche Wahrnehmungsresultate durch verschiedene Sichtweisen für ein So-Sein-Müssen oder ein Da-Sein-Dürfen. Schaut er einen Menschen nach bestimmten Kriterien, Stärken, Schwächen, Zielsetzungen oder nach »Gebrauchswert« an (So-Sein), dann entsteht ein funktionalistischer Kontakt. (Im IIFS aus einer Teile-Perspektive). Vermag er den Menschen mit Aufmerksamkeit und Respekt, mit Lust und unter Registrierung seiner Gefühle zu sehen als der, der er ist (Da-Sein), erlaubt »die Fähigkeit zu dieser Art von Wirklichkeitswahrnehmung«, den anderen in seinen tiefsten Wurzeln und in seinem ganzen Wesen zu erkennen. (Diese Beschreibung hört sich im IIFS nach SELBST an). Dazu muss er präsent sein und die Fähigkeit zur Selbstwahrnehmung haben, was eine Voraussetzung für ein sich Einfühlen in den anderen ist.

Diese Erkenntnis hatte er viele Jahrzehnte, bevor Daniel Siegel die faszinierende Welt der psychotherapeutischen Neurobiologie den interessierten Kolleg*innen näherbrachte und, neurophysiologisch begründet, für eine innere Ausbildung der Kunst der Achtsamkeit, der Präsenz, Offenheit und Selbstwahrnehmung, der Einfühlung in sich selbst und die anderer Menschen warb. Aus u. a. diesen therapeutischen Qualitäten heraus, die sehr den SELBST-Qualitäten im IIFS entsprechen, resultieren Erfolge in Therapien.

Wenn die subjektive Wirklichkeitswahrnehmung selbst bei einem Menschen unter verschiedenen Vorzeichen unterschiedlich ausfallen kann, was geschieht dann, wenn zwei Menschen sich begegnen? Therapeuten/Ärzte und Klienten/Patienten zum Beispiel? Oder Mann und Frau? Oder Eltern und Kinder? Oder? Und wenn wir hier schon die Denkweise der IIFS vorwegnehmend mit einbeziehen: Ist es nicht spannend zu erfahren, welche unserer Persönlichkeitsanteile auf die Persönlichkeitsanteile von anderen Menschen reagieren, und was es zu erleben gibt, wenn der Kontakt, die Begegnung und die Beziehung durch Selbstqualitäten geprägt sind?

Und dann stelle ich mir die Frage: Mit welcher Wahrnehmungsschulung werden Ärzte und Therapeuten in ihrer Ausbildung ausgestattet? Wie oft stellen Ärzte und Therapeuten ihre eigenen Wahrnehmungen über die Patienten und Klienten und sich selbst infrage? In einer Arbeit, die die Kunst der Wahrnehmung in der Gesprächsführung von Ärzten beleuchtet und sie nach ihren Wahrnehmungen gefragt werden, zeigt sich in der Mehrzahl der Fälle ein Dilemma.[2] Die wenigsten Behandler konnten subjektive und objektive Wahrnehmung, Interpretation, Meinung und Ansicht, Deutung und Hypothesen im Gespräch sauber voneinander trennen, geschweige denn unterschiedliche Therapieschulen voneinander unterscheiden oder anwenden. Ärzte zeigten sich in Gesprächssituationen oft in einer besserwisserischen Grundhaltung. Michael Balint bezeichnete dies ironischerweise als »Apostolische Funktion« des Arztes. (Im IIFS würden wir von einem missionarischen, besserwisserischen Teil sprechen.) Ärzte und Ärztinnen haben gelernt, dass sie die Experten für Gesundheit sind, Patienten erleben sich ihnen gegenüber oftmals in unterlegener, kindlicher Haltung. Damit sich auch Ärzte und Patienten menschlich auf Augenhöhe begegnen und ein wirkliches Gespräch miteinander führen können, ist eine Schulung der Wahrnehmung bei sich selbst und bei seinem Gegenüber eine wesentliche Voraussetzung. (Siehe auch Teil 4 zu den Ärzt*innenteilen.)

Hier haben die in der Selbsterfahrung geübteren Psychotherapeut*innen den Ärzt*innen gegenüber sicherlich einen großen Vorteil bezüglich des Wissens und Erprobens in Wahrnehmung und Selbstreflexion. Die achtsame Wahrnehmungsschulung mit der Unterscheidung von Ich und Du macht eine dialogische Begegnung und eine professionell partnerschaftliche Therapeuten-Klienten- oder Arzt-Patientenbeziehung erst möglich. Das kann für alle nur gewinnbringend sein. Haltung und Methode der IIFS bringen hier eine weitere Spezifizierung und Vertiefung.

Selbstverantwortung

Selbstverantwortung dient als gute Voraussetzung, sich selbst und die anderen besser kennenzulernen, beide gleichwertig in ihrer individuellen Wirklichkeit anzuerkennen und Verantwortung für sich und sein Innenleben zu übernehmen. Ich bin ich und du bist du. In den Gestalttherapieausbildungen wird immer wieder dieser schönen Satz gesagt: »Ich bin ich und du bist du, und an unseren Grenzen erleben wir den Kontakt. Dort kann etwas Neues entstehen, da können wir uns begegnen.« Dazu gehört, dass wir als Menschen uns gegenseitig wertschätzen in unserem Da-Sein und die eigenen Grenzen und die des Anderen respektieren. Im Kontakt mit Klient*innen und Patient*innen kann so eine gemeinsame Arbeit beginnen.

Auf der Subjektstufe eröffnet eine derart geschulte Selbstwahrnehmung, in der ich gleichermaßen das bin, mit dem ich in meinem Inneren in Kontakt trete, neue Dimensionen der Innenräume und legt gleichzeitig die Verantwortung für sich selbst nahe. Ich bin in Kontakt mit meinem Herzen, also bin ich auch mein Herz und dafür verantwortlich. Ich bin in Kontakt mit meinem Körper, also bin ich auch mein Körper und dafür verantwortlich. Ich bin in Kontakt mit meiner Freude, also bin ich meine Freude und dafür verantwortlich. Ich bin in Kontakt mit meinem Gefühl, also bin ich mein Gefühl und dafür verantwortlich. Ich bin in Kontakt mit meiner Krankheit, also bin ich meine Krankheit und dafür verantwortlich. Ich bin in Kontakt mit meiner Gesundheit, also bin ich meine Gesundheit und bin auch verantwortlich dafür.

Und ich bin auch noch mehr als das Einzelne, das Herz, die Gesundheit usw., da ich ja wahrnehmen und darüber reflektieren kann. Das Wechselspiel von Sein und Haben der Gefühle, Reflexionen, Positionen und das Erklimmen von Metapositionen verschaffen Flexibilität und Erweiterung des Horizontes.

Diese Art der Selbstwahrnehmung und Selbstverantwortung zu üben, kann den Umgang mit sich selbst und auch mit anderen verändern helfen. Wären wir geschulter darin, würden so manche aktuellen zwischenmenschlichen Konflikte gar nicht erst entstehen. Ein Nährboden für viele Unglückseligkeiten ist Ich und Du zu verwechseln, Eigenes in den anderen hineinzuprojizieren und den anderen für das eigene Wohlergehen verantwortlich zu machen. Das kommt privat wie beruflich vor. Wenn die Zuständigkeiten der Verantwortung wieder bei jedem an ihren Platz rücken, kann jeder für sich, seinen Körper, sein Wohlergehen mehr verantwortlich sein, als er zunächst glauben mag. Gestehen wir diese Selbstverantwortung auch unseren Klienten und Patienten zu, dann stärkt diese Verantwortung ihre inneren Kompetenzen und Ressourcen. Wir schenken ihnen etwas, was wir ihnen sonst stehlen würden, wenn wir ihnen die Verantwortung für sich selbst oder etwas zu ihnen Gehöriges (Herz, Krankheit, s.o.) wegnehmen. In der Psychotherapie machen wir es explizit, dass wir auf die Mitarbeit der Klienten angewiesen sind, ohne die wir schlicht hilflos sind. Niemand kann gegen seinen Willen und ohne seine Mitarbeit therapiert werden. Wir haben (meistens – oder sollten ihn haben) einen expliziten Behandlungsauftrag, auf dessen Grundlage wir die Behandlung durchführen. Die Therapie geschieht auf Augenhöhe. Wir übernehmen (meistens) keine falsche Verantwortung für diejenigen, die bei uns Hilfe suchen, aus einem etwaigen Helferanteil heraus, sondern schauen mit der betreffenden Person zusammen, was sie braucht, aus einer wohlwollenden, freundlichen Haltung.

In der Medizin sind die Behandlungsaufträge leider häufiger nicht so explizit, sondern eher implizit, und die Verantwortlichkeiten nicht so gut geklärt. Der darin nicht geschulte Arzt übernimmt diesen impliziten Behandlungsauftrag und arbeitet für den Patienten, nicht mit ihm. Und an dieser Stelle überarbeitet er sich oft. Dann kommen Helfer- oder Retter-Anteile der Ärzte zum Tragen, die ihnen das Leben schwer machen und für die Patienten auf lange Sicht noch nicht einmal unbedingt hilfreich sind. Hier besteht ein großer Bedarf an der Klärung der Zuständigkeiten, wofür ist der Arzt verantwortlich und wofür der Patient. Eine

Selbstverantwortung des Patienten enthebt die Therapeuten und Ärzte selbstverständlich nicht ihrer beruflichen Sorgfaltspflicht. Eine Therapie im gegenseitigen Einvernehmen und das Finden gemeinsamer Entscheidungen stärkt das Ärzt*innen-Patient*innen-Verhältnis.

Ich und Du, Grenzen und Kontakt, Beziehung und Bindung

Ich und Du auseinanderzuhalten ist nicht die einfachste Sache auf der Welt. Überall, wo Menschen zusammenkommen, bestehen Möglichkeiten und Gefahren, sich miteinander unabsichtlich zu verwickeln. Gefühle, Wünsche, Sehnsüchte und Bedürfnisse bei sich abzuspalten und in andere Menschen hineinzuprojizieren, sie wie auf anderen Kontinenten unterzubringen, bezeichnet der Paartherapeut Michael Lukas Moeller als »Kolonialisierung der Gefühle«. So etwas endet bekanntlich in Kollusionen, Enttäuschungen, Verstrickungen, aus denen sich nur mühsam befreit werden kann. Auch was wir selber in uns ablehnen, als fremd oder unheimlich bezeichnen, projizieren wir »gerne« in andere hinein. Arno Gruen schreibt in seinem Buch »Der Fremde in uns« beeindruckend über diesen Mechanismus. Schon Donald Winnicott machte auf das tiefe Verwobensein von Intrapsychischem und Interpersonalem aufmerksam. Die Transaktionsanalyse beschreibt die unterschiedlichen Beziehungskonstellationen in abgegrenzten und in symbiotischen Beziehungen. Es erfordert eine gute Selbstwahrnehmung und Kenntnis seines eigenen kleinen inneren Kosmos' und seiner Grenzen. Eine nicht-narzistische Selbstliebe ist die Voraussetzung zu einer Beziehungs- und Bindungsfähigkeit. Das Wissen darum, dass es noch fast acht Milliarden andere Menschen mit jeweils ihrer eigenen Innenwelt und ihren Grenzen gibt, hilft, zwischen sich und anderen zu differenzieren, sich und seinen Mitmenschen respektvoll zu begegnen, und eigene und fremde Grenzen zu wahren. Dann können wir als Menschen zu erwachsenen Kontakten finden, in denen jeder die Verantwortung für sein eigenes Innenleben trägt und nicht den anderen für sein Wohlergehen oder seine Misere verantwortlich macht. Nicht selten suchen Menschen in aktuellen Beziehungen nach dem, was sie in der Kindheit und Jugend dringlichst gebraucht hätten, vermisst haben oder nach der einen großen wesentlichen Sehnsucht, die nicht erfüllt wurde. Damals waren andere für ihr Leben verantwortlich, heute nicht mehr. Wenn das nicht bewusst wird, sind häufig ihre »Inneren Kinder« an der dysfunktionalen Wahl von und der Auseinandersetzung mit Partner*innen, Freund*innen und sozialem Umfeld mit beteiligt. Heute die Bedürfnisse von gestern zu erfüllen, führt jedoch meist nicht zu glücklichen Beziehungen, da die Partner*innen sich gegenseitig funktionalisieren und sich nicht wirklich sehen. Dann erleben sie mit den neuen Partner*innen genau wieder das, was sie eigentlich so gar nicht mehr hätten gebrauchen können. Gegenseitig nehmen sie sich den Entwicklungsspielraum. In privaten wie in professionellen Beziehungen tendieren Menschen dazu, anderen das zu geben, was sie selbst gebraucht hätten, sich selbst wünschten – meist nicht mit dem erhofften Ausgang. Hier wäre es sinnvoller, eigene Beweggründe, Wünsche und Bedürfnisse bei sich zu kennen, verantwortungsvoll dafür zu sorgen, sie zu erfüllen oder zu erkennen, dass es sich um alte Bedürfnisse handelt, statt sie auf das Gegenüber zu übertragen und enttäuscht zu sein. Erfüllendere und gegenseitig inspirierende Kontakte und Dialoge entstehen häufig an der Grenze, an der sich Ich und Du wirklich begegnen, jeder in Verantwortung für sich und offen für eigene und fremde Impulse. So können tiefe Begegnungen und Beziehungen wachsen, in denen das jeweilige Gegenüber immer wieder neu entdeckt werden kann. In der Folge führt das zu verlässlichen erwachsenen Bindungen. Eine Schulung der Wahrnehmung im oben angeführten Sinn kann hierzu einen wesentlichen Beitrag leisten.

4

Körperpsychotherapien

Der beseelte Körper beinhaltet all unser Bewusstes und Unbewusstes. Wir müssen und können nicht alles zu Tage fördern. Das macht keinen Sinn und würde uns daran hindern, heute zu leben. Aber wenn blockierte Gefühle oder alte Narben uns tatsächlich daran hindern, ein freieres, gesünderes, selbstbestimmteres Leben zu führen, ist es notwendig, im Hier und Jetzt an der Vergangenheit zu arbeiten. Dabei können Körperpsychotherapien wirkmächtige Instrumente sein. Alles, was uns Menschen ausmacht, seien es unsere Gedanken, Gefühle, unser Verhalten und unsere Haltung, alles geht mit körperlichen Reaktionen und einem Ausdruck einher. Denken wir etwas Wohlwollendes oder etwas Kritisches, fühlen wir Freude oder Angst, tun etwas, das sich stimmig anfühlt oder etwas, das uns widerstrebt, haben wir eine innere Haltung oder verhalten wir uns – unser Körper reagiert immer mit, bis in jede Zelle. In Gestik, Mimik, in den Augen, um den Mund, in der Stimme und ihrer Lage, ihrer Betonung und ihrem Ausdruck, im Muskeltonus, in der Haltung und in der Bewegung findet der Körper dafür eine entsprechende Reaktion. Der körperliche Ausdruck ist auch geprägt von denen, die uns großgezogen haben, deren Präsenz und Ausstrahlung, durch Imitation, durch übernommene Erfahrungsmuster, durch Epigenetik, durch Bindung, durch die Summe unserer Erfahrungen und den jetzigen Augenblick auf unserem persönlichen Hintergrund. Frühkindliche und kindliche Erfahrungen sind dem Bewusstsein oft nicht zugänglich und können noch nicht versprachlicht werden. Die Bearbeitung ist daher verbal und kognitiv allein durch an Sprache gebunde Psychotherapie schwierig bis nicht möglich. Bei früh verstörten Klienten ist das Gehirn so manches Mal nicht in der Lage, Körperempfindungen mit Gefühlen in Zusammenhang zu bringen (Alexithymie). Ihnen fällt es dadurch schwer, Vertrauen in ihren Körper zu haben. Der Zugang zu vorsprachlichen Erinnerungen und das notwendige Erlernen von Selbstwahrnehmung und Vertrauen kann durch körpertherapeutische Prozesse erreicht werden. Im Gehirn ergeben sich so neue synaptische Verbindungen in den Gefühlszentren. Die körperlich gespeicherten emotionalen Erlebnisinhalte können dann gefühlt und verbalisiert werden und der Bearbeitung besser zugänglich sein. Die integrative Gestaltpsychotherapie spricht vom Leib, gemeint ist der »beseelte« Körper, in dem alles, was der Mensch jemals erlebt hat, als Erfahrung gespeichert ist. Ganze verleiblichte Szenarien, Haltungsmuster, epigenetische »Erfahrungen« u.v.a.m. sind in jedem Menschen »abgelegt«. Das Bewusstsein kann sie oftmals nicht und schon gar nicht in ihrer vollen Komplexität erinnern. Eine den Körper miteinbeziehende Psychotherapie erweitert den Zugang zum Erinnerungsvermögen beträchtlich. Ein Mensch, der an Selbsterfahrung interessiert ist und/oder dessen Leben in eine Schieflage gerät, entwickelt vielleicht psychische oder körperliche Symptome und Erkrankungen, was Anlass zu einer Psychotherapie sein kann. Grundlage jeder Körperpsychotherapie ist eine achtsame Körper- und Gefühlswahrnehmung. Alleine durch die Lenkung der Aufmerksamkeit entstehen neuronale Entladungen und es können neue neuronale Verbindungen wachsen. (Daniel Siegel) Dann kann mithilfe der Körperpsychotherapie nicht nur herausgefunden werden, in welchem alten Szenario oder Haltungsmuster die Klientin feststeckt, sondern auch unter Nutzung von Körperempfindungen und -ausdruck, Gefühlen, Intuition und Verstand nach Befreiung von alten Mustern, Lösungen und Veränderungen gesucht werden. Korrigierende Erfahrungen im Hier und Jetzt können geschehen. Nach Bessel van der Kolk ist die körperliche Selbstaufmerksamkeit der erste Schritt zum Loslassen der Tyrannei der Vergangenheit. Von allen Wesen ist der Mensch das einzige, das eine Bewusstheit über sein Körpergeschehen haben kann, und damit zu einer Selbstwahrnehmung in der Lage ist. Dieses ganze Potenzial nicht zu nutzen wäre – nun ja, eigentlich unverständlich. Antonio Damasio hat 2001 bewiesen, dass jedem bewusst wahrgenommenem Gedanken, jeder Emotion und jedem Affekt eine halbe Sekunde *zuvor* eine Körperreaktion *voraus*gegangen ist. Das bedeutet, unser Körper ist immer schneller als unser Bewusstsein. Jeder innere oder äußere Reiz löst im Körper erlebbare, mess- und sichtbare Reaktionen aus. »Diese werden als somatische Marker bezeichnet und sind das Endergebnis komplexer hormoneller Regelkreise«.[3] Nun besteht die Verführung zu sagen, ja, wir Psychotherapeut*innen, die von einer Zusammengehörigkeit von Körper, Seele und Geist ausgehen und unterschiedlichste körperpsychotherapeutische Ausbildungen integriert haben, haben das schon immer intuitiv erfasst. Ja – und es ist toll, dass die Grundlagen und die Hypothesen der Körperpsychotherapien nun endlich einen wissenschaftlichen Boden gefunden haben. Es besteht die Hoffnung, dass in kommender Zeit auch keine Psychotherapieausbildung mehr ohne Körperpsychotherapien gelehrt und diese den Einzug in die Richtlinienpsychotherapie finden werden. Wenn wir lernen, unseren Körper mit in unsere Wahrnehmung einzubeziehen und eine Bewusstheit dafür zu entwickeln, was unsere Körperreaktionen und Empfindungen auszudrücken vermögen, ist dies bei der Erkundung unserer Innenwelt (ob als Mensch, als Therapeut, als Klient) extrem hilfreich. In der IIFS machen wir uns diese Tatsache bei der Differenzierung zunutze, wenn wir uns und unsere Klient*innen SELBST und in den Persönlichkeitsanteilen erleben.

Die Körperpsychotherapien setzen diese Körper-Seele-Geist-Zusammengehörigkeit voraus und haben damit die Erfahrung von in der Tiefe wirksamen und nachhaltigen Therapieergebnissen gemacht. Sie verfügen über vielfältige Techniken, sowohl für den Zugang zur Innenwelt durch Körpererleben, als auch dafür, das psychische Erleben durch achtsame Wahrnehmung und Körperausdruck bewusst zu machen. Ihr Instrumentarium verfügt über einen großen Gestaltungsspielraum. Dazu gehören eine geschulte, achtsame, feine (Körper-)Wahrnehmung und ein Experimentieren mit Ausdruck und Bewegung, die die dem Menschen innewohnenden Gefühle, Gedanken, Erlebnisse, Szenen, Erinnerungen ins

Gewahrsein zu bringen vermögen. Körperpsychotherapien praktizieren mittels Visualisierung, Fokussierens, Verstärkung oder Abschwächung und Bewusstwerdung des jeweiligen Ausdrucks und der Haltung. Atemarbeit, Stimmarbeit, szenische, emotionale und körperliche Ausdrucksarbeit gehören genauso dazu wie Aufstellungs- und Skulpturenarbeit. Auch Techniken zur Erdung, zum Loslassen, zum Zentrieren bahnen neue Erfahrungen. Es wird mit Haltungen, Bewegungen, Einlassen und Abgrenzen experimentiert. Die Gestaltpsychotherapie verfügt mit der »Stuhltechnik« über eine Möglichkeit, Persönlichkeitsanteile oder Symptome zu externalisieren, ihnen eine Gestalt zu geben, sich in sie hineinzuversetzen, sie zu erleben und so zu vermehrtem Erkenntnisgewinn zu gelangen. Kreative Medien aus Tanz-, Musik-, Kunst-, Theater-, Schreibtherapie u.v.a.m. werden zum Externalisieren genutzt, um durch das Erleben und Erfahren einen Ausdruck für das im Inneren Gefühlte zu finden oder durch ein unbewusstes Gestalten von innerem Material ein Gegenüber im Außen zu kreieren und dadurch Ein-Sicht und mehr Erkenntnis zu bekommen (siehe Kapitel zum Externalisieren). Eine weitere Interventionsmöglichkeit bietet die körperorientierte Psychotherapie mit szenischen oder psychodramatischen Rollenspielen, die alte Konflikte wieder erfahrbar machen, sie bearbeiten und zu einer korrigierenden Erfahrung bringen können. Die achtsame, auf den Prozess des Klienten zentrierte, systematische Berührung durch die Therapeutinnen wird ebenso sorgsam wie respektvoll eingesetzt, um bestimmte Pfade in seiner Vergangenheit zu begleiten. Hierdurch können Klienten wieder mit verdrängten oder abgespaltenen Anteilen und Szenen in Kontakt kommen, dieses Mal als Erwachsener und in Begleitung der Therapeutin. Zusätzlich kann ein haltgebendes aktives Containment durch die Therapeutin einen nachnährenden Effekt im Sinne einer korrigierenden Erfahrung haben. Auch die heute weitverbreiteten Externalisierungstechniken sind seit Langem Teil der Körperpsychotherapie, ebenso wie die Arbeit mit einer Metaposition durch einen neutralen Inneren Beobachter, wie des Inneren Zeugen, des Inneren Regisseurs etc. Die Instanz des SELBST im IIFS ist mehr als ein neutraler Beobachter. Es ist körperlich und mental erlebbar und erfahrbar und äußert sich in einer im Innen und Außen übereinstimmenden SELBST-Haltung. Persönlichkeitsanteile sind ebenso auf allen Ebenen erlebbar und erfahrbar, und auch sie äußern sich in ihnen entsprechenden Haltungen.

*Worauf Körperpsychotherapeut*innen besonders achten müssen*

In der psychotherapeutischen Arbeit mit dem ganzen Menschen gilt es für alle Körperpsychotherapeut*innen, eine humanistische, achtsame, respektvolle, Grenzen wahrende und über die vielfältigen Zusammenhänge von Körper, Seele und Geist wissende therapeutische Haltung einzunehmen. Die Techniken der Körperpsychotherapien stellen sehr wirkungsstarke Instrumente dar, um Gefühle und Erinnerungen aus dem persönlichen Hintergrund herauszulösen. Durch deren körperliche Erfahrbarkeit heute, in Gegenwart der Therapeutin, scheint ein Verbalisieren des emotionalen Erlebens von damals, von alten, festgefrorenen, dramatischen oder traumatischen Szenen möglicher, wofür früher keine Worte da waren. Durch die Verbalisierung und das partielle Wiedererleben der Erinnerungen aus früheren Zeiten, den Beistand und Trost der erwachsenen Klientin SELBST und die Begleitung der Therapeutin SELBST ist eine Be- und Verarbeitung möglich. Die eigene Geschichte kann so ohne schädigende Überflutungen als Narrativ integriert werden. Bei traumatischen Ereignissen sind in der Körperpsychotherapie alle Regeln der Traumatherapie zu berücksichtigen und anzuwenden. Auf ausreichende Stabilisierung ist vor einer eventuellen Bearbeitung von traumatischem Material zu achten. (Siehe dazu v.a. PITT von Luise Reddemann u. a.m.) Mir liegt dieser Punkt deshalb besonders am Herzen, weil Therapien unter Einbeziehung des Körpers sehr wirkmächtig sein können und die Tore zu vergrabenen Gefühlen und Erinnerungen wesentlich schneller öffnen können, als es ausschließlich Gespräche vermögen. In den Anfängen der experimentellen Körpertherapie wurde hier nicht selten die schützende Abwehr der Klientinnen überrollt, sodass die Klientinnen von traumatischen Inhalten überflutet wurden, und es endete schließlich in Dissoziationen, Selbstverletzungen oder mit Suizidalität in der Psychiatrie. Psychotherapeutinnen sollten sich selbstverständlich bewusst sein, was sie tun. Beziehen sie den Körper mit ein, muss klar sein, dass ihnen hier noch eine zusätzliche und besondere Sorgfaltspflicht obliegt. Keinesfalls sollte die Klientin, auch nicht durch wohlmeinende Therapeutenanteile, in eine Richtung gedrängt werden. Sie selbst gibt die Richtung und das Tempo vor, da sie schneller als in ausschließlich sprechenden Therapien mit bisher verdrängtem Material oder ganzen Erlebnisszenarien in Kontakt kommen kann. Ebenso sind auch die Teile der Klientin zu berücksichtigen, die ganz schnell etwas durcharbeiten oder es der Therapeutin recht machen wollen. Diese wollen erkannt sein – sie sollten nicht die Richtung bestimmen. Die Klientin darf aus der Behandlung keine (Re-)Traumatisierungen mitnehmen. Körpertherapeutinnen benötigen daher auch immer eine ausführliche Psychotherapieausbildung. Alle seriösen Körperpsychotherapien basieren auf humanistischen Psychotherapien und ihren Grundsätzen. Sie bieten daher auch nur mehrjährige Ausbildungen mit einem hohen Anteil an Selbsterfahrung, Lehrtherapie und Supervision an, um diese sorgfältige Psychotherapieausbildung zu gewährleisten.

5

Traumatherapie

Im Körpergedächtnis können Erinnerungen aller Art gespeichert sein, wunderbare, alltägliche und schreckliche, die dem Bewusstsein nur partiell zugänglich sind. Die schrecklichen erleben wir stark bei Klienten mit traumatischen Erfahrungen. Van der Kolk spricht von dem »verkörperten Schrecken«. Patienten erleben diese alten, traumatischen, sie überflutenden Erinnerungen häufig fraktioniert, teils als Körpergefühle wie körperliche Schmerzen oder Reaktionen, teils als schreckliche Gefühle, Gedanken, Bilder mit negativen Kognitionen. Die alte Realität wird dann fraktioniert im Hier und Jetzt erlebt und ist mit der aktuellen Realität nicht kongruent. Das kann zu großer Verwirrung und zu Ängsten führen, sich selbst und seiner Wahrnehmung nicht mehr trauen zu können. Es kann sogar die Angst hervorrufen, verrückt zu sein. Das wiederum zieht große Unsicherheit und Verlust von Stabilität nach sich. Hier ist es eine wesentliche Aufgabe der Traumatherapie, eine verlässlich spürbare körperliche Identität und Stabilisierung im Hier und Jetzt zu festigen, bevor man sich den traumatischen Inhalten zuwendet. Eine Psychoedukation hinsichtlich der Bewältigung von Trauma ist von Vorteil, da sie den Klient*innen die Handlungshoheit anvertraut. Ungebetene Überflutungen gilt es zu vermeiden, da diese retraumatisierend wirken können. Im nächsten Schritt geht es darum, diese traumatischen Erinnerungen als solche zu identifizieren, sie als in der Vergangenheit leider geschehen anzunehmen, sie zu bezeugen und zu neuen, teils imaginativen, teils auf die aktuelle, nicht traumatisierende Realität bezogenen Bahnen im Gehirn zu leiten (PITT, EMDR), und dies ins neue Erleben zu bringen. Es wird der Klient gleichzeitig zum Erlebenden und zum Beobachter seiner eigenen Geschichte, der mit etwas Abstand seine jüngeren Persönlichkeitsanteile zum Zeitpunkt der Traumatisierung betrachtet. Schaut er diese aus sich SELBST heraus mit den Augen des Mitgefühls und nicht bewertend an, kann er eine wohlwollende Verbindung zu dem Menschen mit seinen Anteilen, der er mal war, schaffen. Eine intrapersonelle Verbindung entsteht. Er erkennt körperlich, mit einem Fühl-Sinn und mit dem Verstand, den Unterschied zwischen früher und jetzt. Das Geschehene kann er nun als Teil seiner Geschichte integrieren. Die Vergangenheit kontrolliert ihn nicht mehr. Sie ist narrativer Teil seiner Geschichte geworden. Die drei Phasen der Trauma-Therapie: Stabilisierung, Konfrontation und Integration sollten eingehalten werden.

TEIL 2

IIFS – Die Integrative Systemische Therapie mit der Inneren Familie

6

Eine kompakte Zusammenfassung

Die Systemische Therapie mit der Inneren Familie (IFS) wurde Mitte der 80er-Jahre von Richard Schwartz in den USA entwickelt. Er übertrug die systemische Sichtweise auf die Innenwelt und betrachtete die innere Multiplizität als etwas Natürliches statt als Störung. Die IFS ist zugleich Haltung und Methode. Sie ist ein Weg, mit sich selbst, mit Einzelnen, Paaren und Gruppen so zu arbeiten, dass jeder lernt, sein »Selbst«, den Kern eines jeden Menschen mit wertvollen, nicht bewertenden Führungseigenschaften aufzufinden, auszudifferenzieren und die eigenen Persönlichkeitsanteile und die der anderen Menschen empathisch zu verstehen, zu bezeugen, zu entlasten und so ein neues Gleichgewicht zu ermöglichen. Menschliche Probleme werden auf selbstbefähigende Weise verstanden und behandelt. IFS stellt einen humanistischen und ökologischen Ansatz für tiefe Heilung dar und findet in einer breiten Palette von Selbsterfahrung bis zur Therapie von psychischen und psychosomatischen Erkrankungen seine Anwendung, ebenso auch in Konfliktlösungsprozessen und im Alltag. »Zwei Seelen wohnen, ach! in meiner Brust«, beklagte nicht nur Faust in Goethes Werk. In jeder Brust wohnt eine Vielzahl von inneren Anteilen. Innere Ambivalenzen und Konflikte sind natürlich. Sie machen menschliche Grundprobleme einerseits aus und tragen andererseits die Chance auf innere Vielfalt, Wachstum, persönliche Entwicklung und Heilung in sich.

Entstehung der Methode und das Innere System

Als ursprünglich systemisch ausgebildeter Therapeut wurde Richard Schwartz immer neugieriger, mehr über die Innenwelt seiner Patienten und Klienten zu erfahren. Er stellte sich dem Experiment, über Jahre hinweg ausschließlich zuzuhören, zu sehen, zu beobachten, empathisch und neugierig seine Patienten zu begleiten, und versetzte sich mehr und mehr in die Lage, das in der Ausbildung Erlernte – Psychopathologie, Lehrmeinungen über Persönlichkeit und Therapie, Annahmen über Zusammenhänge, Hypothesenbildung – eher in die zweite Reihe zu stellen, um sich der inneren Welt seiner Patienten widmen zu können, ihnen wirklich zuzuhören, offen, interessiert und mit viel Empathie.

So erfuhr er von den sich in seinen Klienten widerstreitenden Anteilen, die wie richtig echte (Teil)Persönlichkeiten ihre Konflikte miteinander und gegeneinander austrugen, was heftigen inneren Kämpfen entsprach, solange die Klienten mit dem jeweiligen Anteil identifiziert sind. Sobald jedoch die Klienten die Anteile mit ein wenig Abstand sehen und erleben konnten, hörten, was diese Anteile dachten, fühlten, taten, die Situation, in der sie entstanden waren, würdigen konnten, kam eine veränderte Stimmung, Haltung, Mimik in diesen Klienten zum Vorschein, die sich mit liebevoller und ruhiger Stimme den Anteilen zuwandten. Diese »Desidentifikation« (Externalisierung, Separierung, Distanzierung, Entschmelzung, Abgrenzung) des Selbst von dem Persönlichkeitsanteil (»Teil x« genannt) konnte Richard Schwartz einladen, wenn er die Klienten bat, den Teil x etwas beiseitetreten zu lassen, damit sie ihn besser sehen und wahrnehmen könnten. Mit der Frage, was die Klienten für den Teil x fühlten, bekam er Antworten vom Selbst, die von tiefem Verständnis, Mitgefühl, Liebe, Dankbarkeit oder Wertschätzung geprägt waren, einhergehend mit einem veränderten Seinszustand. Oder es wurden neue Teilpersönlichkeiten deutlich, die mit Bewertung, Ablehnung, heftigen Gefühlsausbrüchen, Ablehnung, Hass, Identifizierung reagierten.

Diese inneren Persönlichkeitsanteile kann man sich als reale Persönlichkeiten vorstellen. So gibt es in uns Menschen Teile, die Perfektionisten und Schlamper sind, Organisatoren und Chaoten, Kritiker und Schönredner, Streber und Faule, Multitasker und Monotasker, Besserwisser und Sein-Licht-unter den-Scheffel-Steller, Draufgänger und Schüchterne, Kontrolleure und Laissez-fairerer, Schweiger und Quasselstrippen, Entwertete und Entwerter, Verletzte und Angreifer, zu Beschützende und Beschützer der harmloseren Art und auch der gewalttätigen oder (selbst-)destruktiven Art wie Furien, Süchtige und Zerstörer und u.v.a.m. in allen Geschlechtern.

Er fand heraus, dass die unterschiedlichen Anteile bestimmte Funktionen in der Geschichte eines Menschen übernahmen, die er in beschützte (Verbannte) und zu beschützende Anteile (Manager und Feuerbekämpfer) unterteilte. Das Selbst unterscheidet sich durch andere Qualitäten; es ist kein Teil.

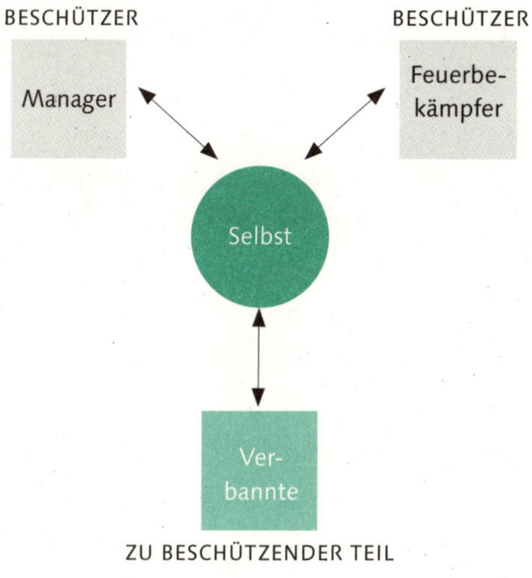

Schaubild 2: Das Innere System in der IFS

Schwartz entdeckte, dass Teile bei verschiedenen Personen vergleichbare Rollen übernehmen und dass sich die Beziehungen zwischen den Rollen immer wieder ähnlich entwickeln. Diese inneren Rollen und Beziehungen waren nicht festgefahren, solange achtsam und wertschätzend mit ihnen umgegangen wurde. Dann waren sie sogar bereit, oft erstaunliches, bisher noch nicht bekanntes Material preiszugeben, ihre Geschichte zu erzählen und wie es dazu kam, dass sie diese Rolle übernommen haben – ja übernehmen mussten! Meist verfolgten sie in der Zeit ihrer Entstehung eine gute Absicht aus ihrer Sicht heraus und waren sich nicht im Klaren, dass sie »ihrem Menschen« heute damit unter Umständen sogar schaden könnten. Ja, oft kannten sie das Selbst »ihrer« Person gar nicht. Aus einer ursprünglichen – damals dramatischen, traumatisierenden, verletzenden – Situation heraus wollten sie Schaden abwehren und fanden so in ihre Rolle des Beschützers. Dessen höchstes Bestreben ist es, dass »sein Mensch« nie wieder mit dieser Situation und den dabei aufgetretenen Schmerzen, verletzten Gefühlen, Entwürdigungen etc. konfrontiert sein soll, koste es, was es wolle. Für die damalige Situation ergab es Sinn, dass der Mensch in einer traumatischen Situation die dazugehörenden Gefühle, Körpergefühle, Gedanken, Bilder, Erinnerungen und selbstabwertenden Kognitionen abspaltete. Und Beschützeranteile entwickelt – Abwehrmechanismen, Symptome und Krankheiten, wie wir sie als Traumafolgestörungen kennen (Essstörungen, Süchte, Dissoziationen, Selbstverletzungen, Suizidalität, Ängste, Panikstörungen, Schmerzstörungen und Depressionen), um mit den aus dem Trauma resultierenden Seelenschmerzen nie wieder in Kontakt zu kommen. Diese Seelenschmerzen sollen beschützt werden und in der Verbannung bleiben. Aus dieser Haltung heraus ist die Arbeit der Beschützer zu verstehen und zu würdigen. Vorher können sie nicht sehen, dass sie heute »ihrem Menschen« damit nicht nur nicht nutzen, sondern oftmals eher Schaden zufügen. Hier ist eine freundliche Klarstellung angezeigt, ohne die Anteile manipulieren zu wollen. Wenn das Selbst des Klienten mit seinen Beschützeranteilen in Kontakt tritt und diesen achtsam und mit Wertschätzung begegnet, dann sind die Beschützer meist bereit, dem

Selbst zu vertrauen. Sie können dem Selbst ihre Geschichte anvertrauen, und sie erleben, wie heilsam die Verbindung vom Selbst zu ihnen und den verbannten Anteilen wirken kann. Sie sind bereit, dem Selbst die Führung zu überlassen und ihm den Zugang zu den verbannten Anteilen zu gewähren. Das Selbst bezeugt die Geschichte des Verbannten und die Arbeit der Beschützer, und wenn die Zeit dafür reif ist, entlastet es die Teile von den Folgen des Erlebten. Dann können sich die Teile vorstellen, aus ihren extremen Rollen zu schlüpfen und die ihrem eigentlichen Wesen entsprechenden Aufgaben zu übernehmen. So könnte der Selbstverletzungs-Impuls als blitzartig auftauchender Beschützer wahrgenommen werden, der vor Verletzungen beschützen will, und statt sich destruktiv auszuagieren, überlässt er es dem Selbst, die entsprechenden Maßnahmen zum Schutz vor Verletzung zu ergreifen. Die Teile können in ihrer entlasteten Form in die ihnen eigentlich innewohnende positive, nicht mehr extreme Rolle zurückkehren. Auch den Teilen wohnen Selbstqualitäten inne, zu denen sie zurückfinden können. Sie verbinden sich gerne mit dem Selbst ihres Menschen und fühlen sich gut dabei, Teil eines größeren Selbst, eines größeren Ganzen zu sein.

Das Selbst

Schwartz weist dem Selbst zwei wesentliche Bedeutungen zu. Einmal die spirituelle Dimension des höheren Selbst und zum anderen die Bedeutung des Selbst als dem Zentrum, den unverletzbaren Wesenskern eines jeden Menschen. Mit dieser Bedeutung arbeitet die »Systemische Therapie mit der Inneren Familie« vorwiegend. Hier ist in Sternstunden der kleine göttliche Funke, wie C.G. Jung es ausdrücken würde, erlebbar, wobei sich die Verbindung zu der erstgenannten Bedeutung von Selbst zeigt.

Wie bereits gesagt: Das Selbst ist kein Teil. Das Selbst erfährt sich an den Teilen. Es kann aktiv und mitfühlend das System führen, wenn es ausdifferenziert und nicht mit Teilen verschmolzen ist. Es ist unparteiisch und nicht identifiziert mit einem Teil. Es ist kompetent, sicher und voller Selbstvertrauen, gelassen und in der Lage, Rückmeldungen der Teile zu hören und darauf einzugehen. Das Selbst hat nur so viel Macht, wie die Teile ihm zugestehen. Das Selbst respektiert die Teile, es bittet zum Beispiel die Teile um etwas, auch kann es sich bei den Teilen bedanken. Das Selbst muss auch nicht hundertprozentig vorhanden sein. Richard Schwartz meint, 30 Prozent seien genug

Das Selbst kann sich zeigen durch zehn Eigenschaften, die wir die C-Worte oder auch die zehn Cs, nennen, da sie im Englischen alle mit C beginnen:

calm – ruhig, gelassen
curious – neugierig, offen, interessiert
creative – kreativ
clear – klar, stimmig
centered – zentriert
confident – vertrauensvoll, zuversichtlich
compassionate – mitfühlend
connected – verbunden
constant – verlässlich
courageous – mutig

Diese zehn Eigenschaften (hier wird kein Anspruch auf Vollständigkeit erhoben) kommen gegenüber den eigenen Anteilen zum Ausdruck sowie gegenüber anderen Menschen, der Natur und der Umwelt.

Das Selbst wertet nicht. Das Selbst weiß intuitiv am besten, wie den Teilen zu helfen ist – wenn diese es zulassen. Im Zustand des Selbst erlebt der Mensch (Klient*in, Therapeut*in) Empathie, Annahme und Akzeptanz für seine Persönlichkeitsanteile, seine verschiedenen Seiten und Facetten. In der Selbstführung liegt ein großes (Heilungs-)Potenzial. Menschen, die ihr wahres Selbst erfahren haben, wissen, dass nicht sie, sondern »nur« Teile von ihnen die Aufgabe von extremen Rollen übernehmen. Sie hegen große Wertschätzung für die Teile. Personen im Selbst sind fähig, zentriert zu bleiben und trotzdem die Gefühle der Teile zu erleben, anstatt von den Gefühlen überschwemmt zu werden, mit ihnen zu verschmelzen oder mit ihnen identifiziert zu sein. Sie können aus ihrer Selbsthaltung ihre Teile bitten, sie nicht zu überfluten, weil sie ihnen dann nicht helfen können. Einen Menschen mit Selbstführung zu erkennen ist leicht. Bei ihm hat man das Gefühl, so sein zu können, wie man ist, ihm nichts vormachen zu müssen, sich angenommen, sich gesehen, sich nicht bewertet zu fühlen, seine menschliche Präsenz, seine Güte, sein Wohlwollen, seine Offenheit, sein echtes Interesse, seine Neugier zu spüren. Man erkennt an seinen Augen, der Stimme, der Körpersprache, der Haltung, der Bewegung, dass er verlässlich, natürlich, ungekünstelt, authentisch und absichtslos ist. Er ist nicht fixiert auf eigene Ziele oder Selbstdarstellung, hat eine natürliche Bereitschaft zu geben, ohne sich ausnutzen zu lassen. Er spürt Dankbarkeit und Demut ohne Unterwürfigkeit. Er muss nicht mithilfe von Gesetzen oder Moral dazu gezwungen werden, das Richtige zu tun. Er hat ein natürliches Mitgefühl für alle Kreaturen und die Natur, eine Leidenschaft für das Leben. Er ist motiviert, den Zustand der Menschheit und der Umwelt zu verbessern, weil er das Bewusstsein hat, dass wir alle miteinander verbunden sind. Jeder Mensch kann in sich SELBST sein, und keiner wird es dauerhaft sein. Es geht nicht darum, ein »Heiliger« zu werden, sondern die Freude einer möglichen Selbstführung immer wieder erleben zu dürfen. Das Schöne daran ist: Je mehr die Teile dem Selbst vertrauen und je mehr die Teile von Alt- oder Erblasten entlastet und befreit sind, umso mehr Selbstqualitäten entfalten sie und arbeiten freudig dem Selbst zu – auf natürliche Weise; ein System in einer stimmigen Ökologie. Das Selbst in der IFS hat also diesen im Alltag sichtbaren, im bewussten mentalen und körperlichen Erleben spürbaren und identifizierbaren Aspekt, mit dem es sich – auch therapeutisch – so wunderbar arbeiten und leben lässt. Gleichzeitig ist das Selbst aber auch ein ozeanisches Gefühl von Verbunden-Sein, in der Welt sein, eins zu sein mit der Natur und dem Universum, ein Gefühl von innerer Zufriedenheit, von Glück, von Grenzenlosigkeit, ein Flow. Es kann spürbar sein als pulsierende Wärme, Licht oder Energie durch den Körper oder um ihn herum, von Weite und Raum in Körper und Geist. Auch in unserer Körperhaltung, in unseren Augen, in unserer Gestik, Mimik, Körperspannung, unseren Bewegungen können wir spüren, wie wir SELBST präsent sind. Ein stimmiges Körpergefühl und Herzenswärme ist ein weiterer Hinweis dafür, gerade bei sich SELBST sein. Es ist Liebe, Seele, Natur. Es ist grundlegend da, bei jedem, manchmal mehr oder weniger verborgen, verdeckt, versteckt. Wenn die Therapie die Blätter der Teile, die auf ihm liegen und es verdecken, einzeln identifizieren und um ein bisschen Abstand zum Selbst bitten, wird es sichtbar und erlebbar.

Bei schwer traumatisierten Menschen kann das Selbst auch außerhalb des Körpers zu finden sein. Beschützerteile haben es einst in der traumatischen Situation aus dem Körper herauskatapultiert, um das System vor Schmerz, Gewalt, Erniedrigung zu schützen. Das Selbst muss jedoch verleiblicht sein, um die Selbstführung übernehmen zu können. In diesem Fall muss das Selbst erst wieder den Weg zurück in den Körper finden, bevor die Teile es als ihre Führung anerkennen können. Eine vollständige Antwort, was das Selbst sein kann, wage ich nicht zu geben, das wäre sehr vermessen. Wenn wir in diesem Kontext von dem Selbst sprechen, dann meinen wir eher Selbst-Qualitäten, die wir in unserm Körper, im Fühlen, im Denken und im Verhalten bewusst erleben können. Das Selbst scheint jedoch die Geister sehr zu beschäftigen. In Psychologie, Philosophie und Anthropologie gibt es sehr viele Definitionen von Selbstbegriffen. (Siehe dazu auch das Kapitel »Das Konzept des Selbst – eine Annäherung« von Ruthild Haage-Rapp.)

Ein hundertprozentiges Selbst wird ein normal sterblicher Mensch auf Erden niemals erreichen. SELBST können wir nicht machen. Anstrebenswert ist es jedoch, die SELBST-Qualitäten immer wieder in sich zu erkennen, sie aufzuspüren, sie zu fühlen, zu erleben und ihnen einen möglichst großen Platz im Leben einzuräumen, auf dass sie SEIN können. Das gelingt, wenn wir Zustände unterscheiden können, in denen wir Teile-geleitet unterwegs sind, um dann möglichst bald die Teile zu bitten, wieder uns SELBST die Leitung unserer Geschicke in die Hände zu geben.

Übung

Vielleicht haben Sie ja Lust, sich einen Moment Zeit zu nehmen für eine kleine Übung? Dann bitte ich Sie, einmal kurz innezuhalten.

Schenken Sie Ihrem Atem für vier bis fünf Atemzüge Ihre Aufmerksamkeit. Einfach nur wahrnehmen, wie er selbstverständlich kommt und wieder geht, von woher er sich schöpft, und wo er sich überall ausbreitet in Ihrem Körper. Nur wahrnehmen, nichts bewerten.

Spüren Sie für jeweils drei Atemzüge Ihre Füße im Kontakt mit dem Boden, Ihren Körper im Kontakt mit der Fläche unter sich, Ihre Arme an Ihrem Körper und die Hände im Kontakt mit was auch immer (mit sich, den Beinen, der Stuhllehne, dem Boden) – nehmen Sie wahr, dass der Boden Sie selbstverständlich trägt?

Und dann lade ich Sie ein, sich zum Beispiel einfach mal vorzustellen, wie es ist, sich mit irgendetwas in der Natur, oder mit einem Wesen, bei dem Ihr Herz sich öffnet, verbunden zu fühlen, ohne etwas zu beabsichtigen.

Wenn Sie sich im Kontakt fühlen – mit dem Atem, mit der Schwerkraft, mit der Natur, registrieren Sie mal, wie schauen Ihre Augen in die Welt? Welchen Gesichtsausdruck können Sie an sich wahrnehmen, wie fühlt sich Ihr Mund an? Welche Körperhaltung nehmen Sie unwillkürlich ein und wie fühlt sich dabei Ihr ganzer Körper an? Scannen Sie ruhig mal durch. Was erleben Sie in diesem Augenblick der Selbstverständlichkeit, der Verbundenheit an Gefühlen, an Gedanken, an Körpererleben?

Bitte verweilen Sie ein paar Atemzüge.

Und wenn Sie sich aus dieser Haltung heraus einer Teilpersönlichkeit von Ihnen zuwenden, in dem tiefen Wissen, sie ist ein Teil von Ihnen, sie gehört zu Ihnen, sie ist mit Ihnen verbunden – was erleben Sie dann?

Im Alltag und in der Therapie finde ich es ausgesprochen praktisch und hilfreich, Selbstqualitäten, kurz eben das Selbst genannt, immer wieder von den Teilen unterscheiden zu können, und mich täglich darin weiter zu üben, als Mensch und als Therapeutin. Und auch die Klienten darin zu unterstützen, mehr und mehr aus sich SELBST heraus achtsam mit ihren Teilen in Kontakt zu treten. In Selbstqualitäten unterwegs zu sein ist leicht und nicht anstrengend, für sich selbst und für die anderen Menschen in seiner Umgebung. Achtsamkeit und Meditation können förderlich wirken, mehr SELBST und mehr von seinen Teilen zu erleben und zu erfahren.

Die Teile

Die menschliche Persönlichkeit besteht natürlicherweise aus einer unbegrenzten Anzahl von Teilpersönlichkeiten. Die Teilpersönlichkeiten, kurz Teile genannt, stellt man sich am besten als reale Persönlichkeiten vor, mit Alter, Charakter, Eigenheit, Besonderheit, Eigenschaften. Sie handeln unter- und miteinander, wie reale Menschen es auch tun, und sind in bestimmten Strukturen und Systemen miteinander verwoben. Auf unterschiedliche Art und Weise machen sie sich intern bemerkbar: als Gedanken und Gefühle, als Körperempfindungen und Körperwahrnehmungen, als körperliche und seelische Symptome, als Muster, als innere Bilder, Fantasien, interne Stimmen, Töne etc. Sie wollen in einem nicht extremen Zustand prinzipiell etwas Gutes für ihren Menschen und wenden alle möglichen Strategien an, um Einfluss im System zu bekommen. Wenn sie nicht mit uns SELBST verbunden sind und sich störend oder als Symptome in unserem gegenwärtigen Leben auswirken, sind sie meist in der Vergangenheit stecken geblieben. Sie spielen noch ihre Rollen in unserem alten Film. Sie entwickeln ein komplexes Interaktionssystem untereinander. Polarisierungen entstehen, wenn bestimmte Teile zu mehr Einfluss gelangen wollen und wenn das Selbst mit einem der Teile identifiziert ist. Teile werden durch Erfahrung beeinflusst, aber nicht durch sie geschaffen. Sie existieren schon immer, entweder als Möglichkeit oder bereits ausgeformt. Teile, die extreme Rollen übernommen haben, tragen »Lasten«, wie Überzeugungen, Glaubenssätze, Energien, Gefühle, Fantasien, Familiengeheimisse, die sie in den extremen Situationen übernommen haben, die der ursprünglichen Aufgabe des Teils jedoch nicht entsprechen und nicht zu der Natur des Teiles gehören. Die Teile können darin unterstützt werden, sich zu entlasten und zu ihren ursprünglichen Aufgaben zurückzukehren. Sie finden dann ein neues Gleichgewicht. Haben sie die extreme Rolle oder die Bürde abgelegt, kann ihr eigentlicher Charakter zum Vorschein kommen und der Teil dem Menschen verbunden sein. Aus einem quälend zwanghaften Teil wird so zum Beispiel ein sinnvoll ordnender; er ist dann von der Last seines alten Glaubens befreit, sein Mensch würde ohne ihn im Chaos versinken, wenn er nicht so rigide wäre. Teile, die das Vertrauen in das Selbst verloren haben, »verschmelzen« mit dem Selbst oder überwältigen es. Sie glauben dann, sie seien dieser Mensch. Sie tragen die Überzeugung, dass nur sie das System retten und führen könnten. Ihre Bemühungen und ihre Arbeit müssen geschätzt und gewürdigt werden. Und sie müssen das Vertrauen in das Selbst erst wieder lernen. Kann das Selbst wieder aktiv sein, so werden die Teile dem Selbst gerne zuarbeiten. Sie werden das Selbst zwar beeinflussen wollen, letztlich jedoch seine Führung anerkennen. In diesem entlasteten Stadium werden alle Teile ihre Begabungen entfalten und ihren Platz finden können. Kein Teil soll verschwinden oder ausgelöscht werden. Alle Teile sind dem Selbst willkommen.

Die Teile werden unterteilt in *Verbannte* (zu beschützende Teile) und in *Manager* und *Feuerbekämpfer* (Beschützer).

Verbannte

Schmerzliche Erinnerungen, Gedanken, Gefühle und Körpergefühle, die so sehr schmerzhaft erlebt wurden, dass ihre Beschützer sie unter allen Bedingungen aus dem System dieses Menschen fernhalten wollen, werden mitsamt ihren Lasten und den dazugehörigen Persönlichkeitsanteilen in die Verbannung geschickt. In jeder Familie, Gesellschaft, Kultur und Religion werden Anteile eines Menschen nicht akzeptiert und entwertet, sodass diese – zum Beispiel aus sozialer Anpassung, der Angst vor Bestrafung, Ausgrenzung u.v.a.m. – ins Exil geschickt werden »müssen«. Auch als Frau, als Mann oder intergeschlechtliches Wesen dürfen in den jeweiligen Gesellschaften mehr oder weniger Anteile gelebt oder müssen weggesperrt werden. Das volle Potenzial unserer weiblichen, männlichen, sexuellen Anteile zu integrieren ist wie ein großes Geschenk in der Freiheit. Bei traumatischen, dramatischen Lebensereignissen werden Verletzungen, Entwürdigungen, seelische und körperliche Schmerzen erlebt, was verstörend und belastend wirkt und das ganze innere System in Aufruhr bringt. Teile, die traumatisiert wurden, werden oft vom Rest des Systems isoliert. In diesem Feld sind besonders die Beschützer aktiv, um diese schlimmen Gefühle vom Bewusstsein zu verdrängen oder abzuspalten und das Selbst zu schützen. Sie sind um fast jeden Preis darum bemüht, dass diese schlimmen Gefühle nie wieder erlebt werden. Aber auch die Verbannten werden bei extremer Verletzung und Belastung verzweifelt und darum heftig bestrebt und drängend aktiv sein, Gehör, Verständnis und Entlastung zu finden; sie wollen nicht ausgeschlossen sein und sie wollen auch nicht in ihrer Verbannungskiste ihr Dasein fristen. Wenn wir, vor allem in der Kindheit und Jugend, aber auch im Erwachsenenalter, in unseren sensibelsten, zartesten, spielerischen und unschuldigsten, unseren spontanen, kreativen, sexuellen Anteilen verletzt werden, Entwertungen oder Kränkungen erfahren, dann gibt es Bestrebungen (Beschützer) in uns, diese alle aus unseren Erinnerungen zu streichen, in den Keller unseres Bewusstseins – in die Verbannung – zu verdrängen. Wir (das heißt Beschützerteile von uns, die glauben, sie seien wir selbst) schließen verletzte Teile weg, von denen unsere Beschützer glauben, sie seien verantwortlich für das damalige Geschehen, sie würden uns schaden, wir oder die Menschen um uns herum würden sie nicht ertragen oder sie würden uns überfluten. Wie andere Menschen um uns herum vielleicht auch raten diese Beschützer: Vergiss es, Vergangenes kannst du nicht ändern, Schwamm drüber, schau nach vorn. Unangenehmes wegzusperren ist eine erprobte Überlebensstrategie, in manchen Situationen durchaus hilfreich für den Augenblick.

Therapeuten fallen hier natürlich alle möglichen Abwehrmechanismen ein. Die Identifikation mit dem Aggressor und die Wendung gegen das Selbst zeigen besonders plastisch, wie die Teile in uns agieren. Was im eigenen Erleben oder Verhalten in Familie, Kultur, Gesellschaft oder Religion von den Eltern oder der Institution entwertet wurde oder keine Akzeptanz fand, wird von den Kindern beziehungsweise ihren Beschützerteilen in Identifikation mit den Eltern, den Autoritätspersonen oder der Institution (in diesem Falle mit dem Aggressor) in die eigene Abwertung übernommen. Diese klugen Teile entwickeln sich, weil die Kinder in Abhängigkeit von den Eltern noch nicht zu eigenen Wünschen und Strebungen stehen können und sie in ihrer Existenz auf das Wohlwollen und die Anerkennung der Eltern angewiesen sind. In jungen Jahren ist das Selbst noch nicht so stark, dass es ständige Ablehnung, Bestrafung oder Entwertung der Eltern ertragen könnte. Hier entwickeln sich also angepasste Teile, die sich in Identifikation mit den Eltern gegen das Selbst wenden. Sie sind überzeugt, dass nur ihre Strategie ihrem Menschen Kummer und Sorgen ersparen wird. Sie machen in Identifikation mit den Eltern oder einem Aggressor die verletzen Teile für den Konflikt, das Drama, das Trauma verantwortlich. »Du bist selbst dran schuld, du bist schlimm, schlecht, eklig, nichts wert, du bist zu dick, zu dünn, zu hübsch, zu hässlich etc.«. Diese ganzen Überzeugungen und Glaubenssätze mit den dazugehörigen Gefühlen, Gedanken und (Körper-)Empfindungen hängen als Last auf dem Verbannten. Aber um diesen Preis bleibt das innere und äußere System stabil – zunächst. Das Kind hat in seinem System »logische« Zusammenhänge für das schlimme Geschehen gefunden. Sehen die verzweifelten Verbannten dieses Menschen jedoch irgendwie die Möglichkeit, sich aus dem Keller der Verbannung zu befreien, drängen sie ans Licht und drohen damit, das ganze System zu überrollen, was alle Beschützer natürlich verstärkt auf den Plan ruft und in ihren Augen ihre Daseinsberechtigung zementiert. Wer kennt das nicht als Therapeutin – die Erstverschlimmerung nach Öffnung der

Klienten und ihrer Geschichte, Rückschritte nach Therapieerfolgen, regressive Wünsche verhindern die Bewältigung des Alltags, Intrusionen bei posttraumatischen Belastungsstörungen mit Überflutungen des Systems und entsprechenden »Gegenmaßnahmen« der Manager und Feuerbekämpfer (depressive Stimmungen, Ängste, Selbstverletzungen, Dissoziationen, Suizidalität, Verstärkung der Süchte u. a. m.) Allesamt »altbewährte« Muster. Verbannte werden umso heftiger, je extremer die Situation war, in der sie ins Exil geschickt wurden. Sie tragen die vom Bewusstsein abgespaltenen schmerzhaften Gefühle, Überzeugungen und Lasten der Verletzungen, die oftmals verleiblicht sind. Sie werden umso drängender und verzweifelter, weil sie gehört, geheilt und integriert werden wollen.

Manager

Manager sind die Beschützer des Systems. Sie tun *alles*, um das Individuum vor Schmerz und Ablehnung zu bewahren, sodass die Person in jeder Beziehung und Situation die Kontrolle behalten kann. Nie wieder soll ihr Mensch Gefühle von Zurückweisung oder Erniedrigung spüren. Dies erreichen sie durch ein unbewusstes, ausgeklügeltes System des Zusammenspiels mehrerer Teile. Sie können auch (zunächst) absolut nichts Positives darin sehen, dass in einer Psychotherapie die Aufarbeitung der persönlichen Geschichte geschehen soll. Sie möchten die alten Sachen lieber ruhen lassen, wehren sich heftig dagegen (Widerstände). Sie haben Angst, dass ihre Person in ein schwarzes Loch gezogen wird, aus dem es kein Entrinnen mehr gibt; Angst, dass die Verbannten die Führung übernehmen und das System mit Inhalten aus dem Erleben der Verbannten überschwemmt wird. Sie befürchten, dass Grausiges zutage kommt, (Familien-)Geheimnisse aufgedeckt werden könnten, Verrat an geliebten Personen begangen werden muss. Ihre Person könnte abhängig, bedürftig oder verletzlich werden, ohne die schützende Hülle der Manager, und ihren Alltag nicht mehr bewältigen. (Was tatsächlich gar nicht so selten geschieht, wenn einem Klienten bei einem stationären

Aufenthalt seine organisatorischen, selbstverantwortlichen Beschützerteile »abgenommen« werden und/oder ein Teil von ihm sich danach sehnt, von anderen versorgt zu werden. Oder auch wenn die psychischen Beschützer bei zu schnell aufdeckender Therapie und/oder bei herausdrängenden Verbannten ausgeschaltet werden. Dann überfluten die Verbannten schnell das innere System – mit der Folge von noch stärker auftretenden Beschützern.)

Auch könnte jede Berührung mit dem Schmerz ohne die Manager heftigste, zerstörerische Feuerbekämpfer-Anteile (selbstverletzende, suizidale, dissoziative Suchtanteile) auf den Plan rufen, was noch gefährlicher wäre (und auch nicht unrealistisch ist). Außerdem befürchten sie, dass der Therapeut mit den Verbannten nicht klarkommt, sie nicht aushält, angeekelt oder ebenfalls überschwemmt werden könnte und dann den Klienten ebenfalls im Stich lassen würde. Eine weitere große Sorge ist, dass sie ihre Aufgabe verlieren, in der Bedeutungslosigkeit versinken oder gar vernichtet werden sollen. Daher ist es unabdingbar, den Beschützern (das gilt für Manager und Feuerbekämpfer) mit Wahrhaftigkeit, Ernsthaftigkeit, Interesse, Achtsamkeit und Absichtslosigkeit zu begegnen. Das ist für die Therapeutin nicht immer leicht, springen doch gerade hier die bewertenden Therapeuten-Teile an). Als Therapeutin weckt man das eigene Interesse und das der Klienten (Selbsteigenschaften), um die Ängste, Bedenken und Befürchtungen der Beschützer kennenzulernen und um herauszufinden, wie sie denn ihre Aufgabe tun und was sie beschützen wollen. Ehrliche Verhandlungsangebote vom Selbst der Therapeuten und des Klienten an die Beschützer sind hilfreich. Jegliches Manipulieren, was vielleicht von einem Teil des Therapeuten oder des Klienten ausgehen könnte, der schnelle Veränderung möchte, wird sofort durchschaut und ist daher nutzlos. Aber Beschützer sind offen für Veränderung, wenn sie nicht befürchten müssen, ausgestoßen zu werden, und wenn sie die Hoffnung haben, dass ihrem Menschen anderweitig geholfen werden könnte. Sobald sie die Präsenz des SELBST spüren können, sind sie zur Kooperation bereit und übernehmen gerne ihnen entsprechende andere Aufgaben für das System – in Kooperation mit dem SELBST. Manager sind auch diejenigen Anteile, die unser Leben in Ordnung halten und dafür sorgen, dass wir gut funktionieren. Sie können sich in unterschiedlichsten Verhaltensweisen und Systemen zeigen. In entlasteter Form arbeiten sie gerne dem SELBST zu. Arbeite ich viel aus Therapeuten-Manager-Teilen heraus, werde ich am Abend k.o. sein, müde und erschöpft. Arbeite ich jedoch mit viel SELBST-Qualität, wird mich die gleiche Arbeit nicht anstrengen.

Feuerbekämpfer

Feuerbekämpfer beschützen ebenfalls das System, jedoch in einer ihnen spezifischen Art und Weise. Feuerbekämpfer heißen sie deswegen, weil sie das emotionale Feuer (wie verletzte Gefühle und Entwertungen) der Verbannten löschen wollen, sobald dieses droht, ausgelöst zu werden, oder die Manager mit ihrer Arbeit in ihren Augen den Schutz nicht mehr gewährleisten können. Feuerbekämpfer schützen das System auf heroische, impulsive, machtvolle, reaktive und spontane Art und Weise und gehen dabei, ohne Rücksicht auf Verluste, oftmals zerstörerisch oder selbstzerstörerisch vor. Sie zeigen sich in Süchten und Exzessen aller Art, in Suizidalität oder Gewalt, in einem übererregten oder komplett abgestumpften Nervensystem sowie in foudroyant verlaufenden Krankheiten. Sie geben so lange keine Ruhe, bis das emotionale Feuer gelöscht ist. Dafür ist ihnen jedes Mittel recht. Ablenkung und Dissoziation gehören ebenfalls zu ihren Strategien. Für die Feuerbekämpfer-Beschützer gilt im Prinzip das Gleiche wie für die Manager, und mit ihnen ist im Wesentlichen ebenso respektvoll umzugehen wie mit Managern. Sie sind hochsensibel für jegliche Art der Unaufrichtigkeit, der Verharmlosung, der Manipulation. Von ihrer Art her aktivieren sie im Therapeuten leicht ängstliche, bewertende oder den Klienten retten wollende Teile. Hier müssen die Therapeuten zuerst mit ihren eigenen Teilen arbeiten, um eine echte Anerkennung und Wertschätzung für die Feuerbekämpferteile des Klienten entwickeln zu können. Mit Feuerbekämpfern zu verhandeln erfordert viel Selbst vonseiten des Therapeuten. Ist der Feuerbekämpfer im Kontakt mit dem Selbst des Therapeuten und dem des Klienten, dann ist er bereit zu sagen, wen er wie beschützt und wofür er diese schwere Rolle trägt.

Wenn wir einen suizidalen Menschen fragen, was denn für ihn besser wäre, wenn er nicht mehr leben würde, hören wir oft die Antwort, dass dann endlich Ruhe in seinem Kopf herrsche (zwischen den sich widerstreitenden Teilen)! Die Ruhe wäre also das »Gute«, was der suizidale Teil erreichen möchte – und vielleicht ist diese auch durch etwas anderes als den Suizid zu erreichen und dann nicht endgültig?! Wenn die innerlich kämpfenden Teile des Klienten einen Kontakt mit dem Selbst erfahren (dem des Therapeuten und dem des Klienten), kann eine spürbare wirkliche Ruhe im Inneren entstehen. Diese Hoffnung dürfen wir dem Feuerbekämpfer des Klienten mitgeben. Es kann eine neue Ordnung im inneren System entstehen. Wie verzweifelt muss der suizidale Teil sein, wenn er zu solch harten Maßnahmen greifen muss? Welchen schützenswürdigen, verbannten Teil beschützt er? Welche Not, welche Verantwortung muss er spüren? Wie ist das für ihn, das alles zu tragen? Was möchte er davon loswerden? Und was befürchtet er? Viele IFS-spezifische Fragestellungen vom Selbst aus können dem Klienten helfen, das Vertrauen zu seinen Feuerbekämpfern aufzubauen und auf diese Weise eine neue Beziehung zu ihnen. Wenn das Selbst des Therapeuten und das Selbst des Klienten einen Feuerbekämpfer um Erlaubnis bitten, mit dem Verbannten, den er beschützt, zu arbeiten, kann Entlastung gelingen, und damit die Notwendigkeit, so heroisch zu schützen, entfallen. Der Feuerbekämpfer darf sich für andere Aufgaben vorbereiten, die auch noch seiner Natur entsprechen. Vielleicht gefällt ihm die Rolle des Blitzmerkers für verletzte Gefühle, die er seinem Menschen demnächst zuerst mitteilt, bevor er sofort mit den Löschfahrzeugen ausfährt?

Ein alltägliches Beispiel in Beziehungskonflikten für den Einsatz von Feuerbekämpfern und den Umgang mit ihnen können Sie im 2. Kapitel unter der Überschrift: »SELBST spricht für Teile statt: Teile sprechen aus sich heraus« lesen

Ein Beispiel, das veranschaulicht, wie die Teile eines früher entstandenen belasteten Systems mit der Person SELBST durch die IIFS eine vertrauensvolle Beziehung aufbauen, und wie beschützende und ehemals verbannte Teile zu ihren neuen Rollen finden können, ist im Kapitel 16 zu lesen.

Die Weiterentwicklung von IFS zu IIFS

Inhaltlich

Richard Schwartz verband mit IFS die in den 80er-Jahren in der Psychotherapie verbreiteten Strömungen von der Multiplizität der Persönlichkeit mit einer systemischen Denkweise. Einflüsse aus anderen Teile-Therapien, wie zum Beispiel der Transaktionsanalyse und der Objektbeziehungstheorien, sowie die Weisheiten des Buddhismus trugen zu seiner offenen Sichtweise auf das Innenleben seiner Klient*innen wesentlich bei. Dass er das Selbst eines Menschen als den von den Teilen abgegrenzten, dem Menschen innewohnenden Wesenskern herausarbeiten konnte, mit dem die Teile in Verbindung treten können, ist sein einmaliges Verdienst. Dafür u. a. danke ich Richard Schwartz sehr. Durch den Schlusssatz in der ersten Ausgabe seines sehr lesenswerten Buches *Die Systemische Therapie mit der Inneren Familie* gab er den Raum für weitere Entwicklungen: »Die Beiträge der Therapeuten, die dieses Modell gut genug kennen, erweitern dieses Modell (…) Ich bin neugierig, wohin sie führen werden. Ich bin der festen Überzeugung, dass das gegenwärtige IFS-Modell nur an der Oberfläche dessen kratzt, was möglich ist.«

Susan McConnell gebührt als IFS- Körperpsychotherapeutin das Verdienst, auf ihre Weise die Hakomi-Körperarbeit in die IFS integriert und *Somatic-IFS* geschaffen zu haben. Sie lehrte fast 20 Jahre in Deutschland. Beide Anwendungsarten von IFS, die »männliche« (R. Schwartz) und die »weibliche« (S. McConnell) haben ihre Erfolge und können sich ergänzen.

Das hat mich in der Weiterentwicklung zur integrativen IFS zu IIFS ermutigt, also meine ganzheitlichen, humanistisch-psychotherapeutischen

Wurzeln mit psychosomatischen, körperpsychotherapeutischem und traumatherapeutischem Hintergrund in die Lehre, Ausbildung, Therapie und Supervision mit einfließen zu lassen, einschließlich der Professionellen SELBST-Fürsorge und der achtsamen Wahrnehmungsschulung mit all ihren Facetten. Plötzlich entstanden in der Arbeit mit Klient*innen und Patient*innen, in der Supervision oder in Seminaren mit Kolleg*innen weitere kreative Neuerungen und Erkenntnisse. Die langjährige Erfahrung aus Seminaren zur »Weiterentwicklung der Emotionalen und Psychosozialen Kompetenz für Ärzt*innen und Therapeut*innen« und zur »Professionellen SELBST-Fürsorge« im Verbund mit IFS wuchsen zusammen und so entstand die Integrative humanistische Psychotherapie Innerer Systeme und Professionelle SELBST-Fürsorge – IIFS. Im weiteren Verlauf werde ich, alle inspirierenden Wurzeln dankbar würdigend, von der Integrativen IFS, der IIFS sprechen.

Im Außen

Die »Systemische Therapie mit der Inneren Familie« hat in den letzten 35 Jahren in USA eine große Verbreitung erfahren und zählt dort seit 2015 als evidenzbasiertes Verfahren. Seit 1999 wurden viele Basis- und Fortgeschrittenentrainings in Europa durchgeführt.

2012 habe ich in Deutschland das 1. IIFS-Institut für Integrative Systemische Therapie mit der Inneren Familie gegründet, ermutigt durch Richard Schwartz. Dem IIFS-Institut Heidelberg folgte 2014 das IFS-Institut München. 2015 entstand das IIFS-Institut Berlin, das heute mit dem IIFS-Institut in Heidelberg verschwistert ist. Auch in Deutschland erfährt IIFS in der Psychotherapie eine zunehmende Verbreitung und Akzeptanz. Bekannte Autorinnen und Psychotherapeutinnen wie Dagmar Kumbier beziehen die Haltung und Methode von IIFS in ihre Theorien und Ausbildungen mit ein. Seit über zehn Jahren findet es in der Focusing-Akademie seinen Platz. Es ist seit 2018 Bestandteil der Ausbildung der Berner Fachhochschule, Departement Soziale Arbeit, »Systemische Beratung mit inneren Persönlichkeitsteilen, IIFS«. 2020 wurde die

IIFS in den Ausbildungskatalog für die Richtlinienpsychotherapie zum »Systemischen Psychologischen Psychotherapeuten« am universitären HIP-Institut in Heidelberg, 2021 am Systemischen Institut der Universität Freiburg in das Curriculum mit aufgenommen.

Die Seminare der IIFS-Institute Heidelberg und Berlin wurden und werden von den Landespsychotherapeutenkammern Baden-Württemberg und Berlin zertifiziert.

7

Das Konzept des Selbst – eine Annäherung *von Ruthild Haage-Rapp*

Auf was nur einmal ist

Manchmal fragt man sich: ist das das Leben?
Manchmal weiß man nicht: ist dies das Wesen?
Wenn du aufwachst, ist die Klappe zu.
Nichts eratmet, alles angelesen,
siehe, das bist du.
Und du denkst vielleicht: ich gehe unter,
bodenlos und fürchterlich –:
Einer aus dem großen Graupelhaufen,
nur um einen kleinen Flicken bunter,
siehe, das bin ich.
Aber dann, aufeinmalso, beim Schlendern,
lockert sich die Dichtung, bricht die Schale,
fliegen Funken zwischen Hut und Schuh:
Dieser ganz bestimmte Schlenker aus der Richtung,
dieser Stich ins Unnormale,
was nur einmal ist und auch nicht umzuändern:
siehe das bist du.

PETER RÜHMKORF[4]

Einführung

Auf den folgenden Seiten möchte ich mich dem Kerngedanken in der IIFS-Arbeit annähern: dem Konzept des SELBST, das sowohl den Ausgangspunkt wie auch das Ziel des psychotherapeutischen Prozesses darstellt. Zur Schreibweise eine kurze Vorbemerkung: Der Begriff des Selbst hat ganz unterschiedliche Bedeutungen. Wenn es um den Selbstbegriff als dem zentralen Konstrukt in der IIFS-Therapie geht, wird SELBST zur leichteren Einordenbarkeit auch in diesem Kapitel in Großbuchstaben geschrieben.

Uns Menschen ist es wichtig, immer wieder einig und im Reinen mit uns selbst zu sein, trotz der inneren Widersprüche, die wir alle kennen, so wie es im Gedicht von Peter Rühmkorf anklingt. Dieses »Im-Reinen-mit-sich-selbst-Sein« heißt in der Sprache der IIFS: eine gute Verbindung zwischen dem Wesenskern des Menschen, der hier SELBST genannt wird und all den verschiedenen Facetten der Persönlichkeit, hier Persönlichkeitsteile genannt, herzustellen. In der IIFS-Psychotherapie geht es also um die fortwährende Vertiefung und Festigung einer guten inneren Beziehung zwischen SELBST und Teilen.

Was ist nun mit diesem SELBST, dem inneren Kern der Persönlichkeit, gemeint? Wie kann es erlebt, wahrgenommen, unterstützt, aber auch gedacht werden?

Als ich vor zehn Jahren das IFS- Modell, Ausgangsmodell für das in diesem Buch dargestellte IIFS-Modell, näher kennenlernte, war ich bereits mit verschiedenen humanistischen und tiefenpsychologisch fundierten Therapiekonzepten vertraut. Am IFS-Ansatz gefiel mir der kraftvolle, zuversichtliche Ausblick auf die menschliche Selbstgestaltungskraft, aber auch die Strukturiertheit und der Ressourcenfokus dieses Therapiemodells. Ganz besonders inspirierend erlebte ich aber den authentischen und sicheren Selbsterforschungsraum, den ich in der Ausbildungssituation antraf.

Gleichzeitig setzte ich mich durchgängig mit dem Selbst-Begriff in der IFS-Theorie auseinander, mit der Frage: Ist es einfach ein nützliches Konstrukt, angenehm für die Selbst- und Fremdwahrnehmung und praktisch für die psychotherapeutische Arbeit oder taugt der Begriff des Selbst für mich als anthropologische Grundlage?

Als Heranwachsende war ich mit idealistischen, ethisch-moralischen Überzeugungen und deren zwiespältigen Auswirkungen auf mein Leben und das meiner Mitmenschen konfrontiert. Vor diesem Hintergrund ist mir seither jeder Hauch von Bekenntnishaftigkeit im Bereich der Psychotherapie suspekt. Skepsis oder, in der IIFS- Sprache ausgedrückt, skeptische Teile, melden sich da sofort in mir. Und weil ich diese inneren Skeptiker schätze und ihnen für ihre klärenden Hinterfragungen dankbar bin, sind sie wesentlich daran beteiligt, dass ich dieses Kapitel über das SELBST schreiben wollte.

Dieses Kapitel ist als ein eigenständiger, für sich lesbarer Text verfasst, der auf den Begriff des Selbst aus verschiedenen Perspektiven fokussiert. Daher wiederholen sich zwangsläufig Gedanken, die auch an anderer Stelle in anderem Kontext benannt werden.

Im ersten Teil werde ich eine Annäherung an das SELBST aus verschiedenen Blickwinkeln der Philosophie, Psychologie und Psychotherapie skizzieren, die zum Selbstbegriff der IFS – IIFS hinführen.

Im zweiten Teil wird vom »Selbst« in der Therapietheorie von Richard Schwartz, dem Begründer der IFS-Therapie, die Rede sein.

Im dritten Teil wird es um Achtsamkeit und die Bedeutung des Körpers als Zugangswege zum Selbst gehen.

Im Fazit findet sich eine zusammenfassende Sicht auf den Selbstbegriff im IIFS-Ansatz und dessen Bedeutung für die therapeutische Arbeit.

Weil ich Gedichte selbst so sehr liebe und ich manches mir Wichtige mit ihrer Hilfe leichter ausdrücken kann, sind assoziativ ein paar von meinen liebsten Gedichten eingestreut, viel Freude beim Lesen, auch damit!

Zweifle nicht
an dem,
der dir sagt,
er hat Angst.

Aber hab Angst
vor dem,
der dir sagt,
er kennt keinen Zweifel.

ERICH FRIED[5]

Selbstkonzepte in Philosophie, Psychologie, Psychotherapie

Philosophischer Hintergrund

Die Frage nach dem Wesenskern der menschlichen Persönlichkeit ist seit jeher eine der Grundfragen in den geistesgeschichtlichen Denksystemen. Entsprechend vielfältig und uneinheitlich sind die Konzepte des Selbst. Der Selbstbegriff ist aufgrund der Natur der Sache, die ja weder Natur noch Sache ist, schwer zu fassen.

»Selbst« ist insgesamt ein uneindeutiger Begriff, der oft auch bedeutungsgleich mit »Ich«, »Identität«, »Zentrum des Bewusstseins« oder »innerer Wesenskern« verwendet wird.

Mit den folgenden Ausführungen möchte ich auf Markus Gabriels Buch: *Ich ist nicht Gehirn* verweisen, dessen prägnante Zusammenfassung mich beim Schreiben inspiriert hat.

In der mittelalterlichen Philosophie, die damals immer auch Theologie war, wird das, was wir Selbst nennen als »Seele« oder »das Göttliche im Menschen« bezeichnet. Das umfasst unhinterfragt den transzendenten, über das Individuelle hinausgehenden Aspekt des Selbstbegriffs. Bemerkenswert äußerte sich dazu der Philosoph, Mystiker und Theologe Meister Eckhart (1260–1327). Er führte als Erster das substantivierte »Ich« in die deutsche Sprache ein und wurde, gerade aufgrund seines freien Denkens, von seiner Kirche als Häretiker angeklagt. Sein Werk gilt heute als Wegbereiter der Aufklärung.

Meister Eckhart sieht das Göttliche im Menschen verankert und sieht Gott ohne den erkennenden Menschen als nicht existent an, da es der Mensch ist, der Gott denkt und wahrnimmt. Seine Folgerung ist: Ohne Mensch kein Gott. Er schreibt »…jede Kreatur ist Gottes voll und ist ein aufgeschlagenes Buch und wer darin zu lesen weiß, braucht keine Predigt mehr … Du brauchst Gott weder hier noch dort zu suchen, er ist nicht weiter als vor der Tür des Herzens. Dort steht er und harrt und wartet.«[6]

Der Körperverachtung vieler seiner Zeitgenossen widersprechend fährt er fort: »Wo Leib und Seele miteinander in Eintracht sind, sind alle Werke den Menschen süß und lustvoll«. So ist es für uns heute beeindruckend zu sehen, wie Meister Eckhart vor über 700 Jahren das Prinzip des Göttlichen in den Menschen selbst hineinverlagert. Heute könnten wir sagen: in das menschliche Selbst – und dann auch noch Leib und Seele zusammenbringt, statt, wie zu seiner Zeit vorherrschend, das eine dem anderen zu unterwerfen.

Geh in deinen eigenen Grund
Inwendig
Im Innersten der Seele
Da ist Dein Leben
Und da allein lebst du.
MEISTER ECKHART

Auch die Mystikerin, Heilkundige, Ur-Psychosomatikerin und Universalgelehrte Hildegard von Bingen (1098–1179) benennt das Zusammenspiel von Leib und Seele integrativ und poetisch: »Der Atem ist der lebendige Hauch der Seele, weil sie ihn trägt und sein Schwingungsvermögen ist, und zwar jedes Mal, wenn der Mensch seinen Atem in sich einziehen und wieder ausströmen lässt, um so leben zu können.« Und an anderer Stelle: Unsere »Augen sind die Fenster der Seele«.

Das Selbst des Menschen wird als der Sitz des Bewusstseins aufgefasst. Auf der Suche nach dem Bewusstsein/Selbstbewusstsein/Selbst ist die Philosophie der Unmöglichkeit konfrontiert, die philosophische Frage nach dem Sitz des Bewusstseins zu lösen, da Widersprüche in der Sache selbst liegen. So konnte beispielsweise Immanuel Kant das Selbstbewusstsein hinter dem Bewusstsein nicht definieren. Er sagte, vereinfacht ausgedrückt, man habe es, aber man könne es nicht festmachen, denn man könne nicht hinter seine Vorstellung kommen, um dort eine verborgene Instanz, sei es die unsterbliche Seele oder einen Gott zu finden. Dies wird als das Zirkelproblem in der Philosophie bezeichnet.

Ein vorläufiges Entrinnen aus diesem Erkenntnisdilemma des nicht festmachbaren Bewusstseins fanden Johann Gottlieb Fichte und Georg Wilhelm Hegel im sozialen Interaktionismus: Nicht das eine Bewusstsein, sondern das Zusammenwirken vieler »Bewusstseine« ermöglicht Selbstbewusstsein, durch das, was wir später Resonanz und Spiegelung nennen. Damit kommt die Philosophie dem Begriff des Selbst der Psychologie und Psychotherapie näher. Prägnant formulierte Fichte, einer der besonders psychologischen Philosophen, »der Mensch wird nur unter Menschen ein Mensch… Sollen überhaupt Menschen sein, so müssen mehrere sein«.[7] Er entwickelte den Begriff der gegenseitigen »Anerkennung«, über die wir Menschen in einem gegenseitigen Wahrnehmungsprozess Selbstbewusstsein erlangen, und so Selbst werden, im Sinne von »seiner selbst bewusst« werden. Heute würden wir diesen Prozess als identitätsstiftende Spiegelung bezeichnen.

Diese Überlegungen werden von der Phänomenologie und der Existenzialphilosophie weitergeführt, wie sie unter anderem durch so unterschiedliche Vertreter wie Hegel, später Husserl, Heidegger, Sartre, vertreten sind. Zusammenfassendes Zitat des zeitgenössischen Existenzialisten John Searle: »Das Besondere am (Selbst-)Bewusstsein ist also, dass es die Voraussetzung für so ziemlich alles darstellt, was wichtig ist«[8].

Eine wegweisende Annäherung zum Konzept Selbst findet sich bei Soeren Kierkegaard (1813–1855). Die Schriften dieses rebellischen, schwermütigen und freiheitsersehnenden dänischen Philosophen wurden erst nach seinem Tod in der Breite wahrgenommen. Heute sieht man in ihm den Vorläufer des Existenzialismus. Ihm, der im biederen Protestantismus des 19. Jahrhunderts in Kopenhagen aufwuchs, ging es um die Freiheit des Denkens, darum, die Welt nicht so hinzunehmen wie sie ist. Er weist auf die oft wenig beachteten, nicht vom Verstand geleiteten Dimensionen der menschlichen Existenz hin und befasst sich ausführlich mit der menschlichen Angst, die vor allem die Angst vor der nichtangepassten menschlichen Freiheit ist. Zum Selbstbegriff formuliert er: Unser »Lebensziel ist, das Selbst zu sein, das man in Wahrheit ist«.[9] Selbstsein ist bei Kierkegaard als ausbalanciertes »dynamisches Gleichgewicht in der

Bewegung«, in der »Doppelbeziehung« zwischen den Grundpolen des Menschseins wie Zeitlichkeit und Ewigkeit, Freiheit und Notwendigkeit, formulierbar.[10] Und an anderer Stelle: »Was aber ist denn dies, mein Selbst? Wollte ich … einen ersten Ausdruck dafür, so ist meine Antwort: Es ist das Abstrakteste von allem, das doch zugleich das Konkreteste von allem ist, es ist die Freiheit.«[11]

> *Unsere tiefste Angst ist nicht die,*
> *dass wir unzulänglich sind.*
> *Unsere tiefste Angst ist die,*
> *über alle Maßen kraftvoll zu sein.*
> *Es ist unser Licht, nicht unsere Dunkelheit,*
> *was uns am meisten erschreckt.*
> MARIANNE WILLIAMSON[12]

Karl Jaspers, 1883–1969, Heidelberger Philosoph und Psychiater, schließt hier an Kierkegaard an. Auch ihm ging es um Existenz, Freiheit, um das eigentliche Menschsein. Sein Denken ist sowohl auf der sokratischen Philosophie wie auch auf der Aufklärung Kants und auf Hegels, Husserls, Merleau-Pontys phänomenologischem Ansatz begründet. Jaspers sagt, dass die geistigen Fragen des menschliches Seins, wie Bewusstsein, Existenz, Transzendenz, nicht absolut beantwortbar, aber notwendigerweise denk- und bearbeitbar seien. Für seinen Blick auf das hier thematisierte SELBST ist die Anerkennung der Begrenztheit des menschlichen Wissenkönnens bedeutsam. Sinn und Auftrag des Menschen sei es, innerhalb aller letztlichen Ungewissheit zu dem zu werden, der wir in Wirklichkeit sind. In einer stufenweisen Abfolge, über die zunächst biologische, dann bewusste, dann geistige Seinsweise gelange der Mensch zur existenziellen Ebene dessen, was er sein kann. Dies sei die Ebene des eigentlichen Selbstseins. Die Notwendigkeit hierfür sei die grenzenlose Kommunikation der Menschen untereinander mit dem Willen, bei aller Unterschiedlichkeit der Meinungen, den anderen und sich selbst zu verstehen und dabei entschieden man selbst zu sein.

In der Weiterführung des kommunikativen Aspekts des Selbstseins differenziert Hans Georg Gadamer (1900 – 2001) die Bedeutung und das Wesen des Gesprächs aus. Er unterscheidet Gespräch vom Diskurs, von der Debatte und von dem Gerede. Das gelingende Gespräch, so Gadamer, setze Resonanz voraus, es anerkenne die Andersartigkeit des Anderen und könne sich zum Gemeinsamen hin wandeln. Das Gespräch sei »die Brücke über den fließenden Fluss des Andersseins«.[13] So kommen wir aus einem echten Gespräch anders heraus, als wir hineingegangen sind.

Der Beziehungs- und Religionsphilosoph Martin Buber (1887–1965, Hauptwerke zu unserem Thema sind: »Ich und Du«, »Das dialogische Prinzip«) benennt als Grundvoraussetzung für das Selbstsein das unverzichtbare Gegenüber. Er schreibt »Ich werde am Du (…) Alles wirkliche Leben ist Begegnung.«[14] Buber spricht direkt den psychotherapeutischen Kontakt an und sieht diesen als Herausforderung und Wagnis des »rückhaltlosen Gegenübertretens, das Aufgeben des Psychologismus«. Um eine heilsame Begegnung zu ermöglichen, sollten zwischen Ich und Du nicht Konzepte und Deutungen dazwischengestellt werden, denn »die Aufgeschlossenheit ist das kostbarste menschliche Gut.«[15]

Wie wir später sehen werden, wird im IFS/IIFS-Modell dieses dialogische Prinzip im Innenraum des Menschen erforscht, im inneren Dialog zwischen SELBST und Teilen.

Selbstkonzepte in Psychologie und Psychotherapie

In der Psychologie und Psychotherapie des letzten Jahrhunderts gibt es viele unterschiedliche Selbstkonzepte, die hier nur holzschnittartig skizziert werden können. Dabei sind die Begriffe »Selbst« und »Ich« in den verschiedenen Theorien nicht eindeutig abgegrenzt. »Selbst« wird oft übergreifend gefasst, Beziehungen und Beziehungsbilder einbeziehend, teilweise wird »Selbst« aber auch als Teil des »Ich« bezeichnet.

Entwicklungslinien in dieser Theorienvielfalt führen von der Einpersonen-Perspektive der frühen Psychoanalyse über die spätere Objektbeziehungstheorie zu den beziehungsorientierten Ansätzen der

Selbstpsychologie, dann im Weiteren zu den humanistischen, systemischen Theorien und, teils verbunden, teils unabhängig von den großen Schulen, auch zu den transpersonalen Theorien.

Eines der vielen Verdienste Siegmund Freuds mit der Entdeckung der Psychoanalyse war es, zum Verständnis psychischer Probleme aus dem neurologisch-medizinischen Modell vom behandlungsbedürftigen Menschen wegzukommen und ein individualisiertes Persönlichkeitsmodell des Menschen zu entwerfen.

Der Begriff des Selbst spielte bei Freud zunächst keine Rolle. Sein Persönlichkeitsmodell war triebdynamisch und konflikttheoretisch orientiert. Sehr verkürzt skizziert: Zur Steuerung des Handelns und Fühlens galt es, die widersprüchlichen Erfordernisse der unbewussten Strebungen und Triebbedürfnisse (»Es«) und der gesellschaftlich begründeten Normierungen und verinnerlichten Gewissenserfordernisse (»Über-Ich«) kompromisshaft auszubalancieren. Hierzu sollte in der psychoanalytischen Behandlung durch Deutung unbewusstes Erleben bewusst gemacht werden, um aus »Es« »Ich« werden zu lassen. Durch die so gewonnene Bewusstheit sollten Entscheidungsfreiheit, Stabilität und seelische Gesundheit im Sinne von Arbeits- und Liebesfähigkeit gewonnen werden.

Um diesen Bewusstwerdungsprozess frei von Manipulation zu halten und nicht zu stören, sollte die therapeutische Beziehung distanziert bleiben. Die Reaktionen des/der Therapeut*in wurden als Hinweis auf das Übertragungsgeschehen der Patienten gedeutet und als deren Thema belassen. In der Rückschau wird von einer damals vorherrschenden eher »kalten Psychotherapie«, mit einer von Freud postulierten »chirurgischen Haltung« des Therapeuten, die die frühe Psychoanalyse kennzeichnete, gesprochen. Schließlich rang Freud darum, mit seinen neuen Ideen von der neurologischen Fachwelt als wissenschaftlich arbeitender Arzt anerkannt zu werden. In diese eher distanziert deutende Tradition innerhalb der Psychoanalyse reiht sich auch zunächst die Weiterentwicklung der Psychoanalyse durch die Objektbeziehungstheorie ein, die durch Melanie Klein, Margret Mahler, Otto Kernberg und andere vertreten wurde. Das »Selbst« oder »bewusste Ich« wurde als eine den Stufen der

Entwicklungslogik unterworfene Einheit gesehen. Die Rolle und Art der Triebbedürfnisse wurden in den zahlreichen Weiterentwicklungen unterschiedlich gewichtet.

Im weiteren Verlauf gab es ganz unterschiedliche Abspaltungen von der klassischen Psychoanalyse, die unter dem Oberbegriff »Neoanalytiker« gefasst werden. Dazu gehören beispielsweise Karen Horney, Frieda Fromm-Reichmann, Otto Rank, Erik H. Erikson, Alfred Adler, aber auch Carl Gustav Jung und Erich Fromm, die sich wiederum teilweise den humanistischen, den transpersonalen, oder, wie Wilhelm Reich, der Körperpsychotherapie zuordnen lassen.

Das Selbst als ein Fundus und innerer Schatz des menschlichen Bewusstseins wird explizit in der Selbstpsychologie von Heinz Kohut (1913–1981) ausgeführt. Kohut beschreibt das Selbst als die psychische Struktur, die in räumlicher und zeitlicher Kontinuität erlebt wird. Diese Selbststruktur entwickelt sich in der Beziehung zu einem Selbstobjekt, d. h. einer zentralen Beziehungsperson, z. B. der Mutter, mit der sich die Person verbunden und ähnlich erlebt und durch Spiegelung Bestätigung erfährt. Für Kohuts Therapietheorie ist die zugewandte, empathische Haltung des Therapeuten, die Introspektion des/der Klient*in und die Anerkennung der individuellen intersubjektiven Organisationsprinzipien zwischen Selbst und seinen Objekten (im Sinne von verinnerlichten Bezugspersonen) für den therapeutischen Prozess von entscheidender Bedeutung. In der IIFS-Sprache würden diese verinnerlichten Bezugspersonen als Persönlichkeitsteile bezeichnet werden.

Mit der Selbstpsychologie findet innerhalb der Psychoanalyse in den 70er-Jahren ein Paradigmenwechsel von der beobachtenden zur einfühlenden Psychotherapie statt. Neben Kohut sind hier unter vielen anderen auch Donald Winnicott, Michael Balint, Erich Fromm, Sandor Ferenczi und Paul Federn zu nennen. Sie erkannten in der therapeutischen Beziehung, die von Mitgefühl getragen ist, den heilsamen Wirkmechanismus. Donna Orange, 1944 geborene amerikanische Psychoanalytikerin und Philosophin, benennt Psychotherapie als das Zusammenspiel von Therapeut und Klient auf verbaler und nonverbaler Ebene mit dem Ziel der emotionalen Heilung. Luise Reddemann, Psychoanalytikerin und Traumatherapeutin, sagt hierzu: »Die abstinent deutende Haltung in der Therapie hat ausgedient. Es geht um das Heraushelfen aus den emotionalen Erfrierungen durch Resonanz, Mitgefühl und wohlwollende Beziehung.«[16] Sie zitiert an derselben Stelle Erich Fromm mit den Worten: »Der liebende Mensch antwortet.«

Einen anders akzentuierten Selbstbegriff, der zur IIFS-Theorie hinführt, finden wir in der analytischen Psychologie Carl Gustav Jungs. Er erweitert den Begriff des Selbst ins Transpersonale. Jung fasst das Selbst als »Subjekt meiner gesamten, auch unbewussten Psyche«. Dieses Selbst ist für Jung letztlich nicht vollständig erfassbar. Es ist dynamisch, umfasst die Gegensätze der Persönlichkeit und wirkt ordnend. Er begreift das Selbst, wie schon die Mystiker, als unseren »göttlichen Funken«, als einen überpersönlichen, zeitüberdauernden Archetypus, der beispielsweise in der Kunst, in Mythen, Märchen, in Imaginationen und in Träumen, sowohl in individuellen Bildern, aber auch in allgemeinen Symbolen auftauchen kann. Solche Selbstsymbole sind bei Jung beispielsweise der oder die alte Weise, König*In, Heiler*in oder, abstrakt symbolisiert, das Mandala, das Kreuz, der Ring, der Schlüssel, der Stein des Weisen, die Blume – um nur einige zu nennen.[17]

Weitere, teilweise verwandte Selbstkonzepte finden u. a. in Roberto Assaglios (1888–1974) Psychosynthese und in unterschiedlichen Ansätzen der transpersonalen Psychologie im Begriff eines höheren Selbst ihre Ausformulierung. In diesen Ansätzen sind die Aspekte der Person um dieses überindividuelle, höhere Selbst organisiert. Der Sinn des Daseins besteht gemäß dieser Sichtweise darin, den verlorengegangenen Zugang zum höheren Selbst wiederherzustellen. Ken Wilber (geboren 1949), Theoretiker der transpersonalen Psychologie, erstellte eine Systematik verschiedener Psychotherapieansätze, in welcher er drei Tiefenschichten der Selbsterkenntnis und Selbstintegration ausdifferenzierte. Er untergliedert sie in eine erste Ebene der ichbezogenen Psychotherapien, wozu er Psychoanalyse und kognitive Therapien rechnet, die zweite Ebene der humanistischen Therapien, wozu er auch die Körpertherapien rechnet, und in die dritte Ebene der transpersonalen Therapien, zu denen er die analytische Psychologie Jungs, Psychosynthese, buddhistische Psychotherapien und verschiedene mystische Therapien einordnet.[18]

Auf die buddhistische Psychologie und deren Selbstkonzept werde ich weiter unten noch einmal zurückkommen.

Weitere, das Selbst betreffende, psychologische Konzepte, finden wir in den Erkenntnissen der Säuglingsforschung, der Bindungstheorie und vor allen Dingen im weitverzweigten Feld der verschiedenen humanistischen Therapien.

In der *Säuglingsforschung* (u. a. Daniel Stern 1985, Hilarion Petzold 1995) wurden bahnbrechende Einsichten über den kompetenten Säugling gewonnen. Dieser organisiert aktiv, und nicht passiv reagierend, seine Entwicklung und seine Beziehungen. So verfüge der kleine Mensch bereits vorgeburtlich über ein organismisches und emergentes Selbst. »Organismisch« bedeutet hier: wachstumsorientiert darauf ausgerichtet, eine ungelöste Situation stimmig zu gestalten. »Emergent« bedeutet, sich strukturiert auf immer weiter ausgefächerten Organisationsebenen weiterentwickelnd. Beides sind zentrale Begriffe der Gestalt- und der Systemtheorie. Entwicklungspsychologischer formuliert: Das Selbst entwickelt sich kontinuierlich in der Interaktion mit seiner Umwelt, mit den primären Bezugspersonen, Freundeskreis, Beruf, Kultur und immer komplexer werdenden Systemen mitmenschlicher und gesellschaftlicher Beziehungen zur letztlich reifen, individuellen Persönlichkeit.

Weitere hinführende Bedeutung für die spätere Ausdifferenzierung der IFS-IIFS-Therapie hat die *Bindungstheorie*. Sie wurde ab den 50er-Jahren unter anderem von John Bowlby und Mary Ainsworth ausformuliert, aktuelle Vertreter sind beispielsweis Hans-Georg Brisch und Thomas Harms. Demnach verfügt der Säugling über ein angeborenes Bindungssystem, innerhalb dessen er mit seinen Bezugspersonen interagiert. Das Vorliegen einer guten frühen Bindung des Kindes an seine primären Bezugspersonen wird als Voraussetzung für die Entwicklung einer stabilen Persönlichkeit und damit der Selbstentwicklung postuliert und empirisch erforscht.

Eine gute und sichere Bindung entsteht durch Verlässlichkeit, Authentizität, Spiegelung, Präsenz und Empathie in der Beziehung der primären Bezugsperson zum Kind. Das ist für unser Thema »der Begriff des Selbst« insofern bedeutsam, weil diese Beziehungsmerkmale genau den später im IFS-Ansatz ausformulierten Selbstqualitäten entsprechen.

So zeigt sich mit dem Verweis auf die Bindungstheorie, dass die IIFS-Therapie von ihrem Wesen her Bindungstherapie ist. Und zwar in dem Sinne verstanden, dass in der Therapie die Ver-Bindung zwischen SELBST und Teilen im Inneren des Menschen unterstützt wird. Dieser Prozess wiederum geschieht eingebettet in den geschützten Rahmen einer sicheren, empathischen, therapeutischen Beziehung.

Allerdings postuliert die IFS-IIFS-Theorie im Unterschied zu den genannten Bindungstheorien die Existenz eines unverletzlichen SELBST in jedem Menschen, auch dann, wenn frühe Traumatisierungen vorliegen sollten. (Siehe hierzu das Kapitel IIFS und Trauma.) Hier ist die IFS-IIFS-Theorie bezüglich des Entwicklungspotenzials des Menschen optimistischer als die klassischen Vertreter der Bindungstheorie.

In der *Humanistischen Psychologie*, die sich in den 50er-Jahren des vergangenen Jahrhunderts herausbildet, wird der Selbstbegriff zentral. Sie sieht sich als dritte Säule psychologischer Anthropologien, nach der konflikttheoretischen Psychoanalyse und dem naturwissenschaftlich ausgerichteten Behaviorismus, der auf geistige Konstrukte wie das Selbst verzichtet. IIFS baut unmittelbar auf den verschiedenen humanistischen Schulen auf (siehe auch Teil 1).

Die Zentralbegriffe der Existenzialphilosophie: Freiheit, Sinn und Entwicklung stehen im Vordergrund der humanistischen Theorien. Ihr Menschenbild ist ressourcenorientiert und wachstumsbezogen, nicht pathologisierend und defizitorientiert. Symptome werden in ihrer kreativen Lösungs- und Bewältigungsfunktion gesehen. Der Schwerpunkt in diesen Theorieschulen ist weniger psychodiagnostisch als prozessdiagnostisch ausgerichtet.

Einige zentrale Grundannahmen der humanistischen Psychologie sind:

- Der Mensch ist mehr als die Summe seiner Teile.
- Er lebt und entwickelt sich in den zwischenmenschlichen Beziehungen.
- Er lebt bewusst und kann seine Selbstwahrnehmung schärfen.
- Er kann Entscheidungen treffen.
- Er lebt intentional.[19]

In den humanistischen Psychotherapien wird die wohlwollende, therapeutische Beziehung immer mehr als entscheidende Wirkvariable für eine gelingende Psychotherapie anerkannt. Im Schutz der sicheren Beziehung entsteht Selbstkontakt, Selbstwahrnehmung und Selbstakzeptanz. Dies bestätigen Metaanalysen zur Wirkung von Psychotherapie.[20]

In das humanistische Umfeld können, bei aller Unterschiedlichkeit, auch viele der oben genannten Vertreter der neoanalytischen, interaktionellen, selbstpsychologisch orientierten Psychotherapien dazugerechnet werden, die die Notwendigkeit einer engagierten und von Mitgefühl getragenen Beziehung anerkennen. Hier lösen sich die traditionellen Abgrenzungslinien innerhalb der großen Therapieschulen zugunsten der therapeutischen Praxis und des voneinander Lernens immer mehr auf – wenn auch teilweise noch zögerlich.

Auf die *Personzentrierte Psychotherapie* von Carl Rogers soll hier wegen der von ihm ausformulierten Grundvariablen der psychotherapeutischen Beziehung etwas ausführlicher eingegangen werden. Wie die anderen humanistischen Psychotherapieschulen postuliert er zuversichtlich ein dem Menschen innewohnendes Wachstumspotenzial. Der Mensch sei in seinem Wesenskern von Natur aus gut. Das Selbst des Menschen sei eine »fließende, in sich geschlossene Gestalt«, sich wandelnd, wachsend und durch eine organismische Weisheit der Persönlichkeit organisiert. Sie strebe danach, sich weiterzuentwickeln und sich zu aktualisieren. Auch er setzte, wie später Richard Schwartz, den Begriff des Selbst nicht als gegeben voraus, sondern erschloss ihn phänomenologisch und beobachtend aus den wiederkehrenden Äußerungen seiner Patienten, wie beispielsweise: »Ich hatte niemals die Möglichkeit, ich selbst zu sein«. Woraus er folgerte, dass der Mensch ein ihm innewohnendes Bewusstsein für sein wahres Selbst hat. Dieses »wahre Selbst« unterscheidet Rogers vom »falschen Selbst«, welches sich durch Anpassungsnotwendigkeiten, Angst vor Zurückweisung, Verletzung von Grundbedürfnissen, verzerrte Spiegelung primärer Bezugspersonen und durch weitere Beeinträchtigungen einer freien Entwicklung herausbilden kann.

Um den Entwicklungsprozess des Klienten zu unterstützen, muss der/die Therapeut*in ein Beziehungsangebot machen können, das Carl Rogers durch die drei notwendigen und hinreichenden therapeutischen Grundvariablen definierte:

- Akzeptanz im Sinne von bedingungsloser Annahme,
- Empathie als das einfühlende Verstehen in die Welt des Gegenübers,
- Echtheit, Kongruenz, im Sinne einer authentischen Beziehungsgestaltung.

Hier findet sich wieder eine hinführende Übereinstimmung dieser Grundvariablen der therapeutischen Beziehung mit den später ausgeführten Selbstqualitäten im IFS/IIFs, den »10 Cs«, aber auch mit den genannten Voraussetzungen für eine sichere Bindung sowie auch den späteren Achtsamkeitsmerkmalen.

Der Selbstbegriff in der buddhistischen Psychologie, Übereinstimmung und Unterschiede

Im Verlauf der letzten hundert Jahre fand ein fruchtbarer Austausch westlicher und östlicher Philosophie statt, die auch in psychotherapeutischen Ansätzen ihren Ausdruck findet. (Siehe bereits bei Jung, Fromm, Assaglio.) Zwischen dem Selbstkonzept der modernen buddhistischen Psychologie, wie sie beispielsweise Jack Kornfield lehrt, und dem IIFS gibt es Übereinstimmungen, aber auch entscheidende Unterschiede. Da dies in den IIFS-Ausbildungsseminaren immer wieder von den Teilnehmenden diskutiert wird, möchte ich kurz darauf eingehen.

Eine Übereinstimmung ist die Bedeutung der Achtsamkeit, die weiter unten noch einmal ausführlicher vorkommen wird. In den verschiedenen Ansätzen der buddhistischen Psychologie wird Achtsamkeit als Zugangsweg zur Selbsterforschung gelehrt. Die Achtsamkeits- und Meditationspraxis schult eine offene, nicht wertende Wahrnehmung dessen, was sich neben der Wahrnehmung des äußeren Raumes, insbesondere auch im seelischen Innenraum abspielt. Achtsamkeit zielt darauf ab, genau zu beobachten, was gedanklich, emotional und körperlich geschieht, ohne sich damit zu identifizieren, also in einer gewissen neutralen Distanz zum Beobachteten zu bleiben. So können wir eine heftige Emotion wahrnehmen mit der inneren Haltung: »Ich habe, beispielsweise, eine Wut, aber ich bin nicht meine Wut«. IIFS-sprachlich beschreibt dies die Haltung des Nicht-Identifiziert-Seins mit den inneren Phänomenen, mit den inneren Persönlichkeitsteilen. IIFS ist also eine achtsamkeitsbasierte Therapieform.

Der beobachtende, innere Ausgangspunkt, das SELBST im IIFS, wird in der buddhistischen Psychologie jedoch nicht »Selbst« genannt, sondern mit Begriffen wie: »der Zeuge«, »der Innere Beobachter«, das »Innere Ich« oder die »Buddha-Natur« bezeichnet. Ken Wilber beschreibt dies so: »Ich bin das, was übrigbleibt, ein Zentrum reinen Gewahrseins, der unbewegte Zeuge all dieser Gedanken, Emotionen, Gefühle, Empfindungen.«[21] Ein so gefasster Innerer Zeuge meint jedoch nicht ganz das, was im IIFS-Ansatz mit SELBST gemeint ist. Der innere Zeuge in der buddhistischen Psychologie kann als ein Seinszustand aufgefasst sein, der neutral, distanziert, eher in der Draufsicht auf die Teile bleibt. Allerdings gibt es auch bezüglich dieses Aspektes Unterschiede innerhalb der weitverzweigten buddhistischen Schulen, auf die ich an dieser Stelle nicht vertiefend eingehen kann.

Aus dem SELBST heraus wahrzunehmen, wie es im IIFS geschieht, bedeutet verkörperte, mitfühlende Wahrnehmung. In einem solchen Seinszustand tritt der Mensch über die pure bezeugende Beobachtung hinaus und nimmt engagiert Beziehung auf zu den Teilen.

Was das persönliche »Selbst« in der buddhistischen Psychologie ist, wird im IIFS-Konzept eher als Persönlichkeit, mit all ihren Identifizierungen und Persönlichkeitsteilen, benannt. Was in der buddhistischen Psychologie als der angestrebte Zustand des Nicht-Selbst, des Inneren Zeugen ist, hat Züge dessen, was im IIFS als SELBST bezeichnet wird, allerdings in der oben ausgeführten, engagierteren, nicht so distanzierten Weise. Verbindend zwischen dem IIFS-Ansatz und den Prinzipien der buddhistischen Psychologie bleibt jedoch die achtsame, selbsterforschende, desidentifizierte, nicht wertende, bewusste Haltung des Menschen sich selbst und all seinen Facetten gegenüber.

Ganz grundsätzlich gibt es weitere Unterschiede zwischen IIFS und buddhistischer Psychologie. Letztere ist eine ausdifferenzierte, spirituelle Geisteshaltung mit einem komplexen theoretischen Überbau. IIFS dagegen bleibt pragmatisch eine ausformulierte Psychotherapieform mit einer humanistisch, systemisch, achtsamkeitsorientiert und körpertherapeutisch ausgerichteten psychotherapeutischen Grundhaltung. IIFS ist keinem spirituellen System verpflichtet.

Die Auseinandersetzung mit der transpersonalen Ebene des Menschen bleibt jedoch ein spannender Aspekt in der Auseinandersetzung mit dem Konzept.

Auf die Bedeutung der Achtsamkeit als Zugang zum SELBST wird weiter unten noch ausführlicher eingegangen.

Annäherung an das Konzept des Selbst in der Neurowissenschaft

Was ist das Selbst, wie entsteht es, wie ist die Natur des Geistigen? Das sind in der Neurophysiologie die großen Fragen.

Anschaulich beschreibt Joachim Bauer in seinen Büchern die neurophysiologische Basis des menschlichen Selbst.[22] Sie liegen meiner skizzierten Zusammenfassung der Neurophysiologie des Selbstseins zugrunde. Auch hier wird deutlich: Das Selbst entsteht vom Beginn des Lebens an aus der zwischenmenschlichen Begegnung, aus der Resonanz zwischen Ich und Du.

Zwei neuronale Strukturen kommen bei der Entwicklung des Selbst zum Tragen: Die eine Struktur ist das System der Spiegelneuronen, das menschliche Resonanzsystem. Dieses im limbischen System verortete Netzwerk bildet die neuronale Grundlage für Kontakt, Resonanz, Beziehung, Empathie, soziales Lernen und letztlich Selbstwerdung. Die Spiegelneuronen wurden um die Jahrtausendwende in einer experimentellen Versuchsanordnung entdeckt, als im Gehirn eines Probanden, der sah, wie sich ein anderer mit einer Nadel in die Fingerkuppe stach, die gleiche Schmerzreaktion eintrat, wie in der Situation, als er selbst gestochen wurde und den Schmerz im eigenen Körper wahrnahm. (Ausführlich beschrieben in J. Bauer: *Warum ich fühle, was du fühlst.*)

Spiegelneurone gehören von Anbeginn zur biologischen Grundausstattung von uns Menschen. In diesem intuitiven Resonanzsystem bildet sich das Beziehungsspiel von Ich und Du ab, in einem beständigen Wechsel von Senden und Empfangen von Gesten, Zeichen, Geräuschen, Berührungen, der mit einem lebenslänglichen Veränderungsprozess einhergeht. In Resonanz lernt, wächst und entwickelt sich der Mensch.

Das System der Spiegelzellen wiederum bildet die Voraussetzung für die zweite Struktur, für das komplexe Selbstsystem im präfrontalen Cortex. In diesem Netzwerk sind das Bild über uns selbst – was bin ich und was bin nicht ich – ebenso wie Haltungen, Gedanken und Gefühle neuronal beheimatet.

In der unmittelbaren hirnorganischen Nachbarschaft zum Ort des eigenen Selbstbildes findet sich, ebenfalls noch zum Selbstsystem gehörig, ein System, das das Bild vom relevanten anderen Menschen abbildet. Diese Systeme interagieren miteinander. Das Selbst formiert sich sowohl resonant mit dem äußeren Du, wie auch resonant mit dem inneren Du, anhand der inneren Vernetzung, Abgrenzung und Abgleichung mit diesem. Die neuronalen Netzwerke, die das eigene Selbstbild betreffen, sind dabei teilweise identisch mit den Netzwerken, die das Bild von anderen Menschen tragen. Dies ist umso ausgeprägter der Fall, je ähnlicher, wichtiger oder nahestehender uns der andere Mensch ist. So liegt auch neuronal unter der menschlichen Individualität immer auch eine tiefere

Schicht von geteilter Identität des Menschen, als Teil seiner Gruppe, Familie, Kultur und Gesellschaft. (J. Bauer 2019)

Das gesamte Selbstsystem interagiert zusätzlich mit nachgeordneten Strukturen wie dem Angstsystem, Stresssystem, Motivationssystem, Immunsystem.

Selbstsystem und Spiegelneurone sind arbeitsteilig miteinander verbunden. Das Selbstsystem sendet und empfängt eher sprachliche und kognitive Inhalte, während das System der Spiegelneurone eher intuitives Wissen und emotionale Inhalte transportiert. Gegenseitige Resonanz, Empathie, gegenseitiges Inspirieren, Beeinflussen und auch Triggern, das Wahrnehmen von Atmosphären, das mit Haltungen über sich und die Welt einhergeht – all das bildet sich hier ab. In permanenter Veränderung begriffen, hinterlassen die sich wiederholenden interaktiven Erfahrungen neuronale Spuren in uns, die auf Dauer angelegt sind.

Das Selbstsystem ist im Unterschied zu den Spiegelneuronen beim Neugeborenen zunächst noch kaum differenziert. Es entwickelt sich beim Kleinkind bis zum 24. Lebensmonat als neuronale Struktur heraus, auf der die lebenslängliche weitere Selbstentwicklung aufbaut. Durch die Neuroplastizität des Gehirns geschieht eine fortwährende Weiterentwicklung dieser Hirnstrukturen, die erst beim letzten Atemzug abgeschlossen ist.

Während seiner frühen Entwicklungsphase ist das kleine Kind elementar darauf angewiesen, ein Gegenüber zu haben, das mit dem Kind einfühlsam interagiert und ihm hilft, sich über fortwährende Spiegelung entwickeln zu können. Dieses »Du« muss zugewandt und liebevoll sein, Blickkontakt halten, Körperkontakt herstellen und die Lebensäußerungen des Kindes beantworten, deuten und regulieren, eben resonant sein. Resonanz und Spiegelung, Passung, Differenzierung, sich verlieren, sich wiederfinden, dieser elementare Beziehungstanz ist der Motor für die Entwicklung einer stabilen Persönlichkeit. Im Selbstsystem des Menschen bilden sich auf neuronaler Ebene die Strukturen für das ab, was wir als unser Selbst empfinden. Wir lernen, das Nicht-Ich vom Ich zu differenzieren, entwickeln Vorstellungen von uns Selbst und von unserem Platz in der Welt.

Dein Ort ist
Wo Augen Dich ansehen.
Wo sich die Augen treffen
Entstehst du.
Es gibt dich
Weil Augen dich wollen,
dich ansehen und sagen
dass es dich gibt
HILDE DOMIN[23]

Mit dem Auffinden des Systems der Spiegelneurone und des Selbstsystems wird mithilfe der abbildenden Hirnscan-Verfahren sichtbar, was Therapeut*innen und Eltern von jeher kennen: das Phänomen von Mitgefühl, Empathie und Resonanz, von emotionaler Empfänglichkeit und Gegenseitigkeit. Die Entdeckung dieser Strukturen veranschaulicht neurowissenschaftlich die von Geburt an existenzielle Wichtigkeit von spiegelnder, verkörperter Resonanz, von einfühlsamer Beziehung für die Selbstwerdung und die seelische Integrität von uns Menschen.

Gleichzeitig möchte ich an dieser Stelle das ebenfalls Selbstverständliche aussprechen: Bei aller Faszination über die neurowissenschaftlichen Möglichkeiten der Abbildung psychischer Prozesse dürfen wir das Phänomen des Geistigen nicht mit seiner neurophysiologischen Abbildung verwechseln. Wir würden damit einem Neuroreduktionismus erliegen. Geist und Körper sind zwar verschränkt, aber erklären sich nicht wechselseitig auseinander. In Abwandlung eines Buchtitels des Neoexistenzialisten Markus Gabriel *Ich ist nicht Gehirn*, können wir sagen: »Und SELBST schon gar nicht«, da, wie Markus Gabriel schreibt »der menschliche Geist eine offene Vielzahl von Vermögen hervorbringt, die allesamt geistig sind, weil der Geist sich über diese Selbstdeutungen ein Bild von sich selbst erschafft. (…) Dieser Vorgang hat eine geschichtlich offene Struktur, die sich nicht in der Sprache der Neurobiologie fassen lässt. Das liegt nicht daran, dass wir eben verschiedene Sprachen (im Sinne von Naturwissenschaft und Geisteswissenschaft, Einfügung von mir, R. H.-R.) sprechen, sondern ist darin begründet, dass der menschliche Geist kein rein biologisches Phänomen ist.«[24]

Der Selbstbegriff in der IFS-Therapie von Richard Schwartz

Richard Schwartz, Professor für klinische Psychologie in den USA, entwickelte das IFS-Modell als praktizierender Familientherapeut. Er ging vom Gedanken der Multiplizität, der Vielfältigkeit der Persönlichkeit aus, wie es bereits in der Gestalttherapie, in der Jungianischen Psychologie, der Transaktionsanalyse und der Psychosynthese existierte.

Bei der Frage, wie die jeweils beschriebenen individuellen Persönlichkeitsanteile zueinander in Beziehung stehen, bezog er sich auf Ansätze der Systemischen Familientherapie (Gregory Bateson, Salvator Minuchin, Virginia Satir). Die äußere Familie, ebenso wie auch die innere Teilefamilie funktioniert demnach nach kybernetischen Regeln, die für Selbstregulation und Selbsterhaltung eines Systems sorgen. Menschliche Systeme unterscheiden sich jedoch von mechanischen Systemen durch ein Streben nach Kreativität und Intimität. Die Schlüsselprinzipien in der Inneren Ökologie eines funktionierenden Systems sind Gleichgewicht, Harmonie, Führung und Weiterentwicklung für das System als Ganzes und für jedes seiner Teile.

Als Familientherapeut arbeitete er in den 80er-Jahren mit bulimischen Patientinnen. Diese Essstörung war damals noch wenig erforscht. Er unterstützte seine Patientinnen dabei, ihre inneren widerstreitenden Stimmen/Teile kennenzulernen. Ein typisches inneres Dilemma einer Patientin könnte so aussehen: »Ein Teil zwingt mich, immer mehr zu essen, während ein anderer sich für dieses Verhalten schämt und dafür sorgt, dass ich mich erbreche.«

Schwartz fand heraus, dass die Patientinnen dann, wenn sie sich im therapeutischen Rahmen sicher und nicht bewertet fühlten, nach und nach von einer distanzierteren Position aus über ihre inneren Konflikte sprechen und sich den verschiedenen extremen Polen zuwenden konnten. Wie geschah dies?

Er beobachtete, dass sich in einer solchen vertrauensvollen, achtsamen, therapeutischen Situation etwas Grundlegendes wandelte. Stimmung, Körperhaltung, Atem, Stimme, Mimik, Tempo veränderten sich. Die Patientinnen konnten sich, unterstützt durch den Therapeuten, ihren widerstreitenden inneren Stimmen zuwenden, statt mit ihnen identifiziert zu sein. Dabei sprachen sie offensichtlich nicht mehr aus einem der polarisierten, kämpferischen Teile heraus, sondern aus einem desidentifizierten, offen wahrnehmenden inneren Ausgangspunkt heraus.

Ihm stellte sich die Frage: Wer ist das, der jetzt so wahrnimmt, spricht, interagiert? Ist das ein weiterer, beobachtender Teil oder etwas anderes? Es wurde deutlich, dass die Qualität dieses desidentifizierten Ausgangspunktes, oder dieses inneren Kerns, nicht ein Teil, auch nicht ein beobachtender Teil, sondern etwas qualitativ völlig anderes ist. Dieses »völlig Andere« nennt er das SELBST. Er beobachtete, dass Patient*innen auch zu schwierigen inneren Teilen in Beziehung treten können, wenn sie sich immer wieder aus der Identifikation mit anderen, urteilenden, wertenden Positionen (Teilen) in ihrem Inneren lösen können. Dies kann auf eine Art und Weise geschehen, die zugewandt, wohlwollend und verständnisvoll ist. Der Zugang zu den inneren Persönlichkeitsteilen aus dieser inneren Mitte heraus führte zu Integration und Entlastung im inneren System der Patientinnen.

In der Folge dieser sich wiederholenden Beobachtung kam Schwartz zu der Überzeugung, dass jeder Mensch diese innere Mitte, das SELBST in sich trage, dass es immer vorhanden und unverletzlich sei, unabhängig von Lebensumständen, Reife, Reflexivität, auch unabhängig davon, wie verheerend persönliche Verletzungen und Traumatisierungen sein können. Dann könne es zwar von schützenden Teilen verdeckt, unzugänglich oder durch Abspaltung bis hin zur dissoziativen Symptomatik verborgen werden, sei jedoch dennoch in der Tiefe der Persönlichkeit unverletzlich vorhanden. (Siehe hierzu ausführlicher das Kapitel IIFS und Trauma.)

Um den Begriff des SELBST zu fassen, benutzt Schwartz zwei verschiedene Abbildungsweisen: Zum einen ist SELBST als weiter, grenzenloser Geisteszustand gefasst, der durch Flow, Verbundenheit, Mut, Vertrauen und weitere unten genannten Selbstqualitäten gekennzeichnet ist.

Zum anderen beschreibt er SELBST als aktive, mitfühlende, innere Führungsinstanz, die mit den inneren Persönlichkeitsteilen in Beziehung tritt. Metaphern, die in den Seminargruppen eingesammelt wurden, sind beispielsweise: Dirigent, innere Führung, innere Mitte, innerer Ausgangspunkt, alte(r) Weise(r), Wagenlenker mit temperamentvollen Pferden, Regisseur, inneres Licht…

So kann SELBST je nach Blickrichtung energetisch, als Geisteszustand oder als Instanz bezeichnet werden. Beides beschreibt metaphorisch unterschiedliche Abbildungsmöglichkeiten des SELBST.

Die Merkmale des SELBST oder des SELBST-Seins – und das ist sowohl theoretisch wie auch für die praktische therapeutische Arbeit zentral – formuliert Schwartz in den bereits im ersten Kapitel beschriebenen zehn SELBST-Qualitäten, die er die »10 Cs« nennt (siehe auch Kapitel 1). Sie stimmen mit der Haltung der inneren Achtsamkeit überein, nehmen aber auch die Grundvariablen der therapeutischen Beziehung nach Carl Rogers auf und ebenso die Beziehungsmerkmale für die Entwicklung einer sicheren Bindung beim Menschen. Auf die Selbstqualitäten wird immer wieder Bezug genommen, denn sie sind eine griffige Orientierungshilfe für die therapeutische Arbeit.

Dazu kommt noch die übergreifende SELBST-Qualität der Absichtslosigkeit, bei der jedoch die Absicht vorliegt, trotz inhaltlicher Absichtslosigkeit mit den Teilen verbunden zu sein.

Jede dieser SELBST-Qualitäten kann erlebt, empfunden und wahrgenommen werden, körperlich, bildhaft, emotional, mit allen Sinnesqualitäten.

Die SELBST-Qualitäten benennen die Haltung der Verbundenheit auf verschiedenen Systemebenen: innerpersönlich in der Beziehung zwischen SELBST und Teilen, zwischenmenschlich in der Beziehung zu den Mitmenschen sowie gegenüber den Dingen der äußeren Welt, der Natur, der Gesellschaft und ihrer Werte.

Diese Haltung ist ansteckend. Wenn wir als Therapeut*innen die Möglichkeit haben, selbst ruhig, mitfühlend, vertrauensvoll zu sein, uns zu zentrieren und zu erden, so wecken wir die SELBST-Qualität des Gegenübers.

Um SELBST-Nähe geht es auch in diesem Gedicht, das Charlie Chaplin zugeschrieben wird:

Als ich mich selbst zu lieben begann, habe ich verstanden, dass ich immer und bei jeder Gelegenheit zur richtigen Zeit am richtigen Ort bin, und dass alles, was geschieht, richtig ist. Von da an konnte ich ruhig sein.
Heute weiß ich, das nennt man Vertrauen.

Als ich mich selbst zu lieben begann, konnte ich erkennen, dass emotionaler Schmerz und Leid nur Warnungen für mich sind, gegen meine eigene Wahrheit zu leben.
Heute weiß ich, das nennt man authentisch Sein.

Als ich mich selbst zu lieben begann, habe ich aufgehört, mich nach einem anderen Leben zu sehnen und konnte sehen, dass alles um mich herum eine Aufforderung zum Wachsen war.
Heute weiß ich, das nennt man Reife.

Als ich mich selbst zu lieben begann, habe ich aufgehört, mich meiner freien Zeit zu berauben, und ich habe aufgehört, weiter grandiose Projekte für die Zukunft zu entwerfen. Heute mache ich nur noch das, was mir Spaß und Freude macht, was ich liebe und was mein Herz zum Lachen bringt, auf meine eigene Art und Weise und in meinem Tempo.
Heute weiß ich, das nennt man Ehrlichkeit.

Als ich mich selbst zu lieben begann, habe ich mich von allem befreit, was nicht gesund für mich war und von allem, das mich immer wieder

hinunterzog, weg von mir selbst. Anfangs nannte ich das »gesunden Egoismus«,
aber heute weiß ich, das ist Selbstliebe.

Als ich mich selbst zu lieben begann, habe ich aufgehört, immer recht haben zu wollen, so habe ich mich weniger geirrt.
Heute habe ich erkannt, das nennt man Demut.

Als ich mich selbst zu lieben begann, habe ich mich geweigert, weiter in der Vergangenheit zu leben und mich um meine Zukunft zu sorgen.
Jetzt lebe ich nur noch in diesem Augenblick, wo ALLES stattfindet.
So lebe ich heute jeden Tag und nenne es Bewusstheit.

Als ich mich selbst zu lieben begann, da erkannte ich, dass mich mein Denken armselig und krank machen kann. Als ich jedoch meine Herzenskräfte anforderte, bekam der Verstand einen wichtigen Partner.
Diese Verbindung nenne ich heute Herzensweisheit.

Wir brauchen uns nicht weiter vor Auseinandersetzungen, Konflikten und Problemen mit uns selbst und anderen zu fürchten; denn sogar Sterne knallen manchmal aufeinander und es entstehen neue Welten.
Heute weiß ich, das ist das Leben.

Ein Fallbeispiel: Eine Klientin, 38-jährige Mutter einer 13-jährigen Tochter, berichtet aufgeregt, in körperlich angespanntem Zustand, über ihre abgründig empfundene Wut gegenüber der pubertären Tochter. Ihr fällt auf, dass das Ausmaß ihrer Wut, nüchtern betrachtet, den aktuellen Anlass übersteigt. Der auslösende Konflikt war, dass die Tochter stundenlang mit ihren Freundinnen chattete, statt sich, wie mit der Mutter vereinbart, auf den Mathetest vorzubereiten. Die Tochter reagiert auf die Vorhaltungen der Mutter sehr pampig, woraufhin die Mutter sehr erregt wird, herumschreit und sich kaum zurückhalten kann, der Tochter eine Ohrfeige zu verpassen.

Die Klientin erschrickt über ihre heftige Reaktion. Sie kennt sich sonst eher als besonnenen Menschen. Das emotionale Ausrasten beschämt sie sehr. Sie will sich mit ihrer Wut befassen, ist also neugierig auf ihren wütenden Teil (SELBST-Qualität) und will ihn genauer kennenlernen.

Die Therapeutin unterstützt die Erkundung des wütenden Teils durch Verlangsamung, und vertiefende Fragen wie: »Wie oder wo ist die Wut gerade spürbar? Ist sie körperlich spürbar oder eher als eine Gestalt sichtbar? Hat sie einen Ausdruck, eine Stimme? Wie alt ist die Wut?«

Dieses Vorgehen dient der Desidentifikation und Separierung vom wütenden Teil. Nach einer Weile der ruhigen Vertiefung und Erkundung dieses wütenden Teils hört die Klientin auf zu sprechen, blickt erstaunt, ihre Mimik entspannt sich, sie lehnt sich zurück und lacht auf.

Therapeutin: »Da belustigt Sie etwas?«

Klientin: »Ja, das ist ja komisch, das hätte ich nicht erwartet.«

Therapeutin: »Bleiben Sie dabei.«

Sie ermuntert, weiter zu erforschen, auch die körperliche Wahrnehmung zu registrieren. Verweilt, vertieft.

Durch die neugierige, zugewandte (selbstnahe) Haltung der Klientin entsteht Vertrauen und ein immer deutlicherer Kontakt zur vitalen Wut, sehr bildhaft und körperlich. Die Klientin sieht den wütenden Teil als tobenden, stampfenden Kobold. Erinnerungen tauchen auf, mit Bezug zur eigenen Pubertät mit den vielen heftigen Streitereien mit der als bevormundend erlebten Mutter. Sie erinnert sich an einen längst vergessenen, gewalttätig eskalierten Streit, in dessen Verlauf sie die Beherrschung verlor, ihre Mutter von sich wegstieß, sodass diese stürzte und sich wehtat. Dies wiederum brachte heftige Schuld- und Schamgefühle mit sich, der Vorfall wurde schweigend weggedrückt, eine versöhnende Aussprache fand nicht statt. Durch den Konflikt mit der Tochter und v.a. die heftig erlebte Wut kommt sie nun in Kontakt mit ihrer eigenen, inneren, wütenden verdrängten Jugendlichen. Die Wut erscheint als stampfender Kobold. Sie kann ihren eigenen Teil von der aktuellen Situation mit ihrer Tochter ablösen. Mitgefühl mit der Pubertierenden, die sie selbst war, und deren widerstreitenden Gefühlen stellt sich ein. Die Ohnmacht, Wut und Scham, die sie als Jugendliche empfunden hat und die sie bis heute nicht versöhnlich auflösen konnte, die immer noch in ihr feststeckt, kommt an die Oberfläche. Sie fühlt zunehmend Mitgefühl, Verständnis und Trost (Selbstqualitäten) gegenüber ihrem eigenen jugendlichen Teil, was es in der damaligen Situation nicht gab.

Nach und nach klärt sich der Blick auf die aktuelle Situation mit der Tochter und ein ausgewogener Blick darauf wird wieder möglich. Sie kann aus ihrer heutigen Mütterlichkeit auf ihre Tochter schauen, statt aus dem getriggerten, impulsiven, noch jungen Kobold-Teil heraus, der damals innerlich weggesperrt werden musste.

Das eigene biografische Erleben kann in der kommenden Sitzung weiter integriert und vom aktuellen Konflikt abgelöst werden. Entlastung entsteht, sowohl innerpsychisch, durch die Wahrnehmung des weggesperrten Koboldteils, durch das Würdigen seiner Kraft und Lebendigkeit und die Integration seiner Vitalität. Entlastend wirkt aber auch das Verständnis für den eigenen verletzten Jugendlichen-Teil. Nachdem dieser wahrgenommen und emotional versorgt ist, kann sich im heutigen Szenario der Blick auf die Tochter und deren Anliegen klären. Und ebenso kann sie für sich selbst und ihr Bedürfnis nach respektvollem Umgang seitens der Tochter einstehen. Durch die Beziehungsklärung im Innenraum ist auch Beziehungsklärung im Außenraum, zwischen Mutter und Tochter, möglich geworden.

Dieser Prozess verlief selbstgeführt und damit integrierend und transformierend. Voraussetzung war eine interessierte, annehmende, achtsame Präsenz und der Fokus auf den Körper.

Zugänge zum SELBST

Selbstführung und Achtsamkeit

Wenn alles still ist
Geschieht am meisten
SOEREN KIERKEGAARD

Bereits oben wurde beim Blick auf die buddhistische Psychologie auf die Bedeutung einer achtsamen Haltung zur Selbsterforschung verwiesen. Achtsamkeit beschreibt den geöffneten Bewusstseinszustand, in welchem wir uns des Innen- und Außenraums gewahr sein und zuwenden können. »Achtsamkeit ist ein machtvolles Instrument auf dem Weg zu tiefer Einsicht, zu Gelassenheit und Konzentration, Selbstakzeptanz, Selbstführung und Selbstfürsorge.«[25] Dies ist die fast vollständige Aufzählung der zehn Selbstqualitäten.

In der Achtsamkeit finden wir die Ruhe im Zentrum des Sturms. Diese aufmerksame und wohlwollende Haltung zielt im therapeutischen Prozess sowohl auf die Therapeut*in selbst wie auch auf die Klient*in. Sind wir achtsam, dann sind wir nicht identifiziert mit den Zuständen, Teilen, Überzeugungen, da Wahrnehmende*r und Wahrgenommenes nicht eins sein kann. Es entsteht eine Ich-Du-Beziehung im Innenraum zwischen SELBST und Teilen. Dann sind sowohl Therapeut*in wie auch Klient*in aufmerksam, präsent und offen für das, was sich im therapeutischen Prozess zeigt. Dies können auch Teile sein, die zunächst abgewertet werden, weil sie sich schmerzlich bemerkbar machen, wie beispielsweise Wut, Hass, Schmerz, Eifersucht u.v.m.

Nun geht es nicht darum, all dies nicht zu sein oder zu haben. Das wäre ein uneinlösbarer Anspruch und würde zwangsläufig eher Scheinheiligkeit als Integrität befördern. Der entscheidende Punkt ist, immer wieder in Beziehung zu diesen Facetten und Teilen unserer selbst zu treten, aus einer zugewandten, verstehenden Perspektive heraus. Dies ermöglicht die Haltung der Achtsamkeit – und diese ist trainierbar wie ein Muskel.

Der Zustand der Achtsamkeit ist der Bewusstseinszustand, in welchem Veränderung und Reorganisation stattfinden kann. Achtsam sein ist per se selbstnah und ist die Voraussetzung für eine präsente Selbstwahrnehmung.

Achtsam sein ist also kein abgehobener vergeistigter Zustand, sondern ganzheitlich, leib-seelisch, verkörpert und voller Mitgefühl.

SELBST und der Körper

»Das Selbst muss verkörpert sein, sonst kann es das System nicht führen.« Dies ist so bereits grundlegend im Konzept von Richard Schwartz formuliert und wird im integrativen Ansatz des IIFS weiter vertieft. Was hat es nun mit dieser Verkörperung des SELBST auf sich?

Zunächst ist es in unserer analytischen Geistesgeschichte verankert, Körper und Geist zu trennen. Ein Leib-Seele-Dualismus durchzieht unser abendländisches Denken. Das zeigt sich auch in vielen religiösen und spirituellen Systemen in einer abwertenden Sicht auf den Körper und seine Bedürfnisse und prägt noch heute Naturwissenschaft, Theologie und Medizin. So sehen wir beispielsweise auch beim Umgang mit der Corona-Pandemie, vor welchen Herausforderungen eine Gesellschaft steht, wenn es darum geht, umfassend alle körperlichen, emotionalen, sozialen und psychischen Erfordernisse der Menschen in die notwendigen epidemiologischen Schutzmaßnahmen einzubeziehen.

Unser Körper mit seinen vitalen Bedürfnissen, Freuden und Notwendigkeiten wird vielfach dem Prinzip des Geistigen und Kognitiven untergeordnet. Es galt, ihn im Verlauf der Sozialisation zu bezwingen und zu kontrollieren. Dies geschah und geschieht im Dienst der Erziehung oder aus ideologischen Prinzipien, aus Unwissenheit, Unreife, aus Abgespaltenheit, aber auch aus der unbewussten Weitergabe eigener Erfahrungen, die oft Gewalterfahrungen sind. »Wer sein Kind liebt, züchtigt es«, war noch vor nicht allzu langer Zeit ein akzeptiertes Erziehungsprinzip.

Oft wird der Körper zum unzulänglichen, peinlich oder gar feindselig erlebten, zum manipulierenden Objekt. (Siehe auch das Kapitel 12 »Schamgebiete«) Auch in vielen psychotherapeutischen Ansätzen galt die Aufmerksamkeit viel mehr dem kognitiven oder dem sprachlichen als dem körperlichen Ausdruck unseres Seins.

Die psychotherapeutischen Grundannahmen änderten sich im Verlauf des letzten Jahrhunderts unter dem Einfluss der humanistischen Therapien, der Körpertherapien, der achtsamkeitsbasierten Therapien und ganz besonders durch die Erkenntnisse der Traumatherapien. Es entstand eine zunehmende Methodenintegration in den Psychotherapieausbildungen. Schulenstreitereien weichen vielfach einem gegenseitigen voneinander Lernen. Die tägliche Erfahrung der praktizierenden Psychotherapeuten, dass Psychotherapie ohne Einbezug von Beziehung, Achtsamkeit und Körper nicht wirksam sein kann, setzt sich zum Glück immer mehr durch.

Wie immer wieder beschrieben, ist der SELBST-geführte Zugang zum Innenraum definiert durch eine Haltung von Offenheit, Ruhe, Vertrauen, Verbundenheit, Mitgefühl. All diese Qualitäten manifestieren sich auch körperlich.

Wenn wir uns in der Selbsterforschung den eigenen Einsichten, Gedanken, Erinnerungen und Körperphänomenen hingeben, geschieht dies verkörpert, um zur inneren Realität und Erfahrung zu werden. Identitätsstiftendes Wissen ist erfahrenes Wissen, und Erfahrung ist immer auch körperlich. Die wichtigen menschlichen Erfahrungen sind in Emotionen eingebettet, und die Emotionen entstehen im Körper. Selbst wenn Erfahrungen nicht mehr bewusst erinnert werden können, sind sie im Körper gespeichert und können durch körperbezogene Selbsterforschung wieder zugänglich gemacht werden. So ermöglichen vertiefende, körperbezogene, therapeutische Interventionen einen realen, weil wirklich erlebten Zugang zum Innenraum. Die erhöhte Körperwahrnehmung verschafft dem Menschen Zugang zu seinem realen, verkörperten Wesenskern und zu dessen Weisheit. Unsere Kernüberzeugungen sind verkörpert, der primäre Selbstausdruck ist körperlicher Ausdruck.

Wenn wir in Seminargruppen nach einer Selbstmeditation Eindrücke einsammeln, wie es sich körperlich anfühlt, bei sich SELBST zu sein, so kommen Rückmeldungen wie: »Mein Herz wird weit«, »mein Atem durchströmt mich«, »ich spüre Wärme«, »ich spüre den Boden unter meinen Füßen«, »jede Zelle fühlt sich lebendig an«, »es wird weich in meiner Mitte, mein Blick weitet sich«, »der Blick klärt sich«, »ich spüre ein Vibrieren im Körper«. Entsprechend sind auch die belasteten Teile körperlich wahrzunehmen und lassen sich durch die Aufmerksamkeit auf den Körper versorgen. Belastung kann sich beispielsweise durch Anspannung, muskuläre Veränderungen, Herzklopfen, Atemenge, Kälte, Pupillenverengung, durch den gesamten körperlichen Ausdruck und seiner Stressreaktionen äußern. Oder langfristig durch Körperhaltung, psychosomatische Reaktionen und Erkrankungen.

Vonseiten der Psychotherapie erfordert der Einbezug des Körpers die Haltung einer zugewandten Präsenz mit einer auf die Körperphänomene gerichteten Aufmerksamkeit. Wir tun gut daran, zu beachten, was, über das Gesprochene hinaus, nonverbal ausgedrückt wird, wie sich beispielsweise die Stimme verändert, der Gesichtsausdruck, die Gesichtsfarbe, eine feine Kopfdrehung, Bewegung, die Haltung, die Körperspannung.

Diese Aufmerksamkeit sollte sich nicht nur auf die Klient*innen, sondern auch auf unsere eigenen Reaktionen richten. Als achtsame Therapeut*innen beobachten wir Körperempfindungen, die während der Therapie auftreten können, wie beispielsweise eine plötzlich auftretende Müdigkeit, Unruhe, Anspannungen, Magengrummeln, Frieren, Veränderung in der Körperhaltung und Ähnliches in Resonanz auf das innere Erleben des Gegenübers. Diese wahrnehmen und zuordnen zu können ist ein wertvoller empathischer Zugangsweg im therapeutischen Verständnis der Klient*innen. Wir können lernen, zu unterscheiden, ob wir eine spiegelnde Resonanz wahrnehmen, die die Information trägt: »Ich spüre, was du spürst.« Oder ob wir das bei den Klient*innen Verborgene erleben: »Ich spüre das, was du nicht spürst.« Oder ob wir in der Übertragung die Gefühle eines Anderen wahrnehmen: »Ich fühle dir gegenüber das, was eine wichtige Bezugsperson dir gegenüber gefühlt hat.« Diese Übertragungen und Gegenübertragungen sollten Raum zur Klärung in der Supervision finden. (Siehe Kapitel 18 zu Supervision.)

Inputs wie: *»Magst du nachspüren, lass dir Zeit dafür, wo spürst du, was genau spürst du, was will deine Hand gerade tun?, was geschieht gerade?* oder in Form einer Kontaktaussage «*da geschieht gerade etwas?*« können das Erleben der Klient*innen vertiefen. Eine sanfte, körperbezogene, präsente Begleitung des Prozesses wird möglich, die bei dem/der Klient*in den SELBST-geführten Kontakt zu ihren Teilen unterstützt. Im Schutz der sicheren therapeutischen Beziehung entsteht Raum zur Selbsterforschung.

Wir wissen aus unserer individuellen und aus der therapeutischen Erfahrung, die in den vergangenen 40 Jahren Bestätigung durch klinische Forschung erfährt:

- Unser Körper bringt uns in die Gegenwart und in die Präsenz. Nur im realen körperlichen Erleben findet ein identitätsstiftender Kontakt zu den Teilen und Veränderung statt.
- Der Körper weiß alles. Im Körper sind sowohl die individuellen lebensgeschichtlichen als auch darüber hinausgehend die kulturellen, transgenerationalen Informationen aufgenommen und gespeichert. (Siehe ausführlicher im Kapitel 14.)
- Im Körper ist Lösungswissen für Konflikte verankert.
- Die gespeicherten Informationen sind, gerade wenn es sich um frühe, vorsprachliche oder traumatisch-überwältigende Ereignisse handelt, meist nicht bewusst oder sprachlich abrufbar.
- Sie drücken sich in der Körpersprache aus. Dieses Wissen kann in einem sicheren therapeutischen Kontext gelesen und erreicht werden (vgl. Antonio Damasio und seine Entdeckung der somatischen Marker)[26].
- Die gespeicherten Köperinformationen bilden wirksames psychisches Kernmaterial in Form von Gefühlen, Verhaltensmustern und Überzeugungen über sich selbst und die Welt, die sich zu Persönlichkeitsteilen verdichten. Diese können belastet sein.
- Der Körper kann nicht lügen und tricksen, ist aber in seinem Ausdruck oft verschlüsselt und nicht leicht zu verstehen.

- Die Körperantwort erfolgt unmittelbar, schneller als jeder Gedanke.
- Wer mit seinem Körper verbunden ist, ist mit seinem ureigenen Wissen und seiner Lebendigkeit verbunden.
- Der Zugang zur Körperweisheit kann in einem sicheren Beziehungsrahmen unterstützt werden.
- Jede Wandlung ist körperlich wahrnehmbar.
- Die Aufmerksamkeit auf den Körperausdruck zu richten, ermöglicht den bewussten Zugang zu inneren Anteilen in einer Tiefe, die über rein kognitive Wege nicht möglich ist.

Die Körpertherapien liefern ein vielfältiges Repertoire an Interventionen, um mit diesem Körperwissen in Verbindung zu kommen. Es sind Interventionsformen, die den Zugang zu den Teilen vertiefen können. Dies gilt für Traumatherapien, die nicht ohne den Einbezug des Körpers wirksam sein können. Besonders ausformuliert ist dies in der Hakomi-Therapie, die von Ron Kurtz entwickelt wurde, in der Gestalt-Therapie, im Focusing, Somatic Experiencing sowie in den vielen unterschiedlichen achtsamkeitsbasierten Verfahren. Alle diese Ansätze sind in die IIFS-Arbeit integrierbar und umgekehrt.

Fazit

SELBST im IIFS

Wie wir gesehen haben, wurden in der Philosophie, Anthropologie und Psychologie viele Selbstbegriffe entwickelt, die unterschiedliche Nuancen des im IIFS-Modell verwendeten SELBST beschreiben. Natürlich konnten längst nicht alle Selbstkonzepte in diesem kurzen Abriss dargestellt werden. Stichworte sind so große Begriffe wie Freiheit, Sinn, Mut, Transzendenz, Resonanz, Dialog, Ich-Du, Spiegelung, Bindung, Vertrauen, Identität, Verbundenheit, Achtsamkeit und Körper.

Im IIFS-Ansatz wird SELBST einerseits als Sitz des Bewusstseins und innere Führungsinstanz gesehen, andererseits als Haltung, als eine Seinsqualität, aus der heraus wir wahrnehmen, fühlen, bewerten, handeln. Diese Seinsqualität ist jedem Menschen grundlegend zu eigen. Sie kann jedoch durch traumatische Erfahrungen überlagert und unter schützenden Teilen verborgen sein.

SELBST-Nähe setzt voraus, dass der Mensch in seiner Lebensgeschichte die existenzielle Beziehungserfahrung von Spiegelung, Resonanz und Annahme macht. SELBST-Sein ist ein Beziehungsgeschehen, ein permanenter dialogischer Prozess. Dieses Beziehungsgeschehen findet intrapsychisch in der Beziehung zwischen SELBST und Teilen statt. Es findet interpsychisch zwischen dem Menschen und seinen Mitmenschen statt und es findet in der Beziehung zur Natur, zu Dingen und zu Denksystemen statt. SELBST-Sein ist, so betrachtet, nicht eine psychische Entität sondern Beziehungsqualität, die durch die SELBST-Qualitäten charakterisiert ist. SELBST-Sein, innerpsychisch betrachtet, ist die Beschaffenheit der Beziehung zwischen dem inneren Zentrum des Menschen zu seinen Teilen. Es ist die Art, wie der Mensch seine komplexe Innenwelt mit der Vielfalt seiner Teile wahrnimmt, würdigt und daraus handelt. SELBST-Sein oder im SELBST Sein benennt den dynamischen Prozess einer ausbalancierten, mittigen Seinsweise, in welcher Entwicklung, Ganzheit und Integration entstehen kann. SELBST-Sein heißt, innere Widersprüche kennen und ertragen zu können, das »sowohl-als auch« zu kennen, aus Polarisierungen und Schwarz-Weiß-Denken heraustreten können, großzügig mit den Widersprüchlichkeiten im eigenen Inneren wie auch in der Welt sein zu können. Dies ist uns realistischerweise nicht als Dauerzustand möglich, das gliche einem idealisierten Zustand, aber es sind goldene Momente, wenn es so ist. Und diese Momente kennen wir alle.

SELBST-Nähe ist keine Errungenschaft, die wir haben oder nicht haben. Es ist ein fließender lebendiger Prozess, keine statische Zielgröße. Es ist Beziehungsgeschehen, deutlich gekennzeichnet durch die beschriebenen SELBST-Qualitäten. SELBST ist kein Teil, auch nicht ein beobachtender Teil. Um aus der Verdinglichung des SELBST-Begriffs herauszukommen, kann sprachlich ausdifferenziert werden: »Wir Menschen sind wir SELBST«, statt: »Wir haben ein SELBST« oder, selbstexplorativ gesprochen, »*wie* bin ich ich SELBST, wie *spüre*, wie *erlebe* ich dies?«

Zusammengefasst:

- SELBST-Sein setzt Achtsamkeit, Raum und Zeit voraus, um aus der Identifikation mit den Teilen herauszutreten und diese wahr- und anzunehmen.
- SELBST-Sein ist definiert durch die in Präsenz und Achtsamkeit erlebten Selbstqualitäten: Gelassenheit, Vertrauen, zugewandtes Interesse, Mitgefühl, Mut, Klarheit Zuverlässigkeit, Zentrierung, Verbundenheit und Kreativität.
- SELBST-Sein ist ganzheitliches, körperliches und geistiges Wahrnehmen.
- SELBST-Sein ist verkörpert. Nur das, was physisch erlebt und gefühlt wird, ist gegenwärtig und real, und nur das kann integriert werden.
- SELBST-Sein ist Beziehungsgeschehen: im Innenraum zwischen SELBST und Teilen, im Beziehungsraum zwischen den Menschen, in der Beziehung zur Welt.

Den Begegnungsprozess zwischen SELBST und Teilen zu begleiten und zu moderieren, ist die Aufgabe in der IIFS-Psychotherapie.

Der schlaf der alten zeit ist müd geworden
und jenes abschiednehmen ist ganz ohne hast
du streifst die haut des gestern
schon fast wie traumverloren ab
und der kamin der gegenwart
wärmt deine junge nacktheit
das kleid der alten zeit ist dünn geworden
du knüpfst das netz deiner gedanken neu
weißt noch nicht wie und weißt auch nicht warum
nur daß es nötig ist
und jeder neue schritt ist wie ein atemholen

die nacht der alten zeit ist hell geworden
und die erinn'rung wächst nun wie ein morgenrot
der neue morgen ist für dich geschaffen
und auch der neue tag
und zwischen traum und tag lernst du dich kennen

DANIELA-MARIA BRANDT[27]

Ausblick für die therapeutische Arbeit

IIFS-Therapie ist Beziehungstherapie, und zwar intra- und interpersonell. Der von Wohlwollen, Mitgefühl, Klarheit, Vertrauen, Mut und Gelassenheit geprägte therapeutische Kontakt liefert modellhaft den schutzspendenden Rahmen für den inneren Kontakt zwischen SELBST und Teilen der Klienten.

Um diesen Kontakt zu fördern, hat der/die Therapeut*in mehrere Aufgaben: Zuallererst muss sie Sorge dafür tragen, dass sie selbst gut bei sich SELBST ist. Sie muss selbstfürsorglich für ihre gute Beziehung zu ihren Teilen sorgen. Das bedeutet keineswegs, dass Therapeut*Innen nicht auch immer wieder von ihren inneren Teilen belegt sein dürfen. Das ist weder möglich noch erstrebenswert. Prägen die Teile doch unsere Persönlichkeit und sind in gewisser Weise unsere ausführenden Instanzen. Gerade die »Therapeuten-Teile« haben ja dafür gesorgt, diesen Beruf überhaupt gewählt zu haben. Es sind oftmals so engagierte Teile wie: Helfer, Checker, Aufklärer, Retter, Tröster, Vollbringer des Unmöglichen, die im Therapieprozess mit am Start sind. Wir alle kennen sie und brauchen sie. Sind sie aber abgekoppelt von unserer inneren Mitte und führen sie den Therapieprozess, dann wird die therapeutische Arbeit mühsam. Wir können dann Anstrengung, Anspannung, Ungeduld, Verzweiflung oder Ähnliches spüren. (Siehe dazu das Kapitel 16.) Dann ist es wichtig, aus Selbstfürsorge heraus, diese eigenen Teile beispielsweise in der Selbsterfahrung oder Supervision kennenzulernen und sie zu integrieren. So sorgen wir dafür, dass wir nicht aus den Teilen heraus, sondern aus der Selbstqualität heraus handeln.

Der/die Therapeut*in sollte es bemerken, wenn eigene Teile im therapeutischen Prozess anspringen oder gar die Führung übernehmen. Er /sie sollte dies gegebenenfalls auch als Gegenübertragung erkennen und so für das Verstehen des Gegenübers nutzen können. Dies ist eine wichtige Voraussetzung dafür, dass für den/die Klient*in ein offener Erkundungsraum, frei von den persönlichen Bestrebungen des Therapeuten, entstehen kann. Die so entstehende Offenheit sorgt für Schutz vor Bewertung und Verurteilung der belasteten Teile und macht den therapeutischen Raum sicher. Diese SELBST-Fürsorge ist aber auch gleichermaßen die Voraussetzung dafür, dass wir als Therapeut*in unserer Kraft bleiben können und weder ausbrennen noch zynisch werden.

Der/die Therapeut*in moderiert den Prozess aus einer achtsamen Haltung heraus, aber steuert den Prozess nicht inhaltlich, in dem Wissen, dass der/die Klient*in selbst die innere Weisheit an Bord hat, die überraschende Wendungen bereit hält.

IIFS-Therapie ist also Beziehungstherapie, in welcher die Beziehung zwischen Therapeut*in und Klient*in das Modell für die Beziehung zwischen SELBST und Persönlichkeitsteilen im Innenraum des/der Klient*in darstellt.

Der/die Therapeut*in hält den Raum für das innere Prozessgeschehen der Klienten offen und versucht dabei, nicht zu stören. Das bedeutet auch, nicht zu viel zu reden. Richard Schwartz spricht an dieser Stelle vom »WAIT-Prinzip«. Damit ist gemeint, sich als Therapeut*In bei Interventionen zu fragen: »Why am I talking?«, also nur zu intervenieren, wenn es dem Prozess dient.

Der/die Therapeut*in sorgt für Sicherheit und für eine haltgebende Struktur, um diese Selbsterkundung zu ermöglichen. Bei aller inhaltlichen Offenheit trägt der/die Therapeut*in die Verantwortung für einen professionell geführten Therapieprozess, in welchem der äußere Rahmen geklärt ist. Dazu gehört auch, realistisch mit der Begrenzung durch die Zeit umzugehen, damit der Abschluss und die Integration der Sitzung stattfinden kann.

Die Kenntnis der SELBST-Qualitäten ermöglichen eine Orientierungsmatrix, auf welcher immer wieder überprüft werden kann, wie SELBST-nah wir selbst als Therapeut*in sind und wie SELBST-nah der/die Klient*in im Moment mit sich ist. Nehmen wir bei der Erforschung der inneren Teile Klarheit, Ruhe, Hoffnung, Interesse, Verbundenheit, Mitgefühl, Zentriertheit, Kreativität oder Mut im Raum wahr, so ist dies ein innerlich verbundener, SELBST-naher Seinszustand. An dieser Stelle als Therapeut*in innezuhalten, dies benennen und eventuell einladen, hier zu vertiefen, unterstützt die Beziehung zwischen SELBST und Teilen.

SELBST-Nähe geht mit Raum und Zeit, mit innerer Offenheit und Weite einher. Deshalb ist der SELBST-geführte therapeutische Prozess oft ein verlangsamter Prozess, damit die Wahrnehmung des noch nicht Gewussten möglich ist. Achtsamkeit braucht Zeit.

SELBST-Nähe manifestiert sich körperlich, sie ist spürbar, beispielsweise durch Wärme, Weite, Vibrieren. Wir bleiben im offenen, wahrnehmenden Kontakt mit den körperlichen Botschaften, sowohl von uns selbst wie auch von unserem Gegenüber. Von dieser inneren Mitte aus lassen sich die belasteten Teile erkunden, die auch körperlich wahrgenommen und integriert werden wollen.

Die SELBST-geführte Wahrnehmung kann auf allen Abbildungsebenen geschehen: Bilder steigen auf, Worte, Erinnerungen, Gedanken, Verknüpfungen, Körperempfindungen, Bewegungsimpulse. Jeder Mensch hat seine bevorzugten Modalitäten. Wenn dieser Kontakt im therapeutischen Beziehungsraum entsteht, intrapersonell zwischen SELBST und Teilen, aber auch interpersonell, dann geschieht eine spürbare innere Reorganisation und Transformation. Wir alle kennen diese Momente und erleben sie als Freude und Erleichterung.

8

SELBST-Qualitäten und Persönlichkeitsanteile in der IIFS erfahren und erleben

Als ich IFS, die systemische Therapie mit der inneren Familie, 1999 kennenlernte, habe ich mich sogleich in ihr zu Hause gefühlt. Sie passte zu meiner schon zu Beginn der humanistischen, körperorientierten Psychotherapieausbildung erfahrenen, achtsamen und den Menschen wertschätzenden Haltung, gepaart mit den systemischen Ansätzen, wonach alle Dinge schon irgendwo Sinn machen, miteinander in einem System verbunden sind und der Auffassung, dass eine Weisheit in jedem Menschen steckt. Mehr als nur *eine* Seele, *eine* Strebung, *eine* Seite in sich zu haben, scheint mir sehr menschlich und natürlich, ebenso, dass der Mensch mit sich selbst in einen inneren Dialog treten kann.

Wir alle kennen es, SELBST-Qualitäten in gelungenen Beziehungen – zu uns selbst im Inneren, zu anderen Menschen oder in Therapien – als gute Energie oder Atmosphäre, als Stimmigkeit oder Klarheit, als Verbundenheit, als Mitgefühl, als Glücksmoment, als Flow oder als Trance zu erleben. Diese Eigenschaften jedoch als SELBST-Eigenschaften zu benennen, sie von anderen Eigenschaften unserer Persönlichkeitsanteile als SELBST-nahe Zustände zu unterscheiden, sie unserem Wesenskern zuzuschreiben und darin eine eigene Grundhaltung zu erleben, die uns als Menschen tief im Innersten ausmacht, ist eine wesentliche Erkenntnis der IFS.

Was mir neu im Vergleich zu allen bisherigen bekannten Psychotherapieformen erschien, ist der weite unabsichtliche Wirkungsgrad und die Funktion des SELBST. Dieses SELBST im Zentrum wird für die

Persönlichkeitsanteile ein ansprechbarer, verlässlicher, erlebbarer Partner, eine Mitte, eine Instanz, die Ruhe, Trost, Annahme und andere SELBST-Eigenschaften vermittelt. Ja, es wirkt wie eine weise, gütige, innere Seins-Quelle für alle inneren Anteile und entfaltet seine Wirkung auch im Außen. Das SELBST und die Persönlichkeitsanteile können in einen zwar imaginierten, dennoch real erfahrbaren inneren Dialog (der diesen Namen auch verdient) treten, und es kann sich eine wechselseitige erlebbare Beziehung ergeben! Diese wird durch den Wesenskern den Menschen SELBST getragen.

Durch die achtsame Wahrnehmung von feinsten Körperempfindungen und körperlichen Ausdrucksweisen, von Gefühlen und Imaginationen, können wir in unserer Innenwelt SELBST-Qualitäten erleben, Teile direkt aufspüren und diese Begegnungen erfahrbar machen. Mit den Instrumentarien der wahrnehmungsgeschulten und körperpsychotherapeutisch fundierten IIFS steht uns hierfür ein großes Repertoire zur Verfügung. Noch eine Bereicherung! Wenn sich SELBST-Qualitäten im Körper ausbreiten, entsteht damit eine wesentliche, direkt spürbare Grundlage, auf der die Teile ihrem Menschen SELBST-Vertrauen schenken können. Sie werden dann nämlich von der sich bemerkbar machenden, ausbreitenden Ruhe erfasst und erleben sich in einem anderen Zustand, als wenn sie sich alleine, aufgeregt oder verängstigt fühlen. Es entsteht eine Atmosphäre, in der die Teile sich »baden« und entspannen können. Die Beziehung zwischen dem Menschen SELBST und seinen Teilen kann nonverbal oder durch Worte ausgedrückt sein. Für manchen Teil kann es überraschend sein, diese SELBST-Qualitäten zu erfahren, wie eine zaghafte Hoffnung, vielleicht auch eine Offenbarung, immer aber auch ein wahrnehmbares, nicht vorhersehbares, angenehmes Körpergefühl.

SELBST-Qualitäten können sich als eine Weitung des inneren Raumes, körperlich und geistig, zeigen, als Entspannung in allen Körperregionen, in einer zugewandten Haltung, als Strahlen oder Leuchten der Augen, als echtes liebevolles Lächeln, als wärmende, lichtvolle vibrierende oder pulsierende Energie, die den Körper durchströmt oder vom Herzen her fließt, als stimmiges Gefühl von Hirn, Herz und Bauch oder durch wohlwollende Worte oder Gesten, die wie von SELBST von innen herauskommen. Und da diese Körpererfahrung eine eigene, im Moment entstandene und selbst wahrgenommene ist, die nicht von außen vorgegeben wurde, können wir selbst oder die Klient*innen ihr vertrauen.

Wenn ein solches, mental und physisches, ganzheitliches Erleben stattgefunden hat, beginnen sich neuronale Netzwerke umzustrukturieren. Dieser Prozess geht wesentlich schneller vor sich, wenn eine gewonnene Einsicht mit einem Körpererleben verbunden ist. Die körperorientierte IIFS bietet der Klientin SELBST diesen Raum an, zu ihren Persönlichkeitsanteilen achtsamen und erfahrbaren Kontakt aufzunehmen und in Begegnung und Beziehung zu treten. So entstehen in der eigenen Innenwelt die heilsamen korrigierenden Erfahrungen. Die Atmosphäre der SELBST-Qualitäten dringt auch in den äußeren Raum.

SELBST-Eigenschaften, die 10 Cs und mehr

Im folgenden Abschnitt möchte ich Sie einladen, sich in Ihren SELBST-Eigenschaften und Ihren Teilen ein wenig kennenzulernen, sich zu erfahren und zu erleben und mit Neugier ein bisschen zu experimentieren.

Zur Erinnerung: Die Chance, bei sich SELBST zu sein, besteht dann, wenn Sie sich in einer der folgenden Eigenschaften körperlich und mental erleben und erfahren: wenn Sie offen, neugierig, interessiert, zentriert, klar, mitfühlend, mutig oder kreativ sind, wenn Sie mit sich verbunden sind, ein Stimmigkeitsgefühl haben usw. (Diese und viele weitere Selbsteigenschaften können Sie in den nächsten Übungen ausprobieren.)

Vorausschickend möchte ich zu Ihrer Beruhigung an dieser Stelle noch mal erwähnen, dass es »das SELBST« in hundertprozentiger Ausführung vermutlich bei keinem Menschen gibt – und das ist auch kein erstrebenswertes Ziel. Es wäre sogar eher schade. Denn sind wir teilereich, hat das SELBST viele Impulse, sich daran zu erfahren. Daher meine ich, wenn ich von SELBST-Eigenschaften oder auch SELBST-Qualitäten oder gar »dem SELBST« spreche, immer SELBST-nahe Eigenschaften oder

Qualitäten. Diese sind nicht zu verwechseln mit Selbstähnlichen Teilen! (Siehe Kapitel 9, Unterkapitel »Selbstähnliche Teile«) Ein Mensch ohne Teile ist nicht vorstellbar. Teile machen uns ja in unseren individuellen Wesenszügen aus. Und sie können die Präsenz und die Wirkung von uns SELBST erleben, sich entlasten, verändern und eigene SELBST-Qualitäten entwickeln. Diese Begegnung kann sich intrapsychisch wie ein mäandernder Tanz zwischen uns SELBST und einem Teil gestalten. Interpersonell in der Außenwelt läuft es genauso.

Mit der Frage an mich oder jemand anderen: *Welches Gefühl habe ich diesem bestimmten Teil gegenüber?* kann herauskristallisiert werden, wie viel SELBST-Qualität bei einem Menschen gerade verfügbar ist – oder welche Teile aktiviert werden, die dann neugierig begrüßt werden dürfen.

Es ist daher also nicht das Ziel, nur SELBST-Qualitäten in der IIFS zu erfahren und Teile-arm zu werden, sondern den Unterschied zwischen SELBST und Teilen zu erleben und dann zu seinen Teilen in Beziehung zu treten und für seine Teile Verantwortung zu übernehmen.

Für den Anfang ganz vereinfacht: Teile können alles sein, was sich nicht nach SELBST-Qualität anfühlt. Und wenn etwas in einem wertet, dann sind es mit Sicherheit Teile – das SELBST wertet nicht. Und IIFS-Erfahrenere wissen, dass entlastete Teile durchaus über Selbstqualitäten verfügen.

Mithilfe des »*SELBST-Körper-Teile-Detektors*« können wir SELBST-Eigenschaften und Teile in uns oder um uns herum wahrnehmen, voneinander unterscheiden, sie ggf. entschmelzen, um dann intrapsychisch miteinander in Kontakt zu kommen.

Bei der Arbeit können wir interpersonell dem Klienten SELBST mit seinen Teilen einen Kontakt ermöglichen.

Ich stelle Ihnen nun einige Übungen vor, die nach etwa demselben Muster gestrickt sind, und bei denen Sie schnell auch in Ihrem Körper spüren, wie Sie in SELBST-Qualitäten oder in Teilen unterwegs sind. Zur Vertiefung schlage ich vor, nicht alle zu durchlaufen, sondern sie nur punktuell eine nach der anderen auszuprobieren.

Bei der *Durchführung* lade ich Sie ein, sich am besten einen eigenen Persönlichkeitsteil (oder den einer anderen Person) wie ein echtes Gegenüber vorzustellen, der Sie im Alltag häufig begleitet, zum Beispiel einen fleißigen oder einen faulen Teil von Ihnen oder beide nacheinander. (Sie können natürlich auch andere Teile nehmen als fleißige oder faule.) Vielleicht hat dieser Teil in Ihrer Vorstellung eine Gestalt, eine Form, eine Farbe, ein bestimmtes Aussehen, ein Alter oder sonstige Merkmale, die Sie – wenn möglich ohne Wertung – achtsam an ihm wahrnehmen können? Oder er macht sich nur irgendwie in Ihrem Körper oder um ihn herum bemerkbar?

Als *Warmlaufübung:* Spüren Sie bitte mal nach, wie es für Sie sich anfühlt, wenn Sie jetzt sagen: Ich SELBST bin offen, neugierig, interessiert meinem (deinem) fleißigen/faulen Teil gegenüber.

Wenn Sie genau und achtsam wahrnehmen, werden Sie sofort in Ihrem Körper erleben und mit Ihrem Gefühl und Verstand merken, ob das eine Stimmigkeit hervorruft, oder ob Sie so tun, als ob es stimmig sei (Selbstähnlicher Teil). Oder ob sich Teile melden, die die Eigenschaft fleißig oder faul bewerten. Vielleicht melden sich auch Teile, die nicht davon überzeugt sind, oder es sogar für falsch oder gefährlich halten, wenn Sie an diesen fleißigen oder faulen Teilen interessiert sind (zum Beispiel skeptische Teile, kontrollierende oder ängstliche Teile). In diesem letzteren Falle identifizieren Sie sich bitte nicht mit den bewertenden (oder skeptischen, kontrollierenden, ängstlichen) Teilen. Würden Sie so, mit ihnen identifiziert, weiterarbeiten, dann wären Sie SELBST von dem bewertenden (skeptischen, kontrollierenden, ängstlichen) Teil verdeckt und könnten dem fleißigen oder faulen Teil nicht mehr offen gegenüberstehen. (Auf den folgenden Seiten finden Sie hierzu die Schaubilder 3a und 3b und 4a und 4b.)

Übung 1: SELBST-Körper-Teile-Detektor

Mit dem SELBST-Körper-Teile-Detektor – einem unerlässlichen Teil – können wir SELBST und Teile im Körper wahrnehmen und identifizieren und wie in der Durchführung und der Warmlaufübung oben beschrieben vorgehen.

Ich SELBST bin achtsam meinem faulen/ fleißigen/sonstigen Teil gegenüber…
Ich SELBST fühle mich verbunden mit diesem Teil…
Ich SELBST bin respektvoll diesem Teil gegenüber …
Ich SELBST bin gütig zu diesem Teil …
Ich SELBST bin nicht manipulierend …
Ich SELBST und meine Teile gehören zusammen …
Ich SELBST erfahre mich an den Teilen…
Ich SELBST bin nicht mit den Teilen identifiziert oder parteiisch …
Ich SELBST kann in Verbindung treten mit den einzelnen Persönlichkeitsanteilen, eine Beziehung zu ihnen herstellen wie auch die Persönlichkeitsanteile ihrerseits zu mir SELBST eine Beziehung eingehen können…

Jede dieser SELBST-Qualitäts-Übungen braucht ihre Zeit, die ich Sie bitte, sich zu nehmen, wenn Sie die Wirkung wirklich erleben wollen.

Sind Sie schon geübter in dieser Art und Weise, SELBST und Teile zu identifizieren, können Sie Ihren SELBST-Körper-Teile-Detektor auch gerne im Zusammensein mit anderen Menschen, deren SELBST und ihren Teilen anschalten.

Übung 2: Das SELBST, Ich SELBST

Wenn Sie Lust auf eine weitere kleinere – oder auch ausgedehntere – Übung haben, können Sie sich an den unten aufgeführten Beispielen gerne bedienen. Es geht darum, einen kleinen großen Unterschied im Spüren und Erleben wahrzunehmen: Wie fühlt es sich an zu sagen: »das SELBST fühlt sich offen an« oder »ich SELBST fühle mich offen gegenüber diesem Teil«? Für mich macht es einen großen Unterschied zu sagen: »Ich SELBST habe ein Gefühl zu meinem Teil«, denn schon ist eine persönliche Verbindung geknüpft. Das SELBST ist abstrakter, weniger spürbar, als wenn ich sage: »Ich SELBST.« Oder wie erleben Sie das?

Hier kommt nun die Übung:

Wie fühlt es sich an, sich zu sagen, das SELBST ist offen, neugierig und interessiert an diesem Teil?

Und wie fühlt es sich an, seinen Teilen gegenüber zu sagen: Ich SELBST bin diesem Teil offen, neugierig, interessiert gegenüber. Alle Teile sind willkommen. Sie gehören zu mir.

Können Sie einen Unterschied wahrnehmen? Spüren Sie dafür eine Stimmigkeit oder bewertet ein Teil in Ihnen die neu aufgetretenen Teile? Stimmigkeit wäre eine SELBST-Eigenschaft. Skeptische, kontrollierende oder bewertende Antworten stammen von Teilen, und dann wiederum gibt es vielleicht einige Teile, die diese nicht haben wollen – und schon wieder sind neue Teile entdeckt! Auch zu ihnen können Sie SELBST einen Kontakt herstellen. Ich lade Sie ein, neugierig auf alle Teile zu sein, die Ihnen gleich begegnen werden.

Sie können mit diesen Übungen noch weiter fortfahren, wenn ich nun noch ein paar weitere SELBST-Eigenschaften aufzähle. Ersetzen Sie »Das SELBST« hat/ist mit »Ich SELBST« habe oder bin, und spüren Sie für sich im Körper, Gefühl und Verstand, ob es sich stimmig anfühlt und/oder welche Teile sonst noch auftauchen. Jede einzelne dieser folgenden Aussagen stellt eine kleine Selbsterfahrungs-Übung für sich dar.

Das SELBST bewertet nicht.
Ich SELBST habe keine Bewertung gegenüber einem Teil ...

Das SELBST strahlt Ruhe aus gegenüber diesem Teil.
Ich SELBST strahle Ruhe aus gegenüber diesem Teil.

Das SELBST ist gelassen gegenüber einem Teil.
Ich SELBST bin gelassen gegenüber einem Teil.

Das SELBST ist mitfühlend mit den Teilen, mit der Natur und mit anderen Wesen.
Ich SELBST bin mitfühlend mit den Teilen, mit der Natur und mit anderen Wesen.

Und wenn Sie diesen Unterschied nun nicht mehr spüren und sich jedoch in Ihren SELBST-Qualitäten weiter erproben und weitere Teile von sich erfahren mögen, dann gibt es dafür noch ein paar weitere Sätze, mit denen Sie üben können. Auch hier empfiehlt es sich, sich ein Gegenüber, ein Du, einen Teil von Ihnen oder »Teile« eines anderen Menschen vorzustellen.

Ich SELBST spüre Stimmigkeit gegenüber ...
Ich SELBST bin natürlich gegenüber ...
Ich SELBST bin echt gegenüber ...
Ich SELBST bin verlässlich gegenüber ...
Ich SELBST bin von Natur aus achtsam gegenüber ...
Ich SELBST bin annehmend gegenüber ...
Ich SELBST fühle mich verbunden mit den Teilen meiner Innenwelt, mit der Natur und mit anderen Wesen ...
Ich SELBST habe Vertrauen zu den Teilen meiner Innenwelt, mit der Natur und mit anderen Wesen ...
Ich SELBST bin respektvoll den Teilen meiner Innenwelt, der Natur und anderen Wesen gegenüber ...
Ich SELBST bin zuversichtlich gegenüber ...
Ich SELBST bin zentriert, in meiner Mitte, präsent ...
Ich SELBST bin kreativ...
Ich SELBST bin mutig...
Ich SELBST fühle Dankbarkeit und Demut, ohne unterwürfig zu sein...
Ich SELBST weiß um meine Teile, ich achte sie, ich danke ihnen, ich frage sie ...

Ich SELBST kann eine Ich SELBST-Du-Beziehung zu den Teilen wie zu realen Menschen herstellen …
Ich SELBST bin gütig gegenüber …
Ich SELBST bin absichtslos gegenüber …
Ich SELBST bin nicht manipulierend gegenüber …
Ich SELBST bin nichts Besseres, jedoch etwas anderes als meine Teile.
…
Ich SELBST und meine Teile gehören zu einem System …
Ich SELBST erfahre mich an den Teilen …
Ich SELBST bin nicht mit den Teilen identifiziert oder parteiisch, sonst verliere Ich SELBST meine Führungsqualitäten gegenüber den Teilen …
Ich SELBST kann in Verbindung treten zu meinen einzelnen Persönlichkeitsanteilen, eine Beziehung zu ihnen herstellen wie auch die Persönlichkeitsanteile ihrerseits zu mir SELBST eine Beziehung eingehen können …
Ich SELBST kann meine Teile wahrnehmen, spüren, erleben …
Meine Teile können mich SELBST wahrnehmen, spüren, erleben …

Die folgenden Schaubilder können Ihnen plastisch eine Idee geben, wie sich verdeckte, identifizierte, polarisierte oder freie Teile und wie sich ein verdecktes Selbst oder ein freies SELBST zeigen.

9

SELBST und Persönlichkeitsanteile voneinander unterscheiden

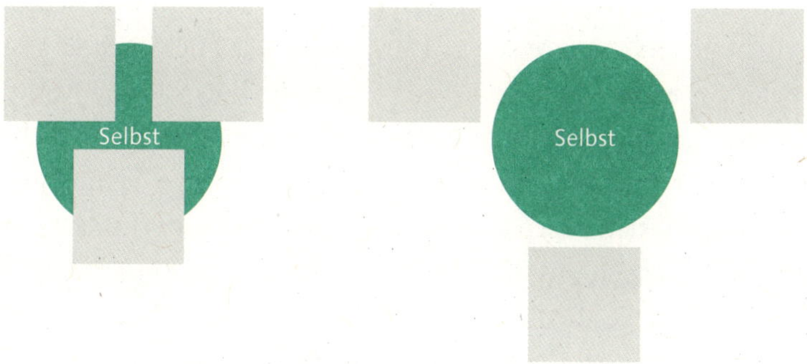

Schaubilder 3a und 3b: Das verdeckte und das freie Selbst

Das SELBST steht in Beziehung zu den Teilen, die Teile stehen in Beziehung zum SELBST. Indem wir SELBST und Persönlichkeitsanteile voneinander abgegrenzt wahrnehmen, unterscheiden wir, wer in uns genau ist es, der sie betrachtet? Nehmen wir sie aus SELBST-Qualitäten heraus wahr oder aus dem Blick eines anderen Teiles unserer Innenwelt, eventuell eines bewertenden Teils? Wenn sie uns aus unserem eigenen Innenleben bekannt sind, dann können wir sie an und in uns genau wahrnehmen, sie körperlich spüren, wahrnehmen, was und wie sie sich fühlen, was sie denken, was sie tun, welche innere Haltung sie haben, wie alt sie sind und wie sie sich verhalten. Wir können von ihnen erfahren, was und wofür sie arbeiten und wie es ihnen dabei geht. Und gar nicht selten fühlen wir uns körperlich und mental genauso wie sie, sehen dann auch so aus und handeln wie sie. Ja, es fühlt sich so an, als seien wir die Perfektionistin, der Schlamper, der Organisator und die Chaotin, der Kritiker und die Schönrednerin, der Streber und die Faule und so weiter. Dann sind wir identifiziert mit diesem Persönlichkeitsanteil und haben keinerlei Abstand zu ihm, wir sind verschmolzen. Eine Bewusstwerdung, dass jede*r mehr ist als die Summe ihrer/seiner Teile, kann uns wieder zu dem Abstand verhelfen, der für einen Kontakt zwischen SELBST und Teilen notwendig ist. Ohne diese kleine Distanz wäre keine Zuwendung zu dem Teil möglich. Es macht einen Unterschied, ob ich sage, ich bin wütend, ärgerlich, genervt, gestresst oder: Ein Teil von mir ist wütend, ärgerlich, genervt, gestresst etc. Dann kann ich mich meiner gestressten Seite zuwenden und ihr vielleicht zu mehr Entspannung verhelfen.

Manchmal sind wir (wer in uns?) erfreut, mal genervt (auch hier: wer?) von der Vielfältigkeit im Inneren. Auch in einer Sympathie oder Ablehnung mit den Teilen sind wir aber identifiziert bzw. polarisiert mit ihnen. Wir schlagen uns dann auf eine Seite, die uns ein bisschen näher ist, oder lehnen die ab, die wir ein bisschen weniger mögen. Wenn das – auch nur unbewusst – geschieht, ist keine freie Sicht von uns SELBST auf die Teile und umgekehrt keine Wahrnehmung von den Teilen zu uns SELBST möglich. Jede Identifizierung mit einem Teil führt schnell zu Polarisierungen. Der Gegenspieler des Teils, mit dem wir identifiziert sind, wirft starke Kräfte in die Waagschale, um zu überzeugen. Er fühlt sich nicht von uns SELBST gesehen, sondern nur durch den Teil. Die Lösung besteht darin, aus der Identifikation auszusteigen und sich beiden Seiten gleichermaßen von sich SELBST aus zuzuwenden. (Siehe Schaubild 4 und weiter unten Polarisierungen und Schaubild 5.)

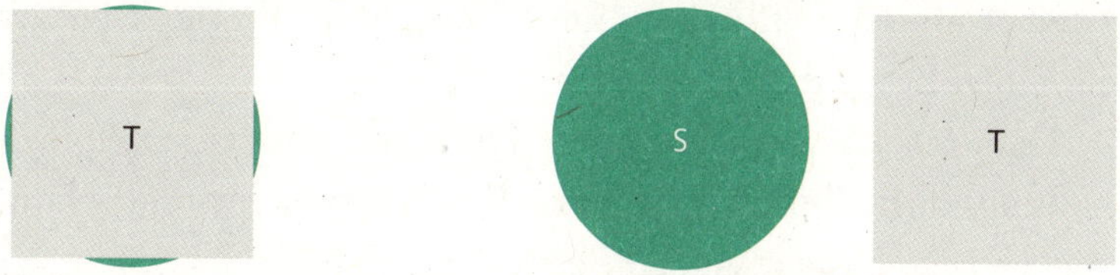

4a: Teil ist mit SELBST identifiziert, Teil kann SELBST nicht wahrnehmen

4b: Abstand – SELBST nimmt Teil wahr, Teil kann SELBST wahrnehmen

Schaubilder 4a und 4b: (Des-)Identifikation von Teilen mit dem SELBST

Dem Selbst mehr Raum geben

Dies ist eine Voraussetzung für eine Begegnung von Ich-SELBST und Du-Teil. Die Teile können die SELBST-Qualitäten, wie das echte SELBST-Mitgefühl, erfahren, ihre Wirksamkeit spüren und durch sie heilen.

Die Teile kennen ihren Menschen SELBST oftmals nicht oder lassen dem SELBST mehr oder weniger Raum. Wir haben im IIFS die Möglichkeit, Teile zu bitten, dem SELBST mehr Raum zu geben. Wir können das SELBST nicht machen. Es ist da und wirkt – von selbst! Daher ist es eine der wichtigen Aufgaben in dieser Therapiemethode, SELBST und Teile zu entschmelzen, beide voneinander zu kristallisieren, um SELBST-Qualitäten und Wesenskern für die Teile erfahrbar zu machen. Wir können die Teile bitten, beiseitezugehen, etwas Abstand einzunehmen und ein bisschen Distanz zuzulassen. Nicht weil sie weggehen sollten, sondern damit sie ihre Person SELBST besser wahrnehmen kann – und sie ihren Menschen SELBST. Darin liegt der Sinn, SELBST von den Persönlichkeitsanteilen zu entschmelzen. (Zur Verdeutlichung für den etwas ungewöhnlichen Begriff »entschmelzen« sind vielleicht das englische »to unblend« oder das französische »désamalgamer« hilfreich. Bei »to unblend« stelle ich mir vor, das SELBST ist wie durch einen Schleier verdeckt, ich ziehe ihn beiseite und das SELBST wird wahrnehmbar. Bei »désamalgamer« denke ich an die Zahnfüllung Amalgam, die aus mehreren Metallen miteinander zu einer Masse verschmolzen ist und stelle mir vor, wie sie wieder in ihre einzelnen Bestandteile zurückfinden.)

Dadurch, dass wir uns unsere Teile dank unserer ausgeprägten Vorstellungskraft alle leibhaftig vorstellen können, entsteht schon einmal eine winzige Distanz zu den Betrachteten.

In unserer Innenwelt reagieren unsere Teile ähnlich wie reale Menschen auf den Umgang mit ihnen. Werden sie ehrlich, wertschätzend, freundlich behandelt und können spüren, dass sie nicht manipuliert werden sollen, wenn sie also das echte Interesse der anderen Person wahrnehmen, dann werden sie eher dazu bereit sein, sich auf irgendeine Art des Kontaktes einzulassen. Sie werden uns SELBST vertrauen. (Auch hier bekommt das Wort Selbstvertrauen eine andere Nuancierung, wenn es sich um SELBST-Vertrauen handelt.)

Wir können ein Bewusstsein dafür entwickeln, ob wir sie aus uns SELBST heraus oder aus Teilen heraus wahrnehmen und ihnen dementsprechend aus uns SELBST oder aus unseren Teilen heraus begegnen. Wir werden es an der Reaktion unseres Gegenübers in unserer Innenwelt oder der Außenwelt merken. SELBST lädt SELBST ein und Teile triggern Teile.

Durch die Augen des SELBST betrachtet – der Sinn der Teile

Leichter fällt uns diese Arbeit, wenn wir davon ausgehen, dass alle Persönlichkeitsanteile irgendwann in unserem Leben (und somit auch im Leben von anderen Menschen) entstanden sind und dass sie in der Entstehungssituation sinnvoll waren. Wir können herausfinden, wann sie entstanden sind und wofür sie sich eingesetzt haben. Ursprünglich wollten sie für ihre Person etwas Gutes tun. Dass das heute vielleicht nicht mehr wirklich hilfreich oder effizient sein mag, steht auf einem anderen Blatt. Doch alle Teile willkommen heißen? Was kann man bitte an einem Suchtteil, einem destruktiven, selbstverletzenden oder suizidalen Teil auf den ersten Blick willkommen heißen? Wenn ich jedoch verstehe, dass auch diese zerstörerischen Feuerbekämpferteile zu den Beschützern zählen, die alles in der Welt tun würden, damit der alte Schmerz der Entwertung, Entwürdigung, körperlichen, sexuellen oder emotionalen Verletzung nie wieder spürbar wird, dann werden auch diese destruktiven Teile auf einmal plausibel. Wenn die einzige (unbewusste) Idee der Feuerbekämpfer etwas ist, wie Ruhe im Kopf zu bekommen, vor den im Inneren unaufhörlich grassierenden alten Szenen, hässlichen Bilder, negativen Kognitionen, schmerzhaften Körpergefühlen und widerlichen, ängstigenden, schwer erträglichen Gefühlen in die Dissoziation, die Selbstverletzung, die Sucht zu fliehen oder in den Suizid zu gehen, dann können wir SELBST dafür wahrlich ein Mitgefühl und Verständnis entwickeln. Wir können dem Feuerbekämpferteil als Erstes sagen, dass wir nun eine Ahnung davon bekommen haben und nachvollziehen können, aus welchen Gründen er diese schwere Arbeit tut und ihm für den Wunsch, schmerzhafte Gefühle von seiner Person abzuhalten, Wertschätzung und Dank zeigen. Allein dies wird ihn zumindest überraschen. Wir könnten ihm Hilfe anbieten und die Möglichkeit aufzeigen, dass es vielleicht auch noch andere Lösungen geben könnte, wie sein Mensch wieder zur Ruhe finden kann. Statt ihn aus einem Teil heraus zu verdammen, zu bewerten oder Angst vor ihm zu haben, können wir Respekt und Mitgefühl für die außerordentlichen Bemühungen und Qualen aufbringen, die er für das System unermüdlich leistet und trägt. So wird ihm vielleicht das erste Mal bewusst, dass er seine Arbeit für jemanden verrichtet und dass er außerdem ein Teil eines Systems ist. Mit dieser Sicht auf sich selbst (induziert durch die Sicht des SELBST im Therapeuten und/oder des Klienten) kann er einen kleinen Abstand zu seinem Menschen wahrnehmen. Aus der Haltung des SELBST der Therapeuten wird auch das SELBST des Klienten angeregt. Eine Kontaktanbahnung zwischen dem Klienten-SELBST und dem Teil, den der Feuerbekämpfer beschützt (ein Verbannter), wird erst dann möglich, wenn der Feuerbekämpfer Vertrauen zu seinem Menschen SELBST entwickelt hat.

Früher und heute

Die Teile sind aus diesen meist früheren, oft katastrophalen Situationen heraus wahrzunehmen, anzunehmen, zu verstehen und zu akzeptieren. Sie verdienen Respekt und Würdigung für ihre Mühe, ihre Arbeit und für das, was sie erlitten haben mögen. Diese Teile werden nicht abgewertet, sondern gewürdigt in ihrem damaligen Versuch, das System zu beschützen. Es nützt nichts, ihnen zu sagen, es ist vorbei, schau nach vorne. Dass es heute anders ist als damals, dieses Bewusstsein muss in ihnen erst reifen dürfen. Hierbei spielt das Vertrauen, das sie zu ihrem Menschen SELBST und zum Therapeuten SELBST aufbauen eine entscheidende Rolle. Erst wenn das Vertrauen in die Integrität des SELBST der Therapeut*in und der Klient*in gegeben ist, werden die Beschützerteile es erlauben, dass Therapeut*innen SELBST und Klient*innen SELBST zu den verbannten Anteilen gehen dürfen und mit ihnen Kontakt aufnehmen. Als Wächter möchten sie jedoch meist noch dabei sein und ihre etwaigen Bedenken äußern dürfen. Dass sich heute die grundlegende Situation geändert hat, ihnen heute Beistand und Hilfe von ihrem Menschen SELBST und/oder von den Therapeut*innen SELBST angeboten werden kann, ist eine neue Erfahrung. Oft sind die Teile und das System jedoch im früheren Szenario mental und körperlich festgefroren. Wenn sie heute mit den Methoden von früher das System weiterhin zu beschützen versuchen und dies nicht mehr effektiv oder zeitgemäß ist, werden sie hierzu freundlich befragt. Im Allgemeinen sind auch die Beschützer-Anteile froh, wenn ihr Mensch SELBST sie in ihren Bemühungen und Anstrengungen wahrnimmt. Auch wenn der Moment der Erkenntnis gekommen ist, dass die alte schwierige Situation nicht mehr real ist und sie diese Arbeit nicht mehr tun müssen oder erfahren, dass ihr Mensch SELBST jetzt besser schützen kann, sind die Teile froh, wenn sie trotzdem nicht »entsorgt« werden. Sind die Teile in ihren alten Rollen gesehen, gewürdigt und entlastet worden und sind sie überzeugt, dass heute ihre Arbeit nicht mehr denselben Sinn macht wie früher, können auch sie etwas entspannen und dem SELBST mehr Raum lassen. Sie können dann SELBST-Qualitäten an den Tag legen und die ihnen ursprüngliche, eigentliche und natürliche Aufgabe übernehmen. Sie freuen sich meist auch über die Frage, was sie denn eigentlich lieber tun würden, wenn sie die alte Arbeit nicht mehr machen müssten. Verbannte Teile kommen im Schutze des SELBST dann aus dem Dunkel des Kellers ans Licht. Häufig tragen sie kindliche Wünsche und körperliche Impulse, die damals verschüttgegangen sind. Diese wieder zu integrieren verhilft dem ganzen System nicht selten zu mehr Freude, Leichtigkeit und Kreativität. Sie vertrauen dann ihrem Menschen SELBST, dass er jetzt in der Lage ist, wesentliche Werte zu beschützen und das innere System weise zu führen.

Ein Beispiel von Verschmolzen sein und Entschmelzung: der Dauerkritiker

Der Dauerkritiker von Karl möchte, dass sein Mensch Karl niemals wieder von außen Kritik erfährt, die von dem kleinen Karl früher als so sehr vernichtend und entwertend erlebt wurde. Daher kritisiert er seinen Karl lieber selbst, meistens andauernd. Er arbeitet häufig mit anderen Teilen zusammen, zum Beispiel gerne mit einem Perfektionisten, der den Ansprüchen des Kritikers gerecht zu werden versucht. Beide legen die Latte immer höher, sodass es fast nie gelingt, dass beide zufrieden sind. Kritiker und Perfektionist schaffen unermüdlich ohne Ende. Sie sind ja auch antizipatorisch unterwegs, für den Fall, dass doch irgendjemand etwas an Karl auszusetzten haben könnte. Karl fühlt, dass er nicht mehr kann. Er ist komplett fertig! Die Ackerei seines Inneren Kritikers und seines Perfektionisten strengen ihn sehr an. Diese bekommen gar nicht mit, dass sie Karl mit ihrer permanenten Kritik und Optimierung zu einer andauernden Überforderung antreiben, seine Grenzen ständig übergehen und ihn in eine seine körperliche und psychische Gesundheit bedrohende Stresssituation hineintreiben. Bei Karl treten erste Symptome auf wie Schlafstörungen. Dabei sind mehrere polarisierte Teile am Werk, die miteinander verknäult sind: ein Teil, der nicht mehr schlafen kann, weil er sich nachts Gedanken macht, wie Karl noch schneller, besser, perfekter werden kann, und ein Teil, der dagegenhält, dass ihm nichts mehr einfällt, er nicht mehr kann (Karl bekommt Blackouts und Depressionen). Ein anderer Teil bekommt Ängste mit Herzrasen, dann ein Angsthasen-Teil Panik, dass Karl einen Herzinfarkt bekommen könnte. Der Kritiker dreht durch, dass so seine Vorgaben nicht mehr zu schaffen sind, auch er bekommt Herzrasen und schimpft weiter – kein Ende in Sicht! Der arme Karl! Der erwachsene Mensch Karl fühlt sich ähnlich angetrieben, schlaflos, ängstlich, depressiv, bekommt Herzrasen, fühlt sich unfähig und gleichzeitig beschimpft wie früher. Darunter liegt der kleine, junge, verzweifelte, hilflose Teil, der es schon damals dem Vater nicht hat recht machen können und sich von seinen Standpauken gedemütigt und vernichtet gefühlt hat. Das schmerzhafte Gefühl, sich wertlos und ungeliebt zu fühlen, breitet sich aus. Damit dies niemals wieder geschehen sollte, dazu war der innere Kritiker ja eigentlich angetreten. Genau das, was er hatte verhindern wollen, ist nun eingetreten, und er hat maßgeblich dazu beigetragen. Und er hat versagt. Jetzt fühlt sich der erwachsene Mensch Karl genauso wie damals als Kind: hilflos den inneren Anfeindungen ausgeliefert. Nur findet das jetzt alles in der intrapersonellen Welt mit den unterschiedlichen verinnerlichten, verbannten und diese beschützen wollenden Teilen statt. Alles auf einmal, mit allen den Teilen innewohnenden Gefühlen, Körperreaktionen, Empfindungen und Gedanken. Und der Dauerkritiker sorgt dazu noch für ein komplett mieses Selbstwertgefühl. Wen wundert es, dass in solchen inneren Multikonfliktsituationen Feuerbekämpferteile auftauchen, die nun zum sedierenden Alkohol oder zu härteren Drogen greifen, um endlich einmal Ruhe in diesem inneren Hexenkessel zu haben? Sie können so weit gehen, dass sie Karl, von dessen Wertlosigkeit ein Vater-Introjekt-Teil sowieso überzeugt ist, in den Suizid treiben.

Die Persönlichkeitsanteile untereinander arbeiten nicht selten auf den ersten Blick gegeneinander, oft kämpfen sie auch für eine gemeinsame Sache, zumindest sind sie von der gleichen alten Ausgangsposition überzeugt. Meistens ist ihr System in der Vergangenheit angesiedelt. Sie haben noch nicht mitbekommen, dass sich die Zeiten geändert haben. Für manche ist immer noch »vor dem Krieg«. Und sie agieren noch immer so, wie sie es ursprünglich zum Schutz ihrer jungen Person getan haben.

Entschmelzung: Kommt hier Karl SELBST ins Spiel, so können alle Anteile von ihm einzeln wahrgenommen, verstanden und bezeugt werden. Durch die jeweilige ernst gemeinte Wertschätzung und sein SELBST-Mitgefühl fühlen sie sich gesehen und verstanden, können sich im Kontakt mit Karl SELBST und seiner Atmosphäre verbinden, Vertrauen zu ihm entwickeln, ins Hier und Jetzt zu ihm kommen und sich ihrem wahren Charakter entsprechend wandeln. Dann haben die Teile erfahren, dass sie Karl SELBST vertrauen können und sich dieser Karl SELBST um den kleinen Jungen mit all seinen Anteilen kümmern kann und sich auch eventuell therapeutische Unterstützung dabei holt. Sie sehen, dass der erwachsene Karl SELBST mit all seinen Möglichkeiten sich in der Gegenwart letztendlich besser beschützen kann als es die angestrengten Beschützerteile heute jemals tun können. Erst dann wagen sie es, sich zu entspannen. Und vielleicht verstehen sie, dass Karl nicht jede Kritik von außen auf sich beziehen oder sachliche mit persönlicher Kritik verwechseln muss. Karl kann wahrnehmen, dass der Kritik äußernde Mensch vielleicht aus einem Teil von sich heraus handelt und muss sich diese Kritik sich nicht zu eigen machen. Karl SELBST kann mit Kritik von außen nun anders umgehen als der kleine Karl mit der Kritik des Vaters. Und er verwechselt die aktuelle Kritik nicht mehr mit der seines Vaters. Er SELBST kann nun seine verletzten Teile beschützen und heilen. Dann trifft in der Zukunft nicht mehr jede kritische Bemerkung den kleinen Karl und seine Beschützer, weil Karl SELBST verantwortlich mit Kritik umgehen kann.

Umgang mit Polarisierungen im IIFS

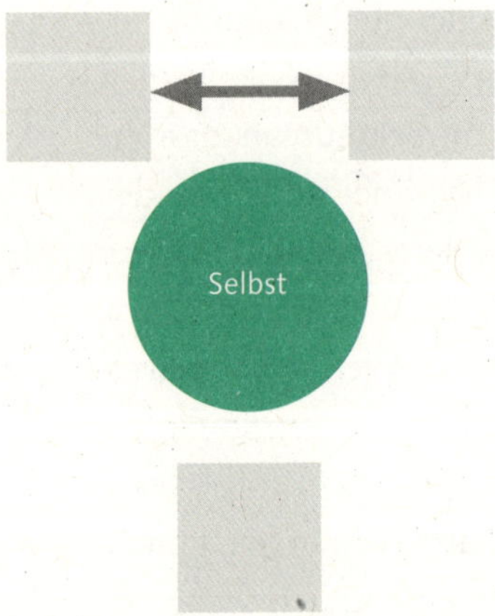

5 a: Zwei polarisierte Teile ohne Kontakt zum Selbst, kämpfen gegeneinander, wollen verbannten Teil schützen, Verbannter ist allein.

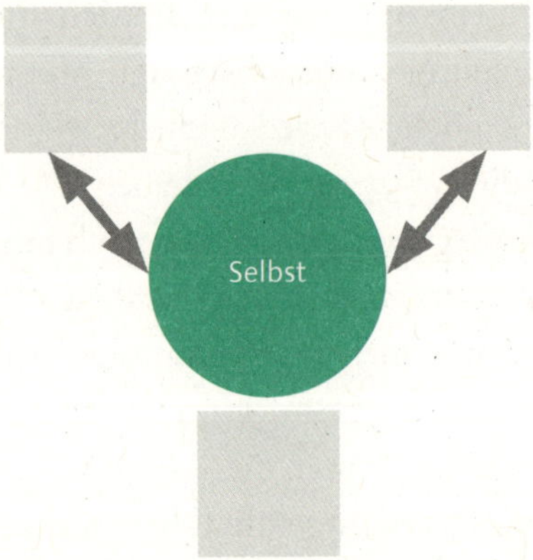

5 b: Selbst nimmt Kontakt zu polarisierten Teilen auf, Verbannter ist noch allein.

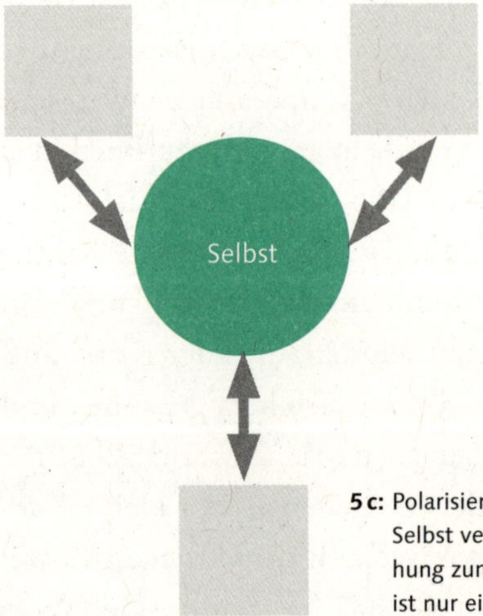

5 c: Polarisierte Teile im Kontakt mit dem Selbst vertrauen dem Selbst die Beziehung zum Verbannten an. Und – es ist nur ein Bild. Das SELBST sieht man nicht, es ist erfahrbar und erlebbar.

Schaubild 5: Umgang mit Polarisierungen im IIFS

Polarisierungen, innere Ambivalenzen und Konflikte stellen menschliche Grundprobleme dar. Wir Menschen fühlen uns selten mit dem entweder – oder zufrieden. In der tiefenpsychologischen Psychotherapie stellen die den Neurosen häufig zugrunde liegenden schweren Konflikte, wie etwa der Abhängigkeits-Autonomie-, der Nähe-Distanz- oder der Rivalitätskonflikt u. a.m. einen Fokus der Behandlung dar. Die mit den Konflikten einhergehende psychophysische Stressreaktion mündet in weitere Symptome. Gehen wir auf IIFS-therapeutische Weise an dieses Dilemma oder Multilemma an, stellen wir bei der Exploration der Teile fest, dass die vermeintlich sich ausschließenden, gegensätzlichen, sich widerstrebenden oder sich gar bekämpfenden Teile gar nicht selten ein und denselben verbannten Teil beschützen wollen. Dieser verbannte Teil trägt meist tief verwurzelte Lasten aus der eigenen Biografie oder der Familiengeschichte. Bei der Exploration der Geschichte der beschützenden Teile finden sich dementsprechend ebenfalls nicht selten existenziell wichtige Beschützerteile. Sie agieren dabei mitunter so heftig, dass ihr Mensch die ganze Zeit im Kampf mit ihnen beschäftigt ist, was ihn davon abhält, sich seinen Schmerzen oder seinen verwundeten Gefühlen zuzuwenden. Aus der neuen Perspektive des SELBST können beide Seiten der Ambivalenz, beide Pole oder Konfliktpartner von einer neuen, nicht bewertenden Warte aus, mit etwas Abstand, betrachtet werden. Beiden Seiten gleichermaßen Aufmerksamkeit zuteilwerden zu lassen, ihre ursprüngliche positive Absicht, ihre Leistung, ihre Geschichte zu verstehen, sie in ihrem Bemühen wertzuschätzen, öffnet ihnen die Augen für ihre eigentliche Absicht. Der vormalige Gegner erscheint dem anderen polarisierten Teil so vielleicht sogar als Kombattant für das gemeinsame Ziel. Auf alle Fälle verhilft ihm das Einsehen in die Beweggründe des anderen zu einer verständnisvolleren oder milderen Haltung. Der Gegner scheint auf einmal etwas weniger gefährlich. Hier ist die Gegenwart von SELBST die Bedingung, ohne die es nicht geht. Nur wenn die Person SELBST nicht mit dem einen oder anderen Teil auch nur ein bisschen mehr liebäugelt oder identifiziert ist, können beide Teile der Polarisierung im Wohlwollen und der Akzeptanz des SELBST baden. Das weitere Bezeugen und

Trost finden im eigenen Inneren eröffnet neue Perspektiven des Verstehens und der Dynamik. Die Art des Umgangs aus SELBST-Qualitäten heraus mit dem einen Teil der Polarisierung lässt den anderen Teil der Polarisierung aufhorchen. Beschützende Teile lernen so dem SELBST zu vertrauen und erlauben ihm dann die wohltuende Begegnung mit und die oftmals heilsame Beziehung zu den verbannten Anteilen. Es entstehen so Chancen für wirkliche Erfahrungen, Begegnungen, persönliche Entwicklungen, Wachstum und Chancen für Heilung, für die eigene Person und auch für diejenigen, die von uns SELBST behandelt oder mit uns SELBST zu tun haben werden.

Ein Beispiel für eine Polarisierung und was darunter verborgen liegen kann

Eine sehr talentierte, kluge und erfolgreiche Kollegin, nennen wir sie Karla, erlebte vor Präsentationen und Workshops wie auch im Privatleben körperlich so starke Ängste, die sie für diese Ereignisse nicht angemessen hielt. Sie entdeckte zunächst ein polarisiertes Teile-Paar: die Perfektionistin (Managerin) und einen sie massiv entwertenden Teil (Feuerbekämpferin). Bei der ausführlichen Exploration der Teile schilderten beide auf die Frage, was sie denn befürchten würden, wenn Karla mal nicht so perfekt wäre oder wenn die Entwerterin nachlassen würde, dass Karla dann wertlos, verloren und verlassen, ja ein Nichts sei. Auf die Frage, wie es ihnen mit dem Perfekt-Sein oder Entwerten ginge, berichteten sie, sich vorwiegend über ihre harten Anstrengungen zu spüren und lebendig zu fühlen und die darunterliegenden Gefühlszustände eines »Nichts« vermeiden zu wollen (beide). Auf die Frage, seit wann sie das denn kennen würden, sagten beide, seit der Schwangerschaft und Geburt von Karla, bei der es um nichts weniger als Leben oder Tod ihrer Mutter ging. Aber eigentlich auch schon länger. In der Familiengeschichte hatte es im Krieg und schon davor mehrere Todesfälle gegeben, die Generationen der Großeltern standen sich aufgrund von Religion, Politik und Weltanschauung feindlich gegenüber. Indem Karlas perfekter Teil es immer hundertfünfzigprozentig machen wollte, der Entwerterin aber nichts gut genug war, hielten beide Teile Karla in einem Zustand, der ihre ganze Energie forderte. Beide wollten das schreckliche Gefühl von ihr fernhalten, diese lebensbedrohlichen Gefühlszustände noch mal auszuhalten, die sie als Embryo und Säugling noch nicht einmal verstehen konnte und die sich später körperlich in Form von somatischen Stressreaktionen manifestierten. Gleichzeitig wollte das polarisierte Paar ihr das Gefühl von Kontrolle und in Ordnung sein verschaffen, wenn sie sich nur genug anstrengen würde und perfekt wäre. Es war dem widersprüchlichen Polarisierungs-Paar vorher nicht klar, dass sie sich für dieselben Ziele einsetzten – und sie waren überrascht und erleichtert, als sie dies merkten. Letztlich ging es der Perfektionistin oder Entwerterin bei jeder neuen beruflichen Aufgabe oder privaten Herausforderung gefühlt und unterbewusst immer um das Thema: Alles oder nichts, Leben oder Tod, Frieden oder Krieg. Und darum, die dazugehörigen Gefühle zu vermeiden. Dass das Karla so stresste, weil dadurch der somatische Stress von früher immer mitaktiviert wurde, das war ihnen auch neu.

Im Alltag sich zeigende polarisierte Teile:
Perfektionismus ⟷ Entwertung

Darunter liegende Polarisierungen:
Alles ⟷ Nichts
Leben ⟷ Tod
Frieden ⟷ Krieg

Seit die polarisierten Anteile die Kollegin SELBST erlebt haben und sie in guter Beziehung zu ihnen steht, haben diese ihr die verbannten Anteile anvertraut, von denen sie nie wieder wollten, dass Klara mit ihnen in Kontakt kommt. Sie sind bei Klara SELBST nun gut aufgehoben, sind jetzt entlastet und können bei ihr mit den neu eingeladenen Eigenschaften wie Mut und der Erfahrung, dass sie schon wesentlich Schlimmeres überlebt hatte, im Hier und Jetzt leben. Wenn die Ängste auftreten, können sie Klara SELBST erfahren. So hat Klara mittlerweile nur noch das normale Lampenfieber vor einer Präsentation. Die somatischen Stressmarker aus dem früheren Themenbereich Leben oder Tod konnten sich im Wirkungskreis von Klara SELBST beruhigen. Klaras ehedem polarisierten Teile müssen nun nicht mehr für früher kämpfen, sondern können ihrer Klara SELBST vertrauen, dass sie sich auch in aufregenden Situationen gut regulieren kann.

Dieses Beispiel zeigt eindrücklich, was sich alles unter Polarisierungen verbergen kann. Heftig polarisierte Teile sind meistens sehr, sehr gute Beschützer, und die nun Verbannten waren ehedem sehr in Not. Eine Überflutung mit den dazugehörigen Gefühlen hätte das damalige kindliche System überfordert oder zu Sanktionen oder Unverständnis von außen geführt. Daher haben die Beschützer es »lieber« in den Keller der Verbannung geschickt, wo es natürlich nicht hingehört und nach draußen strebt. Auch noch so guten Beschützern gelingt es oftmals nicht, die »alten« somatischen Stressmarker zu unterdrücken. Im Gegenteil schaffen sie durch den Druck, den sie erzeugen, gepaart mit der Angst zu versagen, neuen realen Stress. Der neue Stress triggert alten, posttraumatischen Stress und fühlt sich genauso an. Dessen sind sich die polarisierten Teile jedoch nicht bewusst.

Wenn die Therapeut*innen neugierig darauf sind, was sich hinter den Polarisierungen alles verbergen kann, dann werden sie mit den Beschützeranteilen sehr achtsam umgehen, ihnen sehr genau zuhören und die körperlichen feinen Reaktionen der Klient*innen mit allen Sinnen wahrnehmen. Hinter der vermeintlich gleichen Polarisierung wie Perfektionismus-Entwertung kann bei jedem Menschen eine individuelle Geschichte mit unterschiedlichsten tieferen Polarisierungen stecken. Auch deswegen empfiehlt es sich, mit den Klient*innen auf ihre Entdeckungsreise zu gehen und dem therapeutischen Dr. Allwissend eine Runde auf dem Sofa zu gönnen. Oder ihn mal zu fragen, seit wann es ihn denn gibt im Therapeut*innen-Dasein und was er denn Gutes will.

Selbstähnliche Teile

Selbstähnliche Teile heißen im IFS Pseudoselbst – und genau so werden sie vom eigenen System und von anderen Menschen behandelt. Nämlich aus einem anderen Teil heraus, vom Gegenüber als nicht ganz echt wahrgenommen, vielleicht mit einer negativen oder sogar abfälligen Haltung. Man hat als Gegenüber ein komisches Gefühl, dass irgendetwas nicht ganz stimmt, kann es aber gar nicht so genau an etwas festmachen. Es ist nur unterschwellig spürbar, dass diese Selbstähnlichen Teile der Person »so tun als ob«. Und es ist ja klar, sie tun so, als seien sie wir (Individuen) selbst. Und davon sind sie fest überzeugt. Selbstähnliche Teile erscheinen nicht selten sehr engagiert, fast perfekt. Daher meinen sie, sie müssten sich immerfort bemühen. Und das genau ist wiederum ein Problem. Da sie ja immer eine Rolle spielen, so zu tun, als ob, gut dazustehen, die Kontrolle haben zu wollen u. a.m., ist alles für sie sehr, sehr anstrengend. Eine weitere Schwierigkeit bei den Selbstähnlichen Teilen kann sein, dass sie es sehr schwer haben, anderen zu vertrauen. Auch die anderen vertrauen ihnen nicht richtig. Menschen mit einem großen Selbstähnlichen Teil werden sich oft recht einsam fühlen. Aber irgendwie fühlt man sich auch nicht richtig wohl in ihrer Gegenwart. Nicht selten geht von ihnen eine gewisse Kühle, Überheblichkeit oder subtile Kontrolle aus. Menschen mit einem großen Selbstähnlichen Teil sind im Umgang leicht distanziert, man bekommt so keinen richtigen Kontakt zu ihnen, so als wäre etwas zwischen ihnen und der anderen Person, die wie in eine hauchdünne Plastikfolie eingehüllt erscheint. Die Menschen in der Umgebung verhalten sich oftmals auch distanziert, sind uninteressiert, genervt oder abgeturnt von der scheinbaren Unnahbarkeit dieser

Person. Und genauso geht es im inneren System dieses Menschen zu: Seine Teile bekommen keinen richtigen Kontakt zu dem Selbstähnlichen Teil, sie vertrauen ihm nicht. Der tut sein Möglichstes, strengt sich an, es so gut wie das SELBST zu machen, doch es will ihm nicht gelingen. Selbstähnliche Teile in der Innenwelt versuchen alles zu tun, es richtig zu machen, bemühen sich vielleicht sogar, dass diese Riesenanstrengung im Außen nicht einmal bemerkt wird. Und sie sind noch nicht in Kontakt mit dem echten SELBST gekommen. Welches Gefühl empfinden wir für diesen Teil?

Spricht man Klient*innen darauf an, dass es ein Teil von ihnen ist, der meine, er sei sie SELBST, wehrt sich dieser Teil nicht selten vehement; er ist ja gerade davon felsenfest überzeugt. Die Heftigkeit, mit der er sich selbst verteidigt, triggert wiederum bei den Therapeut*innen gerne Teile, die es besser wissen oder die sich hinters Licht geführt fühlen. Sie tun jedoch besser daran, nicht aus diesen Teilen heraus zu reagieren, das wird für beide frustrierend enden. Hier möchte ich nochmals auf die Unbewusstheit dieses Teils hinweisen. Er agiert nicht so, weil er mit Absicht etwas verheimlichen will, sondern weil er etwas Essenzielles zu beschützen hat. Wenn mit ihm aus echten SELBST-Qualitäten heraus umgegangen wird, besteht die Chance, dass auch ihn das berühren kann. Im IIFS haben wir die Möglichkeit, mit Teilen zu verhandeln und sie einzuladen, ob sie etwas Neues ausprobieren wollen. Dies gelingt nur, wenn die verhandelnden Manager-Teile der Therapeut*innen mit ihrem SELBST verbunden sind.

Der im Original-IFS als Pseudoselbst bezeichnete Teil ist ein Persönlichkeitsanteil, den wir wie alle Teile willkommen heißen können. Er sollte mit der gleichen Wertschätzung bedacht werden wie alle anderen Teile, und im Besonderen für seine unglaublich komplexen Leistungen und für das Gute, das er dem System tun wollte und getan hat, Anerkennung finden. Aus diesem Grund ziehe ich es in der IIFS vor, den Begriff des Pseudo-Selbst zu ersetzen durch den Ausdruck »Selbstähnlicher Teil«, damit ihm nicht von Anbeginn der misstrauische Unterton des Teils, mit dem man beim Pseudoselbst schnell identifiziert ist, entgegenschlägt. Dieser im »Pseudo« implizite misstrauische Teil ist jedoch genauso wichtig, wertgeschätzt zu werden, denn er erkennt ja, dass der Selbstähnliche Teil nicht das SELBST ist und nur so versucht zu tun als ob. Mir ist diese Trennung wichtig, um dem Selbstähnlichen Teil vorurteilsfrei begegnen zu können.

Wenn es nicht ganz klar ist, ob es sich um das SELBST oder einen Selbstähnlichen Teil handelt, gibt es ein wesentliches Merkmal, an dem ein Selbstähnlicher Teil vom SELBST zu unterscheiden ist: Kann ich (oder der andere) das SELBST sehen? Das echte SELBST kann ich (oder der andere) nicht sehen, den Selbstähnlichen Teil schon. Ich kann also die Klient*innen fragen, ob sie sich dabei sehen können, was »ihr Selbst« so alles tut. Antworten sie mit Ja, dann weiß ich sicher, es handelt sich um einen Teil. Die andere Frage könnte sein, ob ihre Teile ihr »selbst« vertrauen. Wenn ein Nein die Antwort ist, auch dann kann ich mir sicher sein, es handelt sich nicht um das echte SELBST.

An dieser Stelle möchte ich auch die Selbstähnlichen Therapeut*innen-Teile erwähnen. Sie strengen sich nämlich auch ziemlich an, eine gute IIFS-Therapie hinzulegen, machen dabei aber die gleichen Erfahrungen wie der oben beschriebene Selbstähnliche Teil: Die Teile der Klient*innen und ihre eigenen vertrauen den Therapeut*innen weniger und die Therapie geht nicht voran. Die IIFS-Therapeut*innen wenden auch während einer Therapie den SELBST-Teile-Körper-Detektor für sich selber an, um möglichst SELBST-geleitet zu arbeiten oder mit den Therapeut*innen-Teilen, die in guter Verbindung zu ihnen SELBST stehen und nicht aus der eigenen Biografie belastet sind.

Auch sollten in diesem Zusammenhang die beruflichen Rollen benannt werden, die, wenn sie nicht mit dem SELBST desjenigen Menschen, der diese Rolle erfüllt, verbunden sind, diesen Menschen mehr anstrengen und ihn weniger Freude bei der Erfüllung dieser Rolle erleben lassen als wenn sie mit seinem SELBST verbunden sind. »Spielt« dieser Teil des Menschen diese Rolle sehr lange, wird es ein Gefühl von Hohl-Sein hinterlassen und nicht selten in einen Burnout münden. (Mehr zu diesem Thema im Kapitel über die Professionelle SELBST-Fürsorge.)

Das verleiblichte SELBST – und der Zusammenhang mit Selbstähnlichen Teilen

Das Grundproblem bei der Entstehung des Selbstähnlichen Teils liegt darin, dass in diesem Fall das echte SELBST meist nicht oder nur wenig verleiblicht ist. Es hat noch keine spürbare, erlebbare Repräsentanz im beseelten Körper gefunden. Wenn das SELBST nicht oder wenig verleiblicht ist, wurde es von Teilen in bedrohlichen Situationen entweder »außer Haus« geschafft, um das SELBST zu beschützen, oder die Körperlichkeit und die damit verbundenen Gefühle wurden in die Verbannung geschickt. In dem Fall hat der Mensch entweder durch traumatische oder dramatische lebensgeschichtliche Ereignisse, ein Bindungstrauma oder eine dem Körper nicht liebevoll zugewandte, elterliche Fürsorge diesen Selbstähnlichen Teil entwickelt, der ihm beim Überleben zwar sehr gut geholfen hat, ihn jedoch nie wirklich den Kontakt eines nährenden SELBST hat erfahren lassen. Weitere wesentliche Hintergründe für die Entstehung von Selbstähnlichen Teilen kann eine körperfeindliche oder körpervernachlässigende Einstellung der Eltern sein. Als kleines Wesen ist das Kind auf ein die körperlichen und emotionalen Bedürfnisse wahrnehmendes, resonantes Gegenüber angewiesen, das sich dem Kind zuwendet und es in seinen wesentlichen Lebensäußerungen spiegelt. (Siehe dazu das Kapitel über Körperpsychotherapie und den Abschnitt über »SELBST und Körper«.) Eine minderentwickelte Fähigkeit, Gefühle und Körperempfindungen miteinander zu verbinden, wird dem Menschen die Verleiblichung des SELBST erschweren. Auch durch frühe verstörende Erfahrungen sind Menschen oftmals nicht in der Lage, Vertrauen in ihren Körper zu entwickeln. Erleben sie Gewalt an ihrem Körper, machen Teile nicht selten den Körper dafür verantwortlich, nicht die Gewalt anwendenden Personen. Übernommene Erfahrungsmuster voriger Generationen, Ablehnung der sexuellen Identität, die Art der Bindung u. a. m. kann ebenso dazu beigetragen haben, dass sich der Mensch nicht mit seinem Körper hat anfreunden können. Der Selbstähnliche Teil hat sich oftmals zu einer starken Persönlichkeit entwickelt, der eine ganze Reihe weiterer Teile in seine Dienste gestellt hat und sich als Chef dieser Teile fühlt, die unter seiner Leitung sehr gut funktionieren können. Er hat einen Überblick über das Geschehen und kann die anderen sehr fein wahrnehmen. Hier sind auch parentifizierte Teile zu finden, die sich um die ihren Aufgaben nicht nachkommenden Eltern gekümmert haben, weil ihnen dies vielleicht ein bisschen Anerkennung und Dazugehören in ihrem Leben brachte, auch wenn sie dadurch ihre Kindheit verpassten. Von dem vernünftigen Selbstähnlichen Teil wurden die spielerischen, kindlichen, körperlich erfahrbaren und mit Gefühlen verbundenen Teile in die Verbannung geschickt.

Die Selbstähnlichen Teile sind so sehr mit ihrer Person identifiziert, dass sie wirklich glauben, sie seien das SELBST dieser Person. Sie können gar nicht spüren, dass da noch jemand anderes sein könnte. So wenig sind sie in ihrer Geschichte in den Genuss der Erfahrung eines SELBST von außen gekommen, das sie hätten internalisieren können, oder gar mit ihrem eigenen inneren SELBST. Überhaupt ist Spüren und Fühlen für Selbstähnliche Teile nicht so einfach. Sie verlassen sich da lieber auf ihren oftmals brillanten Verstand. Sie wissen, dass eine offene und neugierige Haltung gute Auswirkungen haben kann, dass eine gelassene Haltung besser ankommt als eine aufgeregte, dass gewaltfreie Kommunikation eine gute Sache ist, und wenn sie IFS gelernt haben, dann wissen sie es auch anzuwenden. Nur – und das ist ein Problem – ihre anderen Teile und auch andere Menschen trauen ihnen nicht recht über den Weg.

In der therapeutischen Situation gehen wir nach allen Regeln der IIFS mit ihnen um, wie mit anderen Teilen. Wir versuchen, Diskussionen um »das wahre SELBST« nicht auszulösen. Wichtige Schritte sind: als Therapeut*in bei sich SELBST bleiben, ein SELBST-Qualitätsgefühl für den Selbstähnlichen Teil zu entwickeln und die Klient*in auch dazu anzuleiten. Die Arbeit des Selbstähnlichen Teils wertschätzen. Ein weiterer wichtiger Schritt ist, das SELBST zu verleiblichen, damit die Klient*in die Qualitäten des SELBST überhaupt physisch und mental erleben kann.

Beispiel: Karl und die Fortsetzung von der Geschichte

Karls selbstfürsorgender Selbstähnlicher Teil hat gemerkt, dass es so nicht weitergeht und sich mithilfe seines Perfektionisten einen wunderbaren Freizeit-Entspannungs-Bewegungs-Ernährungs-Therapie-Parcours zusammengestellt. Er hat zudem noch lauter Wellnessangebote herausgesucht, die Karl Freude machen könnten. Karl lernt auch, sich ein wenig zu entspannen, die Bewegung und das neue Essen tun ihm gut, aber irgendwie ist er immer noch gestresst. Er hat sogar eine Therapie angefangen und etwas über seine Teile gelernt, aber irgendwie kommt er nicht mit ihnen in Kontakt. Karl ist fest davon überzeugt, er sei er SELBST.

Der Kontakt eines Teiles zum Selbstähnlichen Teil oder vom Selbstähnlichen Teil zu einem anderen Teil unterscheidet sich deutlich und spürbar vom Kontakt eines Teiles zum SELBST und vom Kontakt des echten SELBST zu einem Teil. Hier können wir durch die Reaktionen der Teile recht einfach unterscheiden, ob es sich bei Karl um einen Selbstähnlichen Teil handelt; zu ihm haben die anderen Teile einfach nicht dasselbe Vertrauen, wie sie es zu dem echten SELBST in Karl hätten. Das echte SELBST braucht nämlich keine Kraftaufwendung, wenn es sich zuwendet, weil es einfach präsent ist – und das kostet keine Kraft. Es macht nicht, es ist einfach da. Die Wirkung des SELBST entfaltet sich »von selbst«. Und Karls Selbstähnlicher Teil strengt sich mächtig an und tut und schafft. Er bemüht sich um die Teile, versucht Karl Gutes zu tun, für die Teile da zu sein, sie zu verstehen, ihnen zu helfen und für sie zu sorgen – und trotzdem reagieren die Teile nicht auf ihn. Es strengt Karl an. Er ist erschöpft und frustriert. Vielleicht stöhnt er nun über den Freizeitstress oder darüber, dass sich trotz der Umstellung und der Therapie nicht die erwünschte innere Ruhe einstellt.

Lauter Gründe, dem Selbstähnlichen Teil von Karl aus vollem Herzen, mit Mitgefühl und Verständnis zu begegnen. Vielleicht ist es das erste Mal, dass der Selbstähnliche Teil sich so mit Respekt beachtet fühlt und die Chance hat, diese SELBST-Qualität zu erleben. Wenn hier keine spürbare Resonanz eintritt, geht es um eine Wieder-Verleiblichung des verbannten Anteils oder des ausgelagerten SELBST, die unter der Anwendung der körperpsychotherapeutischen IIFS gelingen kann.

Selbst und Teile körperlich, mental und geistig wahrnehmen und unterscheiden

SELBST-Qualitäten und Teile können wir körperlich wie mental und manchmal auch geistig wahrnehmen und unterscheiden. Eine achtsame tägliche Wahrnehmungspraxis, einen nicht bewertenden, nur registrierenden SELBST-Körper-Teile-Detektor, der parallel stets mitläuft, ist dazu hilfreich. Wir können hinspüren und wahrnehmen: Sind wir eher bei uns SELBST oder in Teilen unterwegs?

Körperlich ist das wahrnehmbar an unserer Gestik, Mimik, Stimmlage und -qualität, an unserer Haltung, am Muskeltonus, am Ausdruck, an der Bewegung, wie wir aus den Augen schauen, an unserm Lächeln, an der Betonung und Auswahl der Worte, u. a.m. Vielleicht haben Sie in der Übung »SELBST und TEILE im Körper wahrnehmen« schon einen Eindruck davon bekommen?

- Mental gibt unsere Stimmungslage, die Atmosphäre, die wir verbreiten, und wie wir uns fühlen, Information über unseren Seins-Zustand. SELBST-Qualitäten und Teile sind zusammen mit der Stimmung auch gleichzeitig körperlich wahrnehmbar.
- Geistig, wenn wir ein Gefühl des Da-Seins, der tiefen Verbundenheit und Dankbarkeit, des Fließens von Energie, Licht oder Herzenswärme verspüren u. a.m.; auch das fließt wahrnehmbar durch unseren Körper.

- Wenn wir Teilen bei uns oder bei anderen begegnen, können wir sie aus einer SELBST-Haltung heraus wahrnehmen und sie im Team willkommen heißen. Und wenn ein Teil das nicht möchte und Ablehnung verspürt, dann können wir SELBST diesen Teil bemerken und uns ihm jetzt oder später zuwenden. Wenn sich Teile ganz unserer SELBST bemächtigt haben oder ein Teil von uns mit ihm identifiziert ist, dann können wir auch das wahrnehmen, und die Teile bitten, einen kleinen Schritt beiseitezutreten und uns etwas Luft zu lassen. Nicht, weil sie weggehen sollten (das wünscht vermutlich ein Teil), sondern weil wir SELBST dann besser wahrnehmen können, wenn sie nicht mit uns SELBST verschmolzen sind.

Wenn wir diese innere Haltung aus den SELBST-Qualitäten erkennen, in uns wahrnehmen, sie von unseren Persönlichkeitsanteilen unterscheiden, und es uns gelingt, von dieser Basis aus zu leben und zu arbeiten, dann sparen wir nicht nur unendlich viel Zeit und Kraft. Es fällt dann sehr viel leichter, im Hier und Jetzt da und präsent zu sein. Wir spüren genau den Unterschied, ob wir mit viel SELBST arbeiten, denn dann fällt uns die Arbeit leicht, wir sind nicht angestrengt. Oder ob ein Arbeitstier oder ein Therapeut*innenteil in uns ackert, dann sind wir am Abend eher müde und kaputt. Das Ergebnis unserer Arbeit wird zudem deutlich effektiver sein, wenn wir mit mehr SELBST am Werk sind. Das geht allen so, die den Unterschied erlebt haben. Denn noch mal: SELBST lädt SELBST ein. SELBST ist unangestrengt und hat wenig Absichten, es will nicht so viel. Und Teile triggern Teile.

Sind Sie noch ein bisschen neugieriger geworden? Ich hoffe es sehr, dass Sie durch das Lesen dieses Buches immer mehr ein Gespür dafür entwickeln werden, wie sich bei Ihnen die SELBST-Qualitäten und Persönlichkeitsanteile bemerkbar machen. Denn auch Ihnen wünsche ich, dass Sie Ihre Arbeit leichter, freier, SELBST-bestimmter und daher mindestens genauso gut wie bisher machen können – und dass Ihre Teile dafür weniger Kraft aufwenden müssen. Wenn wir uns in den Kapiteln über die therapeutische Haltung der professionellen SELBST-Fürsorge und den Beispielen zuwenden, werden Sie noch mehr Einblick bekommen.

Vielleicht haben Sie noch mal Lust auf eine kleine, meditative Übung?

Sie können sich den folgenden Text auch aufsprechen und sich dann von Ihrer eigenen Stimme anleiten lassen. Dabei spüren Sie schon mal, ob sich die Übung für Sie so auch stimmig anfühlt. Bitte lassen Sie zwischen den Sätzen genügend Zeit, im Text finden Sie dafür das Pausenzeichen …

Ich leite Sie erst zu einer kleinen Atemübung an, mit der viele Meditationen beginnen, und dann zu einer kleinen Reise, die wie ein Urlaub sein kann, jederzeit durchführbar und komplett ohne CO_2-Belastung. Ich verwende in dieser Übung das Du, da Sie sich ja selbst vermutlich nicht mit Sie ansprechen.

Übung: Meditation SELBST und TEILE im Körper wahrnehmen

Sorge dafür, dass du die nächsten 30 Minuten nicht von außen gestört wirst. Mach es dir bequem im Sitzen oder Liegen, schließe die Augen oder halte sie auf einen Punkt im Raum zentriert, der dich nicht ablenkt. Sorge dafür, dass dein Atem frei fließen kann, nicht eingeengt ist von engen Kleidungsstücken.

Dann lade ich dich ein, deinem Atem für einige Atemzüge zu folgen, seinem natürlichen Rhythmus des Ein- und Ausatmens … du musst gar nichts tun … nicht bewerten, ob du es richtig machst, einfach da sein, … wahrnehmen, wie er kommt und wie er wieder geht … ganz von selbst …

Vielleicht stimmt es für dich, einfach nur deinem Atem zu folgen …

Vielleicht wirst du neugierig, was alles du an diesem deinem Atem wahrnehmen kannst … woher er sich schöpft, … wo du ihn zu allererst spürst … wohin er sich ausbreitet … Welche Körperstrukturen er bewegt …

Und dann spür mal nach, wie sich das jetzt in deinem Körper nach einigen Atemzügen des Wahrnehmens anfühlt …

Und wenn du magst, spür den Kontakt, den dein Körper mit der Unterlage, dem Boden, dem Stuhl oder was auch immer hat, … wo du Gewicht abgeben kannst … und spürst, wie die Erde dich trägt und die natürliche Schwerkraft dich hält auf jedem Platz auf der Welt, an dem du bist …

Welches Gefühl hast du gegenüber dieser Selbstverständlichkeit? … Und wenn so etwas wie Freude, Dankbarkeit, Erstaunen auftaucht, dann spüre in deinem Körper nach, wie sich das anfühlt …

Du kannst dort verweilen oder meiner Einladung folgen zu einer kleinen Reise an einen Platz in der Natur, wo auch immer … Vielleicht in den Bergen, am Meer, im Wald, auf der Wiese, an einem See oder Fluss, in der Sonne, am Strand, im Schnee oder im Regen, auf der Erde, im Wasser oder in der Luft oder wo auch immer … Ein Platz, an dem du dich schon einmal so richtig selbstverständlich bei dir gefühlt hast, wo du sein konntest, wie du bist und sich dir das Herz geöffnet hat. …

Vielleicht bist du schon da. …

Und wenn nicht, dann entsteht so ein Ort vielleicht gerade jetzt … und lass dir Zeit, wo immer es dich auch hinführt …

Und wenn du gerade woanders mit deiner Wahrnehmung bist, dann entweder das, was sich einstellt, für einen Moment beiseitestellen … oder verweile dort … wie es sich stimmig für dich anfühlt … irgendetwas Wahrnehmbares in dir wird sich zeigen.

Und wenn sich ein Ort eingestellt hat oder wo du auch immer gerade bist, spür nach, wo in deinem Körper du die Verbindung zu diesem Ort wahrnehmen kannst … Wenn du magst, kannst du gerne meinen weiteren Anregungen folgen. Oder dort verweilen, wo du gerade bist …Vielleicht bist du neugierig geworden oder interessiert, was du jetzt verbunden mit diesem Ort alles mit deinen Sinnen und deinem Körper in deiner Innenwelt wahrnehmen kannst?

Was spürst du?…
Was hörst du? …
Was siehst du? …
Was fühlst du? …

Was riechst oder schmeckst du? …
Welches Gefühl hast du jetzt gerade diesem Fleckchen Erde gegenüber oder zu dem, was du sonst wahrnimmst?

Wo und wie spürst du das jetzt gerade in deinem Körper?

Und wenn das irgendwie eine Qualität von Raum, von Öffnung, von Freude, Herzenswärme, Dankbarkeit, Liebe, Ruhe, Gelassenheit, Verbundenheit hat, du dich ganz bei dir, präsent oder in deiner Mitte fühlst, oder eine Energie verspürst, vielleicht ein Kribbeln, ein Pulsieren, dann verweile dort und lass diese Empfindungen zu …

Du kannst dort bleiben … und, wenn es sich stimmig für dich anfühlt, meinen weiteren Anregungen folgen.

Du kannst einen kleinen Bodyscan durch deinen Körper machen, und mit deiner Achtsamkeit sein im Gesicht … auf der Haut … im Körper drinnen … im Herzen … in den Muskeln … an den Armen, den Händen … den Beinen, den Füßen … dem Becken … dem Rücken … dem Bauch …

Wie ist dein Atem dabei? …

So oder so ähnlich kann es sich anfühlen, wenn du SELBST-Qualitäten in dir körperlich erlebst …

Dann verweile dort, solange du magst …

Und komm dann wieder in deinen realen Raum zurück, öffne die Augen und schau dich um …

Und wenn du magst, kannst du jederzeit wieder an diesen Ort zurückkehren …

Vielleicht mag dein Körper sich recken und strecken …

Wenn es Ihnen möglich ist, können Sie sich in die Haltung des interessierten, offenen, nicht wertenden Wahrnehmens sich selbst gegenüber bringen, wenn Sie darüber berichten, was Sie da gerade in sich erlebt haben. Sie können auch, wenn Sie mögen, Ihren kleinen Reisebericht aufschreiben, oder es jemandem erzählen, am besten jemandem, der für sich auch so eine kleine Reise gemacht hat. Und wenn Sie sich mit jemand anderem austauschen, können Sie beide vereinbaren, dies mit dieser Haltung zu tun. Sie können eine Zeit vereinbaren, für jeden zum Beispiel 7–10 Minuten Zeit, in der das Gegenüber nur offen zuhört, eigene Teile registriert, sie wieder beiseitebittet, um mit möglichst viel SELBST-Haltung der anderen Person zuzuhören. Im Reflektieren, Niederschreiben oder Erzählen manifestieren sich diese Erlebnisse aus dem inneren Erleben eher zu Eigenem und mehren den inneren Reichtum.

Es kann gut sein, dass Sie das alles nicht erlebt haben, sondern, wie so oft bei solchen Meditationen, an Gedanken, Bewertungen, Unlustgefühlen oder anderen, üblicherweise als negativ bezeichneten Gefühlen hängen geblieben sind. Das ist sowohl für den Anfang als auch später immer wieder ganz normal. Üblicherweise mischen sich Persönlichkeitsanteile ein, die denken, analysieren, bewerten, die etwas Bestimmtes wollen, die gerne die Kontrolle behalten, die sich nicht gut fühlen, die Angst vor Gefühlen oder Einsichten haben und die andere Persönlichkeitsanteile von uns wiederum gar nicht haben wollen. Dann sind Sie auf wichtige, wertvolle Persönlichkeitsanteile gestoßen, denen Ihre nicht bewertende Aufmerksamkeit guttun könnte, d. h. auch so sind Sie im Moment bewusst reicher an Innenleben geworden. Und wenn Sie sich diesem Innenkosmos offen, neugierig, mit echtem SELBST-Mitgefühl zuwenden und alles, was Sie wahrnehmen, willkommen heißen könnten, könnte dies der Beginn einer wunderbaren Freundschaft zwischen Ihnen SELBST und Ihren Persönlichkeitsanteilen sein.

10

Die Arbeit mit Teilen in der Psychotherapie

Innere Phänomene wie Persönlichkeitsanteile in der Beschreibung psychotherapeutischer Richtungen sind an sich nichts Neues. Viele Therapierichtungen bemühen sich um eine Strukturgebung dieser inneren Landschaft. Ob es das Es, das Ich und das Über-Ich bei Freud ist, die miteinander die heftigen Konflikten des Lebens ausmachen, oder die Begriffe von Animus und Anima, von Schatten, Komplexen und Archetypen, eine objekt- und eine subjekthafte Traumdeutung und die Imaginationen, die C.G. Jung, inspiriert von asiatischen Philosophien und Spiritualität, in die Welt der Psychotherapie gebracht hat, oder ob man die vielen inneren Objekte und Objektbeziehungstheorien in der frühen und moderneren Psychoanalyse nimmt – alle bemühen sich um ein Verständnis, um Deutung und Klärung für unsere komplexe Innen- und Außenwelt. Sie versuchen sich darin, Bewusstes zu verdeutlichen und nicht bewusstes Material aus dem Dunkel des Unterbewusstseins zu fördern.

Eric Berne, ein Schüler Freuds, dem das Verdienst zusteht, eine Psychotherapie für jedermann geschafft zu haben, indem er die Menschen sehr genau in ihren Interaktionen beobachtet hat, benannte über 100 verschiedene Modelle, die sich um Klärung des Innenlebens und die Auswirkungen auf die Kommunikation unter Menschen bezogen. In der Transaktionsanalyse wimmelt es nur so von inneren Anteilen, ob das die Ich-Zustände sind (das Eltern-Ich, das Erwachsenen-Ich und das Kind-Ich), die inneren Antreiber, die Rollen in den Spielen, Retter, Opfer und Verfolger im Dramadreieck, das noch besser als Person vorstellbare positiv und negativ behütende oder kritische Eltern-Ich und das angepasste, rebellische oder freie Kind-Ich auf Kind-Ebene in Karpmans

Funktionsanalyse. Schon in der Transaktionsanalyse gibt es eine Kommunikation sowohl im eigenen intrapersonellen System (innerhalb eines Ich-Zustands und zwischen mehreren Ich-Zuständen) als auch interpersonell den Austausch zwischen den Ich-Zuständen zweier Systeme. Und auch hier ist es schon spannend, wer aus welchem Ich-Zustand heraus mit welchem Ich-Zustand im anderen spricht. Die Transaktionsanalyse setzt sich differenziert mit der Entstehung und der Funktionsweise unterschiedlicher Ich-Zustände auseinander, auf dem Hintergrund des Lebensskripts und deren Kommunikation untereinander, und leitet Transaktionsregeln für die Interaktionen zwischen zwei Menschen aus den unterschiedlichen Ich-Zuständen ab.

Die Gestaltpsychotherapie sieht mit viel Achtsamkeit die unterschiedlichen Kontaktmöglichkeiten – zu sich selbst, von sich selbst nach außen und im Außen untereinander. Sie versteht Symptome schon immer als mögliche Ausdrucksweisen einer Person und führte die Technik des Externalisierens mithilfe der »Stuhlarbeit« oder mit kreativen Medien aus. Hier treten die »Figuren«, oftmals in der Vergangenheit nicht gewürdigte Bedürfnisse eines Menschen, vom Hintergrund seines Bewusstseins in den Vordergrund wie auf einer Bühne, um ihnen Gehör und Aufmerksamkeit zu verschaffen und ihnen die Möglichkeit einer korrigierenden Erfahrung zu bieten, um die verletzte Gestalt zu schließen.

Auch Roberto Assagioli hat mit der Entwicklung seiner Psychosynthese ein Modell von Subpersönlichkeiten kreiert, die um ein Zentrum kreisen und in Beziehung zu diesem Zentrum zu einem harmonischen Ganzen geführt werden sollen.

In den letzten Jahren wurden die Ego-State-Therapie nach John und Helen Watkins sowie die Schematherapie mehr und mehr bekannt und eingesetzt, v.a. in verhaltenstherapeutischen Zusammenhängen. Beide arbeiten mit Anteilen, die in der Schema-Therapie vordefiniert sind, in der Ego-State-Therapie individuelle Charakterzüge haben.

Luise Reddemann, die Pionierin der Psychotraumatherapie in Deutschland, hat mit der Entwicklung ihrer psychodynamisch imaginativen Traumatherapie PITT ein beeindruckendes hochwirksames, traumapsychotherapeutisches Instrument, ja einen ganzen Werkzeugkasten geschaffen. Sie vereint hier tiefes (trauma-)psychotherapeutisches Wissen mit achtsamer, wertschätzender Haltung den Klient*innen gegenüber, unter Würdigung der Klient*innen und ihrer Ressourcen. Wenn sie zu Klient*innen so etwas sagt wie: »Ihre Erwachsene und ich als Therapeutin helfen Ihrem traumatisierten Kind«, dann arbeitet sie auf Augenhöhe mit ihnen als erwachsenen Personen. Diese können aus einer Art Beobachterposition aus dem Hier und Jetzt den Blick auf die frühere traumatische Situation richten – absichtlich mit einem Stück Distanz zum früher Erlebten. Durch diese beabsichtigte therapeutisch-dissoziative Haltung, die den Abstand einführt, beabsichtigt sie zu verhindern, dass die Klient*innen mit traumatischem Material überflutet werden. Sie gibt ihnen gleichzeitig ein Modell, wie sie in den Tagen ohne Therapie mit ihren Anteilen selbstständig umgehen können. Die Klient*innen erfahren den Trost, durch die Therapeut*in in ihrer Beobachterposition begleitet worden und nicht alleine gewesen zu sein. Reddemanns Techniken zur Externalisierung und Imagination (Innerer sicherer Ort, Innerer Garten, die Inneren Helfer, die Tresorübung, die Übung: dem Körper liebevoll begegnen, die Glücksübung, die Baummeditation u.v.a.m.) schaffen ebenfalls den notwendigen kleinen Abstand, um sich differenziert im Heute und die Person, die man ehemals war, von früher wahrzunehmen. Diese Techniken werden mittlerweile auch in anderen Therapien erfolgreich angewendet.

Eine weitere bekannte Trauma-Therapeutin, die mit unterschiedlichen Persönlichkeitsanteilen und auch mit Imaginationen arbeitet, ist Michaela Huber. Bei ihrer Theorie leitet eine anscheinend normale Persönlichkeit (ANP) die Geschicke der Emotionalen Persönlichkeiten (EP) im »eigenen Haus« der Klient*innen und hat damit meist alle Hände voll zu tun, bis ihr die EP´s trauen und alles mit allen besprochen ist.

In der kreativen, aufmerksamkeitsfokussierten und auf Erlebnisnetzwerke ausgerichteten Hypno-Systemischen Therapie von Gunter Schmidt ist u.v.a. das Innere Parlament am Wirken mit all seinen schillernden Facetten. Auch hier gibt es Teile, Konferenzen mit einem inneren System und Netzwerkkulturen.

Auch bei Virginia Satir, eine der Urheber*innen der Systemischen Therapie, gab es schon eine *Parts-Party* im inneren System. Im Kommunikationsbereich ist das Standardwerk »Miteinander reden« von Schulz von Thun mit seinem »Inneren Team« weitverbreitet. Ein weiterer IFS-Therapeut der ersten Stunde, Tom Holmes, hat mit seinem Buch *Reisen in die Innenwelt* einen bildhaften Zugang zum Innenleben geschaffen. Und sicherlich habe ich hier einige Therapierichtungen, die sich mit Teilen beschäftigen, auch nicht aufgeführt. Ganze Kongresse beschäftigten sich in den letzten Jahren sehr intensiv und kreativ mit Teilen. Etliche Therapierichtungen davon durfte ich ausführlich kennenlernen und wurde durch sie inspiriert, immer weiter neugierig zu bleiben. So bin und war ich immer wieder und weiter begeistert und neugierig auf die innere bunte Vielfalt, die inneren Systeme der Menschen, die innere Sinngebung und das Herausarbeiten von intrapsychischen Kontakten sowie den Umgang mit alldem in der interpersonellen Kommunikation, in der Therapie und im Leben. Allen gemeinsam ist die Identifizierung unterschiedlicher Persönlichkeitsanteile und die Arbeit mit ihnen aus einer humanistisch psychotherapeutischen Haltung heraus. Das freundliche In-Augenschein-genommen-werden und sich gesehen fühlen tut einfach allen Teilen gut und ermöglicht ein inneres Wachstum. Auch gibt es unterschiedlichste Formen der Externalisierung im Inneren und im Außen durch Imaginationen, kreative Medien, Aufstellungsarbeiten u. a.m., die Zugang zu den Teilen und ein tieferes Erleben möglich machen. Alleine der Schritt in eine selbstkritisch wohlwollender Beobachterposition, in welcher Therapierichtung auch immer, erhöht die Fähigkeit, eigenes Erlebtes mit kleiner Distanz als Teil zu betrachten und damit der Bearbeitbarkeit zugänglicher zu machen. Bei gelingender Psychotherapie sind sicher die SELBST-Qualitäten von Klient*in und Therapeut*in implizit in allen Therapieformen mit am Werk

Der Unterschied zwischen »Inneren Beobachtern« und SELBST

An dieser Stelle seien noch mal die vielen »Inneren Beobachter« benannt, die es in mittlerweile vielen Therapieformen gibt. Eine neutrale, nicht bewertende, beobachtende Metaposition einzunehmen, was alleine schon für die Selbstreflexion hilfreich sein und die eigenen Facetten in neuem, ungewohntem Licht erscheinen lassen kann, wird leicht mit dem SELBST verwechselt. Für diese Beobachterfunktion haben die verschiedenen psychotherapeutischen Schulen unterschiedliche Namen gefunden. Da gibt es den »Inneren Beobachter« im Hakomi, den »Inneren Regisseur« in der Gestalttherapie, »den Inneren Zeugen« bei Luise Reddemann, den »Dirigenten« bei Roberto Assagioli und in der Systemischen Therapie den »Piloten« bei Al Pesso, das »Oberhaupt« bei Schulz von Thun und auch den Begriff des Selbst bei Jung und Kohut, u.v.a.m.

Die Inneren Beobachter können sehr wohl SELBST-Eigenschaften besitzen, wenn sie zum Beispiel mitfühlend oder offen, interessiert und nicht wertend sind. Wir würden sie in der IIFS eher als Beobachterteile bezeichnen, die im Idealfall mit dem SELBST verbunden sind.

Das SELBST in seinem Charakter, in seiner Funktion und Wirkung geht über die »Inneren Beobachter« weit hinaus. Die SELBST-Qualitäten fühlen sich im Kontakt und in der Begegnung lebendiger und bezogener an. Sie haben eine mentale, körperlich und energetisch erlebbare Auswirkung auf die Person und ihre Teile. Alleine dieser erfahrbare Kontakt in der Beziehung des SELBST eines Menschen (und/oder dem SELBST seiner Therapeutin) zu seinen Persönlichkeitsanteilen kann an sich schon heilsam wirken. Durch die vom SELBST ausgestrahlten und von den Teilen erlebten Eigenschaften, wie zum Beispiel Ruhe, Warmherzigkeit und Empathie, können sich neuronale Netzwerke verändern. Sind die Teile im Kontakt mit den SELBST-Qualitäten ihres Menschen, spüren sie, dass sie nicht alleine stehen. Sie fühlen sich gesehen, respektiert, auch emotional. So erwachsen Hoffnung und Zuversicht in ihnen (SELBST-Qualitäten). Sie lernen, sich mit ihrem Menschen SELBST zu verbinden (verlässliche, sichere Bindung) und darauf neu zu vertrauen (auch hier Erleben von SELBST-Qualitäten). Das stärkt die innere Verbundenheit der Klient*innen mit sich SELBST. Vertrauen die Teile dem SELBST, sind sie gerne bereit, seine Leitung anzuerkennen und ihm zuzuarbeiten, wie einem menschenfreudlichen, gütigen Leiter des inneren Systems. Das ist eine andere Dimension als die der inneren Beobachter.

Dennoch sind die inneren Beobachter von unschätzbarem Wert, da sie achtsam und ohne Wertung arbeiten. Es sind Teile mit sehr viel SELBST-Eigenschaften, die wir essentiell brauchen in der achtsamen Wahrnehmung all dessen, was es ohne Wertung wahrzunehmen gilt: Sie helfen dabei, unterschiedliche Metapositionen einzunehmen und sind somit bei der Unterscheidung von SELBST und Teilen unabdingbar.

Charakteristika der Arbeit mit Teilen in der IIFS – Wahrnehmung, Verhältnis, Umgang

Die Wahrnehmung der Teile

Es gibt unterschiedliche Arten, wie wir die Teile wahrnehmen können:

- Unterscheidbar vom SELBST durch den SELBST-Körper-Teile-Detektor: Who is who?
- Teile können durch Entschmelzen vom SELBST mit den entsprechenden Techniken herauskristallisiert werden.
- Teile können, wie die SELBST-Eigenschaften, körperlich und mental erlebt werden und sich so zeigen.
- Teile machen sich bemerkbar durch Gedanken, Gefühle, Empfindungen, Worte, innere Stimmen, Bilder, Überzeugungen, Stimmungen, Fantasien, Körperhaltungen, Gestik, Mimik, Symptome u. a.m. An jedem Gedanken, Gefühl, Körperempfindung usw. kann ein Teil »hängen«.
- Sie finden eine Einstufung im inneren System in zu beschützende (Verbannte) und beschützende Teile (Manager und Feuerbekämpfer).

- Wenn Sätze oder Gedankengänge wie aus einer anderen Zeit wirken oder sich nach einer anderen Person anhören, darf die Vermutung entstehen, es handele sich um einen alten Teil.
- Wenn jemand im inneren System wertet, dann handelt es sich garantiert um Teile.
- Wenn ein Teil steif und fest behauptet, es sei das SELBST, ist es ein selbstähnlicher Teil.
- Wenn Polarisierungen, Konflikte etc. im System auftreten, sind immer mehrere Teile im Spiel.
- Teile können Lasten tragen aus der eigenen, der Familien-, der kulturellen Biografie und sie können auch epigenetisch verankert sein.
- Teile können Lasten ablegen, sie wirken dann entlastet.
- Teile können neue Eigenschaften einladen, mit ihnen die Stelle der Last neu besetzen, die sie früher durch das Tragen der Last nicht leben konnten. Dadurch werden die Klient*innen lebendiger, kreativer, leichter, spielerischer etc.
- Entlastete Teile können SELBST-Eigenschaften integrieren.
- Wenn ein Leben rund, liebevoll, emotional und psychosozial für sich und andere stimmig verläuft und wenig durch äußere Ereignisse gestört wurde, sind Teile mit viel SELBST-Qualitäten ausgestattet und arbeiten dem inneren System kompetent und geräuschlos zu. Sie fallen meist erst dadurch auf, indem man sich ihrer bewusst wird.

Das Verhältnis der Teile zum SELBST

- Teile sind sich der Gegenwart des SELBST häufig nicht bewusst.
- Teile sind häufig sehr viel jünger als ihr Mensch es heute ist.
- Teile handeln selbstständig, auch manchmal im Verbund mit anderen Teilen, wenn sie nicht mit dem SELBST verbunden sind.
- Teile stecken häufig in alten Szenarien und in ursprünglich entstandenen Systemen fest und handeln nach den früheren Gegebenheiten; sie nehmen das SELBST oft gar nicht wahr

- Teile haben eine positive Absicht für das Gesamtsystem ihres Menschen, auch hier wissen sie noch nicht, dass sie dafür mit Unterstützung ihres Menschen SELBST nicht mehr so alleine dastehen.
- Teile möchten verletzliche Teile ihres Menschen oder das SELBST schützen.
- Verletzliche Teile wurden von den Beschützern verbannt, weil diese nie wieder die Schmerzen und das Leid dem Gesamtsystem zumuten wollen. Auch hier sind die Beschützerteile nicht mit ihrem Menschen SELBST verbunden, sondern handeln eigenmächtig.
- Wenn das SELBST mehr Raum bekommt, können die Teile die SELBST-Qualitäten erleben.
- Zu der Instanz des SELBST können die Teile aktiv in einen Beziehungsprozess treten und umgekehrt.
- Wenn Teile das SELBST erfahren haben und entlastet sind, können sie SELBST-Qualitäten integrieren – sie arbeiten dann gerne mit ihrem Menschen SELBST zusammen.
- Das SELBST hat aber nur so viel Macht, wie die Teile ihm zugestehen.

Die Teile und der Umgang des SELBST mit ihnen

- Teile sind individuelle Persönlichkeiten, reagieren ähnlich wie Menschen und werden vom SELBST auch wie individuelle Persönlichkeiten behandelt.
- Die Gesamthaltung der Therapeut*innen (und der Klient*innen) SELBST den Teilen gegenüber ist respektvoll und wertschätzend und so werden sie auch explizit behandelt.
- Alle Teile sind dem SELBST willkommen – und sie bekommen das auch gesagt. Ihnen wird mit einer offenen, nicht schon wissenden, sondern interessierten und erfahren wollenden Haltung begegnet, und das wird auch so ausgedrückt.
- Sie werden nicht bewertet.
- Sie werden nicht manipuliert.
- Sie werden gebeten.

- Sie werden gefragt.
- Sie werden bedankt.
- Sie werden gewürdigt.
- Sie bekommen Kontakt und Hilfe angeboten.
- Sie können erfahren, dass sie nicht mehr alleine sind.
- Die Art und Weise des Beziehungsaufbaus vom SELBST zu den Beschützer-Teilen lässt die Teile dem SELBST vertrauen. Erst dann lassen die Teile den Kontakt des SELBST zu den Verbannten zu.
- Sie können entlastet werden.
- Sie sollen nicht zum Verschwinden gebracht werden.
- Sie dürfen das ihnen ursprünglich innewohnende Potenzial entwickeln.
- Wenn das SELBST mehr Raum bekommt, können die Teile im SELBST baden.

11

Weitere Charakteristika der IIFS

Das Verhältnis von SELBST und Teilen

In keiner anderen Therapieform gibt es eine vergleichbare, benannte, ansprechbare und funktionale Instanz wie das SELBST, die aktiv intrapsychisch mit den Teilen in einen mental und körperlich erlebbaren gegenseitigen Beziehungsprozess treten und dadurch für das innere System nachhaltig wirksam sein kann.

Im Folgenden benenne ich weitere Charakteristika der IIFS bezüglich SELBST und Teilen.

SELBST tritt in Funktion und entfaltet seine Wirksamkeit

Dieses SELBST im Zentrum wird für die Persönlichkeitsanteile in seinem Da-Sein ein ansprechbarer, verlässlicher, erlebbarer, beziehungsfähiger Partner; eine Instanz, die Ruhe, Trost, Annahme und andere SELBST-Eigenschaften vermittelt, wie eine weise, gütige innere Quelle für alle inneren Anteile. Das Neue, Andere und Außergewöhnliche ist, dass wir aus dieser Instanz unseres Wesenskerns mit unseren Persönlichkeitsteilen in Kontakt kommen können. Das SELBST kann explizit als innere Führung in einen echten intrapsychischen Dialog mit den Teilen treten und mit ihnen kommunizieren wie mit realen Personen! Über das Kommunizieren hinaus wirken im IIFS die SELBST-Qualitäten auf das gesamte Erleben dieses Menschen – körperlich erfahrbar, sinnlich erlebbar, auf die Gefühlswelt und auf den Verstand. Und manchmal als energetische Qualität.

Die IIFS-Haltung und -Methode ist insofern tatsächlich eine Neuerung, indem Menschen bewusst und aktiv aus sich SELBST heraus mit ihren Teilen in Beziehung treten können, die Teile zu ihnen Vertrauen gewinnen können und so die SELBST-Qualitäten Grundlagen für Wohlbefinden und Wachstum oder gar für eine Heilung der Persönlichkeitsanteile von innen heraus legen.

IIFS erreicht Körper, Seele und Geist und ermöglicht neuronale Veränderungen

IIFS geht über das rein Sprachliche hinaus, da es mit den feinen Instrumenten der Achtsamen Wahrnehmungsschulung und der Körperpsychotherapie arbeitet. (Siehe dazu auch die entsprechenden Abschnitte in Teil 1.) Daher erreicht diese Therapie Therapeut*innen wie Klient*innen im Ganzen – im Erleben, im Körper, im Denken, im Fühlen, im Verhalten und im Sein. Der Kontakt mit den ganzheitlich erlebten SELBST-Qualitäten verschafft ihnen eine auch körperlich fühlbare Sicherheit und Stabilität sowie Unterscheidungsmerkmale von SELBST und Teilen. Die Klient*innen erfahren neu und bewusst als erwachsene Personen, wie sich ein verlässliches Gefühl im Körper anfühlt, eine wesentliche Grundlage, dem Wahrgenommenen zu trauen, also für echtes Selbstvertrauen. Dies wiederum ist die Basis, die Stabilität schafft für das Wagnis, sich auf therapeutische Prozesse und die Bearbeitung der Vergangenheit einzulassen. So können sie sich im Hier und Jetzt ihren in der Vergangenheit erlebten Schicksalen gleichsam aus sich SELBST heraus zuwenden und auch die Not und Verzweiflung, den Kampf und die schwere Arbeit der meist jüngeren Teile mit Abstand und dennoch mitfühlend miterleben und würdigen. Durch die Hinwendung, die Zuwendung und den Trost, den die Klient*innen so nicht nur von dem/der Therapeut*in erfahren, sondern auch durch sich SELBST erleben, können tiefe frühere Prozesse heute durchgearbeitet werden, ohne dass die Klient*innen regelrecht in sie hineinfallen, nicht mehr herausfinden und sich nach der Therapiestunde komplett alleine fühlen. (Wenn sie SELBST mit ihren Teile verschmolzen sind, ist die Person regrediert und nur schwer als Erwachsene erreichbar und handlungsfähig.) Die Klient*innen können auf diese Weise leichter früher von heute unterscheiden. Das wiederum verhilft ihnen zu mehr Autonomie und weniger Abhängigkeit von den Therapeut*innen. (Siehe auch den Abschnitt weiter unten über Autonomie.) Durch die den indirekten Dialog moderierende Therapeut*in kann die Klient*in SELBST mit ihren Persönlichkeitsanteilen arbeiten. Die Erfahrung der eigenen SELBST-Qualitäten stärkt die Klient*in ungemein. Auch dadurch reduziert sich eine mögliche Abhängigkeit von der Therapeut*in, die Klient*in hat ein fähiges Instrumentarium, um mit sich SELBST und ihren Teilen während der restlichen Woche umzugehen.

Durch die Einführung achtsamer Wahrnehmungsanleitung zum Körpererleben der SELBST-Qualitäten und der Teile im Therapieprozess der Klient*innen können Gefühle und Szenarien körperlich erlebt werden. Durch die körperliche und mentale Übereinstimmung bekommen die Klient*innen eine individuelle, sich echt und wahrhaftig anfühlende Sicherheit. Die neuronalen Netzwerke beschreiten neue Wege. (Siehe auch das Kapitel 7.) Diese ganzheitliche Arbeit ermöglicht es den Klient*innen, ihre neuronale Plastizität zu nutzen, ihre gewohnten Denkbahnen und Muster verlassen zu können (zum Beispiel die immer wiederkehrenden Gedankenschleifen und inneren Kämpfe zwischen mehreren Teilen) und tatsächlich eine neuronal gebahnte ersehnte nachhaltige Veränderung in der Gegenwart zu erleben.

Bei gelingender Psychotherapie ist sicher in allen Therapieformen das Klient*innen-SELBST und das Therapeut*innen-SELBST implizit mit am Werk. Wir erleben das in den Sitzungen als Therapeut*innen, wenn es besonders gut läuft. Wir spüren dann eine starke Präsenz, eine freischwebende Aufmerksamkeit, einen Flow, eine Trance, eine Spontanheilung, eine Überraschung, eine Synergie u.v.a.m. In der IIFS-Sprache würden wir in diesem Fall vermuten, dass hier die SELBST-Qualitäten der Therapeut*innen und Klient*innen zum Tragen kamen. Also sind SELBST-Qualitäten in vielen Therapiestunden aller Therapierichtungen ohne Zweifel implizit vorhanden. Dafür gab es jedoch bisher keinen Namen und das Selbst ist in anderen Therapieformen keine ansprechbare Instanz.

*Mehr Autonomie für die Klient*innen*

Der in der Therapiestunde indirekt durch die Therapeut*innen angeleitete SELBST-Teile-Dialog, in dem die Klient*innen sich SELBST spürbar erfahren und ihre Teile diese Qualitäten auch erleben können, bildet die Grundlage und ein Modell für den Beginn einer intrapsychischen Beziehung. Dieses innere Zentrum der Ruhe, der Annahme und weiterer SELBST-Qualitäten ist 24 Stunden am Tag potenziell für die Klient*innen verfügbar. Sie sind dadurch sehr viel unabhängiger von den Therapeut*innen, als es in sehr personenzentrierten, interpersonellen Klient*innen-Therapeut*innen-Beziehungen der Fall ist, in denen anders mit Übertragungs- und Gegenübertragungsphänomenen gearbeitet wird. Auch durch die Haltung und Art der Durchführung von IIFS-Therapien – Klient*innen-zentriert und auf Augenhöhe – werden die Klient*innen weniger abhängig von den Therapeut*innen, sie behalten eine wesentlich größere Autonomie. Wie eine Klient*in einmal eindrücklich sagte: »Es haben mich schon viele Therapeut*innen begleitet und das Durcharbeiten, die Beruhigung, der Trost, haben mir viel geholfen. Aber das, was meine Teile wirklich und nachhaltig beruhigt hat, war, wenn ich SELBST diese Ruhe in mir verspürt habe und sie darin auch zur Ruhe gekommen sind.« Und wie ein Therapeut einmal etwas traurig bemerkte: »Dann bin ich ja gar nicht mehr so wichtig für meine Klient*innen.« Das triggerte einen ihn tröstenwollenden Teil in mir, und ich entgegnete: »Ja, das stimmt, nicht mehr so wichtig als Projektionsfläche oder Übertragungsobjekt, aber ganz wichtig in Ihren SELBST-Qualitäten!«

Das SELBST wird als Objektrepräsentanz in den Teilen integriert

Es macht einen Unterschied, ob die Teile untereinander reden oder ob das SELBST mit den Teilen in Kontakt tritt bzw. ob Teile schon das SELBST erfahren haben. Jeder kennt es ja, mit sich selbst zu reden. Entscheidend ist hier, ob Teile unter sich reden oder der Mensch SELBST mit einem

Teil und der Teil zu seinem Menschen SELBST spricht. Wer redet denn da mit wem? Das SELBST ist als funktionaler Ansprechpartner dialogfähig mit den Teilen. Und die Teile können das Selbst erfahren, was ihnen sehr guttut. Und da ist das wirklich innovative Moment der IIFS. Da Selbstqualitäten körperlich, sinnlich und mental spürbar und erfahrbar sind, kann der Mensch bei entsprechender geschulter achtsamer Wahrnehmung den Unterschied dieser Qualitäten bei sich und anderen erkennen. So kann er sehr wohl den Unterschied ausmachen, ob er SELBST-geleitet unterwegs ist oder wenn er aus einem Persönlichkeitsanteil heraus agiert. Wenn ein Teil seinen Menschen SELBST erfahren hat, dann bewirkt allein diese Tatsache im System eine Veränderung. Andere Teile nämlich werden Zeuge dieses Prozesses und lernen, dem SELBST zu vertrauen. Dieses SELBST wird als Objektrepräsentanz in den Teilen integriert.

Das SELBST spricht für Teile statt: Teile sprechen aus sich heraus

Ebenfalls neu in der IFS/IIFS ist es, explizit zu erlernen, *für* seine Teile zu sprechen statt *aus seinen Teilen* heraus. Wenn wir im Inneren System erkennen, wie unsere Persönlichkeitsanteile zueinander stehen und wir SELBST die Einsicht in ihre Beweggründe haben, dann sind wir in der Lage, uns differenzierter und reflektierter auszudrücken. Wir können für die einzelnen Seiten, Teile oder Aspekte in uns sprechen. So zeigen sich Feuerbekämpfer häufig im Zusammenhang mit Beziehungskonflikten, da die Personen, die einem Menschen sehr nahe sind, diesen auch am tiefsten verletzen können. Wie segensreich ist diese Erkenntnis, dann seine Feuerbekämpfer verstehen zu lernen und für seine verletzten Anteile und seine Feuerbekämpfer zu sprechen, anstatt aus Feuerbekämpfer-Anteilen heraus zu handeln! Wenn ich (genauer: ein Feuerbekämpferteil in mir) zum Beispiel gerade explodieren will, weil ich (genauer: ein verletzter Teil in mir sich) mich zutiefst durch die Äußerungen meines Gegenübers, das ich aber ansonsten auch mag und schätze, verletzt fühle(t), kann ich SELBST, in Kenntnis und in Verantwortung für meine Teile sprechen, statt aus ihnen heraus. Als Beispiel: »Was du gerade eben gesagt hast, hat mich so tief getroffen, dass ich dir als spontane Reaktion am liebsten etwas Hässliches an den Kopf geschleudert hätte. Dann hättest du jetzt nichts von meiner Verletzung erfahren. Hätte ich meinen Feuerbekämpfer schalten und walten lassen, dann hätte er dich verletzt, um mich meine Verletzung nicht so spüren zu lassen. Und dann hättest du (dein Feuerbekämpfer) mir wieder etwas Verletzendes entgegengeschleudert.« Der Feuerbekämpfer meines Gegenübers hätte aufgrund von meiner Verletzung sich aus seinem Feuerbekämpfer-Anteil zur Wehr gesetzt, um seine verletzten Gefühle nicht zu fühlen. Dieser Feuerbekämpfer hätte dann wiederum mich verletzt. Und so wäre es weitergegangen, keiner hätte von den Verletzungen des anderen erfahren, aber es wäre ein heftiger Beziehungskrach unserer Feuerbekämpfer im Gange gewesen.

Das SELBST hat nur so viel Kraft, wie die Teile ihm zugestehen.

Ein weiteres Novum in der systemischen Therapie mit der Inneren Familie ist die praktizierte, flache Hierarchie im Inneren System. Die Innere Leitung, das SELBST, kann nur dann ihre Kraft entfalten, wenn die Teile es zulassen. Dazu müssen sie dem SELBST Vertrauen schenken – und das muss sich die Person SELBST erst mal verdienen. Stellen wir uns das Innere System eines Menschen, dessen verletzte Teile in den Keller der Verbannung geschickt wurden und mit einem SELBST, das von den Teilen so sehr beschützt wurde, dass es nur wenig frei zugänglich ist, als ein Kinderheim ohne Leitung vor. Die Teile wären die Kinder und wären sich schon lange allein überlassen gewesen. Sie haben, bevor sie das SELBST in ihrem Menschen kennenlernen konnten, untereinander die Geschicke verwaltet, so gut es eben möglich war, mit all den Möglichkeiten, die ihnen seit jeher zur Verfügung standen, und sich so einigermaßen durch das Leben gewurschtelt. Nicht selten sind unsere Teile so in alten Szenarien verfangen. Wenn in diesem Kinderheim ohne Leitung plötzlich wohlwollende Eltern (das SELBST) auftauchen, auch wenn es

Supereltern sein mögen, die die Geschicke der Kinder jetzt in die Hände nehmen wollen, dann werden die Kinder natürlicherweise erst mal sehr skeptisch sein, was diese Erwachsenen denn von ihnen wollen. Und zu Recht. Sie haben ja mit echten Erwachsenen früher keine guten Erfahrungen gemacht, sonst wären sie nicht alle zusammen im Heim gelandet. Also muss das SELBST sich um das Vertrauen der einzelnen »Kinder« (Teile), allen voran der Beschützer, bemühen, muss ihr Vertrauen ehrlich erwerben und darf sie nicht enttäuschen. Und da sollte sich auch kein Teil einmischen, der etwas Bestimmtes will, da die Teile sich sehr schnell manipuliert fühlen. Erst wenn die Beschützeranteile Vertrauen zum SELBST ihrer Person (und der Therapeut*innen) entwickeln konnten, werden sie ihm vertrauen und ihm erlauben, auch zu den verletzten Kindern im Keller (in der Verbannung) gehen zu dürfen und diese nach Rücksprache mit ihnen und am Ende eines Prozesses zu befreien. Sie werden aber trotzdem als Wachposten bereitstehen und eingreifen, wenn sie es für nötig halten. Hier zeigt sich wieder die wertschätzende Haltung des SELBST den Teilen gegenüber. Das SELBST ist absichtlich absichtslos. Es will nichts Bestimmtes. Sein Bestreben ist es, den Teilen zu vermitteln, dass sie nicht (mehr) alleine sind und dass es ihnen helfen kann, die Geschicke im Hier und Jetzt zu lenken. Es bietet ihnen eine achtsame Zusammenarbeit an, in dem das SELBST zwar die Leitung hat, aber nur, wenn die Teile mit ihm einverstanden sind.

Die neue Beziehung zwischen SELBST und Persönlichkeitsanteilen erleben

Eines der weiteren Ziele in der IIFS-Therapie ist es, dass der Mensch seine eigenen SELBST-Qualitäten erleben kann, und dass die Persönlichkeitsanteile diese SELBST-Qualitäten erfahren, zum Beispiel sein Mitgefühl spürbar erleben können. Auf dieser Basis können die Teile ihrerseits in Kontakt mit ihrem Menschen SELBST treten. Das ist im emotionalen, sprachlichen und vorsprachlichen Bereich möglich sowie körperlich, sinnlich, mental und geistig erfahrbar. Die körperpsychotherapeutische

Ausrichtung der IIFS wird den vorsprachlich feststeckenden Teilen im Besonderen gerecht, wenn sie sie mit den SELBST-Qualitäten ihres eigenen Menschen in Berührung kommen lässt. Dieses offene, da seiende und nicht bewertende SELBST ihres Menschen zu erfahren, legt den Boden für eine neue Begegnung. Da dieses SELBST ja sprechen kann, hinterlässt es bei dem der Sprache noch nicht mächtigen ganz jungen Teil die Erfahrung der Präsenz des SELBST und des achtsamen, annehmenden, liebevollen gesprochenen Wortes, das dieser junge Teil wiederum integrieren kann. Dadurch erfährt er SELBST-Qualitäten und lernt dabei, welches Wort zu seinem Körperempfinden und seinem Gefühl passt. Auf diese Weise kann nach und nach eine innere Neu-Beelterung erfolgen. Wenn Erlebtes versprachlicht und somit als wahr empfunden wird, entsteht ein sicheres Grundgefühl, dem der Mensch fortan trauen kann, ein wirkliches Selbstvertrauen und auch ein SELBST-Vertrauen. Die Offenheit des SELBST den Persönlichkeitsanteilen gegenüber, das Annehmen und Bezeugen der Geschichte macht die Beziehung nach und nach immer tragfähiger. Dann entsteht vom Menschen SELBST aus nicht nur eine spürbare Verbindung zu den Beschützer-Anteilen, sondern auch zu den beschützten Anteilen, für die das SELBST nun besser sorgen kann als der Beschützer-Teil. Die Beschützer-Teile ebenso wie die zu Beschützenden lernen dem Menschen SELBST mehr und mehr zu vertrauen, fühlen sich ihrerseits von ihm gewürdigt, bedankt und entlastet. Sie fühlen sich bei ihrem Menschen SELBST geborgen und trauen ihm zu, dass er SELBST die Bedürfnisse der zu beschützenden Anteile und das innere System von nun an gut leiten können wird. Es entsteht dabei eine neuronal verankerte neue Beziehung und Bindung zwischen dem Menschen SELBST und seinen Persönlichkeitsanteilen, auf die er vertrauen kann; dies ermöglicht nachhaltige Veränderungen im ganzen System.

Die Anwendung der IIFS-Haltung und -Methode auf sich selbst während des Therapieprozesses

Die Therapeut*innen wenden die Haltung und Methode der IIFS konsequent und parallel im Therapieprozess still auch für sich an, nicht nur für die Klient*innen. Sie können ihre SELBST-Eigenschaften von ihren eigenen Teilen unterscheiden. Belastete Teile bearbeiten sie in Eigentherapie. Wenn sie dennoch in der Therapie mit den Klient*innen anspringen, sind sie sich ihrer Teile gewahr und vermischen sie nicht mit den Teilen der Klient*innen, weder identifikatorisch noch reaktiv. Sie können den Unterschied zwischen persönlicher Resonanz und Gegenübertragung wahrnehmen und für den Therapieprozess professionell nutzen. Das Ziel ist, die Therapien SELBST-geführt zu gestalten und nicht aus Therapeuten-Teilen heraus. Diese Therapeut*innen-Teile kennenzulernen, ist eine wesentliche Aufgabe in der IIFS-Supervision.

Sinnvolle und notwendige Therapeut*innenteile handeln einvernehmlich und mit dem SELBST verbunden. (Mehr dazu siehe im Kapitel 16.)

*Die Therapeut*innen leiten die Klient*innen moderierend zu einem inneren SELBST-Teile-Dialog an*

Das ist ein Novum! Klient*innen SELBST können durch den moderierenden Stil der Therapeut*innen aus sich SELBST heraus den eigenen intrapsychischen Dialog und eine Beziehung zu ihren Teilen herstellen. Im Therapieprozess wählen die Therapeut*innen daher bevorzugt den »indirekten« Dialog. Die Tätigkeit der Therapeut*innen fördert über den inneren Dialog hinaus Kontakt, Begegnung und Beziehung vom SELBST der Klient*innen zu ihren Teilen und umgekehrt. Durch speziell gestaltete Fragen gelingt es den IIFS-Therapeut*innen, die Klient*innen präsent und ganz dicht am Prozess zu moderieren und sie nur gemäß den allgemeinen IIFS-Zielen und ansonsten absichtslos, jedoch nicht sinnfrei zu einem inneren Dialog, einem Kontakt, einer Begegnung und zur Beziehungsknüpfung zu begleiten. Sie sind achtsam darin, sich immer wieder zu vergewissern, dass sie aus einer SELBST-Haltung und nicht aus eigenen, noch unbearbeiteten Therapeut*innen-Teilen heraus unterwegs sind. Dazu eignen sich gemeinsam verabredete kleinen Pausen des Innehaltens. Parallel dazu laufen die klaren Aufgaben der IIFS-Methode, den Kontakt zwischen SELBST und Teilen erlebbar zu fördern. Dabei helfen die mit dem Therapeut*innen SELBST verbundenen Therapeut*innen-Teile. Würden diese Therapeut*innen-Teile das alleine tun, ohne mit ihrem Therapeut*innen-SELBST verbunden zu sein, käme ein Manager-betonter Dialog heraus, der vielleicht funktioniert, jedoch auch bei den Klient*innen eher die Teile erreicht. Das ersetzt nicht die Wirkung einer in der Tiefe erlebten Begegnung mit dem SELBST. Da neben der nun schon zur Genüge beschriebenen IIFS-Haltung die IIFS-Methode eine sehr präzise und gleichzeitig dem Geschehen folgende Technik ausweist, brauchen wir für eine klassische IIFS-Therapie sehr gut entwickelte Therapeut*innen-Teile, die den SELBST-Körper-Teile-Detektor ständig am Laufen halten, den Überblick über die aktuelle Verortung, den Ablauf und die Zeit u.v.a.m. haben und gleichzeitig SELBST präsent sind. (Siehe Teil 4) Die Therapeut*innen fragen die Klient*innen aus SELBST-Haltungen heraus, die Methodik der IIFS anwendend, und wählen zwischen direktem und indirektem Dialog. Wenn die Klient*innen weder identifiziert mit ihren Teilen noch die Teile zu sehr untereinander verwickelt sind und eine genügende Menge an SELBST-Energie vorhanden ist, dann wird in der IIFS der indirekte Dialog angewendet. Das bedeutet, dass die Klient*in bevorzugt mit ihren Teilen SELBST in Kontakt tritt, wo immer es die Gesprächsführung zulässt.

Für den »direkten« Dialog gibt es entsprechende Indikationen. In einem solchen Falle ist das SELBST der Klient*innen nicht verfügbar, weil es von einem anderen Teil verdeckt wird, nicht verleiblicht ist, polarisiert oder mit einem anderen Teil identifiziert ist. Hier befragen die Therapeut*innen aus ihrem SELBST heraus die Teile der Klient*innen direkt, so lange, bis bei den Klient*innen wieder Selbstqualität spürbar wird. Dann gehen sie wieder zur indirekten Moderation über.

Hier schildere ich Ihnen ein Beispiel mit indirektem Zugang: Klara hat ihre Aufmerksamkeit in ihrem Innenraum achtsam und frei schweifen lassen und schon einen Teil fokussiert, der in der Meditation ihr Interesse auf sich gezogen hat. Sie hat dies formuliert, und wir beginnen die Gesprächsführung mit speziellen Fragen, die die Art der Wahrnehmung und den Körper mit einbeziehen und zunächst die Klientin ansprechen.

Therapeut*in: »Klara, wo in dir spürst du das Interesse für diesen Teil?« (Die Absicht dieser Frage ist die, dass Klara die SELBST-Qualität des Interesses körperlich erfahren kann.)

Klara: »Ich spüre in den Augen so ein Strahlen und dass ich wohlwollend und neugierig gestimmt bin.«

Therapeut*in: „Magst du den Teil aus dieser Haltung mal genauer wahrnehmen? (Absicht: Wenn Teile achtsame Wahrnehmung und Aufmerksamkeit aus einer SELBST-Haltung heraus erfahren, ist das für sie wie sich wahrgenommen, sich gesehen fühlen. Oftmals entspannt ein Teil schon unter dieser wohlwollenden Haltung.)

Klara: »Ja, dazu habe ich Lust.«

Therapeut*in: »Was genau kannst du denn an ihm wahrnehmen, wenn du deine Lust spürst, ihn so wohlwollend und neugierig mit deinen strahlenden Augen zu betrachten?« (Therapeut*in wählt die gleichen Worte wie die Klientin und gibt nichts Eigenes hinzu. Die Absicht dieser Frage, was genau sie denn wahrnehme: a) der Teil wird mit SELBST-Energie fokussiert, b) er nimmt so vielleicht Gestalt in irgendeiner unvorhersehbaren Weise an, wird zum Gegenüber, zur Persönlichkeit, zum differenzierter wahrnehmbaren Du.)

Klara: »Mir fällt auf, dass er ...« und sie beschreibt einige seiner Merkmale.

Nun setzt der indirekte Dialog ein.

Therapeut*in: »Klara, magst du ihm mal leise oder laut sagen, was du so alles an ihm wahrnimmst?« (Dieses Gespräch muss gar nicht einmal laut sein, Klara kann es auch innerlich dem Teil sagen. Absicht: Indem sie es ihm sagt, stellt Klara SELBST Beziehung zu dem Teil her, der sich so von ihr SELBST mit dieser Energie gesehen fühlen kann.)

Klara sagt es ihm mit freundlicher Stimme. (Wäre ein anderer Teil zutage getreten, der das nicht für gut befunden hätte oder wäre der Teil nicht an-»sprechbar« gewesen, wäre die Therapeut*in darauf eingegangen.)

Therapeut*in: »Kommt es bei ihm an?« (direkte Frage)

Klara: »Er zeigt mir noch mehr von sich.«

Therapeut*in: »Was genau kannst du an ihm wahrnehmen?«

Klara: Sie beschreibt das.

Therapeut*in: »Magst du mal in dich reinspüren, was für ein Gefühl du jetzt dem Teil gegenüber hast, während er dir das alles zeigt?« (Absicht: Die Frage nach der Verfügbarkeit von SELBST-Qualität.)

Klara: »Der interessiert mich jetzt noch mehr, und ich freue mich, dass er mir so viel von sich zeigt.«

Therapeut*in: »Magst du ihm das mal sagen und zeigen, es ihn sonstwie erfahren lassen, dass du so ein Interesse für ihn verspürst und dich so freust, dass er dir das alles zeigt?« (Absicht: Das Interesse, das Klara spürt, ins Erleben von Klara SELBST und diesem Teil zu bringen.)

Klara sagt, zeigt es ihm oder lässt es ihn auf ihre Weise erfahren. (Sinn der Frage: Die Menschen reagieren auf unterschiedlichen Sinneskanälen mehr oder weniger stark und sind daher unterschiedlich ansprechbar – visuell, auditiv, kinästhetisch, im Verhalten oder der Körpersprache, daher die Auswahl.)

Therapeut*in: »Magst du ihn mal fragen, wie das für ihn ist, dein Interesse für ihn so zu spüren?«

Klara: »Er ist total überrascht und schaut mir in die Augen.«

Therapeut*in: »Magst du ihn mal fragen, wie das ist für ihn, dein Leuchten in den Augen und deine wohlwollende Haltung wahrzunehmen?« (Absicht: So wird die Verbindung von Klara SELBST zu ihrem Teil und dem Teil zu Klara SELBST erlebbar und erfahrbar, somit wahr und sicher als Basis für weitere Begegnungen.)

Klara (strahlt): »Das ist so neu für ihn und so schön, das hat er noch nie erlebt. Und für mich ist das auch eine Überraschung.«

Es ist für Klara und die Therapeut*in spürbar in Klaras Ausdruck und in der Atmosphäre, dass dieser Kontakt sich echt und stimmig anfühlt.

Wir sehen an diesem Beispiel auch, dass die Absicht im IIFS immer nur darin besteht, den Kontakt zwischen SELBST und Teilen und umgekehrt spürbar und erfahrbar zu machen. Diese Absicht ist absichtslos, bezogen auf eigene Ideen und Ziele.

Die Therapeut*innen wechseln nur in den *direkten Dialog* mit den Teilen (der auch seine Indikationen und Regeln hat), wenn aktuell nicht genügend SELBST-Eigenschaften der Klient*innen zur Verfügung stehen. Nach einigen, meist nur wenigen Interventionen aus dem Therapeut*innen-SELBST lassen sie dann wieder dem SELBST-gesteuerten Dialog der Klient*innen mit ihren Teilen den Vortritt.

Die Sprache in der IIFS – ein feingestimmtes Instrument

Die Sprache in der IIFS wird als ganz feingestimmtes Instrument genutzt. Sie drückt achtsam und kongruent in Form und Inhalt die Haltung und die Methode aus. Sie ist achtsam in der Verbalisierung der bei den Klienten auch körperlich wahrgenommenen Empfindungen, Reaktionen, Gefühlen, Erlebnisinhalten, SELBST-Qualitäten und Teilen. Diese werden weder bewertet noch gedeutet. Die IIFS-Sprache hilft den Klienten, Zugang zu sich SELBST und den Teilen zu finden, indem sie bezogene Fragen an die Eigenwahrnehmung des Klienten richtet und nicht interpretiert. Als Präzisionsinstrument ist sie am Puls der Klienten, holt sie dort ab, wo sie sind. Sie benutzt keine Worte des Wollens, da die IIFS-Therapeutinnen, außer den Klient*innen SELBST die Beziehung zu ihren

Teilen zu erleichtern und sie flexibel und genau durch die möglichen Stationen der Methode im Tempo der Klient*innen zu begleiten, nichts Bestimmtes wollen.

Der Therapeut*in SELBST verhilft diese spezielle Sprache zudem, all das auch in ihr Wahrgenommene für sich im Inneren »verwörtern« zu können und, falls notwendig, dafür im Außen zu sprechen. Die IIFS-Sprache ist eine bezogene und Beziehung fördernde Sprache, indem sie Klaras SELBST-Qualitäten in Bezug zu dem Teil erfragt. Dafür moderiert sie Klara, Fragen mit SELBST-Eigenschaftswörtern zu stellen, sodass der Teil Klara SELBST erfahren kann. Klara SELBST kann als Dialogpartnerin und in ihrer Seins-Qualität mit ihren Teilen in Beziehung treten. Die Therapeutin gibt nur das SELBST-Adjektiv vor, den Inhalt bestimmt Klara. Also: »Klara, bist du neugierig auf …«, »Klara, hast du Interesse an …«, »Klara, bist du offen für …?« Sie stellt moderierend Verbindung von Klara SELBST zu dem Teil her, mit einer der zentralen Fragen: »Was für ein Gefühl hast du zu dem Teil?« *(Anmerkung: Die Frage lautet nicht, wie es Klara mit dem Teil geht. Das ergäbe einen anderen Fokus, der nicht die SELBST-Qualitäten herauskristallisiert.)*

Wenn Klaras Antwort aus einer SELBST-Qualität kommt und sie zum Beispiel sagt: »Ich möchte mehr von dem Teil erfahren, er interessiert mich«, dann lädt sie Klara ein, den Teil zu fokussieren.

Therapeut*in: »Magst du mal genau zu dem Teil hin spüren, wie er darauf reagiert, dich so zu erleben, wenn du sagst: »Ich möchte mehr von dir erfahren, du interessierst mich?« Die Therapeutin bleibt in Reinform an dem, was aus Klara SELBST kommt.

Wenn wir die Klienten mit Namen ansprechen, implizieren wir ihr SELBST und meinen sie SELBST. Wir verbalisieren es jedoch nicht ausdrücklich, wir sagen: Klara, du … (und nicht Klara, du SELBST). Mit der Erfahrung entwickeln Therapeut*innen eine Wahrnehmung dafür, wann eher ein Teil von Klara antwortet und nicht Klara SELBST, und gehen entsprechend damit um. Sie benennen dann den Teil, der zum Beispiel doch gewertet hat, und laden Klara ein, diesen Teil wahrzunehmen und sich ihm ggf. zuzuwenden.

Wir laden das SELBST der Klienten natürlich am meisten durch unsere eigene SELBST-Haltung ein. Zusätzlich formulieren wir Fragen aus den SELBST-Qualitäten heraus. Wenn also Klara von einem Ereignis berichtet, und meine Haltung ist interessiert und nicht bewertend (und ich habe geprüft, dass es jetzt nicht meine persönliche Neugier ist, die mich zu der nächsten Frage bewegt), könnte ich Klara fragen: *»Klara, was interessiert dich an dem (Teil), was du gerade erzählt hast?«* Mittels der Sprache können wir Klaras Bewusstsein dafür schärfen und ihre Aufmerksamkeit darauf richten, was sie an dem Teil interessant findet. Wenn wir sie dann fragen: *»Wo in dir spürst du dieses Interesse?«*, dann verankern wir körperlich diese SELBST-Qualität, indem sie darauf fokussiert, wo in ihrem Körper sie dieses Interesse, diese SELBST-Qualität, wahrnimmt. Damit hat Klara erlebt, wie sich die SELBST-Qualität »Interesse« körperlich anfühlt und zeigt. Als nächstes steht der Teil im Zentrum der Aufmerksamkeit. Wir fragen Klara: *»Magst du dich dem Teil zuwenden?«* Das heißt, wir haben durch diese Frage eine Verlangsamung eingebracht, die Klara den Raum gibt, nachzuspüren, ob dieser Wunsch der Zuwendung sich auch stimmig anfühlt. (Zuwendung und Stimmigkeit sind SELBST-Qualitäten.) Dann wendet sich Klara mit SELBST-Qualität dem Teil zu. Unsere Frage: *»Wo in dir oder um dich herum spürst du diesen Teil?«* lässt sie mit dem Fokus ihrer Wahrnehmung zu dem Teil gehen, den sie entweder körperlich bei sich wahrnimmt (Teile sitzen häufig im Körper fest) oder mit etwas Abstand um sich herum registrieren kann. Die Frage: *»Was genau kannst du an ihm wahrnehmen?«* lässt den Teil Klaras Aufmerksamkeit spüren. Diese interessierte gerichtete Aufmerksamkeit bewirkt etwas in dem wahrgenommenen Teil. Wir wissen, dass durch diese fokussierte Achtsamkeit eine Stressreduktion in den neuronalen Strukturen induziert wird, die zu einer physischen Entspannung in der wahrgenommenen Region führt. In der persönlicheren Teilesprache könnten wir sagen, der Teil fühlt sich gesehen und entspannt sich. Und sich gesehen fühlen ist ein bisschen schon, wie sich geliebt fühlen. Die vertiefende Frage: *»Wie kann der Teil das mitbekommen, dass du dich ihm gerade mit Interesse zuwendest?«* legt mit dem gerade entstandenen SELBST-Teil-Kontakt die Grundlage für eine mögliche beginnende Beziehung.

Sprache, die Beziehung fördern kann

Wir nutzen die Sprache nicht nur, um die Dualität von SELBST und Teilen bei uns selbst wie auch bei den Klienten herauszuarbeiten und sie voneinander zu separieren, sondern auch um eine Beziehung zwischen SELBST und Teilen zu ermöglich. Durch unsere sprachlichen Formulierungen weiten wir den Raum der Wahrnehmung, indem wir zum Beispiel Erzähltes mit einem Gefühl oder einer Körperwahrnehmung verbinden, nach denen wir unser Gegenüber fragen. Durch unsere SELBST-Haltung, ausgedrückt in einer offenen Formulierung, und die gerichtete Aufmerksamkeit nehmen wir uns (oder die Klienten sich) auf unterschiedlichen Ebenen im Denken, Fühlen, im Körper, im Verhalten und in der Handlung wahr, ohne dass wir beabsichtigte Inhalte in die Frage hineingeben. Absichtlich an unseren Fragen ist, dass wir SELBST-Qualitäten in unserem Gegenüber aus einer SELBST- Haltung erfragen oder bei der Exploration des Inhalts einfließen lassen und einen Zusammenhang vom SELBST zum Teil ermöglichen. Hierbei sind es die kleinen Verbindungsworte und die bezogene Sprache, die ja den Kontakt erst ermöglichen und die Beziehung vom SELBST zu dem Teil herstellen.

Sind Sie neugierig auf?
Haben Sie Interesse an?
Was für ein Gefühl haben Sie zu?
Was sehen Sie, wenn Sie den Teil das erste Mal sehen würden?
Was geschieht, wenn Sie sich hinwenden zu …?
Wo in Ihrem Körper spüren Sie, was Sie gerade gesagt haben/den Teil?
Was erleben Sie, wenn Sie davon berichten?
Wo in Ihnen spüren Sie die Verbindung?

Dazu ein weiteres Beispiel von einer Klientin mit Angstsymptomen. Berichtet eine Klientin mit leiser Stimme zum Beispiel: »Ich bin so ängstlich«, dann könnten wir sie fragen, ob sie interessiert wäre, etwas über ihre Angst zu erfahren. »Ich bin so ängstlich« bedeutet, ich bin mit meiner Angst identifiziert, ich bin zu 100 Prozent ängstlich. Diesen ihren Bezugsrahmen teilen wir nicht, stellen ihm aber auch nicht explizit einen anderen, erklärenden Bezugsrahmen gegenüber. Wir gehen implizit davon aus, dass der Mensch mehr ist als seine Gefühle, und über ein Bewusstsein verfügt (externalisierte Grundhaltung). Durch die Sprache und die Frage, ob sie denn interessiert wäre, etwas über ihre Angst zu erfahren, haben wir die Klientin und ihre Angst von vornherein voneinander separiert: Wir haben die Klientin als sie *und* ihre Angst wahrgenommen, also sie SELBST, die vielleicht interessiert ist, und den ängstlichen Teil. (Es könnten auch zwei Teile sein. Ein Teil, der Angst hat, und ein Teil, der diese Angst nicht haben will, doch das verfolge ich hier jetzt nicht weiter.)

Wenn sie damit einverstanden ist, könnten wir sie fragen, wo sie denn in sich oder in ihrem Körper das Interesse der Angst gegenüber wahrnimmt. Dann hat sie die Möglichkeit, an sich SELBST diese Eigenschaft des Interesses zu erleben.

Wenn wir den Angst-Teil fokussieren und fragen, wo sie denn die Angst genau spüre und was genau sie denn daran wahrnehme, verhelfen wir mit diesen Fragen der Klientin zu

1. einer verstärkten neutralen Aufmerksamkeit für die körperliche Lokalisation ihrer Angst.
2. Gleichzeitig erfährt der Angstteil die gerichtete Aufmerksamkeit (s.o.) sowie
3. dadurch impliziert auch zu einem kleinen Abstand von ihrer Angst.
4. Durch noch genaueres, interessiertes, offenes und nicht schon wissendes Nachfragen etwa nach Aussehen, Beschaffenheit oder Alter der Angst vergrößert sich der Abstand von beobachtender interessierter Haltung und gefühlter Angst (also von SELBST-Qualität und Teil) noch ein bisschen mehr.

Auf die Frage, wie alt denn diese Angst sei, wird in 90 Prozent der Fälle die Antwort sein: sehr jung oder sehr alt. Und wenn wir dann »die IFS-

Frage« stellen: *»Was für ein Gefühl haben Sie dieser Angst gegenüber?«*, angenommen, sie wäre eine echte Person, dann bekommen wir heraus, mit wie viel SELBST-Qualitäten die Klientin da ist. Antwortet sie aus einem der zehn C-Worte oder weiterer SELBST-Eigenschaften (siehe Kapitel 7 und 8), dann kann die Klientin diese von ihr selbst geäußerte SELBST-Eigenschaft, die wir ihr spiegeln, in Beziehung zu dem ängstlichen Teil setzen. Also wenn sie zum Beispiel mit Mitgefühl antwortet: »Oh Mensch, die ist ja erst fünf Jahre alt!« und fasst sich an die Brust, dann könnten wir sie fragen: »Was würden Sie denn jetzt als 41-jährige Frau (und vielleicht selber Mutter) aus diesem Mitgefühl heraus tun, also aus dem Herzen heraus (sie hat sich an die Brust gefasst), wenn dieses fünfjährige Mädchen zu Ihnen kommen und Ihnen diese Angst zeigen würde?« Ganz häufig kommt spontan, nun mit sicherer Stimme der Erwachsenen: »Ich würde sie in den Arm nehmen und sie trösten.« Dann laden wir die Klientin ein, wenn es für sie stimmt, der Fünfjährigen in ihr das Interesse und Mitgefühl zu vermitteln, das sie eben gespürt hat, sie in der Vorstellung in den Arm zu nehmen und zu trösten. Dadurch erlebt unsere Klientin, dass sie mehr ist als ihre Angst. Sie ist die 41-jährige kompetente Erwachsene mit mehreren SELBST-Eigenschaften, und sie ist ihrer Fünfjährigen begegnet – und diese ihr.

Vor der Beziehungsaufnahme von ihr SELBST zu ihrem ängstlichen Teil sah ihr innerer Dialog so aus: »Ich hab so Angst, was soll ich denn nur machen, ich bin zittrig, weine bei jeder Gelegenheit, habe einen Schmerz oder ein Kloßgefühl im Hals u. a.m., das ist bestimmt etwas Schlimmes, und dann bekomme ich noch mehr Angst etc. (Das ist der Teufelskreis bei Angstanfällen.) Irgendeine vernünftige Stimme hat ihr gesagt: Geh zum Arzt/Therapeuten. Dieser hat – wie oben beschrieben – ihr SELBST die Beziehung zu ihrer Angst und der Angst sie SELBST erfahrbar gemacht. So sieht der innere Dialog anders aus, er hat zu einer Beziehung geführt. Der Arzt hat ihr zum Glück kein Beruhigungsmittel verschrieben. Er hat ihre Ressourcen aktiviert und ist Beziehungsstifter von ihrer Angst zu ihr SELBST geworden. Darüber hinaus hat sie den Unterschied gespürt zwischen dem Gefühl, »ängstlich zu sein« und dem

SELBST-sicheren Gefühl, ihre Angst annehmen und ihr Trost anbieten zu können. Eine derart erfahrene SELBST-Beruhigung wirkt nachhaltiger, als von anderen Menschen Beruhigung und Trost gespendet zu bekommen. Obwohl das auch ganz guttun kann.

Die Sprache kristallisiert SELBST-Qualitäten und Teile heraus

Wenn Klient*innen also von Gefühlen, Gedanken, Körperempfindungen, Vorstellungen, Verhaltensweisen etc. berichten, die keine SELBST-Qualitäten darstellen (wie bei der obigen Patientin), vermuten wir, dass es sich um einen Teil handelt, für den dann aus den SELBST-Qualitäten der Klient*in ein Zugang hergestellt wird. Dies fassen wir in Worte: *»Ah, ein Teil von Ihnen hat Angst, ist wütend, traurig etc.«* Und wir sprechen die SELBST-Qualitäten aus, wenn die Klientin sie ausgesprochen hat. »Sie interessieren sich dafür …, haben Mitgefühl für …«

Sprechen Klient*innen von einerseits und andererseits oder von sowohl als auch, dann hören die IIFS-Therapeut*innen immer gleich die zwei Teile heraus. Sie bringen dies in Sprache und fragen zum Beispiel: »Wo in Ihnen nehmen Sie den Einerseits-Teil und wo in Ihnen den Andererseits-Teil wahr? Und was für ein Gefühl haben Sie zu dem einen und zu dem anderen Teil?« Bei so einem im Doppelpack auftretenden Teile-Paar denken schlaue Therapeut*innen-Teile sogleich an die Polarisierungen. Der SELBST-Körper-Teile-Detektor prüft dann, dass die Therapeutin auch wirklich keine Vorliebe für den einen oder anderen Teil der Polarisierung hat. Ein sprachlich sorgfältiger Therapeuten-Teil sorgt dafür, dass, wenn wirklich keine Vorliebe besteht, dies auch sprachlich gerecht für beide Teile ausgedrückt wird.

Hier ist noch ein Beispiel: Wenn eine Klientin sagt: »Ich bin so wütend«, prüfen wir erst, ob da Teile bei uns sind, die vor dieser Wut vielleicht Angst haben, sie verurteilen oder mit ihr identifiziert sind. Wenn nein, dann ist es o.k.; wenn ja, dann bitten wir diese Teile entweder beiseite oder lassen sie sich bei uns SELBST gut aufgehoben fühlen, damit sie nicht in Aktion treten müssen. Und wir spüren nach, ob dieses Erleben eine Gegenübertragung auf die Klientin sein könnte. Ja, diese Arbeit müssen wir als IIFS-Therapeut*innen andauernd parallel leisten. Das ist aber nicht so kompliziert, wie sich das jetzt vielleicht beim ersten Mal anhört. Dann fragen wir aus uns SELBST interessiert, offen und nicht wertend: *»Wo in sich spüren Sie diese Wut? Und: Wer in Ihnen ist denn so wütend?«* Nun kann sich die Klientin auch mit der interessierten Frage: »Ja, wer in mir ist denn eigentlich wütend?« ihrem wütenden Teil SELBST offen und nicht wertend zuwenden. Wenn wir sie dann noch einladen, ihren Wut-Teil genauer wahrzunehmen, indem wir ihr Katalogfragen zum weiteren Kennenlernen stellen, sie zum Beispiel fragen, wie der Teil denn ausschaut, wie alt er ist, was sie sonst noch an ihm wahrnehmen kann u. a.m., dann personifiziert sich dieser Teil. Mit weiteren typischen IIFS-Fragen und einer vertiefenden Exploration des Teils bezüglich seiner Herkunft, seiner Aufgabe im System und bezüglich seiner Befürchtungen und seiner guten Absichten, seiner Not und seiner Last erfahren wir sein Schicksal wie von einem richtigen Menschen.

Die Sprache im IIFS setzt SELBST und Teile erfahrbar miteinander in Beziehung. Teile lernen dem SELBST zu vertrauen. Erst dann lassen sie uns ihre Geschichte wissen. Auf diese Weise ist es möglich, allem, was in unserer Innenwelt so rumschwirrt, zu begegnen. An jeder Wahrnehmung, einem Gefühl, einer Körperempfindung, einer Bewegung, einem Gedanken, einer Stimme, der Sprache, einem Symptom, einem Bild oder einer Fantasie, einem Symbol, einer Form, einer Farbe, einer Gestalt, einer Struktur oder einem Nebel können ein oder mehrere Persönlichkeitsteile hängen. Wir sind neugierig auf das »Du« in uns selbst und dem in unseren Klient*innen. Dies vermitteln wir sprachlich in unterschiedlichen Nuancen. Durch die SELBST-Haltung und die erfahrbare Wahrnehmung eines Du in sich ist ein Gegenüber geschaffen, ist Kontakt, Begegnung und Beziehung mit ihm möglich. Und es macht – wieder wie im realen Leben – eben einen Unterschied, ob wir zum Beispiel Mitgefühl, Interesse etc. für jemanden »nur« haben, oder ob wir ihm das auch sagen es ihm zeigen und ihn spüren lassen, sodass er es durch unsere Authentizität erleben kann.

Klara hat Interesse für den Teil: »Klara, magst du ihm das mal sagen?«, »Wie ist das für ihn, das von dir zu hören, zu spüren, zu erfahren?« (Beziehung »Klara SELBST zu Teil« und dann »Teil zu Klara SELBST«.)

*Die Sprache der Therapeut*innen*

Die Sprache der Therapeut*innen ist kongruent in Form (Melodie, Intonation, Lautstärke, Modulation) und Inhalt, wenn sie aus ihren SELBST-Eigenschaften heraus zu den Klient*innen und ihren Teilen geschieht. Begleiten sie die Klient*innen in ihren emotionalen Prozessen, stimmen sie sich entsprechend ein. Sie sprechen mit Verbannten in einer ihnen angemessenen Weise, ebenso wie sie für Manager und Feuerbekämpfer eine Sprache finden, die diesen Persönlichkeitsanteilen entspricht und die sie damit erreichen.

Die Therapeut*innen sind sich der unterschiedlichen sinnlichen Zugangswege über visuelle, kinästhetische und auditive Kanäle in der Kommunikation und deren unterschiedlich starker individueller Ausprägung über die o.g. Kanäle inklusive deren Ausdrucksweise in der Sprache bewusst. Menschen verfügen über eine Favorisierung dieser Sinneskanäle. Wohl ein Großteil ist am ehesten visuell erreichbar. Wenn der Hauptzugangsweg von Menschen zu ihrem Innenleben oder der unbewusst favorisierte Sinneskanal nicht visuell, sondern auditiv oder kinästhetisch ist, werden sie mit Bildern und Imaginationen nicht allzu viel anfangen können. Dann sollten wir als Therapeut*innen so flexibel sein, die sinnlichen und sprachlichen Zugänge zu den Klient*innen und zu ihrer Innenwelt über Körper, Bewegung, Geschichten oder Stimme zu wählen und mit den hierzu passenden Worten auszudrücken. Um die Klient*innen dort abzuholen, wo sie sind, und ihnen die anderen Sinneskanäle leichter zugänglich zu machen, können wir auch einem zum Beispiel vorwiegend visuell ausgerichteten Menschen die verknüpfende Frage stellen: *»Wenn Sie das sehen, was erleben Sie denn dabei?«*

In unserer beruflichen Sozialisation und im Alltagsleben haben wir uns häufig eine bestimmte Art der Kommunikation und Fragestellung angewöhnt. Unser Gegenüber merkt, wenn wir echt interessiert oder in abgespulter Routine mit ihm kommunizieren. An dieser Stelle möchte ich darum bitten, sich ins Bewusstsein zu rufen, wie viel feine Unterschiede wir durch Sprache in der Wahrnehmung bei uns selbst oder bei anderen herausfinden können, wenn uns bewusst ist, dass wir Fragen an die Kognition, ans Fühlen, ans Empfinden, ans Erleben, an die Körperwahrnehmung, ans Verhalten und ans Handeln stellen können, und auch Fragen, die mehreres davon einschließen. Unser Gegenüber antwortet jedes Mal anders, je nachdem, wonach wir fragen: *Was denken Sie dazu? Welche Meinung haben Sie dazu? Wie geht es Ihnen dabei? Was empfinden Sie dabei? Was erleben Sie dabei? Was fühlen Sie dazu? Welche Reaktionen nehmen Sie bei sich darauf wahr? Was würden Sie dabei am liebsten tun?* Oder in den Verknüpfungen: *Wenn Sie darüber berichten, wie geht es Ihnen dabei?*

Teile sind nicht nur feinfühlig, sondern auch »feinohrig«. Sie hören spürend auf unterschiedlichen Beziehungsebenen und »vierohrig« (Schulz von Thun), was das Gegenüber spricht, ob das Gegenüber es ernst meint, offen und echt ist, und vor allem, wenn ein Hauch von Intention und/oder Manipulation in der Luft ist. Auch so kleine Worte wie *nur, nicht, noch, aber* usw. können große Wirkung haben, die vielleicht gar nicht einmal intendiert war. Aus diesen Gründen sollten die Therapeut*innen diese »Feinohrigkeit« der Teile ihrer Klient*innen immer prinzipiell mitdenken und in dieser Richtung ihre Sprache präzisieren, damit diese nicht unbeabsichtigt Dinge transportiert, die sie nicht wirklich meinen. Und/oder auch schauen, ob sich nicht doch ein bewertender Teil von ihnen in ihre Formulierung mit eingeschlichen haben könnte.

In der IIFS haben wir ja die Möglichkeit, Teile zu bitten, beiseitezutreten. Wenn sie zum Beispiel aber hören, sie sollen aus dem Weg gehen, weggehen, unsanft gebeten werden und den Eindruck haben, sie stören, dann werden sie den Therapeut*innen und ihrer Person nicht trauen, auch wenn diese gesagt haben, »alle Teile sind willkommen«; sie werden in Widerstand gehen. Diesen »Widerstand« hat sich die Therapeutin dann selbst fabriziert.

In der Sprache folgen wir den Klient*innen und eilen ihnen nicht voraus. Als Therapeut*innen versuchen wir inhaltlich nichts Eigenteiliges, keine Ideen, Hypothesen, Deutungen, kein Wollen, nichts von schlauen Therapeut*innen-Teilen mit hineinzugeben, wenn wir für die Klient*in SELBST und ihre Teile die Beziehung moderieren möchten. Daher nutzt die Sprache im IIFS am liebsten die Wortwahl, die nahe an den Aussagen der Klient*innen liegt, ohne sie papageienhaft zu spiegeln. Auch versuchen wir, die Klient*innen nicht in ihrer Beziehungsaufnahme zu ihren Teilen zu stören durch erklärende, verstehenwollende, mitleidende Therapeuten-Teile und deren Worte.

Zur Sprachregelung im IIFS gehören auch zuvor vereinbarte Momente des Innehaltens ohne Worte, in denen sowohl Therapeut*innen als auch Klient*innen SELBST und Teile bei sich still sortieren. In den Therapien hat sich das als sehr wertvoll erwiesen, bei sich zu sein, präsent zu sein, mit seinen Teilen zu sein, jeder für sich und doch miteinander, um sich dann wieder zuzuwenden.

Eine Besonderheit in der IIFS ist die über große Strecken der Therapie moderierende Aufgabe der in sich SELBST bleibenden Psychotherapeut*innen mit dem gezielten Einsatz von »indirekter« und »direkter« Gesprächsführung. (Siehe auch letzter Abschnitt: *Die Therapeut*innen leiten die Klient*innen moderierend zu einem inneren SELBST-Teile Dialog an.*)

Durch die SELBST-Haltung ermöglichen die Therapeut*innen ihren Klient*innen ebenfalls ein echtes dialogisches Gespräch zwischen sich SELBST und ihren Teilen. Wahrnehmen, ernst nehmen und Zuwendung geschehen nicht aus Teilen, sondern aus sich SELBST heraus. Ein dialogisches Gespräch ist gekennzeichnet durch eine offene, absichtslose Haltung, in der die Gesprächspartner sich gegenseitig inspirieren lassen und beide Partner Überraschendes und Neues voneinander und auch von sich selbst erfahren. Im echten dialogischen Gespräch erfährt sich das Ich am Du und das Du sich am Ich. »Das Wort zwischen Ich und Du kann nur mit dem ganzen Wesen (SELBST im IIFS) gesprochen werden.« (Martin Buber)

Externalisieren

Externalisierungstechniken sind in den humanistischen Therapien geläufige Instrumente. Wir kennen sie aus der Gestalttherapie, der aktiven Imagination bei C.G. Jung, dem Focusing, dem Psychodrama, der Psychosynthese, der Hypnotherapie, der Systemischen Therapie, der PITT, der Transaktionsanalyse, der Ego-State-Therapie und der Schematherapie u. a.m.

In der Integrativen Systemischen Therapie mit der inneren Familie besteht eine externalisierende Grundhaltung. Alles, was ich SELBST wahrnehmen kann, erkenne ich durch einen winzigen Abstand der Bewusstwerdung. SELBST ist eine andere Instanz als das extern wahrgenommene, auch wenn es ganz nah an mir SELBST ist. Da die Teile häufig mit dem SELBST verschmolzen sind, besteht die Notwendigkeit, einen kleinen Abstand vom SELBST zu dem Teil zu schaffen, weil dadurch erst eine Begegnung möglich wird. Wir sprechen auch davon, Teile vom SELBST zu distanzieren, separieren, entschmelzen, herauskristallisieren, sie auf die Seite treten lassen, den Teil beiseitebitten, ihn ins Wartezimmer bitten, einen kleinen Abstand schaffen zwischen SELBST und Teilen. Wenn wir das den Teilen sagen, ist es wichtig für sie zu spüren, dass sie nicht weggehen sollen, sondern lediglich, dass ihr Mensch sie durch den kleinen Abstand genauer wahrnehmen, besser sehen und kennenlernen kann. Hierzu können einige Externalisierungstechniken hilfreich sein.

SELBST von Teilen zu differenzieren kann durch die unterschiedlichsten Methoden geschehen. So haben wir im letzten Abschnitt gesehen, wie durch die implizite Annahme der gleichzeitigen Gegenwart von SELBST und Teilen die Sprache immer wieder ein Du, ein Gegenüber, in der Innenwelt herauskristallisieren kann. Wie dieser Abstand geschaffen wird und welcher unterschiedlichen Methoden der Externalisierungen sich die Therapeut*innen bedienen, ist durch die persönlichen Vorlieben und Ausbildungen bedingt.

In der körperorientierten IIFS machen wir uns durchgängig unsere Wahrnehmungsfähigkeit von im Körper erlebten SELBST-Eigenschaften zunutze und unterscheiden diese von den ebenfalls im Körper erlebbaren

Teilen. Die so erfahrenen verkörperten SELBST-Eigenschaften nutzen wir gerne als stabile Basis für den Kontakt mit den Teilen und ihrer weiteren Exploration. Die Teile spüren wir ebenfalls mittels gerichteter, achtsamer Wahrnehmung im Körper oder um den Körper herum auf. Den Teilen ihrerseits können wir bewusst die Möglichkeit geben, sich durch den Körper ihrer Person auszudrücken, um so erfahrbarer für die Klient*innen zu werden. In diesem Falle werden die Klient*innen gefragt, ob sie einem Teil die Möglichkeit geben mögen, sich durch ihren Körper auszudrücken. Oftmals sind die Klient*innen mit einem Teil so verschmolzen, dass ihr Körper diesen Teil sowieso schon verkörpert. Er sieht dann aus wie dieser Teil, bewegt sich so und nimmt dessen Haltung an. (Wenn zum Beispiel ein Kritiker die Klientin ganz »einnimmt«, was wir an ihrer Stimme, Wortwahl und Tonlage, der Falte auf ihrer Stirn, ihrer Mimik, ihrer angespannten und gerichteten Spannung im Körper wahrnehmen können, dann können wir ihr dadurch Zugang zu ihrem inneren Kritiker geben, indem wir sie bitten, für einen Moment in dieser Körperhaltung zu verweilen, oder sie sogar noch im Ausdruck zu verstärken. Wenn wir sie dann fragen, wie es ihrem Kritiker in diesem Zustand geht, was er erlebt und fühlt, und sie beschreibt diesen Zustand, hat sie schon durch die Beschreibung einen kleinen Abstand zu ihm gewonnen. Wenn wir sie dann bitten, aus dieser Position wieder herauszugehen, und sie fragen: »Welches Gefühl haben Sie dem Kritiker in Ihnen gegenüber?« Dann ergibt sich die Chance, dass eine Selbsteigenschaft sich meldet.) So wird es möglich, durch körperpsychotherapeutische Interventionen diesen Teil zu verdeutlichen und ihn auch in seinen Gefühlen, seiner Energie, seiner Anstrengung, seinem Körperausdruck etc. deutlicher wahrzunehmen. So wird der Teil zum erfahrbaren Du für die Klient*innen, zu einem Gegenüber, mit dem sie SELBST in Beziehung treten können.

Nicht alle Klient*innen sind in der Lage, mittels Imagination ihre Teile wahrzunehmen. In manchen Fällen ist es trotzdem möglich, sich einen real benannten Menschen – einen in Wirklichkeit nicht existierenden Zwilling oder eine nicht aus der Realität gegriffene beste Freundin – vorzustellen, der es so ergeht wie dem Teil oder die diesen Teil verkörpert.

Mit der Frage: *»Und welches Gefühl hätten Sie zu dieser Person?«* lässt sich erstens ein Abstand zu dem Teil herstellen und zweitens können wir hier wieder schauen, wie viel SELBST-Qualitäten die Person zur Verfügung hat.

Der Psychotherapeut Nossrat Peseschkian hat sich die Wirkkraft von Geschichten und Märchen psychotherapeutisch zunutze gemacht, indem er seinen Klient*innen aus dem reichen Schatz der orientalischen Geschichten und Parabeln ein Identifikationsmedium bietet. Es fällt uns Menschen oftmals leichter, Persönlichkeitsanteile in anderen Personen, Büchern und Filmen wahrzunehmen, uns dort mit ihnen auseinanderzusetzen, uns mit ihnen zu identifizieren oder sie zu verurteilen und erst beim Reflektieren mitzubekommen, was sie mit uns zu tun haben. Diese Form der Externalisierung hilft, sich eigenen Anteilen, die zunächst in einer Außenperson, in der Kreation eines Gegenübers oder in einer Geschichte verortet wurden, mit etwas Abstand anzunähern. Daher sind Metaphern wie »die innere Bühne«, »der Regisseur im eigenen Theater«, »das Kino im Kopf«, »wie in einem Film« für einige Klient*innen eine Möglichkeit, das im Inneren Erlebte mit all seinen Facetten mit einem kleinen Abstand wahrzunehmen.

Auch wenn SELBST und Teile miteinander verschmolzen sind, gelingt es oftmals nicht, mittels Visualisierung einen Unterschied auszumachen. Sehr anhängliche Teile können sich manchmal gar nicht vorstellen, dass sie auch nur einen ganz geringen Abstand zu ihrer Person SELBST einnehmen sollen, weil sie so viel Angst haben, alleine zu sein. Allein diese Tatsache ohne Bewertung auszudrücken, kann eine Bewusstheit und Akzeptanz für den ängstlichen Teil und seine Bedürfnisse bedeuten. Schon dadurch nimmt der ängstliche Teil seine Person SELBST differenzierter und als ein Gegenüber wahr, auch wenn er noch ganz eng an ihr dranhängt.

In Fällen von starker Identifikation, Verschmelzung und Polarisierung sind *Bodenanker* eine praktische und jederzeit praktikable Möglichkeit, den Klient*innen die Identifikation erlebbar zu verdeutlichen und sie aus der Identifikation herauszuführen. Man gibt ihnen die Aufgabe, für sich SELBST und für ein paar zuvor herausgearbeitete Teile mittels eines Zettels einen guten Platz im Raum zu finden. Die Klient*innen nehmen dann zunächst den Platz vom SELBST ein und verkörpern ihn. Im Anschluss begeben sie sich auf den Platz des Teiles. Aus den jeweiligen Positionen kann dann die Rolle des Teils, die Nähe zum SELBST und zu den anderen Teilen ausprobiert und die Beziehung von SELBST zum Teil und von Teil zum SELBST hergestellt werden. Die Arbeit mit polarisierten Teilen profitiert enorm von dieser Methode, haben polarisierte Teile doch die Tendenz, sich gegenseitig zu blockieren, wenn sie »nur« imaginiert werden. Die konkrete Aufstellung macht den Zugang von sich SELBST zu jedem einzelnen Teil erfahrbarer. Und jeder Teil profitiert davon und gewinnt an Vertrauen, wenn er mit seiner Person SELBST Kontakt haben und zuschauen kann, wie sie mit dem anderen Teil umgeht.

In der Supervision ist diese Methode für mich nicht mehr wegzudenken, können doch so die Systeme von den Supervisand*innen und ihren Klient*innen aufgestellt, auseinandergehalten und in Beziehung gebracht werden. (Mehr dazu in Teil 4.) Diese Bodenankerarbeit eignet sich auch hervorragend, um sich seiner SELBST mehr gewahr zu werden, sich in seinen SELBST-Qualitäten zu erleben und die Teile ihre Person SELBST erfahren zu lassen. Gehen die Klient*innen auf die Plätze der Teile, können sie sich in diese besser einfühlen, sie erleben und ihnen Ausdrucksmöglichkeiten geben. Hergeleitet ist diese Technik aus der »Stuhlarbeit« in der Gestaltpsychotherapie, in der ein jeweiliger Anteil auf einen Stuhl gesetzt wird und sich die Klient*innen dann auf diesen Platz setzen, sich in den Teil einfühlen und ihm Ausdruck verschaffen können. In der Stuhlarbeit fehlt jedoch ein Platz für das SELBST der Klient*innen, auch wenn die Therapeut*innen mit SELBST-Eigenschaften diesen inneren Dialog moderieren mögen. So gewinnen die Klient*innen zwar tiefe Einsichten, ihre Teile erfahren aber nicht ihre Person in ihren SELBST-Qualitäten, sondern »nur« die Therapeutin. Diese kann dann als integriertes Objekt in den Klient*innen hilfreich weiterwirken.

Wer Freude im *Aufzeichnen von inneren Landkarten* hat, sei hier auf die umfangreichen und informativen Werke von Dagmar Kumbier zu der Arbeit mit inneren Anteilen verwiesen, die während des therapeutischen Gespräches die Fähigkeit besitzt, ganze innere Landschaften mit den unterschiedlichen Persönlichkeitsanteilen auf einem Flipchart zu illustrieren.

Der Zugang der Klient*innen zu diesen, nun im Außen sichtbaren Persönlichkeitsanteilen ist auf diese Weise sehr erleichtert. Klient*innen und Therapeut*in SELBST können die Anteile sehen und sich ihnen zuwenden.

Wer gerne mit den Klient*innen im Außen etwas visualisieren möchte und nicht die detailgetreue Wiedergabe oder den Charakter der Teile treffen kann, ist vielleicht mit einer »Teile-Landkarte« aus geometrischen Figuren und Symbolen zufrieden, indem die Klient*innen entweder selbst auf einem Flip-Chart oder die Therapeut*innen anweisend die Positionen und die Abstände der Teile untereinander graphisch darstellen. Auch hier bringt die anschließende gemeinsame Draufsicht mit dem Abstand in SELBST-Qualität von Klient*innen und Therapeut*innen den Gewinn, eine Verbindung zu den auf dem Flipchart symbolisierten Teilen herstellen zu können.

Arbeitet man in einer Gruppe, können unterschiedliche Teilnehmer*innen als Platzhalter*innen der Teile für eine IIFS-*Aufstellungsarbeit* ausgesucht werden. Entgegen der gewohnten systemischen Aufstellungen oder der Skulpturenarbeit mit Personen äußern diese Teilnehmer*innen sich nicht, während sie den Platz halten zu ihrem Befinden. Die Klient*innen besetzen jeweils nacheinander ihre Plätze von SELBST und Teilen und fühlen sich in sie hinein. Die Therapeut*innen kommen ihrer Moderationsaufgabe nach und stellen den Kontakt zwischen der Person SELBST und ihren aufgestellten Teilen her wie bei den Bodenankern.

Diese Art der Aufstellungsarbeit kann auch mit allen möglichen Requisiten (Puppen, Tieren, Symbolen, Szeno-Kästen etc.) durchgeführt werden. Kreative Medien sind ebenfalls hilfreich beim Ausdrücken und somit Externalisieren von Teilen, sei es durch den Tanz, die Bewegung, die Stimme oder den Ausdruck über Musikinstrumente, Gemaltes, Geknetetes, Getontes, Skulpturen etc.

Anmerken möchte ich an dieser Stelle, dass es mir bei jeder Art der Aufstellungsarbeit vor allem darum geht, die wesentlichen Beziehungen von SELBST zu Teilen und den Teilen zu ihrer Person SELBST herauszuarbeiten; besteht doch die Gefahr, sich in allzu wundervollen Methoden auch ein bisschen im Detail zu verlieren.

TEIL 3

Vertiefende Aspekte und Anwendungsbereiche in der Therapie mit IIFS

12

Schamgebiete
von Ana Cristina Pires

Es ist einfach, sich zu schämen. Man kann sich für die eigenen Schwächen schämen, genauso wie man sich für die dunkle Vergangenheit seiner Familie oder die schlechten Zukunftschancen seiner Kinder schämen kann. Wir können uns für unsere Armut schämen und für unseren Reichtum. Man kann sich für die vermeintlich verdienten Misserfolge im Leben genauso schämen wie für die vermeintlich unverdienten Erfolge. Man kann sich seines Körpers schämen, seiner Gefühlsausbrüche und seiner heimlichen Gedanken und Begehrlichkeiten. Wir können uns für unsere kleinen Süchte und unsere großen Kränkungen schämen, aber die unerträglichste Scham von allen ist die, die uns glauben lässt, wir wären in unserem Kern ganz und gar verdorben, unzulänglich oder wertlos.

Im Gegensatz zum Schuldgefühl beziehen sich Schamgefühle auf den ganzen Menschen. Unser Schuldgefühl lässt uns wissen, dass wir etwas Schlechtes getan haben, unser Schamgefühl lässt uns annehmen, wir sind das Schlechte.

Schamgefühle

Es verwundert also nicht: Obwohl es einfach ist, sich zu schämen, ist es nicht einfach, darüber zu sprechen. Wir wollen die Scham nicht fühlen, und wenn sie uns überschwemmt, wünschen wir uns Unsichtbarkeit und wollen uns verstecken. Es ist auch nicht einfach, über Scham zu schreiben, lange Zeit gab es zwar einiges Fundiertes, aber kaum hinreichend Bekanntes zur Scham, erst in den letzten zehn Jahren floss die Scham langsam von Büchern durch Tagungen zu TedTalks.[28] Mittlerweile gibt es eine verwirrende Anzahl von Begrifflichkeiten, wenn es um Scham geht. So ist die Rede von natürlicher Intimitätsscham, von sozialer Anpassungs- und Ausgrenzungsscham, von internalisierter, maladaptiver oder existenzieller Scham, von elementarer Urscham und einigen Formen mehr[29], nachvollziehbar als Versuch, einem sehr komplexen Gefühlszustand differenziert zu begegnen, aber gleichermaßen labyrinthisch.

Entscheidend ist, Scham kann in Inhalt, Intensität, Dauer und Destruktivität so variieren, dass sie uns kurz den Blick senken lässt oder uns für immer im Erdboden versinken lassen will. Scham kann akut sein oder unterschwellig und chronisch, sie kann harmlos oder lebensbestimmend sein.

Es kann hilfreich sein, die Scham von der Peinlichkeit zu unterscheiden, und das natürliche Schamgefühl von der verinnerlichten Beschämung. In Peinlichkeit erröten kann ich, wenn mir ungewollte Aufmerksamkeit zuteilwird, mein Schamgefühl kann verletzt sein, wenn ich mich in einer ungewohnten Situation entkleiden muss, zutiefst schämen kann ich mich für ein öffentliches Versagen, aber keines dieser Schamgefühle kann es mit dem Schmerz und der Ohnmacht der akuten, verinnerlichten Beschämung oder der tiefen Scham über die eigene Schlechtheit und Wertlosigkeit aufnehmen, und auch diese Schamformen kennen viele Facetten und können alle anderen Schamgefühle begleiten und verstärken.

Neben der Bandbreite der individuellen *Schamgefühle* ist Scham vorwiegend sozial geformt. Unsere familiären Beziehungen können unser Schamgefühl ebenso prägen wie all unsere sonstigen sozialen Interaktionen. Deshalb werden nach diesem Kapitel *Schaminteraktionen* skizziert, bevor die unausgesprochenen Nischen unseres Schamerlebens, die *Schamhöhlen* Erwähnung finden, um abschließend einen konstruktiven Umgang mit Scham, insbesondere in der IIFS-Psychotherapie, zu erörtern, der als gradueller Prozess der teilweisen *Entschämung* verstanden werden kann.

Unsere Schamgefühle sind einerseits individuell und einzigartig, weil sie sich aus unseren spezifischen Scham-Erfahrungen zusammensetzen. Andererseits haben die meisten von uns gemeinsam, dass sie sich schämen können und auch, wofür sie sich am häufigsten oder am leichtesten schämen.

Natürlich gibt es auch Menschen, die sich äußerst selten schämen, und Menschen, die ihre Scham so tief verdrängen, wie es nötig ist, um die Scham nur äußerst selten spüren zu müssen. Es gibt Menschen, denen so viel Beschämendes widerfahren ist, dass sie, statt vor lauter Scham zu sterben, jetzt scheinbar schamlos leben. Und es gibt Menschen, vermutlich sind es die meisten, die ein inneres Schamklavier in sich tragen, und manche Situationen lassen ein Leben lang den einen oder anderen Ton, mal laut, mal leise, oder gleich ein ganzes Musikstück erklingen.

Bekannt ist, dass sich dieses Schamklavier aus multiplen bio-psychosozialen Faktoren zusammensetzt, wovon die ersten beiden schwerer beeinflussbar wirken als der soziale Aspekt, und dass eine gewisse Schamlosigkeit sowohl eine pathologische wie auch eine unbelastete Dimension besitzt.

Pathologisch ist die Schamlosigkeit, wenn sie einher geht mit Empathielosigkeit, verschiedenen Formen von Grenzüberschreitungen und mangelnder sozialer Anpassungsfähigkeit. Unbelastet scheint eine unterdurchschnittliche Schamtendenz meist begleitet von größerer Freiheit im Selbstausdruck, von der Fähigkeit, sich nicht zu ernst und gleichzeitig wichtig zu nehmen, von Unbekümmertheit und Selbstvertrauen.

Wobei wesentlich zu bedenken bleibt, ob es sich bei diesen Menschen, die sich unbekümmert selten schämen, um die glückliche Minderheit handelt, die weder in ihrer Familie noch in ihrer Schulzeit oder in ihrem gesellschaftlichen Umfeld ernsthafter Beschämung oder grenzverletzender Bedrohung ausgesetzt waren; die Minderheit, die das Privileg erlebt hat, sowohl den Ansprüchen ihrer Familie als auch den gesellschaftlichen Normen entsprochen zu haben und in Sicherheit aufwachsen durfte. Wesentlich ist das, um zum einen das eigene Privileg schätzen zu können und zum anderen die Scham der anderen nicht zu unterschätzen.

Scham ist pathologisch, wenn sie maßgeblich dafür mitverantwortlich ist, dass unsere psychische Gesundheit beeinträchtigt wird. Scham korreliert bekanntermaßen mit vielen psychischen Störungen. Auch Persönlichkeitsstörungen, wie die narzisstische, die selbstunsichere oder emotional instabile sind schamgebunden. Die soziale Phobie wird maßgeblich von antizipierter Scham genährt, und an Essstörungen, körperdysmorphen oder sexuellen Funktionsstörungen ist Scham ebenso beteiligt wie an Angststörungen, Depressionen und suizidalen Tendenzen[30]. Umso mehr verwundert es, dass sich in vielen psychologischen Standardwerken für Scham entweder kein Eintrag im Stichwortverzeichnis findet oder trotz tausendseitigem Werk Scham nur in einem einzigen Nebensatz erwähnt wird[31].

Scham ist universell verbreitet, selbstreflexiv, biografisch wie kulturell verankert und kann entweder als individuell und sozial nützlich (Scham motiviert die eigene Optimierung, wahrt intime Grenzen und erhöht soziale Rücksichtnahme) oder als selbstwertschädigende, hemmende und unterdrückerische Bürde gesehen werden. So will mancher Autor Scham überwinden, mancher rehabilitieren und die meisten wollen Scham dosieren.

Denn, wann immer Scham unsere Grenzen wahrt und anzeigt, dass unsere Würde angetastet oder gar beschädigt werden könnte, ist Scham hilfreich. Wenn Scham uns an die Grenzen und die Würde der anderen erinnert, auch dann kann sie hilfreich sein. Aber wenn Scham sich chronifiziert und sich die innere Notwendigkeit entwickelt, uns permanent daran zu erinnern, dass wir unsere Beschämungserfahrungen verdient haben oder wir uns für soziale Zugehörigkeit überanpassen sollten, hat sich die Scham in eine zerstörerische Kraft gewandelt.

Interessanterweise gehört zur Scham, dass genauso oft gedacht wird, sie sei unnötig, wie, jetzt wäre sie mal nötig.

Wenn jemand von seiner Scham erzählt, hört er oft, *aber dafür muss man sich doch nicht schämen, du kannst doch nichts dafür, wirklich nicht nötig, sich dafür zu schämen.* Gleichermaßen gibt es Menschen, die sich in manchen Situationen nicht schämen und ein jeder denkt, ein bisschen Scham täte hier gut und wäre nötig. So schämen sich die Opfer von Gewalt oft, die Täter eher selten.

Da wir über Scham und Beschämung soziale Verträglichkeit regulieren, wären wir ohne Scham vielleicht rücksichtsloser, gewaltbereiter und mehr dem Eigen- als dem Gruppeninteresse verpflichtet. Unsere Bereitschaft, uns zu schämen, kann andere wissen lassen, dass wir die sozialen Normen anerkennen und uns soziale Zugehörigkeit erstrebenswert scheint.

Aber akute Scham strebt nicht nach Verbindung, sondern nach Rückzug; Scham trennt unser Gefühl von sozialer Zugehörigkeit und ist dennoch oder gerade deshalb eines unserer sozialsten Gefühle.

Scham ist somit unser inneres Warnsystem, das aktiviert wird, wenn unser Verhalten Geringschätzung oder Verachtung von Anderen bewirken und unsere soziale Gruppenzugehörigkeit gefährden könnte, und dementsprechend ist Beschämung eben auch eines der wirkungsvollsten Instrumente, um soziale Konformität herzustellen.

Fallgeschichte: Eine 24-jährige, arabisch-stämmige Jura-Studentin nannte den Sommer ihre »Schamdilemma-Jahreszeit«. Ihre sehr konservative Familie bestand zum Beispiel darauf, dass sie im Freibad einen Burkini trug, für den sie sich aber im Schwimmbad schämte, weil sie damit sehr rausstach, ihr die Aufmerksamkeit unangenehm war und sich Jugendliche manchmal darüber lustig machten. Wenn sie keinen Burkini trug, beschämte sie ihre Familie: »Meine Mutter und meine Tanten machen immer sehr unmissverständlich deutlich, dass ich mich dann, statt der Gruppe der bescheidenen und sittsamen Frauen anzugehören, für meine hurenhafte Schamlosigkeit zu schämen habe. Egal was ich tue, am Ende schäme ich mich, wenn ich ihn trage für die Blicke, wenn ich ihn nicht trage für die Bemerkungen. Wenn ich ihn trage für mein mangelndes Durchsetzungsvermögen, wenn ich ihn nicht trage für meine Undankbarkeit meiner Familie gegenüber, und wenn ich nicht schwimmen gehe, schäme ich mich mir selbst gegenüber.«

Scham ist in vielerlei Hinsicht Hüter unserer Würde und Wächter unseres sozialen Daseins, und meldet sich, wenn die Gefahr, von Anderen permanent verachtet und ausgeschlossen zu werden, zum Greifen nahe scheint. Da unser Überleben sehr stark von der Zugehörigkeit zu einer sozialen Gruppe abhängig ist, verwundert es nicht, dass extreme Scham uns ins Nachdenken über Suizid treiben kann.

Die Fähigkeit, sich zu schämen, scheint angeboren und weitverbreitet, wofür wir uns schämen, ist zwar kulturbedingt, aber dass wir uns schämen, scheint zu unserem Menschsein zu gehören, und unabhängig davon, wo und wie wir leben, senken wir bei Scham den Blick und verstecken uns, um unsere Scham und das, wofür wir uns schämen, niemandem zeigen zu müssen.

Somit gehört zur Scham, dass es sich bei ihr paradoxerweise gleichermaßen um einen der universellsten und einen der einsamsten Gefühlszustände handelt. Da wir universell Schamerfahrungen gemeinsam haben, gibt es ein verbindendes Potenzial und gleichermaßen eine isolierte Realität.

Schaminteraktionen

> *»The man is shamed by being openly ridiculed and rejected.*
> *It requires an audience.«*
>
> RUTH BENEDICT

Wir wählen nicht, wofür wir uns schämen, denn wofür wir beschämt werden, ist kulturspezifisch, historisch gewachsen und wieder verwachsen.

Für viele Themen, wie sexuelle Orientierung oder Promiskuität, für Weiblichkeit, für Kriegsuntauglichkeit etc. haben wir uns jahrhundertelang schämen dürfen. Je nachdem, in welchem Land oder in welcher sozialen Bezugsgruppe wir aufwachsen, geht das heute immer noch oder hat sich ins Gegenteil verkehrt, und wir können uns für sexuelle Unerfahrenheit oder Verklemmtheit, für Männlichkeit und für Soldat sein schämen.

Da Scham ein soziales Gefühl ist, spielen bei der Entstehung und Ausprägung von Scham unser soziales Gefüge und unsere sozialen Erlebnisse offenbar eine Schlüsselrolle. Scham wird ausgelöst, wenn andere uns abwerten und unsere soziale Zugehörigkeit gefährdet ist.

Nicht, dass wir uns schämen, ist sozial geprägt, sondern wofür und wie sehr wir uns schämen. Wir können in unserer Familie beschämt werden, in der Schule, im Arbeitsleben, in unserer Nachbarschaft und umso früher und umfassender wir Beschämung erleben, umso prägender kann sie für uns werden.

Beschämung ist etwas, das uns außen widerfährt und sich innen verselbstständigt. Wenn oft genug erlebt, gehört und wiederholt worden ist, dass wir dumm, schlecht, eklig oder hässlich sind und es nicht verdienen dazuzugehören, geliebt zu werden oder sogar zu leben – glauben, denken, fühlen wir diese Beschämungsbotschaften so tief in unserer Seele, dass sie unser Selbstbild grundlegend formen und mit chronischer und toxischer Scham füllen kann.

Scham ist somit abhängig von unseren sozialen Erfahrungen, beschämt werden wir dafür, nicht den Erwartungen unserer Familie oder der sozialen Norm zu entsprechen, und die Heftigkeit der Beschämung korreliert mit der inhärenten Werteskale der Gesellschaft, in der wir aufwachsen. Es ist diese Werteskala, wonach schön besser ist als hässlich, reich besser als arm, weißhäutig besser als dunkel etc., die darüber entscheidet, wie oft ein Kind und später Jugendliche sozialer Beschämung ausgesetzt sind. Wir unterschätzen, wie gnadenlos Beschämung und demzufolge Gruppenausschluss als soziales Unterdrückungsinstrument, auch hier und heute, benutzt wird und wie folgenreich es unser individuelles Erleben prägt.

Fallgeschichte: Bei Kindern mit Migrationshintergrund spielt Scham für die Herkunftsfamilie und Beschämung für die eigene ethnische Zugehörung oft eine unterschätzte Rolle. Sie wird heimlich und alleine getragen, weil die inländischen Freunde sie nicht nachvollziehen können und sie der eigenen Familie nicht erzählt werden kann, um sie nicht zu verletzen: Ein 57-jähriger Ingenieur, griechischer Herkunft berichtete, wie er in seinem Kleinstadt-Gymnasium einer der wenigen Ausländer war, und die anderen Kinder von ihren Eltern instruiert worden waren, bei Besuch seines Zuhauses nichts zu essen und die Badezimmer auf Reinlichkeit zu inspizieren. Da der Klient sowohl der einzige Ausländer seiner Schulklasse wie auch das einzige »Arbeiterkind« war, schämte er sich danach, wie er sagte »für alles. Alles war falsch, die Wohnung war zu klein, die Möbel geschmacklos, das Essen stank, meine Eltern sprachen unverständliches Deutsch, ich hatte zu viele Geschwister und die Wohngegend galt als abgeranzt. Bis heute, glaube ich, sieht man mir das an. Bis heute denke ich, jeder neue Mensch, der mir begegnet, sieht, woher ich stamme, und dass ich irgendwie schmutzig bin.«

Kinder aus sehr armen Verhältnissen beschreiben ein ähnliches Gefühl, das abwertende englische Wort white trash fasst die Essenz dieser Beschämung auf schreckliche Weise zusammen.

Von erheblicher Bedeutung ist, dass die Scham die Sippenhaft kennt. Wird unsere Familie beschämt, ist sie sozial entwertet, fühlen wir die Entwertung und schämen uns für die Zugehörigkeit.

Neben der Scham der ethnischen Herkunft spielt auch die Scham für familiäre Besonderheiten eine Rolle. Kinder aus sozial schwachen Familien, Familien mit Alkohol- oder anderen Suchtproblemen genauso wie Familien mit Suizidfällen oder anderen stigmatisierten Krankheiten erfahren oft soziale Beschämung. Auch Reichtum und Berühmtheit der Eltern kann beschämen, etwas abgemildert und gepaart mit Neid oft ein zweischneidiges Schwert, aber es vermag dennoch Kinder zu isolieren. Alles, was uns von den üblichen Erfahrungen anderer trennt, bedroht unsere soziale Zugehörigkeit. Sexuelle Orientierung kann ebenso dazugehören wie geschlechtliche Identität, und wenn im jeweiligen sozialen Umfeld selten, auch Religionszugehörigkeit, Adoption, bi-ethnische Herkunft sowie Scheidung oder Tod der Eltern.

Wie nicht nur im Rahmen des #blacklivesmatter-Protestes und der LGBTQ-Bewegung erneut deutlich geworden ist, spielen bei Beschämung neben den familiären Erfahrungen auch gesamtgesellschaftliche Aspekte eine tragende Rolle.

Menschen, die einer ethnischen und/oder unterprivilegierten und stigmatisierten Minderheit angehören, erleben früh soziale Beschämung und Ausgrenzung, auch bei positiver sozialer Bindung in ihrem direkten familiären Umfeld. Das gilt selbstverständlich für jede Minderheit und für alles, was unsere jeweilige Gesellschaft als Makel definiert. Mädchen können früh für jungenhaftes Verhalten beschämt werden und Jungen für mädchenhaftes Verhalten, Mädchen werden für überdurchschnittliche Körpergröße genauso beschämt wie Jungen für unterdurchschnittliche. Frauen können für Kinderlosigkeit beschämt werden und Männer für Impotenz. Die Liste scheint endlos und spiegelt, was wir als Gesellschaft wertschätzen und worauf unser individuelles Gefühl von Wertlosigkeit beruhen kann.

Fallgeschichten: Mehrere meiner Klientinnen, die nicht schwanger werden, beschreiben ein tiefes Gefühl von Scham. Auch wenn sie sich nicht ihrer körperlichen Unfruchtbarkeit schämen, bleibt das Gefühl der gesellschaftlichen Abwertung: »Alle meine Freundinnen geben mir das Gefühl, nicht erwachsen zu sein, als hätte ich keine Ahnung vom Leben und wäre selber noch ein Kind, weil ich keine Verantwortung für ein Kind trage. Es ist, als wäre ich auf einmal die Unreife, Unfertige und irgendwie auch Dumme meines Freundeskreises geworden. So als könne man mich nicht ernstnehmen; und nicht nur bei meinen Freunden, überall ist es so, als wäre ich kein vollwertiges erwachsenes Mitglied.« Interessanterweise findet sich manchmal eine ähnliche Scham bei Frauen, die per Kaiserschnitt entbunden haben, auch wenn ihr Kopf ihnen berechtigt mitteilt, wie gehaltlos das wohl ist, kann das fehlende Geburtserlebnis sie mit einem Gefühl der Unzulänglichkeit zurücklassen, weil ihnen ein gesellschaftlich wichtig genommener

Übergangsritus fehlt. Auch Fehlgeburten können dieses Schampotenzial bergen, und natürlich wird auch das gesamte Elternsein von unzähligen Schammöglichkeiten begleitet: Von den Klassikern »bin keine gute Hausfrau und Mutter« oder »verdiene nicht genug, um meine Familie zu ernähren« zu den moderneren Varianten »bin nicht so schön, sportlich und entspannt wie in allen Mommy-Blogs dargestellt« oder »mein Kind spricht nur eine Sprache und ist unmusikalisch«, von »liebe nicht alle meine Kinder gleich« bis »bereue manchmal, welche zu haben« gibt es kaum ein Feld mit mehr unausgesprochenen und tabuisierten Schamerlebnissen.

In den letzten Jahren gab es glücklicherweise einen Anstieg an Bewusstsein für die absolut toxische und langjährige Wirkung von Mobbing in der eigenen Schulzeit. Gemobbt, also beschämt, öffentlich gedemütigt und ausgeschlossen können Kinder und Jugendliche für fast alles werden, was nicht der Norm entspricht. Auch hier spielt der gesamtgesellschaftliche Wertekatalog eine tragende Rolle. Unsportliche Kinder werden in unserem Kulturkreis zum Beispiel häufiger gemobbt als Kinder, die schlecht in der Schule sind. Frühe Mobbingerfahrungen und/oder Erfahrungen struktureller Erniedrigungen in der Schulzeit[32] können absolut traumatische Wirkungen entfalten, die den eigenen Selbstwert und das Zugehörigkeitsgefühl zu jeglicher sozialen Gruppierung lebenslang untergraben[33].

Zu jeder Beschämung kommt die Scham hinzu, sich nicht gewehrt zu haben. Die Opferscham ist oft ein Schämen für die Schwäche, die Bloßstellung und Demütigung. Opfer sexualisierter Gewalt fühlen sich oft beschmutzt, aber auch die Erfahrung, ausgestoßen und lächerlich gemacht worden zu sein im Schulzeit-Mobbing, birgt ein tiefes Gefühl der hilflosen Erniedrigung.

Deutlich ist, dass Scham mit den ganz grundlegenden Themen einhergeht, mit Gesichtsverlust und Ehre, mit Demütigung und Würde. Öffentliche Beschämung und Gruppenausschluss dienten schon immer als Sanktionsinstrument, früher standen Menschen am Pranger, heute kann die öffentliche Beschämung digital und damit auch global erfolgen – *cybermobbing* erschreckt nicht nur durch das Ausmaß der Ausbreitung, sondern auch durch die Erhaltungsdauer.

Beschämung ist deshalb so wirkungsvoll, weil wir uns als Kind kaum dagegenstemmen können. Wenn Ältere oder viele uns beschämen, fällt es schwer zu glauben, dass sie sich täuschen könnten und wir nicht wirklich verachtens- oder ausgrenzungswürdig sind. Es fällt schwer, die Botschaft nicht zu glauben, dass unser Anderssein keine Geringschätzung verdient und unsere Wehrlosigkeit keine verdiente Schande ist. Wir internalisieren unsere frühen Beschämungsbotschaften und verstärken sie durch jede neue Beschämung.

Denn was bleibt und sich in uns einbrennt, ist der Ausdruck von Verachtung, Geringschätzung und Ekel, mit dem unser Beschämer uns angeschaut hat. Und dieser Blick wird bei chronischer Scham der Blick, mit dem wir auf uns selbst schauen. Das Ekel-Gesicht der anderen wird zum Ekel vor sich selbst[34].

Wir können in all unseren sozialen Beziehungen Beschämung erleben: Ein cholerischer Chef, der einen Mitarbeiter vor versammelter Mannschaft »zur Schnecke macht«, gehört genauso dazu wie die fast alltägliche Beschämung in Paarbeziehungen. Wenn die eigenen Schwächen vom Partner belächelt werden, wenn unsere Weiblichkeit oder Männlichkeit angegriffen wird, wenn der Mensch, der uns am nächsten kommt, mit Leichtigkeit in die tiefsten Wunden greift, uns mit verachtender Kritik und Liebesentzug straft, oder gar betrügt und verlässt, fühlen wir hinter der Wut und der Traurigkeit die Scham der Beschämung.

Die Aufzählung aller möglicher Schamthemen ist ein uferloses Unterfangen, umso mehr überrascht, wie selten Scham in Psychotherapien thematisiert wird. Ängste, Depressionen, Selbstwert, Aggression, Trauma werden benannt, aber dahinter lauert oft unbenannt eine facettenreiche Scham; und ähnlich wie die Angst die Angst vor der Angst kennt, so kennt die Scham die Scham über die Scham.

Schamhöhlen

»We are ashamed about everything that is real about us...«

GEORGE BERNARD SHAW

Zur Scham gehört die Heimlichkeit, der Rückzug – das Sich-Verstecken und das Unaussprechliche. Es kann also kaum verwundern, dass es Schamgebiete gibt, die obwohl weitverbreitet wenig thematisiert werden.

Wenn Scham überhaupt im psychotherapeutischen Kontext erwähnt wird, sind es oft die großen Themen, die Gewalt der traumatischen Erfahrung, die erlebte und verinnerlichte vernichtende Kritik, die öffentliche Demütigung. Aber für viele von uns liegt gleich daneben die große Scham der kleinen Unzulänglichkeiten, das tiefe und unausgesprochene Schämen über das vermeintlich Oberflächliche, nicht so Schlimme, über das, worüber es sich zu schämen eigentlich nicht lohnt oder unangemessen erscheint, und uns gerade deshalb besonders beschämt.

Die große Scham der kleinen Unzulänglichkeiten

Schönheit ist so ein Thema, kulturell glorifiziert, und nicht nur in Photoshop-Zeiten von unerreichbarer Dimension für die meisten Jugendlichen. Die ideale Figur, schlank und/oder muskulös gehört genauso dazu wie die reine Haut. Als Jugendliche schämen wir uns für unsere Akne, unsere Körperbehaarung, unsere Schmächtigkeit, unsere Rundungen, unsere zu frühe oder zu späte sexuelle Entwicklung, unseren Mangel an sexueller Attraktivität genauso wie für unsere sexuellen Wünsche. Auch wenn als Erwachsener der eine oder andere Faktor nicht mehr so schwer wiegt, ist dennoch oft die frühe Fremd- und Selbstablehnungserfahrung nach und nach ins eigene Selbstbild gekrochen und hat tief innen den Glauben hinterlassen, unzulänglich zu sein.

Fallgeschichte: In der Paartherapie wird oft deutlich, wie schwer diese jugendliche Scham wiegen kann. Menschen, die sich in ihren mittleren Lebensjahren trennen, sind manchmal die Erstbeziehung eingegangen mit dem Gefühl, ihnen stände nicht mehr zu. »Ich war nie richtig verliebt in meine Frau, sie wollte mich und ich wollte nicht alleine bleiben und dachte, ich kriege sowieso nichts anderes,« sagte ein 50-jähriger Chefarzt, der als Jugendlicher für sein unattraktives Äußeres beschämt worden war und bis zu seiner Frau keine Sexualpartnerin gefunden hatte. »Ich bin immer nur abgeblitzt, ich war potthäßlich, und jetzt bin ich zum ersten Mal attraktiv für junge, schöne, kluge Frauen, auch wenn ich mich dafür schäme. Ich habe unterschätzt, wie weh mir das damals getan hat und wie durstig ich danach bin, und ich kann darauf nicht verzichten, auch nicht aus Dankbarkeit für meine Frau.«

Fallgeschichte: In der Sexualtherapie machen sich oft die Spätfolgen von »body shaming« bemerkbar. Wer als Jugendlicher für seine körperliche Attraktivität beschämt worden ist, und sich damals als hässlich wahrgenommen hat, kann auch später Sexualität noch in einem Zustand von solch erhöhter, negativer Selbstaufmerksamkeit erleben, dass sexuelle Erregung und sexuelles Erleben dadurch massiv gestört oder sogar verhindert werden. Manche Klient*innen, die nicht Opfer von sexualisierter Gewalt oder sexuellem Missbrauch waren und auch keine körperdysmorphe Störung haben, aber in der Pubertät für ihr Aussehen, ihre Figur oder ihre Körpergröße gehänselt worden sind, beschreiben, wie sie sich beim Sex ausblenden. »Ich kann mich nicht selbst befriedigen und dabei an eine Szene denken, in der ich vorkomme, all meine Fehler, meine fetten Schenkel, mein komischer Bauch, würden mir sofort einfallen und mich abtörnen. Ich kann auch nicht mit jemandem Sex haben, ohne mich wegzubeamen und mir vorzustellen, ich sei eine andere, wer so aussieht wie ich, sollte kein Sex haben, diese Vorstellung sitzt irgendwie immer noch in mir drin.«

Generell lässt sich in der Sexualität sehr gut spüren, wie schambesetzt das »Sich-Zeigen« mit all unseren intimsten sexuellen Wünschen und Fantasien tatsächlich ist und wie selten deshalb auch in langjährigen Beziehungen das gesamte sexuelle Profil des Beziehungspartners bekannt ist.

Wir neigen dazu, die prägende Wirkung unserer jugendlichen schönheitsbezogenen Beschämungen öffentlich herunterzuspielen, denn es ist sowohl unangenehm, die alte Scham noch mal spüren zu müssen, wie auch die neue Scham, immer noch nicht darüber hinweg zu sein, zuzulassen, also verdrängen wir es so gut und so lange es eben geht.

Auch Gesundheit ist interessanterweise immer noch oder erneut so ein Thema. Auch wenn glücklicherweise nur noch selten geglaubt wird, Gott strafe uns mit einer Krankheit, schämt sich stattdessen heute der eine oder andere für den Verdacht, es könne an seinem Lebenswandel, seiner Ernährung oder seiner mangelnden Meditationspraxis liegen. Auch kann die sichtbare körperliche Versehrtheit beschämen. Die Krücke, die entstellende Narbe, das Hörgerät, das unerwünschte Zittern, das Humpeln, der Haarausfall, alles kratzt an unserem Perfektionswunsch, der uns vorgaukelt, damit weniger verwundbar zu sein.

Bei der Diagnose schwerwiegender Krankheiten ängstigt viele Menschen die mögliche Pflegebedürftigkeit, der demütigende Verlust sich selbst versorgen zu können und stattdessen gefüttert oder gewindelt zu werden, mehr als die eigene Sterblichkeit. Aber während Letzteres thematisiert werden darf, wird die Scham und Angst vor dem körperlichen Souveränitätsverlust oft als zweitrangig und nicht entscheidend abgetan.

Disziplin ist auch ein solches Thema. Wenn Leistung und Geschäftigkeit kulturell verherrlicht werden, kann der kleinste Anflug von Ruhe und Erholung Scham über unsere vermeintliche Faulheit aktivieren. Nicht wenige sehr arbeitsame und fleißige Menschen schämen sich, sobald sie mal was liegen lassen und nicht gleich erledigen. Auch unsere kleinen Ablenkungen und Vergnügungen können beschämen, vom Fernsehkonsum über ungesundes Essen, alles, was Zeit vertrödelt und genusssüchtig wirkt.

Überhaupt können wir uns für all unsere vermeintlich egoistischen, bequemen oder lustorientierten Bedürfnisse schämen, sie zu haben und vor allem sie zu zeigen. Da Scham Eigen- und Gruppeninteressen reguliert, lernen manche früh im Sinne des Gruppenzusammenhaltes auf eigene Bedürfnisse zu verzichten. Denn Bedürfnisse zu zeigen und dafür beschämt und abgelehnt zu werden, ist eine dieser schmerzhaften Erfahrungen, die oft genug wiederholt es sogar schwer machen können, noch differenziert erspüren zu können, was man eigentlich will.

Entscheidend bei diesen kleinen Themen ist, welch große Wirkung die Scham darüber entwickeln kann. Wir sind manchmal eher bereit, unseren Freunden unsere großen Probleme als unsere kleinen Verfehlungen zu gestehen, schließlich ernten wir oft Mitgefühl für das Erste und urteilendes Kopfschütteln für das Zweite. Wir schämen uns für unseren Mangel an Perfektion und gleichzeitig schämen wir uns darüber, dass wir uns über solche Kleinigkeiten überhaupt schämen, also schämen wir uns heimlich und allein.

Fallgeschichten: Auch bei Anpassungsstörungen/depressiven Episoden kann Scham eine unausgesprochene Rolle spielen. Viele Klienten, nach einer Scheidung zum Beispiel, leiden nicht ausschließlich unter der Trennung und dem Verlust des Partners, sondern trauern um den Verlust ihres Lebensstandards und schämen sich gleichzeitig dafür. Eine 51-jährige Klientin, die von ihrem Mann nach 20-jähriger Ehe verlassen wurde, vermisste ihren Mann nach zwei Monaten nicht mehr, war aber nach vier Jahren noch gefangen in ihrer Angst vor nun möglicher Altersarmut und der Scham darüber, jetzt so eine »traurige, alleinstehende, alte Frau in einer Ein-Zimmer-Wohnung« zu sein. Gleichzeitig war die Scham darüber, dass sie das dachte und ihr Leben nicht einfach alleine anpackte, und sich noch Jahre nach der Scheidung wie »eine absolute Versagerin« fühlte, riesig. Eine andere Klientin litt bei ihrer dritten Scheidung am meisten darunter, dass »damit mein Ruf für immer zerstört ist, dreimal geschieden, bin doch keine Schauspielerin, in meinen Kreisen ist das genauso schlimm wie verrückt zu sein oder kriminell, so lotterhaft.«

Insbesondere bei vermeintlichen Unwichtigkeiten kommt es oft zur Schamabwehr, denn wenn sich unser Kopf nicht schämen will, Teile unserer Seele es aber doch tun, schauen wir nicht mehr richtig hin und unterschätzen die nagende, selbstwertuntergrabende Wirkung verdrängter Scham. Wir fühlen gewissermaßen verdoppelte Scham bei den Dingen, über die wir uns nicht schämen dürfen.

In der Psychotherapie berührt oft die spürbare Erleichterung nach Sitzungen, in denen der Mut und das Vertrauen gefunden wurden, der Therapeut*in zu gestehen, dass man letzte Woche im Homeoffice mehr Fernsehen geschaut hat als zu arbeiten, dass man heimlich raucht oder Schokolade isst und sich immer noch fühlt wie ein »verpickelter Teenager, obwohl man schon über fünfzig und das hier nicht die erste Therapie ist«. Auch wenn es wie eine Selbstverständlichkeit scheint, zumindest dem eigenen Therapeuten alles anvertrauen zu können, verhindert unsere Scham genau das, und da wir nicht entscheiden, wofür wir beschämt werden, entscheiden wir auch nicht bewusst darüber, wofür wir uns schämen. Psychotherapeuten sollten also damit rechnen, dass die Scham über Kleinigkeiten eine große Scham sein kann, die das Anvertrauen in der Psychotherapie genauso häufig verhindert, wie beispielsweise das Anvertrauen an die Justiz, nachdem man auf einen Heiratsschwindler, falschen Anlageberater o.Ä. reingefallen ist, oder die Scham, die uns bestimmte medizinische und sehr notwendige Vorsorgeuntersuchungen immer wieder aufschieben lässt.

Die Scham des Psychotherapeuten

Es ist auch einfach, sich als Psychotherapeut*in zu schämen. Es kann einfach sein, sich als Angehöriger sämtlicher helfender oder heilender Berufe zu schämen, sei es als Achtsamkeits- oder Meditationslehrer, als Berater, Arzt oder Heilpraktiker.[35] Wir können uns für die Augenblicke schämen, in denen uns alte Schwächen einholen, unsere Ängste uns nach wie vor lähmen und unsere Süchte die Kontrolle übernehmen. Wir schämen uns dafür, dass wir nach so vielen Jahren eigener Therapie und so vielen Fortbildungen immer noch unsicher sind, mit unseren Kindern schimpfen, unsere Eltern nur eingeschränkt ertragen, uns unvernünftig verlieben und uns ungesunden Gewohnheiten widmen. Wir schämen uns, wenn wir nach einem Tag voller weiser Worte und umsichtiger Hinweise an unsere Klienten sorgenvoll wach liegen oder uns Einsamkeit, Angst oder Traurigkeit besetzen, sodass es an manchen Tagen schwer sein kann, sich nicht wie eine Heuchler*in zu fühlen.

Wir schämen uns, weil es so scheinen kann, als müssten wir mit unserem gesamten Lebensstil für die Glaubwürdigkeit unserer jeweiligen therapeutischen Schulen bürgen. Wenn wir nicht glücklich und gesund sind, wer dann?

Fallgeschichten: Eine erfahrene 47-jährige Sozialpädagogin, approbierte Kinder- und Jugendpsychotherapeutin und Leiterin einer renommierten Beratungsstelle, schämte sich entsetzlich dafür, für ein Handyspiel nach und nach insgesamt fast 4.000 Euro für In-App-Käufe ausgegeben zu haben. Als ihr auffiel, dass sie so viel Geld nur fürs Weiterspielen ausgegeben hatte und gleichzeitig videospiel- und glücksspielsüchtige Teenager und Familien beriet, konnte sie erst jemandem davon erzählen, als sie sich eine Therapeutin in einer 350 km entfernten Stadt suchte, und auch dann erst nach einigen Sitzungen, in denen sie nur preisgab, sie könne einen Burn-out haben. Die Scham, »ohne triftigen Grund so tief gesunken zu sein, ist entsetzlich, ich kann das niemandem erzählen, wenn das rauskommt, habe ich das Gefühl, ich muss mir den Strick nehmen«. Die Scham, dem eigenen Ideal nicht zu entsprechen, kann sehr schmerzhaft und sehr einsam sein.

Viele Paartherapeuten schämen sich zum Beispiel für ihre gescheiterten Beziehungen und verstecken ihr Single-Dasein, viele Familientherapeuten schämen sich für die Schulprobleme ihrer Kinder usw.

Also verstecken wir unsere Unsicherheiten, unsere Selbstzweifel und unser Scheitern, denn viele von uns haben gelernt, dass akademische Glaubwürdigkeit professionelle Distanz, Souveränität und vorzugsweise Perfektion braucht. Man hat uns beigebracht, dass Selbstsicherheit und Stärke den Tugenden zuzurechnen sind und Angst und Schwäche eher dem Schmachvollen. Also verstecken wir unsere Menschlichkeit.

Das beobachtbare Resultat wirkt zuweilen, als ob es eine kleine Handvoll Therapeuten gäbe, die sich einzureden scheinen, umfassend großartig zu sein und es vielleicht nicht sind, während eine große Handvoll sich heimlich dafür schämt, nicht großartig genug zu sein, und es vielleicht gerade dadurch manchmal ist, auch wenn es ihnen schwerfällt, daran zu glauben.

Was es Klienten ermöglicht, sich in der Psychotherapie mit den tiefsten und schambesetzten Verwundungen anzuvertrauen, kann nicht einschüchternde Perfektion sein. Übermenschliche Großartigkeit löst vielleicht Bewunderung aus, aber Bewunderung stärkt nicht das eigene Selbstwertgefühl, Bewunderung ist ein Ist-Soll-Vergleich, der zu meinen Ungunsten ausfällt und gleichzeitig begünstigt, dass ich mich von meiner besten Seite zeigen muss, damit dieser Vergleich nicht zu unüberbrückbar ausfällt. Übermenschliche Perfektion verhindert Nahbarkeit, verhindert Anvertrauen und vergrößert die entscheidende Hürde, die jede erfolgreiche Therapie nehmen muss: den Mut, sich mit allem zu zeigen, mit jeder Schuld, mit all meiner Scham und mit dem, was scheinbar das Schwächste und das Schlechteste in mir ist.

Ent-Schämung

> *»I am not the worst in me.«*
>
> WILLIAM H. MASTERS

Wie Stephan Marks (2007) in seinem lesenswerten Buch über Scham richtig bemerkt, gibt es die Entschuldigung, aber nicht die Entschämung. Es fehlt das Ritual, mit dem wir uns von der Scham befreien können. Es fehlt das Verständnis darüber, dass wir kaum steuern, wofür, noch wie sehr oder wie lange wir uns schämen. Wenn akute Scham über uns hereinbricht, spült sie uns fort an einen Ort, der gleichzeitig einsam und voller problematischer Gesellschaft ist. Scham trennt nach außen hin unser soziales Zugehörigkeitsgefühl und verbindet uns innerlich mit all unseren Beschämungserfahrungen. Wir gelangen an den dunklen Ort, in dem wir uns keiner Zuwendung würdig fühlen und Wertlosigkeit unsere einzig-wahre Identität scheint.

Was fehlt, ist der Weg hinaus, an einen heilsameren Ort. Dort, wo die Scham willkommen ist, wo ihr äußere, nicht-wertende Gesellschaft geleistet wird und wo wir uns langsam daran erinnern können, innen mehr zu sein als das, wofür wir uns schämen.

Scham und Integrative IFS (Internal Family Systems)

Da akute Scham immer den ganzen Menschen meint, da Scham mich nicht nur glauben lässt, ich hätte Schlechtes getan, sondern mir einflüstert, ich sei das Schlechte, verwundert es nicht, wie hilfreich die Vorstellung der Multiplizität der Psyche, die Idee verschiedener Ich-Zustände, Subpersönlichkeiten oder Persönlichkeitsanteile für alle Schamgeplagten sein kann.

Wenn ich mehr bin als mein augenblicklicher schambesetzter Gefühls-Zustand und ich in Wirklichkeit nur in Teilen schlecht über mich denke, wenn nicht nur eine beschämte Seele in meiner Brust wohnt, sondern auch eine wertschätzende, dann gibt es Hoffnung. Dann wird vorstellbar, dass meine wahre Identität doch nicht all das ist, wofür ich mich schäme, und was es zu verstecken gilt, sondern nur Teile von mir, die Beschämung erfahren und Scham gespeichert haben. Die enorme Entlastung, die spürbar wird, wenn der Mensch neben seiner Scham und seinen vermeintlichen Unzulänglichkeiten auch andere Seiten erinnert, sich die Selbstidentifikation mit allem Verurteilten lockert und mit Wohlwollen auf alle Persönlichkeitsanteile geschaut werden kann, ist von unschätzbarem Wert.

Demzufolge ist eines der größten Geschenke von IFS die Erleichterung, nicht als Ganzes schlecht oder gestört zu sein, sondern nur einen oder mehrere Teile zu haben, die verwundet sind. Denn dadurch wird möglich zu begreifen, dass wir letztlich viele Teile sind und mehr als unsere Teile und in unserem Selbst vollkommen.

Dieses vollkommene Selbst, das nicht Teil, sondern Zustand ist, ist das zweite große Geschenk von IFS, denn es vermag in Mitgefühl und mit Wohlwollen, urteilsfrei und mit aufrichtigem Interesse in Kontakt mit schambesetzten Teilen zu treten. Das Selbst, oder besser gesagt, wir in unserem Selbstzustand, sind in der Lage, Scham so zu begegnen, wie sie es braucht. Denn Scham ist empfindsam, sie will nicht angeschaut werden, sie bemerkt den kleinsten Hauch von verurteilender Kritik, sie zieht sich zurück und empfindet sich als getrennt von allen Menschen. Da Scham den geringschätzigen oder sogar angewiderten Blick des anderen antizipiert, ist von entscheidender Bedeutung, dass ihr in großer Vorsicht und mitfühlender Urteilsfreiheit begegnet wird.

Viele psychotherapeutische Ansätze, die auch von der Multiplizität der Psyche[36] ausgehen, kennen eine beobachtende Instanz. Es ist ein entscheidender Faktor, dass Persönlichkeitsanteilen, die in emotionaler Überflutung gefangen sind, geholfen wird, sich von diesem beobachtenden Kern zu separieren, um besser beruhigt oder versorgt werden zu können. Im IIFS, etwas mehr noch als im IFS, ist der Kontakt und die mitfühlende Qualität dieses Kontaktes zwischen Selbst-Kernzustand und Teil entscheidend, denn insbesondere Scham braucht keine kalte beobachtende Instanz, sondern etwas sehr viel Warmherzigeres und Menschlicheres. Die Separierung ist nur heilsam, wenn sie in Verbundenheit erfolgt. Da Scham von sich aus in Trennung geht, kann nur ein mit Selbstqualitäten verbundenes Gegenüber Entschämung ermöglichen.

Da Scham meist mit einer tiefen Selbst-Identifikation von Wertlosigkeit einhergeht, ermöglicht IIFS, unsere vermeintlich unvollkommenen Teile und unsere Scham in verbundenem Mitgefühl zu kontaktieren, zu entlasten und unser Selbstbild, statt auf verurteilte Teile, auf unser ganzes Sein zu legen sowie die innewohnenden Qualitäten all unserer Teile zu erkennen. Scham ist hierbei nicht als einzelner Teil zu verstehen, Scham ist der Gefühlszustand eines oder mehrerer Teile. Teile, die gelernt haben, wofür sie sich schämen sollten, und die gelernt haben, ihren Wert davon abhängig zu machen.

Die meisten schamrelevanten Persönlichkeitsanteile sind in einer Art *Schamzirkel* organisiert:

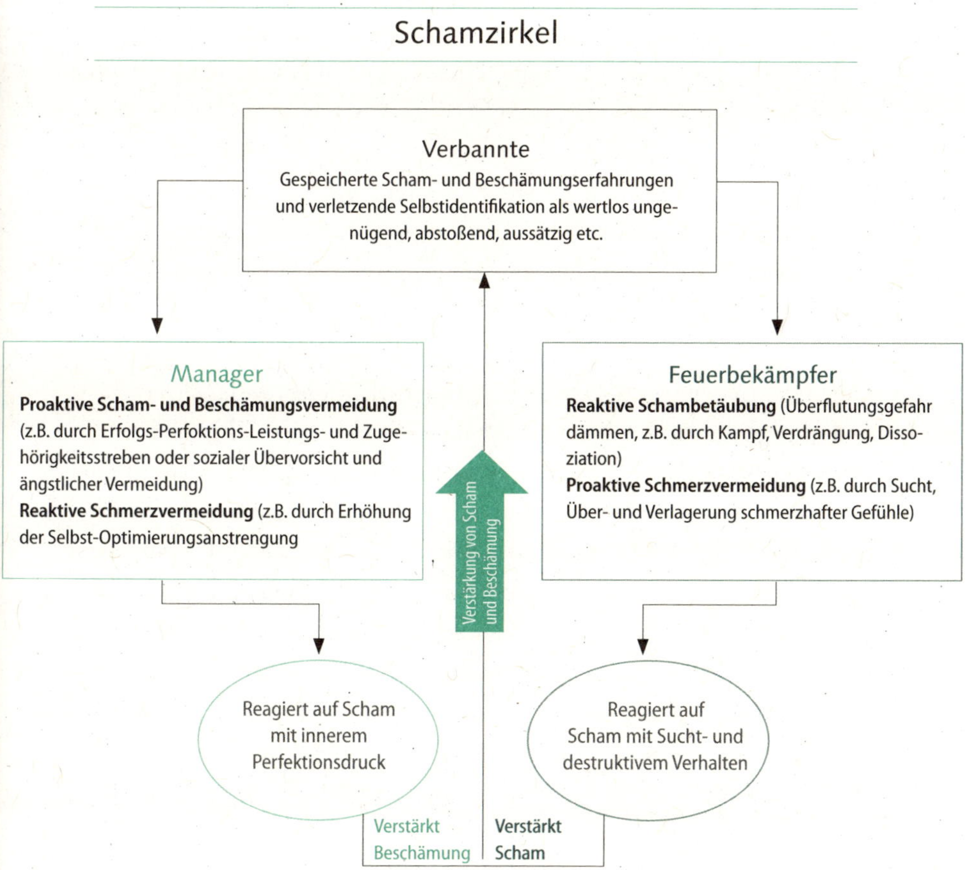

Wenn uns etwas Schamauslösendes widerfährt, speichert ein Teil dieses Erlebnis. Da es schmerzhaft ist und unser funktionierendes Weiterleben bedroht, kann dieser Teil (*Verbannter*) im inneren System verbannt werden, um den Schmerz zumindest nicht permanent spüren zu müssen. Gleichzeitig entwickeln sich Beschützerteile, die zum einen dafür sorgen, Scham in Zukunft zu vermeiden (Manager) und zum anderen, wenn erneut Beschämendes passiert, diese zu bekämpfen, um emotionale Überflutung einzuschränken (*Feuerbekämpfer*)[37]. Bekämpft werden kann Scham durch alle üblichen Notfallreaktionen, wie *fight, flight* oder *freeze*. Akute Scham kennt somit Abwehr, Rückzug und Abspaltung. Chronische Scham kennt Perfektionszwang, Vermeidung und Betäubung.

Einfacher gesagt, wenn ich mich meiner Unvollkommenheit schäme, gibt es einen Teil in mir, der mich für diese beschämt, und um das nicht zu spüren, flüchte ich zum Beispiel in die Sucht oder die Ablenkung. Aber umso schambesetzter meine Fluchttendenzen, umso mehr Grund gebe ich meinem inneren Beschämer, mich dafür wiederum zu beschämen, umso mehr Scham ich spüre, umso mehr will ich dem Schmerz entfliehen usw.

Entscheidend am Schamzirkel ist, dass sich die hilfreich gemeinten Reaktionen der Beschützer (Manager und Feuerbekämpfer) widersprechen, sie sind so gegensätzlich, dass sie als miteinander polarisierte Einheit verstanden werden können. Während Manageranteile die Vermeidung erneuter Beschämung anstreben und sich anstrengen über Perfektion, Leistung, Erfolg uns möglichst unverwundbar werden zu lassen oder uns ängstlich jede Situation meiden lassen, die potenzielle Beschämung mit sich bringen könnte, versuchen Feuerbekämpferanteile alles, um den Schmerz der Scham zu betäuben, auch mit Mitteln, die wiederum schamerzeugend sind, wie Kontrollverlust oder Suchtverhalten. Die polarisierten Lösungsstrategien beider Beschützer sind schamverstärkend, denn die Feuerbekämpfer-Strategien eskalieren die Managerbemühungen und die gescheiterten Managerbemühungen eskalieren die Feuerbekämpfer. Was als Vermeidung und Bekämpfung von Beschämungsschmerz angefangen hat, endet in einer ewigen inneren Beschämung, einem Zirkel aus überzogenen Selbstansprüchen und resignativer Schmerzbetäubung und der sich immer tiefer verankernden Scham, weder außen noch innen genügen zu können.

Allen Beschützer-Teilen ist gemeinsam, dass sie mit guter Absicht Lösungen für den Schamschmerz suchen, und dass diese Lösungsversuche manchmal destruktive Wirkungen entfalten und sogar zu *Charakterlösungen*[38] werden können, also auch zu einer Persönlichkeitsakzentuierung, die in Zügen einer Persönlichkeitsstörung (zum Beispiel Narzissmus als schamabwehrende Selbsterhöhung) ähnlich sein kann.

Wesentlich und hilfreich ist es, Schamteile nach dieser guten Absicht zu fragen. Kritische und beschämende Manageranteile können zum Beispiel gefragt werden: »*Warum musst du das Kritische/Abwertende/Beschämende immer wiederholen?*« und betäubende Feuerbekämpfer-Anteile können gefragt werden: »*Warum erscheint die Betäubung auch heute noch so notwendig?*« Beide Fragen sollten in absichtsloser Offenheit und mit aufrichtigem Interesse, gestellt werden, nicht um zu urteilen, sondern um mitfühlend zu verstehen, was Teile bewegt und was ihnen helfen könnte.

Fallgeschichte: Eine 54-jährige leitende Professorin mit diagnostizierter narzisstischer Persönlichkeitsstörung kam in die Therapie nach einem Zusammenbruch, weil ihr aufgrund von Mitarbeiterbeschwerden über ihren herrischen Führungsstil gekündigt worden war. Sie berichtete, wie sie von ihrem Vater als Kind massiv beschämt und abgewertet worden war. Obwohl sie sich kaum an die konkreten Worte ihres Vaters erinnern konnte, beschrieb sie einen Teil in sich, der ihr immer wieder einflüsterte, wie verabscheuungswürdig sie wäre. In einer IIFS-Sitzung konnte sie den Teil mit wohlwollendem Interesse fragen, warum er ihr das immer wieder sagen muss, und der Teil antwortete zu ihrer Überraschung nicht, was sie kognitiv vermutet hatte, nämlich sicherzustellen, dass sie sich anstrengt, um irgendwann vielleicht doch noch den Ansprüchen ihres Vaters zu genügen, sondern er antworte: »aus Liebe«. Als deutlich wurde, dass dieser sehr junge, kindliche Teil damit die Liebe zu ihrem Vater meinte, rührte sie das so tief, dass sie diesem kindlichen Teil die Art von Hilfe anbieten konnte, die wirklich zum ihm passte.

Exemplarische Schamgebiete, die Beschützer-Teile aktivieren:

SCHAMERLEBNIS	SCHAMGEFÜHLE	SCHAMBEMÜHEN (Lösungsstrategien der Teile)	ENTSCHÄMUNGS-BEGINN (verletzte Teile-Bedürfnisse würdigen)
Beschämt für Leistungsmangel, körperliche Attribute, fehlende Fertigkeiten, Schwächen etc. Erfahrung abwertender Vergleiche	Unzulänglichkeitserleben, Minderwertigkeitsgefühle, Selbstwertschwäche, negatives Selbst-Schema, »nicht gut genug«	Perfektionismus, Leistungs- und Erfolgsstreben (Grandiositätszwang) und/oder resignative Erfolglosigkeit, Selbsterhöhung bei gleichzeitiger Fremdherabstufung, Hochstaplersyndrom	Selbstwert(-erhöhung), Selbstakzeptanz und Selbstliebe
Grenzverletzung, Demütigung, Entwürdigung, Gewalt- und Missbrauchserfahrungen	Beschmutzt, gebrochen, Gefühl von Wertlosigkeit, Ohnmacht, »schlechte Behandlung verdient« oder »nicht schützenswert«	Verdrängung, Dissoziation oder Selbstentwertung – und Bestrafung Schamabspaltung bis zur teilweisen Schamlosigkeit	Orientierung, Kontrolle, Sicherheit
Familiär unerwünscht oder sozialer Ausschluss aus relevanten Gruppen, Mobbing, Stigmatisierung, Bloßstellung, Rassismus etc.	Nicht liebenswert, nicht zugehörig, nicht gewollt, verachtenswert, Aussätzigkeitsgefühle »Mensch zweiter Klasse«	Soziale Gefallsucht, Konformität oder Rebellion, sozialer Rückzug und Isolation, Meidung von Gruppen oder inzensiertes Außenseitertum	Zugehörigkeit, Bindung
Grenzverletzung, Übergriffigkeit, Infantilisierung	Nicht selbstwirksam sein, schwach, bedürftig und abhängig sein, »nichts können«	Sozial phobische Vermeidung, kein Zutrauen, Risikovermeidung, Verzicht auf Selbstverwirklichung, Unsichtbarkeitsbemühung	Kompetenzerleben, Autonomie

Alle Anteile haben gemeinsam, dass hinter der Scham unerfüllte Bedürfnisse stehen, berechtigte Bedürfnisse nach Selbstwert(-erhöhung), nach Bindung, Autonomie, Sicherheit, Nähe und Distanz, nach Kontrolle und Kompetenzerleben.

Ohne um die unerfüllten Bedürfnisse hinter der Scham zu wissen, ohne Anerkennung der Teile-Bemühungen zur Schamvermeidung und -bekämpfung kann Scham nicht entlastet oder gemildert werden.

Der Kern jeder tiefen Schamerfahrung ist der Glaube, nicht gut genug oder es nicht wert genug zu sein, um dazuzugehören, gewürdigt, geschützt oder geliebt zu werden, und der Kern jeder Schamentlastung muss die Anerkennung des Bemühens der Teile sein, dies zu erreichen.

Fallgeschichte: Scham ist vielschichtig, und es lohnt sich zu erfragen, wo sie genau liegt. Ein homosexueller 38-jähriger Mann gestand, dass er sich glücklicherweise für sein Homosexualität nie geschämt habe. Er lebte als Jugendlicher in einer größeren Stadt und er war nicht der Einzige in seiner Schule und auch nicht in seiner Schulklasse, und seine Eltern waren sexueller Orientierung gegenüber liberal. Das, was ihn beschämt hatte, war, »dass die anderen Schwulen so weibisch, so unsportlich und affektiert, so tuntig und unmännlich« waren. Damit wollte er nichts zu tun haben und bis heute spüre er Verachtung für das »Weibliche-Drama-dumme« in Männern und in Frauen. »Ich bin vielleicht nicht ganz so männlich wie manche Hetero-Machos, aber ich bin besser als Frauen und Tunten.« Da er gleichzeitig sehr reflektiert und politisch korrekt war, schämte er sich zutiefst für diese Aussage. Sein Bemühen um Männlichkeit, die in seiner Familie als sehr erstrebenswert galt und die sein jüngerer Bruder schon als Kind besser verkörperte als er, hatte zur abwertenden Distanzierung von zwei Gruppen geführt. Und sie hatte ihn einsam zurückgelassen mit der Scham, nicht männlich genug zu sein, und der Scham darüber, die Notwendigkeit zu verspüren, andere zu beschämen, um nicht mit ihnen verwechselt zu werden und sich aufzuwerten.

Entschämungsschritte

Entschämung kann nur gelingen, wenn berücksichtigt wird, dass Teile, die Scham und Beschämung gespeichert haben, einen Selbst-geführten Umgang brauchen.

Selbstabwertung oder Selbstbeschämung ist im IIFS eigentlich eine *Teile-Beschämung*. Teile beschämen einander und wiederholen ihre Erfahrungen. Da die Scham überflutet, hilft ihr, wie gesagt, verbundene und mitfühlende Separierung; mit ein bisschen Abstand können schambesetzte Teile erfahren, dass sie nicht alleine und nicht der einzig wahre Kern sind. Da ein Hauptmerkmal von Scham das Trennende ist, verwundert es nicht, das Selbst-Verbundenheit beim heilsamen Umgang mit Scham eine zentrale Rolle einnimmt.

Bei der Entschämung sollte auch ein anderes Hauptmerkmal von Scham berücksichtigt werden: nämlich, dass Scham sich verstecken möchte. Insofern ist eine Bloßstellung unter gut gemeintem Zwang immer eine Verstärkung von Scham. Viele psychotherapeutische Ansätze, von psychoanalytischen bis verhaltenstherapeutischen, empfehlen bei Scham, sich anschauen zu lassen und bewusst in die Gesichter anderer Menschen zu schauen[39], um das antizipierte Abwertungsgesicht der anderen einer Realitätsprüfung zu unterziehen, oder kontraphobisch zu tun, wovon die Scham einen abhält.

Aber die Frage: »Wer in dir möchte (jetzt und hier) das, wofür du dich schämst, offenbaren?«, kann hilfreich sein, um feststellen zu können, ob schambesetzte Anteile sich äußern möchten oder nur von anderen Anteilen oder dem Psychotherapeuten ans Licht gezerrt werden. Sie hilft so, dem Schamrückfall vorzubeugen, der unweigerlich folgt, wenn zu viel zu schnell und an falscher Stelle preisgegeben wurde. Denn auch der Psychotherapeut kann die falsche Stelle sein, wenn sich Schamanteile durch die nicht reziproke Offenbarungssituation und das inhärente Experten-Laien-Gefälle nach der Sitzung nicht erkannt, sondern vor allem entblößt fühlen.

Was hinderlich für Schamteile ist:	Was hilfreich für Schamteile ist:
Manager	
Schamteile bloßstellen	Schamteile nur mit Selbst, nicht mit Teilen kommunizieren lassen, nicht aus Teilen (TherapeutIn und KlientIn) über schambesetzte Teile reden lassen
Schamverheimlichung nicht akzeptieren	Managern auch mit die Kontrolle überlassen, wann, wem, wie ausführlich Scham offenbart wird
Schamverdrängung/-vermeidung verhöhnen	Lösungsstrategien anerkennen, Bemühen wertschätzen
Feuerbekämpfer	
Schamgefährlichkeit anzweifeln	Überflutungsgefahr und Katastrophenstimmung pacen
Schamnotfall als übertrieben, maladaptiv etc. bezeichnen	Gefühl der Auswegslosigkeit und Unentrinnbarkeit annehmen
Schambekämpfungsstrategien kritisieren	Notfallmodus und augenblickliche Alternativlosigkeit anerkennen
Verbannte	
Schamteile zeigen müssen	Wertschätzende Gesellschaft anbieten, die begleitet, aber nicht examiniert
Schamteile nicht ernst nehmen	Scham unhinterfragt akzeptieren
Schamschmerz nicht anerkennen	Ernsthaftigkeit und Tiefe der Verletzung bezeugen

Die viel zitierte Selbstvorstellung: »Mein Name ist xy und ich bin Alkoholiker« funktioniert nur im Kreis anderer Alkoholiker. Wenn schambesetzte Teile von anderen Persönlichkeitsanteilen enthüllt werden, entsteht oft keine heilsame Verbindung zu den Anwesenden, sondern stattdessen erneute Beschämung durch das für alle überfordernde Bloßstellen von Teilen, von denen man nur die destruktive Wirkung kennt, aber noch nicht die gute Absicht und das berechtigte Bedürfnis. Wenn der Teil den Respekt und die Anerkennung für seinen Lösungsversuch erhalten würde, und nicht nur die Beschreibung seiner auch schädlichen Angewohnheit, könnte ein anderes Verständnis und dadurch echte Verbindung entstehen. Nur Selbst-geführte und verbundene Vulnerabilität vermag zu rühren, ansonsten wirkt es schnell wie ein selbstbestrafender und vorführender Offenbarungseid, der leider Herzen nicht zu rühren, sondern zu verschließen vermag.

Allgemein ist es sinnvoll, zunächst mit den Beschützern der verbannten Scham zu arbeiten und diese zu entlasten, auch da die meist vorhandene Polarisierung dieser Teile Scham verstärkt und chronifiziert.

Selbst-Mitgefühl ist von entscheidender Bedeutung im Umgang mit Scham, da nur selbstgeführtes Mitgefühl gütig und wertfrei alle Persönlichkeitsanteile anzunehmen vermag und in der Lage ist, achtsam jedem Anteil so zu begegnen, dass schmerzhafte Erfahrungen bezeugt und Scham entlastet werden kann.

Wenn die Scham mit aufrichtigem Interesse befragt wird, erfährt man Erstaunliches. Man hört von Sehnsüchten und von Anstrengungen, von tiefer Verzweiflung und großer Einsamkeit, aber auch von Würde und Selbsterhalt.

Wenn wir der Scham eines Menschen in der Psychotherapie (oder im wirklichen Leben) Gesellschaft leisten, lohnt es sich mit offenem Herzen, genau und wertfrei hinzuhören. Sowohl die Teile, die sich schämen, als auch die Teile, die mit gutem Grund und teils schädlicher Wirkung die erfahrene Beschämung manchmal zwanghaft wiederholen müssen, haben eine hörenswerte Geschichte zu erzählen. Eine Geschichte, die am ehesten erzählt wird, wenn sie nicht durch die üblichen psychotherapeutischen Hypothesen begleitet und gestört wird. Eine Geschichte voller Schmerz und Bemühen und eine Geschichte, die letztlich von unerwiderter Liebe und übermenschlicher Loyalität handelt. Eine Geschichte, die so tief berühren kann, dass echtes Selbst-Mitgefühl sich wie von allein sammelt und sanft in alte Wunden fließen kann.

Entschämung des Alltags

Jenseits der Psychotherapie könnte es hilfreich sein, die Scham weder zum alleinigen individuellen Problem zu erklären noch zum ausschließlich sozialen Faktor. Gewinnbringend könnte es sein, die Alltäglichkeit unserer Scham anzuerkennen, um entdecken zu können, wie sehr sie unsere Beziehungen und unsere privaten, schulischen oder beruflichen Erfahrungen begleitet. Zu oft wird die Scham ausschließlich ins individuell-pathologische oder sozial Unterdrückende gebannt. Aber wenn genau hingeschaut wird, lässt sich überall die alltägliche Scham des normalen Lebens entdecken. Scham beeinflusst unser alltägliches Verhalten und unsere ausschlaggebenden Lebensentscheidungen. Um Scham zu entkommen und sie zu kompensieren, lässt sie uns mit anderen konkurrieren, befeuert unseren Neid und übersteuert unsere Ambitionen. Sie prägt unseren Charakter, lässt uns teilweise Selbstoptimierungszwang und Profilierungssucht entwickeln und fördert unsere Eitelkeiten. Sie lässt uns entweder egoistisch unsere Ziele verfolgen oder in schüchterner Zaghaftigkeit auf unser Potenzial verzichten. Wir sollten daher weniger dem Einzelnen auftragen, seine Schambürde beredt oder still zu tragen, sondern als Gesellschaft anerkennen, wie »Scham unsere Welt regiert«, und das allzu oft angebotene Dilemma entweder zu den Beschämern oder zu den Beschämten gehören zu dürfen, zurückweisen. Denn der Versuch unserer Scham individuell zu entrinnen, wandelt unsere alltäglichen Beziehungen beständig in Machtkämpfe und formt aus uns angestrengte und teilweise sehr anstrengende Menschen. Etwas weniger Beschämungskultur täte uns gut und etwas mehr Sinn für die Fragilität unserer Teile, die empfindsam genug sind, um leicht beschämt zu werden, auch.

Entschämung kann graduell und situativ gelingen und eine Erleichterung bringen von allzu chronischer und toxischer Scham, aber nicht alles muss entschämt werden. Viele Schamgebiete bergen individuelle und soziale Schätze, und in all unseren Schamgebieten lebt die Erinnerung, die Demütigung in Demut verwandeln kann, dass unsere Menschlichkeit und Verwundbarkeit keine Vollkommenheit braucht, um vollkommen zu sein.

13

Psychoonkologie mit IIFS
von Christa Middendorf

Einige Sätze vorab

Für mich ist es eine große Herausforderung und gleichzeitig ein wichtiges Anliegen, an diesem Buch mitzuwirken. Ich stelle meine Arbeit seit ungefähr sechs Jahren Kolleginnen und Kollegen in Workshops oder Vorträgen vor. Das äußerst positive Feedback der Teilnehmer*innen, die meine Herangehensweise und Haltung als sehr hilfreich erlebt haben, machen mir Mut, diesen Beitrag zu leisten.

Es wird kein Fachartikel zum Thema Psychoonkologie. Dazu gibt es wunderbare Fachbücher, die ich im Literaturverzeichnis nennen werde. Ich möchte Ihnen in diesem Kapitel das Wesentliche aus meiner praktischen Arbeit der letzten 30 Jahre vermitteln. Fallbeispiele, aber auch Achtsamkeitsübungen dienen der Veranschaulichung.

Gleich zu Beginn möchte ich allen danken, die mich vieles gelehrt und mich inspiriert haben, unter anderem Halko Weiss, Frank Schulz-Kindermann, Luise Reddemann und viele andere. Autor*innen, die mit ihren Büchern ebenso dazu beigetragen haben, sind im Anhang erwähnt.

Es kann sein, dass ich Worte benutze, die Sie schon aus anderen Zusammenhängen (Literatur, Vorträge) kennen. Es gibt manchmal nur wenige Worte, die existenzielles Leid beschreiben. Ich habe von den genannten Kolleg*innen und Autor*innen manches in meinen Erfahrungs- und Wortschatz übernommen.

Als Psychoonkologin habe ich in verschiedenen Bereichen Erfahrungen sammeln dürfen:

- im stationären Setting (Tumorzentrum, Palliativstation)
- in verschiedenen Krebsberatungsstellen
- in ambulanter Praxis
- als Supervisorin im Hospiz und in einer Onkologischen Schwerpunktpraxis

Ich bin dem Leben sehr dankbar, dass es mich genau diese Arbeit tun lässt. Sicherlich kennen einige von Ihnen diese Frage, die auch mir immer wieder gestellt wird: *Wie schaffen Sie es, diese schwere Arbeit schon so lange auszuüben?*

Für mich gibt es keine kurze Antwort darauf.

Ich freue mich, meine Gedanken mit Ihnen zu teilen, und hoffe dadurch der Antwort am Ende ein bisschen näher zu kommen.

Ich trage in mir das Bild von einem unsichtbaren Handwerkskoffer, gefüllt mit meinen Erfahrungen, meiner Haltung und meinem methodischen Vorgehen. Wobei mir die Haltung immer bedeutsamer wird. Eine Haltung, die mit Mitgefühl, Wahrhaftigkeit, Verbundenheit, Respekt vor dem Leben, Achtung vor jeder Lebensleistung und Liebe einhergeht. Auf die Bedeutsamkeit dieser Haltung werde ich immer wieder eingehen.

Anfang der 90er-Jahre habe ich verschiedene körperorientierte Verfahren kennengelernt und bin so auf die Hakomi-Methode (Ron Kurtz/Halko Weiss) gestoßen. Neben vielem anderen, was ich an dieser wunderbaren achtsamkeitszentrierten Körperpsychotherapie schätze, hat mich die »gewaltfreie« Haltung in der Begleitung besonders angesprochen. Die Therapeut*in versucht, den Klienten empathisch zu begleiten und einen Raum zu schaffen, in dem sich die Klient*innen erfährt, ihre Innenwelt achtsam im gegenwärtigen Erleben *wertfrei* erforscht. Auf diese Methode werde ich immer mal wieder hinweisen und im Anhang einige lesenswerte Bücher dazu empfehlen.

Im Rahmen dieser langjährigen Hakomi-Weiterbildung habe ich 1998 Richard C. Schwartz und die von ihm entwickelte IFS Methode kennengelernt. Richard C. Schwartz, wie bereits von Uta Sonneborn ausführlich beschrieben, hat die *Internal Family Systems-Therapie* (IFS) in Deutschland eingeführt.

Beide Methoden, Hakomi und IFS, bieten einen wunderbaren Zugang, um eigene innere Prozesse zu verstehen und einen mitfühlenden Umgang mit sich und allem, was zu einem gehört, einzuüben. Uta Sonneborns Weiterentwicklung der IFS zu IIFS integriert weitere erlebnisnahe Therapieansätze. Ich bin sehr dankbar, Teil ihres Lehrteams zu sein.

Insbesondere die mitfühlende, annehmende Haltung erlebe ich im Bereich der Psychoonkologie als ausgesprochen hilfreich. Diese Präsenz im Miteinandersein ist gerade in existenziellen Krisen von enormer Bedeutung und wichtiger Bestandteil meines Handwerkskoffers. Und die Annahme, dass wir im Wesenskern »heil« sind, auch wenn innere Anteile Verwundungen tragen und andere Anteile diese schützen, um das System zu sichern, entlastet!

Darüber hinaus habe ich im Rahmen der Weiterbildung der Psychodynamischen Imaginativen Traumatherapie (PITT) bei Luise Reddemann das Arbeiten mit Ego-States kennengelernt.

In meinem Handwerkskoffer befindet sich zudem selbstverständlich auch die von der Deutschen Krebsgesellschaft zertifizierte Psychoonkologie-Weiterbildung und die Zusatzqualifikation: Palliative Care für Psychosoziale Berufe.

Ich freue mich, Ihnen auf den nächsten Seiten meine Vorgehensweise näher zu beschreiben.

Diagnose Krebs

Diesem Moment der Gewissheit: »Ich habe Krebs«, gehen oft verunsichernde Zeiten voraus. »Ich habe nur etwas Kopfweh, habe mir meinen Magen verdorben, wird schon nichts Schlimmes sein …«, »Sie haben eine Grippe, einen Magen-Darm-Infekt …«

Kaum ein Mensch geht bei den genannten Symptomen davon aus, an einer schweren Krankheit zu leiden. Und meistens ist es auch nichts Schlimmes!

Aber manchmal doch.

Haben nicht viele von uns die Illusion, trotz des Wissens um die menschliche Verwundbarkeit, dass es uns nicht treffen kann? Wir machen ja alles richtig, essen gesund, treiben Sport usw.

Und dann ist es auf einmal so! Wie ein Sturz aus der bisherigen Wirklichkeit. »Das kann nicht sein! Warum ich? Was habe ich falsch gemacht?«

Gefühlsreaktionen

Angst um das eigene Leben, aber auch vor all dem, was jetzt kommt. Die »richtigen« Entscheidungen treffen, Angst vor Nebenwirkungen, vor den Untersuchungen …

An dieser Stelle möchte ich noch mal betonen, dass die existenzielle Angst ebenso wie die Scham (siehe Kapitel *Schamgebiete)* ein allzu menschliches Gefühl ist und keine neurotische Gefühlsäußerung. Und schon gar nicht negativ bewertet werden sollte.

Schuld- und Schamgefühle: »Ich muss ja etwas falsch gemacht haben, sonst wäre ich nicht erkrankt.« Auch die Umgebung trägt dazu bei: mit Äußerungen wie: »Du hattest auch zu viel Stress!«, »Ich habe dir immer wieder gesagt, dass du zu einer Krebsvorsorgeuntersuchung gehen sollst!«

Diese Kränkung, sowohl körperlich als auch seelisch verwundet zu sein, ist umso schmerzhafter, je mehr die Krankheit das nimmt, was zum Kern der Identität gehört.

Diese Erschütterung löst **Wut** über die Ungerechtigkeit: »Ich habe gesund gelebt, bin regelmäßig zur Vorsorge, bin noch so jung, habe doch noch kleine Kinder!« aus. Dazu kommt die **Ohnmacht**, dem Geschehenen nicht ausweichen zu können.

Die Gefühle oder auch Zustände, die betroffene Menschen (und Angehörige) erleben, sind für mich eine menschlich verstehbare Reaktion auf eine absolute Belastungssituation. An dieser Stelle ist es mir außerordentlich wichtig, ein Pathologisieren dieser Gefühle zu vermeiden. »Die Psychologie wird zur Todsünde, wenn sie Lebensprozesse blockiert, indem sie sie ›erklärt‹.«[40] Das bedeutet auch, wenn ich als Therapeut*in in der Begegnung sehr mit meinen Annahmen über die Klientin beschäftigt bin, bin ich nicht in Kontakt mit ihr! Dann bin ich nicht mehr neugierig auf die Welt meines Gegenübers.

Reaktionen des Systems

Zu diesen Gefühlen gesellen sich Anteile, sogenannte Beschützer, die verhindern, in diesen Gefühlszuständen ganz verhaftet zu bleiben. Sie wollen das System schützen, indem sie zum Beispiel:

- aktiv werden, etwas tun müssen: Ernährung ändern, Bewegung, sich informieren, Selbsthilfegruppen
- rationalisieren, von Gefühlen abtrennen, auf der Sachebene bleiben
- ablenken
- verleugnen

Dagmar Kumbier schreibt dazu: »Die Schutzmannschaft im Inneren Team versucht, den Aufprall der Gefühle abzumildern und uns vor deren Wucht zu schützen. Sie wirkt wie ein psychischer Airbag und sorgt dafür, dass wir Auszeiten vom Schrecken nehmen können.«[41] Wichtig dabei ist, dass die Schutzmannschaft mit dem Menschen, zu dem sie gehört, in einer guten Verbindung ist, ansonsten agiert sie manchmal auf eine Art und Weise, die nicht nur hilfreich ist.

Wichtige Interventionen

Wir Menschen greifen in Ausnahmesituationen häufig auf bereits vertraute Bewältigungsmechanismen (Schutzmechanismen) zurück. Dies gilt besonders dann, wenn frühe Erfahrungen und damit einhergehende Gefühle aktiviert werden. Innere Beschützer versuchen, dies zu verhindern. Aber auch unabhängig von früheren Verletzungen verwundet eine Krebserkrankung auf verschiedenen Ebenen. Krebs verwundet körperlich und seelisch.

Einige Beispiele aus meiner beruflichen Praxis:

Beispiel 1:

Eine Patientin, Frau L., 53 Jahre, Gebärmutterkrebs, hat als Kleinkind aufgrund verschiedener Fehlstellungen am Bewegungsapparat mehrere Operationen und damit einhergehende lange Krankenhausaufenthalte erlebt. Zu der damaligen Zeit war es Eltern nicht erlaubt, bei ihren Kindern zu bleiben bzw. es wurde ihnen zum Wohle ihres Kindes abgeraten, sie regelmäßig zu besuchen. In der nun aktuellen Situation war es ihr nur mit großer Angst möglich, sich stationär aufnehmen zu lassen. Das Gefühl von totaler Verlassenheit und damit einhergehend vollkommen allein und ausgeliefert zu sein, hat sie immer wieder überflutet und notwendige medizinische Maßnahmen verhindert.

In einer Sitzung erkannte Frau L., wie sehr ihre Beschützer verhindern wollen, sich erneut so verlassen und ohnmächtig zu fühlen. Erst als sich die Beschützer von der erwachsenen Frau, aus ihrem Mitgefühl und ihrer Klarheit heraus, gesehen fühlten und bemerkten, dass sie heute in der Lage ist, sich selbst liebevoll dem kleinen Mädchen von damals zuzuwenden, vertrauten sie ihr und beruhigten sich. Aus diesem Selbsterleben heraus konnte Frau L. mit größerer Klarheit und innerer Sicherheit Entscheidungen zu ihrem Wohl fällen.

Beispiel 2:

Frau A., 55 Jahre, an einem Sarkom erkrankt, hat sehr früh, durch die Alkoholkrankheit ihrer Mutter, sowohl für diese als auch für die drei Jahre jüngere Schwester die Verantwortung übernommen. Anteile (Beschützer) haben früh gelernt alles im »Blick« zu haben. Diese Beschützer haben durch verstärktes Kontrollieren versucht, einen verängstigten und überforderten (jüngeren) Anteil zu beschützen bzw. Frau A. vor einem Überflutetwerden dieser schmerzhaften Erfahrung und den damit einhergehenden Gefühlen zu bewahren.

Als sie nun von der Diagnose erfuhr und ihr dringend eine OP angeraten wurde, hat sie dem zugestimmt. »Ganz tapfer« habe sie sich dem Geschehen anvertraut. Es kam zu verschiedenen Komplikationen, u. a. einem nicht zeitnah erkannten Darmverschluss. Sie beschreibt diese Zeit als sehr »schlimme« Erfahrung.

Nach zwei Jahren war erneut Tumorgewebe feststellbar, und für sie war klar, dass sie nach der letzten klinischen Erfahrung, durch die frühkindliche Traumata reaktiviert wurden, einer zweiten Operation nicht zustimmen würde.

In den Sitzungen kam sie mehr und mehr in Kontakt sowohl mit den kontrollierenden Beschützern als auch mit dem kleinen Mädchen, das schon sehr früh viel Verantwortung übernehmen musste, und sich dem oft unkontrollierten Verhalten der Mutter schutzlos ausgeliefert fühlte.

In diesem mitfühlenden Kontakt mit sich konnte sie Familienangehörige bitten, während ihres erneuten Klinikaufenthaltes bei ihr zu sein und im Vorfeld mit dem behandelnden Arzt alles ausführlich zu besprechen. Für Frau A. war es eine neue Erfahrung, Menschen um Unterstützung zu bitten.

Ein wichtiger Aspekt bei der Arbeit mit den Inneren Anteilen im Sinne der IIFS ist, dass die Teile sich mit ihrer guten Absicht für das System wertgeschätzt, gesehen und zugehörig fühlen. Das setzt voraus, dass sich der/die Erwachsene im Hier und Jetzt aus ihrer mitfühlenden, liebevollen Präsenz heraus, achtsam den Beschützern und den Verbannten zuwendet.

In der Psychoonkologie ist dieses Vorgehen bezüglich der Angst besonders hilfreich. Die Diagnose Krebs löst Angst aus, dementsprechend ist es ein zentrales Anliegen, einen Umgang mit der Angst zu finden, wenn Menschen sich an mich wenden.

Die Angst um das eigene Leben kann Menschen mit ziemlicher Wucht schockieren, sie sich für einen Moment handlungsunfähig, hilflos, ohnmächtig fühlen lassen.

Die Angst als einen Teil, der jedem Menschen innewohnt, zu betrachten und ihr begegnen zu können, entlastet.

Ich benutze gerne ein Bild von einem Haus: ein Haus mit vielen Räumen als Sinnbild für unsere Seele. In einem Raum wohnt die Angst um unsere Existenz. Solange unser Leben nicht bedroht scheint, ist die Tür fest verschlossen. Wir leben mit der Illusion der Unverwundbarkeit. Das Leben birgt viele Gefahren, aber mich wird es nicht treffen. Ich wähne mich in Sicherheit.

Wird unser Leben jedoch, zum Beispiel durch eine Krebserkrankung, bedroht, öffnet sich die Tür und die Angst tritt hervor – und das manchmal mit großer Wucht! »Die Angst lässt mich nicht mehr los. Ich kann nicht mehr zur Ruhe kommen!« Mit solchen oder ähnlichen Äußerungen kommen Menschen zu mir in die Beratung.

> Ein Beispiel aus meiner Tätigkeit als Psychoonkologin in einer Krebsberatungsstelle:
>
> Frau K., an Brustkrebs erkrankt, hatte nach erfolgreicher Behandlung (OP, Chemotherapie) erneut mit heftigen Ängsten zu tun. Auch das erlebe ich sehr häufig nach erfolgreich beendeter Behandlung. Ich erkläre es mir so, dass unsere Seele in so schweren Zeiten oft auf Funktionsmodus – Augen zu und durch – schaltet und sich danach erst den dazugehörigen Gefühlen zuwenden kann.

Der erste Schritt besteht darin, sich der Angst zuzuwenden. Sie als ein Gegenüber zu betrachten – um mehr Abstand zu finden und aus der Identifizierung heraus zu kommen. »Ich habe Angst« anstatt »ich bin Angst«.

Mit dem Erleben in uns in Kontakt zu kommen, erfordert es, sich achtsam »nach innen zu wenden« und zu spüren, was sich gegenwärtig zeigt. Die Angst der genannten Patientin zeigte sich deutlich als körperliche Empfindung. Frau K. beschreibt sie folgendermaßen: »Die Angst sitzt mir im Nacken. Wie eine schwere Last beugt sie mich.«

Ich bat Frau K., der Angst in Gestalt eines DIN-A4-Blattes einen anderen Platz zu geben. In der Absicht (eines inneren Anteils!), die Angst loszuwerden, hat sie diese vor die Tür gelegt. Obwohl sie aus dem Sichtfeld war, war sie immer noch heftig spürbar. Meinem Vorschlag folgend, legte Frau K. die Angst nun mit einem Meter Abstand vor sich. So konnte sie ihr begegnen und war überrascht, dass sie Mitgefühl und Interesse spürte. Sie konnte die Angst als ein Gegenüber betrachten. Die Angst hat sich nicht mehr allein gefühlt, sondern verbunden mit der erwachsenen Frau. An dieser Stelle möchte ich einen bemerkenswerten Satz von Uta Sonneborn zitieren: »Panik ist die allein gelassene Angst.« In Verbindung mit der Angst zu sein, bedeutet auch, nicht von ihr überschwemmt zu werden.

Durch Externalisieren dieser Angst, also durch das Betrachten der Angst und die mitfühlende Verbindung zu ihr (diese schließt ein »Überrolltwerden« aus), erlebt Frau K. sich wieder als handlungsfähig. Sie kann nun genauer wahrnehmen, was sie jetzt braucht und wie eine hilfreiche Unterstützung aussehen kann. Das innere System entspannt sich.

Im Bild des Hauses sitzt die Angst jetzt auf einer Bank vor ihrem Raum und ist beruhigt. Die Tür wird sich nie wieder ganz schließen – die Illusion der Unverwundbarkeit hat sich aufgelöst.

Die Angst beruhigt sich, wenn wir ihr begegnen – und sie uns vertraut. Es entsteht eine Beziehung zwischen mir und der Angst (als einem Teil von mir). Eine mitfühlende, interessierte Begegnung erfordert Achtsamkeit, innehalten und wahrnehmen, was jetzt gerade geschieht.

Es macht einen Unterschied, ob ich von meiner Angst erzähle oder ihr jetzt im Innern begegne. Nur in der inneren Begegnung findet Beruhigung statt.

Auch in der Schmerztherapie bekommt dieses achtsame Vorgehen, also dem Schmerz achtsam zu begegnen, immer mehr Bedeutung. Schmerzgeplagte Menschen sagen dann: »Der Schmerz ist zwar noch da, aber im Hintergrund. Ich werde nicht mehr von ihm beherrscht.«

Noch ein Beispiel:

> Herr G., Prostatakrebs, hat immer wieder mit Angstattacken zu tun. Als er zu mir in die Praxis kam, hatte er bereits von seinem Hausarzt für den Notfall eine Medikation erhalten, die ihm aber nur bedingt half.
>
> Herr G. hatte bisher überhaupt keine therapeutische Hilfe in Anspruch genommen.
>
> Die Vorstellung, der Angst als einen Teil von sich zu begegnen, machte ihn neugierig.
>
> Er gab der Angst einen Platz im Raum und wählte dafür ein weißes Blatt aus. Auf diesem Platz spürte er noch mal sehr genau die Angst. Durch langsames und achtsames Zurücktreten von diesem Platz kam er im Inneren mehr und mehr in Kontakt mit einer Offenheit und Ruhe.
>
> So konnte er mit Abstand, ohne verschmolzen zu sein, der Angst begegnen und zu ihr eine Beziehung aufbauen. Er konnte in einem inneren Dialog mit ihr herausfinden, was sie braucht, um ihm, dem erwachsenen Mann, mehr zu vertrauen. Die Angst weiß jetzt, dass er da ist. Sie fühlt sich wahrgenommen und vertraut dem handlungsfähigen erwachsenen Mann.

Es ist immer wieder wichtig, ob sich ein Mensch aus seiner liebevollen Präsenz heraus den inneren Anteilen zuwendet oder aus einem inneren Anteil. Zum Beispiel führt der Blick eines Inneren Kritikers nie zu einer inneren Beruhigung oder Entspannung. Anteile sind nicht bereit, sich auf diesen Kontakt einzulassen.

Daher ist es wichtig, Patienten mit Achtsamkeit vertraut zu machen. Eine Möglichkeit besteht darin, sie einzuladen, ob das, was sie gerade berichten, auch im inneren Erleben nachklingt. Wie sie ihren Körper jetzt gerade erleben, oder ob sich in diesem Moment ein Gefühl bemerkbar macht. Erleben findet immer im gegenwärtigen Moment statt!

Dieses Vorgehen wird in den anderen Kapiteln ausführlicher beschrieben.

Was habe ich falsch gemacht?

Ein weiteres wichtiges Thema, von dem viele Betroffene berichten, ist das Gefühl, etwas falsch gemacht zu haben. Eine Stigmatisierung, ein Rausfallen aus der Gemeinschaft und nicht mehr dazuzugehören. Die anderen sind gesund und ich bin krank. Dazu kommen all die gut gemeinten Ratschläge und Hinweise, was zu der Erkrankung geführt hat und was jetzt richtig ist zu tun. »Du hattest zu viel Stress! Du hast viel zu lange nur an andere gedacht. Du bewegst dich zu wenig! Der Job war doch noch nie gut für dich«. Oder auch der Hinweis: »So darfst du nicht denken! Du musst positiv denken!«

Beispiel:

Frau L., Ende 50, reflektiert, beruflich erfolgreich, leidet unter der Annahme, dass »der Krebs« wieder wachsen würde, wenn sie sich ängstlich und verunsichert fühle. Sie höre auch immer wieder, wie wichtig »positives Denken« und die Zuversicht sei. Tagsüber könne sie sich ganz gut ablenken. Nachts würden diese Sorgen ihr den Schlaf rauben.

In einer unserer Sitzungen wendet sie sich der Angst verständnisvoll zu. Aus ihrem Mitgefühl heraus kann sie die Teile oder auch Zustände, die durch ihre Krebserkrankung spürbar werden, verstehen und beruhigen.

Gesund ist, wenn wir mit allem, was sich in uns zeigt, in Kontakt sein dürfen. Sich in Achtsamkeit dem gegenwärtigen Erleben zuzuwenden, um eine mitfühlende, wertschätzende Begegnung mit inneren Anteilen zu ermöglichen.

Aus der Salutogeneseforschung ist bekannt, dass es Menschen bei der Bewältigung belastender Situationen hilft:

- zu verstehen, was geschieht, um
- es einordnen zu können, und
- einen Sinn (zum Beispiel in der Behandlung) zu erkennen.

Übertragen auf den Umgang mit der Angst bedeutet es, dass ein Mensch, wenn er die Angst versteht und sie in sein System einordnen kann, leichter einen Umgang damit findet. Auch das ist Resilienz!

Alle Teile sind willkommen!

Eine Krebserkrankung bringt uns Menschen mit Gefühlen, Gedanken, Empfindungen in Kontakt, die wir so intensiv noch nie oder schon lange nicht mehr gespürt haben. Von der Befürchtung, jetzt bald sterben zu müssen, hin zu »ich werde wieder gesund«. Es ist ein ständiges Pendeln zwischen intensiver Angst und Zuversicht. Eine meiner Klientinnen beschreibt es als Achterbahnfahrt.

Immer wieder bekommen betroffene Menschen den Hinweis, dass sorgenvolle oder ängstliche Gedanken ein »Gesundwerden« verhindern könnten. Was passiert in einem Menschen, der so einen Hinweis bekommt?

Er verschließt sich und ist allein mit seiner Not. So wie unsere inneren Anteile von uns selbst gesehen und die Beziehung zu uns brauchen, um sich zu beruhigen, so brauchen wir auch Menschen, die unsere Not sehen und mit aushalten.

Eine Krebserkrankung trifft das ganze System. Auch Angehörige sind betroffen. Sie befinden sich in einer Doppelbelastung, haben Angst und machen sich Sorgen um den geliebten Menschen, und versuchen gleichzeitig ein »Fels in der Brandung« zu sein.

Bei Angehörigen melden sich innere Anteile wie:

- ein Versorger, der immer da ist, auf gute Ernährung achtet, auf reichliche Flüssigkeitszufuhr (Beispiel Ehepaar: Ehemann ist schwer erkrankt und wirkt sehr verärgert, weil seine Frau ihn ständig drängt, mehr zu trinken! Sie ist der Meinung, dass es für die Entgiftung enorm wichtig ist!),
- ein Beschwichtiger: »Alles wird gut!«, oft in Kombination mit einem Zensor: »So darfst du nicht denken …!«
- Rationalisierer
- Verleugner
- ein trauriger Teil
- ein erschöpfter Teil
- ein hilfloser Teil
- ein wütender Teil

Die traurigen, hilflosen, erschöpften, wütenden Anteile werden oft vor dem Partner im Verborgenen gehalten, um den betroffenen Menschen zu schonen (= ein Beschützer). Ich habe im stationären Setting häufig erlebt, dass der erkrankte Ehemann mich bat, seiner Ehefrau nichts von seiner Angst und Trauer zu erzählen. Vor dem Krankenzimmer sprach mich dann ganz verzweifelt die Ehefrau an, voller Angst und Sorge um ihren Mann, mit der Bitte, ihm nichts davon zu erzählen. Beide litten darunter, nicht offen miteinander sprechen zu können. Ich habe dem Ehepaar angeboten, sie bei einem Gespräch zu unterstützen. Während des Gesprächs, in dem sich beide einander anvertraut haben, war die Nähe zueinander wieder spürbar.

Wenn sich zwei Menschen in einem Zustand, der mit großer Not einhergeht, wie gefangen und isoliert fühlen, hilft es, dieses Isoliertsein zu benennen. Und es macht einen Unterschied, ob ich *aus* einem ängstlichen Teil *heraus* spreche und/oder handele oder *für* diesen Teil spreche. Es hilft auch, einen Versuch zu wagen, achtsam in Kontakt zu gehen. Dieser Kontakt kann ein Berühren, ein Halten der Hände oder ein sich Anschauen sein. Oft bedarf es in dem Moment keiner Worte.

In dieser Begegnung war es möglich, ihrem Mann von ihrer Angst, ihn zu verlieren, zu erzählen. Auch er konnte seine Angst benennen. Es war sehr berührend zu sehen, wie Herr und Frau K. wieder in Kontakt miteinander kamen und sich als Verbündete fühlten.

Wenn etwas benannt wird, was schlimm ist, wird es dadurch nicht schlimmer. Im Gegenteil, es entsteht ein Miteinandersein, eine Verbundenheit, die einen Raum öffnet, in dem Mitgefühl und Liebe wieder spürbar werden.

Wie bereits in einigen Beispielen dargestellt, geht es in der Begleitung darum, einen Menschen dabei zu unterstützen, in Kontakt mit seinen inneren Anteilen zu kommen. Dabei können sich sehr unterschiedliche Anteile in Menschen zeigen. Innere Teile zeigen sich zum Beispiel als Gefühl, körperliche Empfindung, Gedanke, Bilder.

Die liebevolle Präsenz (auf die ich noch näher eingehen werde) spielt eine zentrale Rolle in der IIFS-Methode. Im IIFS sprechen wir vom SELBST. Das Erleben aus uns selbst heraus kann einhergehen mit Ruhe, Mitgefühl, Interesse, Verbundenheit, Klarheit, Verlässlichkeit, Mut, Kreativität, Gelassenheit und Zuversicht.

Ein Teil wird zu einem Gegenüber, dem ich, aus diesem Erleben heraus, begegnen kann. Und – ganz wichtig – der mir begegnet. Es entsteht eine von Mitgefühl getragene Beziehung. Dann kann Ruhe einkehren. Das feine, genaue Vorgehen bei IIFS hat Uta Sonneborn bereits hinreichend an anderer Stelle beschrieben.

Präsenz und menschlicher Beistand sind wesentliche Faktoren zur Leidenslinderung bei existenzieller Angst. Dadurch wird ein Raum geöffnet, der ein achtsames Zuwenden zum eigenen gegenwärtigen Erleben ermöglicht, um mit sich selbst in Kontakt zu kommen und zu bleiben, ohne von dem Erleben überflutet zu werden.

Bedeutung des Selbsterlebens in der Psychoonkologie

Richard C. Schwartz beschreibt das SELBST so: »Jeder Mensch verfügt in seinem Kern über einen Sitz des Bewusstseins, den wir das *Selbst* nennen. Von Geburt an hat dieses Selbst alle notwendigen Eigenschaften für eine gute Führerschaft, einschließlich Mitgefühl, Überblick, Neugier, Akzeptanz und Vertrauen. (…) Daher ist das Selbst am besten als innerer Führer geeignet und wird Gleichgewicht und Harmonie im Inneren herstellen, wenn die Teile ihm die Führung zugestehen.«[42]

In der schon erwähnten Hakomi-Methode wird die therapeutische Haltung, bei der Präsenz und Mitgefühl zusammenkommen, *Loving Presence* genannt.[43] Dieser Bewusstseinszustand entspricht in etwa der Selbstqualität bei IIFS.

Sylvia Brathuhn schreibt über das Selbst: »Selbstwerdung bedeutet, im Laufe seines Lebens immer mehr mit sich selbst in Kontakt zu kommen (…) Am ehesten können wir uns vielleicht der Bedeutung des Selbst nähern, wenn wir es anhand seines Mitspielers, dem Ich, zu erschließen versuchen (…) Stellen wir uns zunächst einmal das Ich als einen Pianisten an einem Flügel vor und das Selbst als die ganze Musik, die je schon gemacht worden ist und noch gemacht werden kann. Das Ich ist nur in der Lage, die Töne zu spielen, die ihm vertraut, geläufig und abrufbar sind. Das Selbst hingegen ist weit mehr. Es ist einerseits das Ganze dessen, was jeder einzelne Mensch war, was er ist und was er sein kann. Andererseits ist das Selbst das Besondere und Einzigartige.«[44] In einem ihrer Seminare sprach Frau Brathuhn in dem Zusammenhang auch von *Menschkompetenz.*

Gedanken zu Selbstwerdung, Selbsterkenntnis, Selbsterleben beschäftigen Menschen seit jeher. Trotz vieler Beschreibungen in Philosophie, Psychologie und Psychotherapie (siehe auch andere Kapitel in diesem Buch) ist es schwer, die Bedeutung des Selbst mit Worten auszudrücken. Ich lade Teilnehmer*innen (in Workshops) gerne zu einer Imagination ein, um *sich selbst* zu erleben. (Einige meiner Imaginationen finden Sie am Ende dieses Kapitels.) Als Rückmeldung bekomme ich oft den Hinweis, dass erst durch das Bemerken des Verschmolzenseins mit inneren Anteilen und der Entschmelzung, ein *Selbst*erleben von zum Beispiel Mitgefühl, Vertrauen, Verbundenheit, Offenherzigkeit und Weite spürbar wird. Ein Seinserleben aus dem tiefsten Innersten.

Ich habe einige Beschreibungen des Selbsterlebens von Teilnehmer*innen eingesammelt: Bewusstsein und Verbundenheit … innere Kraftquelle … Halt … unsichtbar und doch fühlbar … Aufgehobensein … Verbindung mit etwas Höherem … einfach SEIN … Ruhe und Gelassenheit … Liebe … Vertrauen … Geborgenheit … tiefe Begegnung mit anderen …

Präsenz und Mitgefühl

Welche Bedeutung haben Selbstqualitäten wie Präsenz und Mitgefühl im Rahmen der Psychoonkologie?

Der Verlauf einer Krebserkrankung kann sehr unterschiedlich sein. Viele Menschen werden wieder gesund. Andere Menschen lernen mit der Krankheit zu leben, und wieder andere müssen sich vom Leben lösen. »Nirgendwo ist die Schere zwischen Müssen und Wollen so weit geöffnet als beim ›Sterben müssen‹ und ›Leben wollen‹«.[45]

In einer existenziell bedrohlichen Situation brauchen Menschen insbesondere Präsenz und menschlichen Beistand. Es geht um ein Miteinandersein. Existenzielle Angst und Verzweiflung können nicht »weg-therapiert« werden, genauso wenig wie die Sterblichkeit.

Angelika Feichtner schreibt dazu: »Die stille Präsenz, ohne den Anspruch, das Leiden abzuschaffen oder zu trösten, das Mit-Aushalten des schier Unaushaltbaren, kann eine innere Verbundenheit schaffen. Existenziell

Leidende sind damit fundamental auf einen Menschen angewiesen, der zu Mitempfinden fähig und bereit ist, sich von dem Leid erschüttern zu lassen, und der auch angesichts des Leidens und der Ohnmacht bereit ist, präsent zu bleiben. In dieser Geteilten Machtlosigkeit kann sich ein spiritueller Raum eröffnen, in dem sich die Verzweiflung verändern kann.«[46]

Insbesondere in der Palliativmedizin ermöglicht diese Präsenz, gegenwärtig in Kontakt mit sich selbst zu sein, aber auch offen für Kontakt mit dem Gegenüber zu bleiben. In sich ruhen inmitten innerer und äußerer (Gefühls-) Stürme. Wenn das Notwendige getan ist oder wenn Handeln nicht mehr möglich ist, ermöglicht die Entfaltung dieser Seinsqualität eine andere Art der Begegnung: Einfach da sein!

Für mich gehört eine »Begegnung mit sich selbst«, ein Erforschen der eigenen inneren Dynamiken als unabdingbar zu einem guten Handwerkszeug dazu. Aber befähigt uns all *das Wissen* dazu, mit den anderen zu sein, mit auszuhalten?

Gerade in Anbetracht der Dramatik einer fortscheitenden Krebserkrankung werden innere Helferteile aktiv, die etwas tun wollen. Sie können Leid und existenzielle Angst nicht aushalten. Mir sind diese Anteile sehr bewusst und manchmal übernehmen sie trotzdem (heimlich) die Führung. Ich fühle mich dann sehr belastet oder stelle meine berufliche Kompetenz komplett infrage oder verzweifele an all dem Leid.

Das Bemerken dieses Zustandes, das »Raustreten« aus dem Verschmolzensein, hilft mir, mich wieder aufmerksamer um mich zu kümmern. Dann gelingt es mir wieder leichter, die Begrenztheit des Lebens, die Macht des Schicksals, die Endlichkeit als unumgänglich anzunehmen. Dann kann ich wieder präsent, mit mir verbunden und mitfühlend mit meinem Gegenüber sein, ohne mich für das Schicksal des anderen »verantwortlich« zu fühlen.

Ist neben der Fachkompetenz nicht auch ebenso die Menschkompetenz (Sylvia Brathuhn), also Mitgefühl, Verständnis, liebevolle Präsenz, von enormer Bedeutung? Oder wie Luise Reddemann in einem Vortrag anregte, darüber nachzudenken, ob wir nicht die Wissenschaftlichkeit manchmal zu sehr über die Menschlichkeit stellen?[47]

Menschlichkeit oder auch Menschkompetenz bedeutet für mich, achtsam und respektvoll meinem Gegenüber, mit seinem ganz eigenen Wesen und seiner eigenen Art im Leben zu sein, zu begegnen. Ich kann mit ihm gemeinsam einen Raum schaffen, in dem er sich begegnet. Werde ich eher von inneren Anteilen geleitet, die Leid nicht aushalten oder glauben zu wissen (ohne es selbst je erfahren zu haben), wie mein Gegenüber mit sich und seinem Leid umgehen sollte, wird dieser Raum nicht entstehen. Im Gegenteil, das führt eher zu einem (inneren) Kontaktabbruch.

Ich bemerke einen Teil, der etwas für den anderen will, oft an meiner Körperhaltung: Dann beuge ich mich ein wenig nach vorne, verspanne meinen Nacken und vertiefe meine Stirnfalte. Wird mir diese Haltung bewusst, lehne ich mich ganz bewusst zurück und öffne den Raum für das, was beim anderen geschehen will.

Eine Erfahrung aus meiner frühen stationären Tätigkeit auf einer onkologischen Station: Es war damals nicht unüblich, dass sich vier Patient*innen ein Zimmer geteilt haben. Sie waren zum Teil durch die Krankheit sehr eingeschränkt, sodass sie das Zimmer nicht verlassen konnten. Zu Beginn dachte ich, die ich viele Jahre ambulant Patienten in einer ruhigen, wohligen Atmosphäre in einem schönen Beratungsraum begleitet hatte: »So kann ich nicht arbeiten!« Da nun jedoch die Bedingungen so waren und ich auch stationär arbeiten wollte, blieb mir nichts anderes übrig. Heute bin ich sehr dankbar für diese Erfahrungen.

Während dieser Begegnung im dem Vierbettzimmer zeigten sich einige meiner inneren Anteile. Zuerst einmal meldete sich ein Teil, der sich vor dem Geruch im Raum ekelte. Ein anderer Teil ärgerte sich über diese Arbeitsbedingungen. Ein Selbstzweifler und innerer Kritiker verurteilte wiederum den Ekel- und Ärger-Teil. Das Beobachtetwerden durch die Mitpatienten im Raum ließ einen verunsicherten Teil auf die innere Bühne kommen, der am liebsten sofort wieder den Raum verlassen hätte. Es war allerhand los in meinem Inneren.

Ich bin geblieben und habe zuerst einmal für den Teil gesprochen, der den Geruch im Raum unangenehm fand, indem ich fragte, ob ich ein

Fenster öffnen dürfte. Alle im Raum waren damit einverstanden. Mein »Ekel«-Teil hat sich gesehen gefühlt und beruhigt.

Um miteinander mehr in Kontakt kommen (mit mir selbst und dem Gegenüber) ist es oft hilfreich, zu benennen, was jetzt gerade ist: »Es ist gar nicht so einfach über etwas zu sprechen, was Sie sehr bewegt, wenn mehrere Menschen zuhören, oder?« Nicht nur der Patient, der um ein Gespräch gebeten hatte, sondern auch meine inneren Anteile fühlten sich gesehen und verstanden. Und ich konnte mehr und mehr aus der Präsenz heraus da sein, auch weil meine Teile mir vertrauten und bereit waren, »zur Seite zu treten«.

Es hat sich angefühlt, als wenn ein Raum um uns herum entstünde, wie eine Membran, in dem alles geschehen darf und geschützt und behütet ist. In der Begegnung wirklich in Kontakt zu sein ist eine Selbstqualität, eine Präsenz, ein »einfach da sein«.

Das Leben verwundet und wir Menschen sind verwundbar. Sich der eigenen Verwundbarkeit bewusst zu sein, unterstützt eine vertrauensvolle Begegnung zwischen Menschen. Und gerade dann brauchen wir einen geschützten Raum, ohne etwas Bestimmtes erreichen, fühlen, denken, tun zu müssen. Einfach da sein, mit allem! Und das geht auch manchmal in einem Vierbettzimmer!

Diesen Raum ermöglichen zu können, ist etwas sehr *Wesentliches*, und das nicht nur in der Psychoonkologie. Dieses Ermöglichen ist kein aktives Tun. Es ist eher ein *Sein*, ein Zurücklehnen, ein Interessiert-sein am Anderen, ohne zu wissen, was er oder sie braucht. Präsentsein und mitbekommen, wenn ein eigener innerer Anteil die Führung übernimmt. Und die gute Absicht des Teils bemerken. Der uns vielleicht darauf hinweist, mehr auf die eigenen Grenzen und Bedürfnisse zu achten.

Menschen mit wenig positiver Bindungserfahrung reagieren oft erneut mit Rückzug, wenn sie nicht ganz sicher sind, dass der andere ganz da ist und präsent bleibt. Ein sicheres Bindungsfeld[48] wird begünstigt durch einen entspannten Körper, durch Entschleunigung, durch stimmiges, kohärentes Verhalten und letztendlich, für mich das Wesentliche: die Selbstanbindung. Ein sicheres Bindungsfeld beruhigt.

Eine Ratsuchende in der Krebsberatungsstelle beschrieb eine für sie sehr hilfreiche Erfahrung folgendermaßen: »In der letzten Woche war ich bei meinem Osteopathen zur Behandlung. In diesem Raum der Stille, der Entspannung, habe ich mich mit mir und allem verbunden gefühlt. Wenn sich jetzt meine Angst zeigt, kann ich ihr aus dieser Verbundenheit und Ruhe begegnen. Sie vertraut mir und beruhigt sich.«

Mögliche Anteile des Psychoonkologen/ Therapeuten/Arztes und anderen Begleitenden

Therapeuten-Teile gehören zu jedem Therapeuten. Sie beabsichtigen etwas Gutes für uns. Oft wollen sie etwas in uns beschützen. Zum Beispiel möchte ein Teil, der schnell Ratschläge gibt, mich nicht mit Versagensgefühlen in mir in Kontakt bringen.

Die Teile verhalten sich jedoch oft auf eine Art und Weise, die weder unserer Entlastung dient, noch gut für unser Gegenüber ist. Sie verhindern wirklichen Kontakt.

- Ein auf Harmonie ausgerichteter Teil, der Spannung schwer aushält, kann beispielsweise dabei im Wege stehen, einem aggressiven Teil des Klienten neugierig zu begegnen.

  Wenn ich mit einem Harmonieteil identifiziert bin und bei einer Klientin zum Beispiel Wut, Verzweiflung oder Verbitterung wahrnehme, würde ich aus diesem Teil heraus vielleicht zu schnell auf die Ressourcen hinweisen, auf die gute Unterstützung etc. Die Klientin könnte sich in ihrer Not, die dann zu wenig Raum bekommt, nicht verstanden und gesehen fühlen. Es könnte auf eine innere Überzeugung treffen wie »ich bin zu anstrengend, werde nicht ausgehalten!«.

- Ein lösungsorientierter Teil kann es schwer machen, Geduld mit dem Klienten zu haben und gemeinsam mit ihm Lösungen zu finden.

  Ein lösungsorientierter Teil sucht nach Lösungen und bildet Theorien im Kopf. So geraten Begleiter schnell in Not und wissen nicht weiter, sind weder mit sich, noch mit dem Gegenüber im Kontakt. Ein Ehemann einer Klientin, der in einer Onkologischen Reha war, berichtete von folgender Erfahrung: »Die Psychoonkologin hat mir genau erklärt, wie ich mich fühle! Sie hat sich nicht dafür interessiert, wie es mir wirklich geht!« Es macht einen Unterschied, ob ich jemandem meine Erkenntnis anbiete oder ihm den Raum zur Verfügung stelle, sich selbst zu erkennen.

- Ein Helferteil, der den Klienten vor Leid bewahren oder ihn retten will, der es nicht erträgt, wenn der Klient unglücklich ist oder leidet, kann ihn nicht auf seinem Weg begleiten und eigene Lösungen finden lassen.

  In Anbetracht der Dramatik einer fortschreitenden Krebserkrankung springen viele Helferteile an, die etwas tun wollen. Sie können Leid und existenzielle Angst nicht aushalten. So ein Teil könnte ausschließlich ressourcenorientiert begleiten, zum positiven Denken ermuntern und der Not keinen Raum geben.

  Teile, die den Raum der existenziellen Angst verschlossen halten wollen bzw. gar nicht wahrnehmen, könnten so etwas sagen wie: »Wir müssen alle mal sterben; ich könnte morgen von einem Auto überfahren werden.« Und damit der existenziellen Angst des Patienten keinen Raum geben! Er ist alleine und isoliert damit!

  Um die Sterblichkeit zu wissen oder sie gerade akut zu spüren ist ein himmelweiter Unterschied!

- Ein »Jeder wird zum Krebsexperten«-Teil, der die Illusion aufrechterhalten möchte, aufgrund »gesunder« Verhaltensweisen nicht zu erkranken.

  »Die Patientin hatte zu viel Stress.« »Kein Wunder, dass er Krebs bekommen hat bei dem Lebenswandel.« »Sie müsste sich anders ernähren!« Solche oder ähnliche Sätze kommen gerne aus so einem Teil.

- Ein antreibender, direktiver, ehrgeiziger Manager, der kritisch reagiert, wenn Veränderung nicht schnell genug geschieht, kann den Klienten unter Druck setzen.

  Eine Klientin hat mit ihrem Onkologen über den Wunsch, sich eine zweite Meinung zu holen, gesprochen. Er bemerkte dazu nur, dass sie ihn dann ja nicht mehr brauche und war »beleidigt«.

  Manchmal bemerkte ich so einen Teil auch bei mir, wenn ich Ratschläge gebe oder auf bestimmte Verhaltensweisen immer wieder mit Nachdruck hinweise: »Wenn Sie wollen, dass es Ihnen besser geht, müssen Sie schon auch etwas dafür tun.« Oder: »Sie müssen sich besser abgrenzen!«

- Ein Teil, der Schwäche, Verletzlichkeit, oder Versagen stark abwertet, hindert den Klienten, seine verletzlichen Teile zu zeigen und selbst anzunehmen.

  Sätze wie: »Wir müssen alle mal sterben,ich kann morgen vom Bus überfahren werden!« oder »Sie haben schon so viel anderes im Leben geschafft. Sie haben die Kraft.« können aus so einem Teil heraus gesagt werden.

  Wenn wir beschwichtigen, mit Nachdruck Mut machen, zum positiven Denken ermuntern, könnte dies aus einem Teil heraus geschehen.

  Auch IIFS-Therapeuten neigen manchmal dazu, den Klienten irgendwo hinlenken zu wollen, indem sie Klienten bitten, zu schnell einem Teil einen Platz zu geben, ihn wissen lassen, dass er gesehen wird, ohne schon wirklich in Kontakt zu sein usw. Das führt nicht dazu, dass eine Klientin selbst mit ihren Teilen in Kontakt kommt und eine innere Beziehung entsteht.

- Ein anerkennungshungriger Teil wird schnell unzufrieden, wenn sich nicht sofort Erfolg einstellt. Er distanziert sich dann vielleicht, verhält sich abweisend oder ist manchmal zu sehr auf Ressourcen fixiert.

  Als ich neu in einer Klinik anfing, hatte ich einen Gesprächstermin mit einer Patientin vereinbart, die mir erzählte, dass sie vor drei Jahren ein außerordentlich gutes und hilfreiches Gespräch bei einer Kollegin hatte. Bei mir wurde ein Teil getriggert, der sich sehr angestrengt hat und in diesem einen Gespräch sehr viel aus meinem Repertoire angeboten hat. Die Patientin und ich waren nach diesem Gespräch erschöpft.

- Ein pessimistischer Teil, der dazu neigt aufzugeben, wenn der Verlauf der Therapie nicht ideal ist, verstärkt auch den hoffnungslosen Teil des Klienten.

  Von Sätzen wie: »Wir können nichts mehr für Sie tun«, »Schreiben Sie ihr Testament, Sie haben noch ein halbes Jahr« berichten Patienten immer wieder.

  Eine junge Frau, die ich lange begleitet habe, hatte immer wieder Phasen, in denen sie sich gut gefühlt hat. Die Untersuchungsergebnisse waren gut, der Tumor hatte sich deutlich zurückgebildet. Sie war erleichtert und voller Freude darüber. Immer aber, wenn sie bei ihrer Onkologin war, wies diese sie daraufhin, dass das nur eine kurze Phase sei und sie dauerhaft Chemotherapie brauchen würde. Die Lebensfreude war gedämpft.

- Ein selbstkritischer, beurteilender Teil reagiert auch auf bestimmte Themen des Klienten urteilend (auf Essgewohnheiten, bestimmte Verhaltensweisen, die ganze Lebensweise, den Umgang mit Beziehungen etc.).

  »Wie kann die weiterrauchen!«, »Jetzt sitzt sie in der Cafeteria und isst ein Stück Erdbeertorte.« Oder: Eine Patientin hatte folgenden Hinweis bekommen: »Ein Tumor in der linken Brust weist auf einen ungelösten Konflikt mit der Mutter hin!« (Die meisten Menschen haben ungelöste

Konflikte mit Eltern! So eine Äußerung könnte auch von einem ehrgeizigen Managerteil kommen.)

- Ein übertrieben verantwortlicher Teil, der überlastet ist, kann offen oder verdeckt ärgerlich, ungeduldig und abwertend werden.

  »Der Patient aus Zimmer … will so viel. Da gehe ich gar nicht mehr hin.«

  »Die Nachtschwester begrüßt den Patienten nicht, nimmt ihn nicht ernst und kommt auch nicht, wenn er klingelt. Der Patient beschwert sich beim Stationsarzt, abends geht die Nachtschwester sehr aggressiv mit ihm um, sodass er sich entschuldigt.«

  Klientin (privat versichert) berichtet: Die Onkologin spricht sie nie mit Namen an oder die Arzthelferin weist darauf hin, dass sie nächste Woche die Chemo nicht bekommt, weil die Verwaltung keine Zahlung der letzten Rechnung verzeichnen kann.

Warum ist es so wichtig, sich dieser Anteile bewusst zu sein?

Ich kann nur aus einer inneren Wahrhaftigkeit da sein, wenn ich mir meiner inneren Zustände, Haltungen und Anschauungen bewusst bin, und spüre, wann ich aus ihnen heraus agiere und wann ich selbst da bin.

Frank Schulz-Kindermann schreibt dazu: »Wir psychosozialen Helfer verlieren uns zuweilen selbst in einem Angebotsdschungel. Reduziert auf die existenzielle Grundlage dieser Begegnung stellen sich aber weitere, tiefgehende Fragen: Wer kann ich für mein Gegenüber sein? Wie weit reichen meine Einfühlung und mein Mitgefühl? Was liegt hinter dem Wollen? Was wird aus meiner eigenen grundlegenden Sorge? Der erste Moment dieses Kontakts kann entscheidend sein: Lasse ich zu, dass ein Element in die Begegnung tritt, das über den Austausch verbaler und nonverbaler Zeichen hinausgeht? Wertschätzung als Respekt vor den eigenen Lösungen des Gegenübers verzichtet auf Ermunterung, Ermutigung, Training, Aufforderung, Erziehung. Die erste Begegnung wird umso authentischer sein, je mehr sie mit dem Gefühl persönlicher Wahrheit assoziiert ist. Und diese Wahrheit kann nur heißen: Ich habe nichts hinzuzufügen, ich kann ›nur‹ da sein«.[49]

Wenn wir uns aus inneren Anteilen oder auch Zuständen heraus begegnen, ist es spannend, diese Wechselwirkungen näher zu betrachten. In so einem Zustand findet nicht wirklich Begegnung statt.

Diese hilfreiche Übung verwende ich dazu in meinen Workshops:

Jeweils zwei Teilnehmer*innen setzten sich gegenüber und vereinbaren, wer A und wer B ist. Beide haben die Möglichkeit, mit geschlossenen Augen durch meine Anleitung mehr in Kontakt mit ihren Selbstqualitäten (Mitgefühl, Liebe, Vertrauen, Präsenz) zu kommen. Nach einer Weile öffnen beide die Augen und nehmen wahr, was in ihnen geschieht.

Anschließend schließen beide wieder die Augen, und Teilnehmer*in A bleibt mit sich SELBST verbunden, während Teilnehmer*in B an eine Situation oder an eine Klient*in denkt, die einen Teil, der irgendwie belastet, ärgerlich oder unter Druck ist, spürbar werden lässt.

Nach einer Weile schauen sich beide aus diesem Erleben heraus an.

Workshopteilnehmer*innen sind oft sehr überrascht, wie deutlich sich je nach Erleben (ganz präsent oder verschmolzen mit einem Teil) Körperempfindungen, Körperhaltung, Mimik, Gestik, Gedanken und Gefühle unterscheiden. Und wie sich Begegnung verändert, wenn wir uns aus einem Teil heraus anschauen!

Diese Erfahrung in der Begleitung von Menschen ist grundsätzlich sehr hilfreich. Doch ganz besonders im Bereich der Psychoonkologie, in Anbetracht der existenziellen Bedrohung ist Präsenz und menschlicher Beistand enorm wichtig!

Diese stille Präsenz, ohne den Anspruch, das Leiden abzuschaffen oder zu trösten, das Mitaushalten des Unaushaltbaren kann eine innere Verbundenheit schaffen. Es kann ein Raum entstehen, in dem sich die Verzweiflung verändern kann. Es ist ein Halt, wie ein Gehaltensein, ohne dass jemand hält, nur im Miteinandersein.

Sogenannte Kommunikationstechniken, wie in Ich-Form sprechen, authentisch sein, aktiv zuhören, interessiert nachfragen, müssen nicht als Techniken angewandt werden, wenn wir uns aus uns selbst heraus mit Interesse, Mitgefühl, liebevoller Präsenz begegnen. Denn dann ist Kommunikation stimmig! »Und in dem *wie*, da liegt der ganze Unterschied.« (Hugo von Hofmannsthal)

IIFS sensibilisiert für das *wie!*

Wechselwirkungen zwischen Menschen

Nicht nur in uns, sondern auch im Miteinander entstehen Wechselwirkungen, die nicht unbedingt einem Wohlgefühl zuträglich sind. Je nachdem, mit welchem inneren Anteil ich verschmolzen bin, triggere ich in meinem Gegenüber Anteile.

Ein aktuelles Beispiel: Beim Schreiben dieser Zeilen sitze ich in einem Zug der Deutschen Bahn. Ich habe eine Zugfahrt von neun Stunden vor mir und muss vier Anschlusszüge bekommen. Als ich heute Morgen am Startbahnhof ankam, stand auf der Anzeige am Bahnhof: Zug fällt aus. Eine Mitarbeiterin schlug mir eine neue Verbindung vor, die ich nur mit Koffer »joggend« erreicht habe. Am nächsten Bahnhof (16 Minuten später) sollte ich dann in einen ICE steigen. Wieder etwas beruhigter, kam ich dort an und las erneut: Zug fällt aus. Jetzt geriet ein Teil in mir in Panik! Nach langem Suchen (der Bahnhof wurde komplett umgebaut) fand ich einen Schaffner. Der wiederum wiederholte mehrfach, dass ich mich doch beruhigen solle, er könne schließlich auch nichts dafür! Das hatte zur Folge, dass Teile in mir noch panischer und wütender wurden. Dazu gesellte sich ein Teil, der sich schämte.

Erst als ich an einem Service Point der DB einem Schaffner begegnete, der mich und meine ärgerlichen Teile verstand, mir einen Gutschein von 20,– Euro überreichte zur Wiedergutmachung und mir noch eine Verbindung aufzeigte, die mich zur geplanten Uhrzeit am Zielbahnhof ankommen ließ, war ich entspannt, dankbar und berührt. Der Schaffner war wohlwollend und verständnisvoll. Dadurch bin ich wieder mit mir und meinen Teilen in Kontakt gekommen und konnte entspannen.

Teile triggern Teile! Selbst lädt Selbst ein!

Ich bin sehr dankbar, dass ich durch Halko Weiss die von ihm entwickelte Wechselwirkungsacht (WW8) kennengelernt habe.[50] Ich stelle Ihnen dieses Vorgehen anhand einer Begegnung mit einer Patientin, die an einer Gruppe für Betroffene teilgenommen hat, auf der nächsten Seite vor.

Das Verhalten der Klientin (Feld 1) löst in meinem Inneren (Feld 2) Empfindungen, Gefühle etc. aus, die mit verborgenen schmerzlichen (oft frühen) Erfahrungen zu tun haben. Aus diesem Erleben heraus treten Beschützer in den Vordergrund (Feld 3), deren Verhalten wiederum die Klientin mit einem inneren Erleben in Kontakt bringt (Feld 4), welches auf deren verborgene Teile, frühe schmerzliche Erfahrungen und damit einhergehende Überzeugungen hinweist. Wechselwirkungen finden immer zwischen Menschen statt. Sehr häufig sind wir mit Anteilen verschmolzen, in Zuständen gefangen und handeln dementsprechend.

Durch achtsames Bemerken meiner inneren Dynamik konnte ich mich mitfühlend um meine innere Wunde kümmern und mich der Klientin aus meinem (SELBST-)Mitgefühl und nicht aus einem Beschützerteil (Feld 3) heraus zuwenden. Mein eigenes Beispiel zeigt, wie wichtig es ist, sich als Therapeutin bzw. Psychoonkologin seiner eigenen inneren Dynamiken bewusst zu sein.

Die vier »Ausgänge« (nach Halko Weiss)[51]:

Nachdem eine solche WW8-Analyse vorgenommen wurde, ist es oft der Fall, dass sich in Beziehungen eine deutliche Entspannung einstellt. Das gegenseitige Sehen und Verstehen kann die Lage entscheidend verändern.

Die Wechselwirkung-8

Person A: Psychoonkologin   Person B: Klientin

BEOBACHTENDE TEILE (BESCHÜTZER)	
VERHALTEN: **3** sachlich, beschwichtigen, ausweichen, »auf Ressourcen hinweisen«, Kontakt eher meiden, NAME(N) DES TEILS/DER TEILE: »Oberlehrer*in«	VERHALTEN: **1** laut, wütend, schaut mich nicht an, wehrt und wertet ab, klagt an, Sätze: »warum ich?«»… habe für zwei gearbeitet«, es allen recht gemacht…!« NAME(N) DES TEILS/DER TEILE: »Wüterich«

VERBORGENE TEILE (BESCHÜTZER)	
VERHALTEN: **2** wütend, genervt, hilflos, schuldig, verunsichert, leichte Übelkeit NAME(N) DES TEILS/DER TEILE: Verlassenes Kind »Ich habe Schuld«	VERHALTEN: **4** hilflos, ohnmächtig, Angst, überfordert, verunsichert, nicht ernst genommen, unverstanden NAME(N) DES TEILS/DER TEILE: »Ich bin falsch, nicht gut genug«

Doch es schließen sich auch eine Reihe von Fertigkeiten (»skills«) an, die ein Mensch erlernen kann, Fertigkeiten, die auf der Übung der Achtsamkeit beruhen. Vier davon sollen hier in sehr kurzer Form vorgestellt werden. Alle sind komplexe Fertigkeiten, die über einen Zeitraum aufgebaut werden können und sich immer weiter vertiefen lassen.

Diese Fertigkeiten unterbrechen die Automatik der WW8 und lassen andere Kreisläufe entstehen. Alle setzen voraus, dass tiefere Einsichten mithilfe der WW8 erworben wurden.

1. Achtsame Selbstregulation:

Ein längerfristiges Achtsamkeitstraining erlaubt es, sich immer feiner selbst wahrzunehmen und immer früher zu bemerken, wenn problematische Persönlichkeitsanteile ausgelöst werden. Früh genug bemerkt, wird es möglich, innezuhalten und nicht seiner üblichen Automatik zu folgen. Kleinere und größere Pausen lassen Optionen entstehen, in denen alternative Verhaltensweisen aufgespürt und gewählt werden können. Diese Optionen sind sehr vielfältig und kreativ.

2. Achtsamer Selbstbericht:

Eine komplexe Fertigkeit ist es, sich dem Partner gegenüber so zu offenbaren, wie es dieser Beziehung angemessen ist, und so, damit keine Beschützer im anderen hervorgerufen werden. Zu diesem Zweck wird erlernt, was ein Bericht vom Beobachter ist.

3. Achtsamer Selbstdialog (Selbstführung):

Diese Fertigkeit ermöglicht es einem Menschen, mit den eigenen verletzlichen Teilen so umzugehen, dass es ihnen besser geht und sie weniger reaktiv werden. Es ist ein Weg und ein eigenes komplexes Verfahren, um für das eigene Wachstum zu sorgen, und in den schwierigen Situationen nicht auf den Partner angewiesen zu sein.

4. Mitfühlender Kontakt:

Unter bestimmten Umständen ist es möglich, das tiefere Erleben des anderen anzusprechen und zu validieren. Auch dafür müssen sowohl Formen erlernt als auch verstanden werden, wann entsprechende Verhaltensweisen angemessen sind.

Abschließend soll noch einmal betont werden, dass all diese Fertigkeiten und Vorgehensweisen übungsabhängig sind und über längere Zeiten aufgebaut werden müssen. Die Kunst, mit sich und anderen Menschen immer besser und befriedigender umzugehen, geht dann als ständiger Lernprozess durch das ganze Leben weiter.

Weitere Beispiele für Wechselwirkungen

Verhaltensebene (mit Teilen/Beschützern identifiziert)

Frau M. erinnert ihren erkrankten Mann ständig daran, mehr zu trinken. Neben einem Glas Wasser, das immer gefüllt neben ihm steht, bietet sie ihm verschiedene Kräutertees an, von deren heilsame Wirkung sie gehört hat. Eine ganze Weile hat er, ihr zuliebe, alles getrunken, was sie ihm hingestellt hat. Mit Fortschreiten der Krankheit fällt ihm das viele Trinken immer schwerer. Er reagiert genervt.

Inneres Erleben (verwundete Teile, teilweise unbewusst):

Herrn M. wird die Begrenztheit seiner Lebenszeit bewusster. Er ist traurig, spürt den Abschied, den Schmerz seine Frau alleine lassen zu müssen. Er möchte sie damit nicht belasten. Sie hat Angst, ihren Mann zu verlieren und nicht alles Erdenkliche getan zu haben, um ihn zu »retten« bzw. sein Leid zu lindern.

Das alles ist Menschen oft nicht bewusst. Und häufig melden sich dazu noch frühe schmerzliche Erfahrungen. Dagmar Kumbier spricht von *vorverletzten Teilen*.[52]

Auf der Verhaltensebene wird dann häufig das Verhalten der Beschützer extremer, wütender, vorwurfsvoller, aktiver, zwanghafter … Menschen treffen oft unbeabsichtigt gegenseitig ihre wunden Punkte. Dann verhandeln nur noch wechselseitig Beschützer miteinander. Diese haben häufig den Wunsch, zu überzeugen und Recht zu behalten. Hilfreicher ist jedoch, zu schauen, was in mir geschieht, mit welcher Wunde ich in mir in Kontakt komme und wie ich mich liebevoll um diese Wunde kümmern kann.

Die Hoffnung verändert ihr Ziel

Die *Hoffnung*, gepaart mit Angst, begleitet Menschen von Anbeginn der Erkrankung.

Zuerst einmal hofft ein Mensch während der Abklärung, dass sich die Verdachtsdiagnose »Krebs« nicht bewahrheitet. »Das kann doch nicht sein, dass ich Krebs habe. Ich habe immer gesund gelebt.«

Ist die Diagnose gesichert, *hofft* ein Mensch, dass der Krebs noch nicht gestreut hat und gut behandelbar ist. Dies ist auch oft der Fall!

Nun beginnt die Behandlung: »Werde ich alles gut überstehen? Werde ich mit den Nebenwirkungen klarkommen?«

Es gibt in der näheren Umgebung immer jemanden, der »Schreckliches« vom Verlauf einer Krebserkrankung und der damit einhergehenden Behandlung zu berichten hat. Plötzlich werden alle zu Krebsexperten und kommen mit guten Ratschlägen. Das verunsichert: »Mache ich alles richtig? Sollte ich nicht doch dieses und jedes tun?«

Hoffentlich mache ich alles richtig!

Nach Abschluss einer erfolgreichen Behandlung kann sich erneut die Angst, die existenzielle Verunsicherung, die Erschöpfung melden. Die Freude »es geschafft zu haben«, die Angst irgendwann erneut zu erkranken und die *Hoffnung*, dass jetzt alles gut ist und gut bleibt, gehören häufig zusammen.

Und auch wenn der Krebs nicht nur an einer Stelle im Körper diagnostiziert wird, weitere Tumore auffindbar sind, ist die *Hoffnung* da, dass mithilfe vielfältiger Behandlungsmöglichkeiten die Tumore ganz verschwinden. Und auch das ist manchmal der Fall!

Nimmt die Krankheit einen progressiven Verlauf, schreitet sie fort, hat die *Hoffnung* das Ziel, trotz der Erkrankung noch viel Zeit zu haben. Allerdings schwingt in der Tiefe die *Hoffnung* nach vollständiger Genesung mit. Die Hoffnung auf ein Wunder.

Hier findet auch eine Veränderung des Therapieziels von kurativer (auf Heilung zielender) Therapie hin zu einer palliativmedizinischen (symptomlindernden) Behandlung statt.

In der palliativen Phase der Behandlung besteht die *Hoffnung* auf Schmerz- und Symptomlinderung. Und auf noch ein wenig Lebensqualität. Alle Zeit ist Lebenszeit.

Wir Menschen sind verwundbar und das Leben verwundet uns, oft unabhängig davon, was wir tun. Das ist schwer zu akzeptieren.

Ein Ziel der *Hoffnung* bleibt während der ganzen Zeit unverändert: die *Hoffnung* als Mensch gesehen, respektiert zu werden. Das Bedürfnis gehört zu werden, sich mit aller Not angenommen zu fühlen. Sein zu dürfen mit allem und zur Menschheit dazuzugehören – auch oder ganz besonders als verwundeter Mensch!

Menschen mit einer Krebserkrankung leiden häufig unter einem Gefühl von »Nicht-mehr dazu-gehören«, wie aus der Gemeinschaft ausgeschlossen zu sein. Das verstärkt das Gefühl, etwas falsch gemacht zu haben, selbst schuld zu sein.

> Frau M. schilderte folgende Begegnung: Ein kleines Mädchen, vielleicht fünf oder sechs Jahre alt, stand beim Einkaufen in der Schlange hinter ihr. Sie bemerkte, wie das Mädchen sie nachdenklich anschaute und sich dann traute zu fragen, warum sie keine Haare mehr hätte. Frau M. erklärte ihr, dass sie eine Behandlung gegen ihre Krankheit bekommt, damit sie wieder gesund wird, und dadurch würden vorübergehend die Haare ausfallen. Die werden aber alle wieder wachsen. Beide lächelten sich an.
>
> Frau M. war es wichtig, in der Gruppe diese kurze Begegnung zu schildern. Die meisten Menschen schauen weg, weil sie nicht wissen, wie sie sich verhalten sollen.

Ich habe solche oder ähnliche Schilderungen von betroffenen Menschen häufig gehört. Das Wegschauen verstärkt das Gefühl des Ausgeschlossenseins. Unsicherheiten im Kontakt lassen sich nur durch Versprachlichung klären. Ganz einfach miteinander reden.

Noch ein Beispiel: Die Erfahrungen einer jungen Frau, die ich einige Jahre begleiten durfte:

Ein Jahr, bevor Frau B. zur psychoonkologischen Beratung kam, wurde ein DCIS (Duktales Carcinoma in Situ) bei ihr festgestellt. Bei einem DCIS handelt es sich um eine Vorstufe einer Krebserkrankung, also, wie ihr mitgeteilt wurde, um eine gut behandelbare heilbare Erkrankung.

Ein Jahr später wurden in der rechten Brust Krebszellen gefunden. Es hatte sich bereits in der Leber eine Metastase gebildet. Frau B., verheiratet, Mutter von zwei kleinen Kindern (vier und sechs Jahre alt), war erschüttert über diese Diagnose, wo ihr doch alle gesagt hatten, dass ihre Prognose eine so gute sei. Sie wolle nicht sterben und würde kämpfen.

Die Operation hatte sie gut überstanden, dann folgte der erste Chemotherapiezyklus. Die Nebenwirkungen waren nicht so schlimm wie befürchtet. Der Tumor hatte sich jedoch nur geringfügig verkleinert. Es folgten weitere Chemotherapien. Diese schlugen an und das Ergebnis der Untersuchungen war beruhigend. Frau B. erholte sich von der Behandlung und konnte sich wieder eigenständig um ihre Kinder kümmern. Die Haare wuchsen wieder.

Bedauerlicherweise dauerte dieser Zustand nur drei Monate. Es wurde eine Knochenmetastase gefunden. Nun folgten weitere Chemotherapien.

Während der Begleitung war ich oft tief berührt von ihrer Klarheit, Offenheit, ihrem Mut, sich ihrer Verzweiflung und Angst zuzuwenden und ihrer eigenen inneren Stimmigkeit zu folgen. Sie hat die Unterstützung der klassischen medizinischen Behandlung genutzt und sich dazu Orte gewählt, die ihr Wohlergehen unterstützten.

Im weiteren Verlauf der Erkrankung wurden Hirnmetastasen festgestellt. Als Behandlung wurde ihr Ganzhirnbestrahlung vorgeschlagen. Diese war erfolgreich. Nun ging es ihr wieder eine Weile ganz gut. Sie genoss es, sich um ihre Kinder zu kümmern. Während der Begleitung dieser wunderbaren jungen Frau habe ich viel gelernt. Ich habe gelernt, »da zu sein«, zuzuhören, und nicht den inneren Prozess eines Menschen zu stören. Ich habe gelernt, meine aktiven Teile, die Leid manchmal wegtrösten wollen, zu beruhigen. Ich hatte mit einem Anteil in mir zu tun, der Omnipotenzfantasien hatte und glaubte, durch meine Begleitung könne sie es schaffen. Ein wenig schäme ich mich für diese anmaßende Fantasie. Ich habe gelernt, dass ich nicht wissen kann, was für den anderen gut ist. Ich kann ihn danach fragen. Ich kann ihm etwas anbieten und es sofort wieder zurücknehmen, wenn es für ihn nicht passt. Ich habe gelernt, dass beides nebeneinander bestehen kann: der feste Glaube an ein Wunder und das Wissen um das baldige Sterben.
Trotz aller Unterstützung, sowohl der klassischen Medizin als auch der Komplementärmedizin, war ein Fortschreiten ihrer Erkrankung nicht aufzuhalten. Durch weiteres Tumorwachstum tauchten immer wieder Komplikationen auf. Frau B. fand in dieser Zeit viel Halt in einer Christengemeinschaft, in der sie sich sehr angenommen fühlte. Ich habe sie bis einige Tage vor ihrem Tod begleitet. Ihre Todesanzeige verfasste sie selbst: Ich starb wie ich lebte – in Liebe.

Die Hoffnung hat immer wieder ihr Ziel verändert:

- gesund werden
- noch Zeit mit den Liebsten zu haben
- Kraft zu haben für die Kinder
- Schmerz – und Symptomlinderung
- Unterstützung und Begleitung zu Hause

Ihre Hoffnung, in Liebe verbunden zu bleiben, hat sich erfüllt.

Sterblichkeit, Sterben, Tod

Es macht einen großen Unterschied, sich der eigenen Sterblichkeit bewusst zu sein oder sterbend zu sein. Wir alle sind seit unserer Geburt auf einem Weg, der mit dem Tod endet. Wir wissen alle nicht, wo, an welcher Stelle, wir uns auf diesem Weg befinden.

Im Zeitalter der Selbstoptimierung, der »Jünger-Besser-Schneller-Haltung«, besteht die Annahme, wahrscheinlich etwas falsch gemacht zu haben, wenn die Gewissheit des nahestehenden Todes näher rückt.

Auch unter uns »Begleitenden« ist das nicht selten der Fall. Können wir den Tod abwenden, wenn wir nur alles »richtig« machen? Wird der Tod, das Sterben erträglicher, wenn wir unser Leben zu einem guten Abschluss bringen? Ist das überhaupt möglich?

Monika Müller schreibt in ihrem Buch, »Dem Sterben Leben geben«, folgendes: »Der Tod steht nicht in der Zielgeraden und wartet ab, wie weit wir mit unserer Entwicklung sind, ob wir die uns gesteckten Ziele erreicht haben, ob wir bereit sind, ob wir ihn nehmen können. Auf unserem Unterwegssein geht der Tod immer neben uns. An irgendeiner Stelle des Weges legt er die Hand auf unsere Schulter und spricht sein rücksichts- und bedingungsloses ›Jetzt‹! Er vollendet nicht, er bricht Leben ab, er zerreißt Hoffnungen und Pläne, er löst Bindungen, er unterbricht das Weitergehen.«[53]

Wie geht es Ihnen beim Lesen dieser Zeilen?

Ich habe diese Zeilen in den letzten Jahren immer wieder gelesen. Und bemerke, dass sie mich zunehmend entlasten. Das Leben ist unvollkommen und wir Menschen sind es auch. Dieser Unvollkommenheit mit Perfektionismus zu begegnen, kann ziemlichen Druck erzeugen.

Unvollkommen liebenswert zu sein, entlastet mich enorm. Und ich darf diese Welt unvollkommen verlassen. Vielleicht ein wenig mit der Hoffnung, dass es für alles an einem anderen Ort, jenseits des menschlichen Daseins, ein Verstehen, einen »höheren Sinn« gibt.

Ein Mensch, der mit dem Fortschreiten der Erkrankung immer mehr an Kraft verliert, hofft gleichzeitig noch auf ein wenig Lebenszeit, oft bis zu einem bedeutsamen, persönlichen Ereignis. Und dann kommen Zeiten, in denen sich dieser Mensch immer schwächer fühlt. Alles scheint zu anstrengend zu sein, die Kontakte, die Behandlungen. Immer weniger zu können, immer schwächer zu werden, immer mehr Hilfe zu brauchen. Manchmal taucht der Wunsch auf, es möge endlich vorbei sein. Nicht mehr zu können und dann doch wieder zu hoffen, liegt nah beieinander.

Mit diesem Menschen sein, einfach da sein, ist etwas sehr Wesentliches in der Begleitung schwer kranker Menschen. Diese Präsenz ermöglicht ein Mitaushalten des fast Unaushaltbaren. Dann kann ein Raum entstehen, in dem ein größeres Verbundensein spürbar wird.

Dieser Raum ermöglicht, nichts tun zu müssen, nichts »weg-zu-trösten«, keine Antworten parat haben zu müssen. Wichtig ist, dass wir die Gefühle, Gedanken, die Ängste mit aushalten und den anderen damit nicht alleine lassen und gut mit uns verbunden bleiben.

Zu Beginn meiner beruflichen Tätigkeit habe ich Präsenz mit Selbstaufgabe verwechselt, um ganz beim anderen sein zu können. Ich habe mich im »ich bin ganz für dich da« verloren. Heute weiß ich, dass ein Teil von mir lange die Überzeugung (Last) hatte, nur auf diese Art eine gute Therapeutin zu sein. Tief in meinem Inneren trug ein Anteil die Überzeugung, dass ich, nur wenn ich gebraucht werde, eine Lebensberechtigung habe.

In den letzten Jahren, insbesondere mit Unterstützung der IIFS-Haltung und Methode, habe ich Präsenz mehr und mehr als unbeschwertes und mitfühlendes Dasein erleben können.

Und trotzdem mischen sich auch weiterhin Teile in diese Präsenz, die etwas wollen, etwas bewerten, glauben, etwas für den anderen tun zu müssen. Es ist sehr erleichternd diese innere Dynamik zu bemerken.

IIFS hat mich sehr dabei unterstützt, zwischen mir und meinen inneren Anteilen einen Freiraum zu schaffen, indem ich mit meinen Anteilen eine liebevolle Beziehung gestalten kann. So kann ich mein Gegenüber wahrnehmen, annehmen, ohne dass innere Teile sich einmischen, die glauben, etwas verändern, etwas tun zu müssen. Monika Müller drückt das so aus: »Wenn es ans Sterben geht, brauchen wir jemanden, der bei uns ist, der uns erklärt, was vorgeht, (...) jemanden, dem wir vertrauen können – und der nicht überwältigt ist von dem, was vor sich geht. Jemanden, der keine flachen Antworten gibt und gute Stimmung verbreitet, der die Straße der Angst mit uns bereist, ohne sich darin zu verlieren.«[54]

Ich arbeite einige Stunden in der Woche als Psychoonkologin auf einer Palliativstation. Als ich vor ein paar Tagen zu einer älteren Patientin ins Zimmer kam, war sie voller Angst. Sie hatte das Gefühl, nicht genug Luft zu bekommen. Sie bejahte meine Frage, ob es für sie in Ordnung wäre, wenn ich eine Weile bei ihr bliebe. Sie schien erleichtert zu sein, einfach durch mein Dasein. Ich habe ihr vorgeschlagen, mal zu schauen, ob es für sie gerade passt, ihre Aufmerksamkeit auf ihren Körper zu richten. Nachdem sie damit einverstanden war, lud ich sie ein, nachzuspüren, ob es gut wäre, ihren Körper mit einer Hand zu berühren und diese Berührung eine Weile zu spüren. Vielleicht auch ein wenig, dort hinzuatmen, wenn möglich. Frau M. hat eine Hand auf ihren Bauch gelegt. Zu spüren, dass ich bei ihr war und ihre Hand auf ihrem Bauch zu spüren, hat sie beruhigt. Nach einer Weile hat sie mir von ihrem Mann, ihrem schönen Garten und ihren Enkeln erzählt.

Frau M. wurde nicht mehr von der Angst überflutet. Sie ist wieder mit sich in Kontakt gekommen und die Angst hat sich beruhigt. Dieses Miteinandersein, die Selbstpräsenz, von der ich schon mehrfach gesprochen habe, ermöglicht wirkliche Begegnung zweier Menschen, aber auch eine Begegnung mit mir selbst.

Solche oder ähnliche Begegnungen entstehen nur, wenn ich mit mir verbunden, mitfühlend und wirklich am anderen interessiert bin. Das ist für mich würdevolles Miteinander.

In solchen Momenten fühlen Menschen sich gesehen und schauen selbst verständnis- und liebevoller auf sich und ihr Leben.

Trauerbegleitung

»Im Grunde glaubt jeder Mensch, unbewusst, an die Illusion seiner Unsterblichkeit.« (Sigmund Freud) Und an die Unsterblichkeit eines geliebten Menschen!

Der Tod löst diese Illusion auf!

Martin Buber sagt: »Der Mensch wird am Du zum Ich.«[55] Die Begegnung zweier Menschen beruht auf Gegenseitigkeit, in einem gemeinsamen Du-Sagen. Zwei Menschen erkennen sich in ihrem tiefsten Wesen und akzeptieren sich in ihrem Anderssein. An dem Punkt, an dem sich zwei Menschen wirklich begegnen, entsteht echte Zwischenmenschlichkeit.

Weiter Martin Buber: »Jenseits des Subjektiven, diesseits des Objektiven, auf dem schmalen Grat, darauf Ich und Du sich begegnen, ist das Reich des Zwischen. (…) Erst der Mensch mit dem Menschen ist ein rundes Bild.«

Es entsteht ein Wir! Stirbt ein geliebter Mensch, wird das *wir* unterbrochen, gelöst. Aus dem Angehörigen eines Sterbenden werden Zurückbleibende von Verstorbenen und dann Trauernde.

Zurückbleibende haben oft mit einem schlechten Gewissen zu tun, weil sie in Anbetracht des lang andauernden Leidens auch Erleichterung spüren. Einfach, weil das Leiden aufgehört hat.

Trauernde befinden sich in einem absoluten Ausnahmezustand: Leere, Fassungslosigkeit, Schmerz, Einsamkeit, Sinnlosigkeit, Sprachlosigkeit, Schuldgefühle, Zukunftsangst.

Es gäbe vieles zur Trauer zu sagen. An dieser Stelle verweise ich auf meine Literaturangaben am Ende des Kapitels. Und wende mich der Arbeit mit Inneren Anteilen in der Trauer/Trauerarbeit zu.

Trauerprozesse und deren Ablauf werden in der Literatur hinreichend beschrieben. Ich finde es wichtig zu beachten, dass Menschen unterschiedlich mit ihrer Trauer umgehen und Trauererleben sehr individuell sein kann.

Trauernde verweilen immer wieder in dieser innigen *Wir*-Verbindung. Sie ziehen sich zurück, weil sie erst begreifen lernen wollen, was durch diesen Verlust mit ihnen geschieht. Aber sie ziehen sich auch zurück, weil sie sich in ihrer Andersartigkeit nicht verstanden fühlen. Sie wollen den verstorbenen geliebten Menschen mit dabeihaben dürfen. Und hören allzu oft: »Jetzt ist dein Mann schon so lange tot. Du musst dich langsam damit abfinden!«

Wer nicht in Trauer ist oder noch nie war (oder identifiziert ist mit einem Teil, der Schmerz und Trauer nicht zulässt), tut sich schwer, der so starken Macht der Trauer zu glauben. Menschen, die sich in ihrer Trauer isolieren, wenden sich nach einiger Zeit von selbst wieder anderen Menschen zu. Monika Müller spricht von *ver-innern* im Sinne von Verinnerlichen anstatt erinnern: »Die sogenannte Bewältigung von Trauer bedeutet nicht, dass die Bindung gelöst werden muss, sondern dass die Bindung in gewandelter Form weiterbestehen kann.«[56]

Manchmal kann Trauer zu einem Selbstwertverlust führen, insbesondere dann, wenn innere Anteile fest davon überzeugt sind, dass Trauer ein persönliches Versagen oder eine Unfähigkeit ist, mit Lebenskrisen umzugehen. Die Situation muss gemeistert werden. Diese Haltung ist in unserer Gesellschaft weitverbreitet.

Trauern kann auch beschwert werden durch alte, weit zurückliegende Wunden. Werden sie berührt, können Gefühle, die damit einhergehen, das innere System überfluten. Beschützerstrategien versuchen dieses durch Abspaltung, Verdrängung oder Ähnliches zu verhindern. Auch hier ist es sehr hilfreich, mit dem Geschehen in einem selbst in mitfühlendem Kontakt zu kommen.

Wir Begleitenden brauchen für die Trauernden keine Antworten parat zu haben. Viel wichtiger ist, dass wir die Zweifel, die scheinbare Sinnlosigkeit mitaushalten. Untröstlich sein zu dürfen bedeutet erst einmal, keinen Trost zu finden und auch nicht getröstet werden zu wollen. Denn Trost würde bedeuten, den Verlust anzunehmen, und dagegen wehrt sich unsere Seele. Trauernde erfahren, wie abgrundtief das Gefühl des Alleinseins sein kann. Das Umfeld ist verunsichert und verhält sich gar nicht oder ganz unbeholfen. Auch das hat mit inneren Zuständen oder Teilen, zu tun, sogenannten Beschützern, die glauben, dass der Mensch, zu dem sie gehören, mit dem Schmerz nicht umgehen kann und ihn somit vor einem Überflutetwerden beschützen. Trauernde haben Verständnis für diese Unbeholfenheit, weil sie sich erinnern, wie begrenzt die eigene Wahrnehmung von Trauer war bis zu dieser Erfahrung.

In der Trauerbegleitung unterstütze ich Menschen sehr gerne mit dem IIFS-Modell.

Oft fragen sich Angehörige, ob sie genug für den Verstorbenen getan haben. Einer Klientin war es wichtig, mehrmals zu betonen, dass alle gesagt haben, wie gut sie ihren Mann begleitet hat. Das beruhigt einen Teil in ihr, alles getan zu haben. Die Frage, was sie diesem Teil, der viel getragen und voller Sorge war, gegenüber empfindet, hat Mitgefühl und ein tiefes Verständnis ausgelöst. So hat sich dieser Teil auch von ihr gesehen und verstanden gefühlt. Monika Müller schreibt im Fachmagazin Leidfaden Folgendes zum SELBST: »Im Tod enden Bilder, Konzepte, Vorstellungen und ein Bewusstsein, das von Bildern, Konzepten, Vorstellungen, Interpretationen und Projektionen bedingt und bestimmt ist. Nach dem Tod treten wir möglicherweise in ein Bewusstsein, das sich keines Dinges bewusst ist, ein Bewusstsein, das sich selbst er-lebt. Das große SELBST, das, was nicht aufhört, ist möglicherweise gar nicht in einem zeitlichen und räumlichen Jenseits zu suchen, sondern in einem Drinnen, einem tief Drinnen, in einer radikalen Verinnerlichung.«[57]

Ich höre immer wieder von Kolleginnen aus einem Kinderhospiz, dass Kinder oft keine Angst vor dem Tod haben. Sie beschreiben den Tod oft so, dass sie wieder dahin gehen, wo sie schon immer waren und dass es dort gut ist.

Vielleicht spüren Kinder diese Verbundenheit viel mehr, weil sie noch nicht so weit weg sind von diesem Ursprungserleben?

Selbstfürsorge für Psychoonkolog*innen

Ich komme zurück auf die Frage, »Wie können Sie nur diese schwere Arbeit machen?«, mit der ich meine Ausführungen begonnen habe.

Ist Ihnen auch schon mal so eine Frage begegnet? Wie lautet Ihre Antwort?

Ich bin meiner Antwort durch das Schreiben ein Stück näher gekommen.

Oft spüre ich eine große Dankbarkeit, diese Arbeit machen zu dürfen. Es gibt aber auch immer wieder Situationen, in denen ich mich frage, ob es nicht gut wäre, in meinem Leben noch mal etwas anderes zu machen. Manchmal spüre ich, (ein Anteil von mir?) nach mehr als 30 Jahren, den Wunsch, Sterben und Tod komplett zu vergessen. Nicht mehr daran erinnert zu werden.

Solche Gedanken habe ich insbesondere, wenn ich junge Mütter oder Väter bis in den Tod begleite und der Schmerz für die Angehörigen unaushaltbar scheint. Und trotzdem müssen sie irgendwie damit umgehen.

Dankbar bin ich für die Präsenz und Menschlichkeit, das Vertrauen, die Offenheit, das Miteinandersein in der Begegnung. Die Verbundenheit im Menschsein. Es entsteht ein Raum, der zeitlos ist, alles da sein lässt. Es muss nichts geschehen und es geschieht alles in diesem Augenblick in der Begegnung.

Es entsteht eine Bindung. Wie bereits erwähnt, spricht Thomas Harms von einem Bindungsfeld, einhergehend mit einem entspannten Körper, Verlangsamung, einer Stimmigkeit und einer Selbstanbindung. Containing durch liebevolle (SELBST-)Präsenz. Ich kann nicht präsent sein, wenn mein Körper angespannt ist oder ich hektisch oder ohne innere Stimmigkeit irgendetwas tue. Dann bin ich mit Teilen verschmolzen, und es wird anstrengend und ist wenig hilfreich.

Selbstfürsorge ist für mich, zu bemerken, wann mein Tun, mein Handeln eher aus einem Teil heraus geschieht. Dann wird es anstrengend und auslaugend.

Damit dieses nicht geschieht, schaffe ich mir Raum für Stille, für Natur, für Musik, fürs Tanzen, um mich, meine Essenz, zu spüren. Dann wird es wieder leichter.

Schaffen Sie sich Raum, für all das, was Sie dabei unterstützt, sich selbst zu spüren, sich mit allem wahrzunehmen, ganz im Sinne von IIFS.

Wenn du vernünftig bist, erweise dich als Schale und nicht als Kanal,
der fast gleichzeitig empfängt und weitergibt,
während jene wartet, bis sie gefüllt ist.
Auf diese Weise gibt sie das, was bei ihr überfließt,
ohne eigenen Schaden weiter.
Lerne auch du, nur aus der Fülle auszugießen
und habe nicht den Wunsch freigiebiger zu sein als Gott.
Die Schale ahmt die Quelle nach. Erst wenn sie mit Wasser gesättigt ist,
strömt sie zum Fluss, wird sie zur See.
Du tue das Gleiche! Zuerst anfüllen, und dann ausgießen.
Die gütige und kluge Liebe ist gewohnt überzuströmen, nicht auszuströmen.
Ich möchte nicht reich werden, wenn du dabei leer wirst.
Wenn du nämlich mit dir selber schlecht umgehst, wem bist du dann gut?
Wenn du kannst, hilf mir aus deiner Fülle,
wenn nicht, schone dich.

BERNHARD VON CLAIRVAUX

Imaginationen

Ich biete die Meditationen in Du-Form an. Sie sind persönlicher und erreichen dadurch tiefere Ebenen. Es sind nur Beispiele, die zu individuellen Veränderungen einladen sollen.

Meditation: Präsenz

Nimm eine bequeme Haltung im Sitzen oder Liegen ein.

Verweile einen Moment bei deiner Atmung; wie der Atem auf- und absteigt.

Wo genau spürst du die Bewegungen des Ein- und Ausatmens?

Vielleicht unterstützt dich die Atmung dabei, dich mehr und mehr zu spüren?

Wie kannst du auf deine ganz eigene Art und Weise dein Dasein, hier und jetzt, spüren?

Und wie genau lässt dich dein Körper spüren, dass du da bist?

Verweile einen Moment in dieser Präsenz.

Und vielleicht zeigt sich dir in dieser Präsenz ein Gefühl, eine Empfindung oder es meldet sich ein Gedanke?

Vielleicht kannst du dieses Gefühl, diese Empfindung, oder was auch immer sich dir in dieser Offenheit zeigt, spüren lassen, dass du da bist und es wahrnimmst.

Vielleicht gibt es dafür eine Geste oder eine Berührung?

Nimm eine Weile wahr, was gerade geschieht …

Und dann komme langsam wieder mit deiner Aufmerksamkeit nach außen …

Meditation: Atem

Einfach dem Atem nachgehen, ihn kommen und gehen lassen, ohne etwas zu wollen … ihn einfach beobachten.

… beobachten und nicht bewerten.

Und vielleicht kannst du mit einer Haltung der Neugierde oder der Offenheit mal in deinem Körper nachspüren:

Wo wird der erste Impuls des Atems spürbar?

Ist es im Becken, im Bauch, im Brustraum?

Und wie genau breitet sich der Atem in dir aus?

Ist es ein Auf und Ab?

Kannst du bemerken, welche Muskulatur an der Atmung im Brustkorb, in den Lungen, im Bauch, im Rücken beteiligt ist?

Vielleicht spürst du, dass sich der Raum in dir durch die Ein- und Ausatmung weitet?

Und sich beim Einatmen deine Poren öffnen und alle Öffnungen weitstellen, und du durch alle Körperöffnungen die Luft, den Sauerstoff, die Energie in dich aufnimmst …

Und sich beim Ausatmen diese Energie in allen Organen, in allen Zellen, im ganzen Körper ausbreitet und dich nährt …

Und spür mal hin, was du für ein Gefühl dazu hast, dass du alleine durch die Luft des Lebens, durch den Atem genährt wirst, lebendig sein darfst, ohne etwas zu tun.

Schau mal, welches Gefühl du diesem Atem gegenüber hast.

Und wenn so etwas wie Freude oder Dankbarkeit oder irgendetwas dazu spürbar wird, dann nimm genau dieses wahr.

Du bist da, der Atem fließt, und du musst nichts tun.

Manchmal kann sich der Raum in dir noch mehr weiten, wenn du dir einen schönen Platz in der Natur vorstellst oder an ein geliebtes Tier denkst. Schau, was für dich passt …

Nimm diesen Raum des Gewahrseins genau wahr.

Und vielleicht nimmst du in diesem Raum Teile wahr, die sich durch Gedanken oder Körperempfindungen oder ein Gefühl bemerkbar machen.

Und wenn du etwas bemerkst, was deine Aufmerksamkeit braucht, eine Empfindung, ein Gedanke, ein Gefühl, dann wende dich dem zu. Es ist ein Teil von dir, der sich so zeigen könnte.

Wie genau nimmst du ihn wahr, wo in dir? oder um dich herum?

Und bekommt der Teil mit, dass du ihn bemerkst?

Vielleicht kannst du ihn noch mehr deine Präsenz spüren lassen.

Verweile eine kurze Zeit bei dieser Verbindung. Nimm wahr, was geschieht.

Wo spürst du den Kontakt zwischen dir und dem Teil?

Und nun komme langsam wieder mit deiner Aufmerksamkeit in den Raum zurück.

14

IIFS und Trauma

Der Umgang und die Therapie mit traumatisierten Menschen in der nun schon etwas vertrauten IIFS sollte natürlich SELBST-geführt, achtsam, wertschätzend, respektvoll und mit allen Charakteristika der IIFS erfolgen. Diese Selbstverständlichkeit müsste nicht eigens erwähnt werden, wenn bei der Therapie mit Menschen, die an sich großen Schaden erlitten haben, nicht einige besondere Therapeut*innenteile auftauchen würden. (Siehe dazu auch die Kapitel zu Therapeut*innen-Teilen und zu Übertragung und Gegenübertragung.) Und es gibt noch weitere Aspekte und Besonderheiten, die in der IIFS-Traumatherapie zu beachten sind.

Trauma-Definition in der IIFS

Trauma ist ein lebensbedrohlich wahrgenommenes Ereignis, das das System des Individuums überfällt,

- bei dem das Selbst nicht in der Lage war, das Ereignis zu bewältigen,
- bei dem das SELBST zu jung war, um das innere System zu führen,
- bei dem Teile in extreme Rollen gezwungen wurden,
- bei dem Teile zu extremen Beschützern wurden, um ihre Person vor den schrecklichen Gefühlen und Schmerzen in der traumatischen Situation »für immer« zu beschützen, damit diese »nie wieder« mit den Trauma-Erinnerungen in Kontakt kommen muss. Diese Beschützer haben die verletzten Gefühle und Schmerzen samt Überzeugungen in den Keller der Verbannung geschickt, oder sogar das SELBST aus dem Körper herauskatapultiert,

- bei dem Teile Aspekte oder Reaktionen auf das Geschehen als Lasten tragen, unter anderem als
- negative Kognitionen (ich bin schuld, schlecht, böse etc.)
- Gefühle
- Körperempfindungen
- Bilder, Filme.

Von Kindern können alle Situationen als traumatisch erlebt werden, in denen sie sich in Lebensgefahr, hilflos, ohnmächtig, ausgeliefert oder verlassen gefühlt haben, und in denen sie keine Handlungsentscheidung hatten.

Definition der Posttraumatischen Belastungsstörung in der IIFS

Eine Posttraumatische Belastungsstörung PTBS (*posttraumatic stress disorder*) ist eine Reaktion von Persönlichkeitsteilen auf ein belastendes Ereignis oder eine Situation außergewöhnlicher Bedrohung oder katastrophenartigen Ausmaßes, die bei fast jedem eine tiefe Verstörung hervorrufen würde. Darunter fallen Naturereignisse, von Menschen verursachte Katastrophen wie Kampfhandlungen, Krieg, schwerer Unfall, Zeuge werden von Tod oder Gewalt, selbst Opfer werden von Folterung, Terror, Vergewaltigung, anderer Verbrechen, von körperlichem, emotionalem, sexuellem Missbrauch oder Vernachlässigung.

Typische Merkmale sind:
Das wiederholte, unabsichtliche Erleben des Traumas in sich durch aufdrängende Erinnerungen, Flashbacks oder Nachhallerinnerungen, Träume oder Albträume, die das Trauma meist fragmentiert, selten als ganzen Film wiedergeben.

→ In der IIFS: Überflutende Verbannte

Ein andauerndes Gefühl von betäubt sein, emotionaler Stumpfheit, Gleichgültigkeit gegenüber anderen Menschen, Teilnahmslosigkeit der Umgebung gegenüber, Anhedonie.

→ **IIFS: Feuerbekämpfer**

Furcht und Vermeidung von Stichworten, Situationen und Aktivitäten, die Erinnerungen an das Trauma wachrufen könnten.

→ **IIFS: Beschützende Feuerbekämpfer und Manager**

Angst- und Panikstörungen, Aggressionen oder emotionale Durchbrüche.

→ **IIFS: Überflutende Verbannte und/oder Feuerbekämpfer**

Durch eine Erinnerung an das Trauma, einen Trigger oder Wiederholung des Traumas werden plötzlich isolierte, abgespaltenen Gefühle, Sinneswahrnehmungen, Körpergefühle, Körper-Erinnerungen, Schmerzen, Bilder, Filme der traumatischen Situation wach.

→ **IIFS: Überflutende Lasten von Verbannten oder Verbannte**

Der traumatisierte Mensch wird überflutet von autonomen Stressreaktionen, körperlichen Reaktionen und Gefühlen auf die Versuche der Bewältigung des Traumas in Form von vegetativer Übererregbarkeit (Hyperarousal), Hypervigilanz, übermäßiger Schreckhaftigkeit, somatoformen autonomen Funktionsstörungen in allen Organen, Sinnesorganen, Muskeln, Gefäßen sowie im hormonellen System, Schlafstörungen, Schmerzen ohne organisches Korrelat.

→ **IIFS: Überflutende Verbannte und/oder Feuerbekämpfer, oft gleichzeitig**

Tauchen mehrere sich widersprechende Anteile gleichzeitig auf, entstehen Polarisationen und negative Kognitionen. (Überzeugungen: Ich bin schuld, schlecht, böse, ich hätte es abwenden können, ich bin zu hässlich, zu dick zu dünn, nicht liebenswert etc).

→ **IIFS: überflutende Lasten von Verbannten**

In der Folge entwickeln traumatisierte Patient*innen häufig Komorbiditäten, die sich in der IIFS ebenfalls als Teile, häufig als mehrere polarisierte Teile beschreiben lassen. Es können entstehen:

- Angststörungen aller Art
- Depressionen aller Schweregrade
- Zwangshandlungen und Zwangsgedanken
- Ess-Störungen
- Süchte

Hier hängt es von der Schwere und der Plötzlichkeit des Eintretens ab, ob die einzelnen Teile den Feuerbekämpfern oder den Managern zugerechnet werden. Ein plötzliches Einsetzen der Symptome und ein heftiger, schwerer Verlauf sprechen für eine Feuerbekämpfer-Qualität, ein langsames Einsetzen und leichte bis mittelschwere Symptome eher für eine Manager-Qualität.

Bei

- dissoziativen Zuständen
- Selbstverletzungen
- selbstzerstörerischem Verhalten
- Suizidalität
- Süchten, sowohl stoffgebundenen wie Alkohol, Drogen aller Art wie auch Internetsucht, Beziehungssucht in meist dysfunktionalen Beziehungen
- Ess-Störungen wie Anorexie, Bulimie, Binge-Eating, schwerer Adipositas

handelt es sich ganz klar um Feuerbekämpfer.

Trauma und Verhalten von Teilen im internen System

Werden traumatisierte Verbannte getriggert, gleicht das Verhalten der Beschützer im jetzigen Alltag der scharfen, zwingend notwendigen und dem Überlebensmechanismus folgenden Beschützertätigkeit zum Zeitpunkt der Traumatisierung. Das Verhalten geht einher mit dem entsprechenden nonverbalen körperlichen Ausdruck sowie den dazugehörigen Gefühlen und den Gedanken.

Bei Managern können diese Verhaltensweisen sein:

- scharf kontrollierend
- sehr kritisch, sehr selbstkritisch
- böswillig
- rigide oder grenzenlos
- unklar in ihren Grenzen
- hypervigilant
- perfektionistisch
- zwanghaft in Gedanken, Handlungen, Denkgebäuden
- vermeidend
- abwertend
- mit chronischen Schuldgefühlen
- Selbstvorwürfen
- sozialem Rückzug

Das Verhalten der Feuerbekämpfer zeigt sich so:

- sehr bestimmend und rigide, auch scharf und absolut
- taubmachend – emotional und/oder körperlich
- als Nebelwerfer, in psychogenen Amnesien
- in Dissoziationen
- in Selbstdestruktivität
- in Suizidalität
- in allen möglichen Süchten
- Essstörungen

- Alkohol
- Drogen, Substanzmissbrauch
- Internetsucht
- Sexualität
- in Aggressionen aller Art
- Rage, Wut, Zornesausbrüche
- Gewalt
- Destruktion
- dissozial
- in emotionaler Instabilität
- in Impulsivität
- beruflichen und privaten Abbrüchen
- in risikoreichem Verhalten
- in dissoziativen Identitätsstörungen
- in Konstriktionen
- gewalttätige Täter-Introjekt-Teile
- in foudroyant verlaufenden Erkrankungen
- als Kinder- oder Tierquäler
- als Mörder.

Das Verhalten von traumatisierten Verbannten, ebenfalls einhergehend mit dem entsprechenden nonverbalen körperlichen Ausdruck, den dazugehörigen Gefühlen und den Gedanken zeigt sich in:

- einer Überflutung des Systems mit unregulierten Emotionen
- mit Gefühls-, Sinnes- und Körper-Intrusionen
- Flashbacks
- Körperflashbacks
- Erinnerungen in fragmentierten Sinnesmodalitäten
- Panikattacken
- Ängsten
- Albträumen
- Schmerzen
- Somatoformen Störungen

- Bildern
- Übererregungssymptomen
- Depression
- emotionaler Abstumpfung
- das Trauma ist im Körper, in Gefühlen und Sinneserinnerungen, Bildern und Kognitionen gespeichert (der verkörperte Schrecken)
- in traumatischen Bindungen (Idealisierung – Entwertung)
- in dysfunktionalen Beziehungen
- negativen Kognitionen über sich selbst und die Welt
- Übernehmen von Täter-Introjekt-Zuschreibungen (zum Beispiel: In gewalttätiger Situation schreit der Täter: »Du hast selber Schuld.« Der Täter-Introjekt-Teil übernimmt: »Ich habe selber Schuld«).

Körpergedächtnis und neurophysiologische Reaktionen

Im Körpergedächtnis können Erinnerungen aller Art gespeichert sein, wunderbare, alltägliche und schreckliche; sie sind dem Bewusstsein nur partiell zugänglich. Die schrecklichen erleben wir stark bei Klient*innen mit traumatischen Erfahrungen. Bessel van der Kolk spricht vom »verkörperten Schrecken«. Patient*innen erleben diese alten, traumatischen Erinnerungen (Verbannte) sie überflutend, häufig fraktioniert, teils als Empfindungen, Sinneswahrnehmungen, Körpergefühle, als körperliche Schmerzen oder Reaktionen, teils als schlimmste Gefühle, Gedanken, Überzeugungen, Bilder und/oder sie haben negative Kognitionen dazu. Die *alte* Realität wird dann fraktioniert im Hier und Jetzt erlebt und ist mit der aktuellen Realität nicht kongruent. Das kann zu großer Verwirrung und zu Ängsten führen, sich selbst und seiner Wahrnehmung nicht mehr trauen zu können, ja gar die Befürchtung hervorrufen, verrückt zu sein, was wiederum große Unsicherheit und den Verlust von Stabilität nach sich zieht.

Im Moment des Traumas ereignet sich ein regelrechtes neurophysiologisches Feuerwerk im Körper. Denn alles, was wir erleben, geht mit

Körperreaktionen einher. In dem Moment des Geschehens des Traumas wird ein Schreck, ein Schock im Körper ausgelöst, mitsamt der Ausschüttung einer Fülle von Neurohormonen. Dies ruft Notfallreaktionen auf den Plan, um das Überleben sicherzustellen. Wenn die spontane überlebenswichtige Reaktion, wofür die Hormone ausgeschüttet werden – die Bewegung für Flucht oder Angriff – in dieser Situation nicht möglich ist, entsteht zusätzlich ein psychophysischer Stress mit der Ausschüttung von dafür typischen Stresshormonen beim Einfrieren der Bewegung. Das geht einher mit einer Reaktion von körperlicher und emotionaler Starre, einem Gefühl von Todesangst, Hilflosigkeit, Ausgeliefertsein und Ohnmacht. Körperliche Bewegungen, die in ihrem Impuls erstarren, führen später häufig zu Schmerzen. Die bei dem Trauma erlebten Gefühle, Empfindungen, Körpergefühle, ja auch eventuellen sexuellen Erregungen, Schmerzen, Gedanken und Überzeugungen werden szenisch eingefroren. (Verbannte mit ihren Lasten) Das ist psychophysiologisch ein Zustand von Hypoarousal. Neurotransmitter des parasympathischen autonomen Nervensystems setzen endogene Opiate in das Blut frei.

Neurotransmitter finden ihre Rezeptoren überall im Körper, im Zentralnervensystem, dem vegetativen (autonomen) Nervensystem, Organen, der Muskulatur, den Gefäßen und den Sinnesorganen. Bei akutem Stress reagiert der Körper mit einer verstärkten Ausschüttung von Katecholaminen, Serotonin, Dopamin, und Cortisol mit Wirkung auf alle weiteren Zellen, die intra- und extrazellulären Flüssigkeiten und auf die Strukturen des limbischen Systems. Hier geschieht die neurophysiologische Verarbeitung von Traumata.

Diese Reaktionen sind notwendig, um die notwendige Energie zu mobilisieren, mit dem Stress umzugehen. Das limbische System verfügt über zwei Gedächtnissysteme: die Amygdala und den Hippocampus. Im Schockzustand fließt von der Amygdala zum Hippocampus im Brocca- Zentrum (Sprachzentrum) keine oder nur vermindert Glukose. Daher können traumatisierte Menschen oft nicht über das Vorgefallene sprechen. Auch die Emotionen bei Trauma spiegeln sich eher in Form von körperlichen Empfindungen wider als Äquivalenzen zur erzählbaren Form. Das Leibgedächtnis erinnert emotional und szenisch. In manchen Fällen kommt die Sprache später wieder dazu, sie kann bezüglich des Traumas auch eingefroren bleiben.

Bei schweren Traumatisierungen geschieht eine Verkleinerung des Hippocampus. Das sympathische autonome Nervensystem und die Amygdala (sie speichert Erinnerungen, Gefühle, Informationen; sie ist quasi der Rauchmelder im Gehirn für aufregende Ereignisse, unser implizites Gedächtnis) halten einen hohen Grad von Alarm, Hyperarousal, aufrecht. Das spielt eine große Rolle bei der Aufrechterhaltung von Posttraumatischem Stress und sekundärer Traumatisierung.

Es kommt zu einer dauerhaften Hin- und Her-Bewegung zwischen Zuständen von Hyperarousal und Hypoarousal, was wiederum physiologischen Stress induzierend wirkt. Und wir wissen: Jeder Stress kann wieder posttraumatischen Stress triggern – ein Teufelskreis.

Chronischer Stress wirkt sich hemmend auf die Stressreaktion aus und führt zur Desensibilisierung.

Psychophysiologische Stressreaktionen, die übrigens dieselben Reaktionen wie bei Angst sind, können überall im Körper stattfinden:

- im Zentralnervensystem
- im vegetativen Nervensystem
- im respiratorischen System
- im Herz-Kreislauf-System
- in Gefäßen
- in der Haut
- im Gastrointestinaltrakt
- im Urogenitaltrakt
- im hormonellen System
- in der Muskulatur
- in den Sinnesorganen.

Bei Posttraumatischen Belastungsstörungen oszillieren die Aktivitäten von Sympathikus und Parasympathikus, von Hyperarousal und Hypoarousal. Dieses oszillierende Muster wird zu einem neurologischen Feedbackkreis, der sich selbst aufrechterhält. Das ist auch der pathologische psychophysische Mechanismus für die Entstehung von Körpersymptomen bei somatoformen autonomen Funktionsstörungen, nicht nur bei PTBS.

Neurophysiologische Folgen unter IIFS-Aspekten

Ein wesentliches Problem nach Traumatisierungen liegt darin, dass das »alte« System, das sich in Zeiten der Traumatisierungen (und Retraumatisierungen) aufgebaut hat, erlebt hat, wie sich der Schrecken im Körper ausgebreitet, in der Seele festgefroren und festgefressen hat, mit allen neurophysiologischen Folgen. In der IIFS: die Lasten des Verbannten, das verleiblichte Szenario. Dieses System von mehreren miteinander arbeitenden starken Beschützern und der Not der Verbannten ist immer noch in Hab-Acht-Stellung, und so felsenfest von seiner Richtigkeit überzeugt, dass es auch noch im Heute, wo vielleicht keinerlei Bedrohung und Gefahr mehr bestehen mag, im Inneren andauernd mehr oder weniger unbewusst mitläuft, wie eine zweite Filmspur. Nicht nur im Kopf, auch im Körper finden nach wie vor die posttraumatischen Stressreaktionen statt, befindet sich das System doch immer noch im »Krieg«, auch wenn er längst vorbei ist (wie bei traumatisierten Kriegsveteranen). Und selbst wenn dieser verdrängt sein sollte in die Blackbox des Unbewussten, kann ein traumatisierter Mensch durch heftigen aktuellen Stress unbewusst wieder von alten posttraumatischen Stressreaktionen (Verbannte und Feuerbekämpfer) blitzartig überfallen werden, die vielleicht Jahre lang im Verborgenen schlummerten (durch Manager in dieser Latenz gehalten). Diese Reaktionen (Verbannte) überfluten den Körper in einer solchen Heftigkeit, wie sie dem aktuellen Auslöser oft in keinster Weise entsprechen. Die Beschützer-Reaktionen auf Überflutungen werden voraussichtlich von Feuerbekämpfer-Natur sein – und die sind dann nicht zimperlich. Dissoziationen, Alkohol- oder sonstige Betäubungsexzesse, alle Formen von Selbstzerstörung oder Zerstörung kommen hier infrage. Sie tun eben alles, damit ihr Mensch alte schmerzhafte Gefühle nicht mehr fühlen soll. Dabei entsteht wieder traumatischer Stress: Auf der einen Seite wollen die Verbannten endlich aus ihrer Verbannung heraus, und auf der anderen Seite tun die Feuerbekämpfer alles, um sie daran zu hindern. Gas und Bremse zur gleichen Zeit. Das wirkt sich im ganzen Körper wie eine neue Stressreaktion mit all ihren physiologischen Reaktionsmustern aus, der Aussendung von Neurotransmittern mit Folgen im gesamten Organismus, im Zentralnervensystem, allen Organen, Muskeln, Gefäßen, Sinnesorganen und dem Hormonsystem.

Die drei Phasen der Traumatherapie

Erste Phase: Stabilisierung

Eine wesentliche Aufgabe der IIFS-Traumatherapie ist es, eine verlässlich spürbare körperliche Identität und Stabilisierung im Hier und Jetzt zu festigen, bevor sich den traumatischen Inhalten zugewendet werden kann.

Eine Psychoedukation hinsichtlich der Bewältigung von Trauma ist von Vorteil, da sie den Klient*innen die Handlungshoheit anvertraut, was ebenfalls stabilisierend wirken kann.

- Ungebetene Überflutungen gilt es zu vermeiden, da diese retraumatisierend wirken können. Hier können die Trauma-therapeutischen Regulationstechniken in die IIFS-Arbeit integriert werden. (Bildschirm-Technik, Tresor-Übung, Sicherer Ort, Innerer Garten, Baum-Übung etc.)
- In der IIFS haben wir die Möglichkeit, die Klient*innen SELBST aus unserem Therapeut*innen-SELBST heraus einzuladen, ihre Teile zu bitten, sie nicht zu überfluten. Wenn die Klient*innen SELBST Kontakt zu ihren Teilen haben, werden sie dieser Bitte erstaunlicherweise Folge leisten.
- Der goldene Standard in der IIFS, zuallererst einen erfahrbaren Kontakt zwischen SELBST und Teil einzuladen, ist eine der sichersten Grundlagen für eine Stabilität während der Behandlung, was speziell für die Traumatherapie von Bedeutung ist.

- Bevor die Klient*innen nämlich den nächsten Schritt in der Traumatherapie gehen, muss dafür gesorgt sein, dass sie stabilisiert sind. Das bedeutet, dass sie jederzeit das Hier und Jetzt vom Früher unterscheiden können und sich in der aktuellen Realität auch körperlich spürbar verorten können.
- Eine weitere Sicherheit für eine gelingende Therapie ist die regelmäßige Einbeziehung der Beschützer. Ohne ihre Erlaubnis und ihr Vertrauen zu ihrer Person – und dem Therapeuten SELBST geht gar nichts. Sie werden eher zweimal gefragt, als dass sie übergangen würden. Sie dürfen sicher sein, jederzeit wieder einspringen zu können. Immerhin waren sie ja oft jahrzehntelang der Garant für ein Überleben des Systems.

Zweite Phase: Aufarbeitung

In der Folge geht es darum, die traumatischen Erinnerungen der Teile mit SELBST-Qualität als solche zu identifizieren, sie als in der Vergangenheit leider geschehen anzunehmen, Mitgefühl dafür zu äußern und sie zu bezeugen. Die Person von damals mit all ihren Persönlichkeitsanteilen, die damals verletzt oder belastet wurden, und ihre Beschützer-Teile können sich dadurch angenommen und getröstet fühlen.

Diese neue Erfahrung von SELBST-Kontakt, Annahme und Trost durch die Klient*innen und Therapeut*innen SELBST hilft, neuronale Prozesse der Veränderung zu initiieren.

- Die Klient*innen werden gleichzeitig zu Erlebenden und sind, mit etwas Abstand, die achtsam wahrnehmenden Beobachter*innen ihrer eigenen Geschichte.
- Sie SELBST gestatten ihren Teilen, sich über ihren aktuellen Körper jetzt auszudrücken, und begleiten sie als die Person von heute.
- So wird den Teilen die Möglichkeit gegeben, sich emotional und körperlich auszudrücken.
- Die Ausdrucksmöglichkeiten können mithilfe von Trauma-Techniken – mit IIFS fein verbunden – abgestuft werden, sodass alle Manager einverstanden sind und die verbannten Anteile ihre Entlastung bekommen.

- Die Therapeut*innen SELBST binden in diesem Prozess immer wieder die Klient*innen SELBST ein, um den sich zeigenden Teil zu begleiten. In diesem fein abgestimmten Therapievorgang ist eine tiefe emotionale Arbeit möglich, ohne dass die Teile die Klient*innen überfluten. Traumaassoziierte Erinnerungen und Reaktionen können zum Beispiel auch mit EMDR auf neue Bahnen im Gehirn geleitet werden. Eine Kombination beider Methoden ist durchaus möglich. (EMDR, *Eye Movement Desensitization and Reprocessing*, ist ein Psychotherapie-Richtlinien-anerkanntes traumatherapeutisches Verfahren, in dem der Verarbeitungsprozess der frei assoziierten inneren Bilder, Gefühle, Körperempfindungen und Kognitionen zu einer traumatischen Situation strukturiert geführt wird und sich nachhaltig verändern kann. Dies geschieht u. a. durch Zuhilfenahme von rechts-links geführten Bewegungen der Augen der Klient*innen oder mithilfe einer Klopftechnik durch die Therapeut*innen.)

Dritte Phase: Integration

Das SELBST muss verleiblicht sein. Im Folgenden möchte ich Ihnen einige spezielle Aspekte der IIFS-Traumatherapie nahebringen. Unter der Voraussetzung, dass das SELBST verleiblicht ist, kann die Therapie den nachstehenden Verlauf nehmen: Schaut der Klient gemeinsam mit dem Therapeuten seine eigene Geschichte aus sich SELBST heraus an, mit den Augen des Mitgefühls und nicht bewertend, kann er eine wohlwollende Verbindung zu demjenigen Menschen und seinen Anteilen, der er einmal war, schaffen. Eine intrapersonelle tragfähige Verbindung entsteht. Er erkennt körperlich, mit sowohl einem Fühl-Sinn als auch dem Verstand, den Unterschied zwischen früher und jetzt und kann das als stimmig verifizieren. Das signalisiert ihm Verlässlichkeit. Er kann aus dieser Position seine Beschützerteile anerkennen und würdigen, ihnen Dank sagen für die harte Arbeit, die sie geleistet haben und für ihr Vertrauen, durch das der Klient SELBST seine verbannten Anteile aufsuchen, sie hören und bezeugen und schließlich entlasten durfte. Und auch, dass sie es zugelassen haben, dass die Verbannten ins Hier und Jetzt kommen und neue Eigenschaften annehmen durften, die die Teile bisher entbehren mussten. Sie werden auch körperlich spürbar verortet, am ursprünglichen Platz der Lasten oder anderswo. Die Lasten werden an irgendeinen Platz gegeben außerhalb des Körpers und mithilfe eines Rituals transformiert. Sie werden nicht denjenigen zurückgegeben, die die Lasten eventuell verursacht haben. Das Geschehene kann nun als Teil der eigenen Geschichte integriert werden. Die Vergangenheit kontrolliert ihn nicht mehr. Sie ist narrativer Teil seiner Geschichte geworden.

Ist das SELBST nicht verleiblicht, muss es erst wieder in den Körper zurückkehren, bevor ihm die Teile des Systems Vertrauen schenken können. Das ist leichter gesagt als getan. Die Beschützer haben ja damals ungeheure Kräfte aufgebracht, das SELBST zu retten, indem sie es »außer Haus« gebracht haben. Damals war genau das die einzige Möglichkeit gewesen. Hier ist es für die Therapeut*innen wichtig, durch die Augen der Beschützer zu schauen. Dafür müssen die Beschützer erst mal echte Anerkennung erfahren, weil das System ohne sie damals wirklich verloren gewesen wäre. Sie müssen in diesem Falle gebeten werden, dass ihre Person die Erfahrung machen darf, etwas im Körper zu fühlen. Das ist für sie ein riesengroßes Wagnis. Genau das haben die Beschützer ja immer verhindern wollen, da Körper und Fühlen mit Trauma assoziiert war, und nicht selten auch noch Teile den Körper für das traumatische Geschehen verantwortlich mach(t)en und nicht die Täter. Wenn die Teile nun die Erfahrung machen dürfen, dass nichts Schlimmes im Hier und Jetzt geschieht, wenn der Klient eine Übereinstimmung von Gefühl und Körpererleben erfährt, zum Beispiel Vertrauen, Verlässlichkeit, Mitgefühl oder sonstige SELBST-Eigenschaften, dann lernen die Teile ihrer Person SELBST mehr und mehr zu vertrauen und gewinnen spürbar an Sicherheit und Stabilität. Dann gestatten sie eventuell, dass das SELBST nach und nach wieder in den Körper »einzieht«. Wenn das SELBST nicht verleiblicht ist, verlieren Klient*innen immer wieder an Stabilität, trotz großer Bemühungen. Selbstähnliche Teile übernehmen dann die Führung.

Diesem vertrauen die anderen Teile nicht, mit all seinen Folgen (siehe Kapitel »Selbstähnliche Teile«).

Psychodynamik eines Traumas in der IIFS

Durch schwere Traumatisierungen wird das psychophysische System von Menschen in höchsten Alarmzustand versetzt und entwickelt eine Fülle von Teilen (Manager und Feuerbekämpfer), die das System und die verletzlichen Teile in dem Alter, in dem das Trauma geschehen ist, schützen wollen, so gut sie es können. Die Arbeit der Beschützer gilt als besonders schwer, ja nicht selten heroisch. Für diese Teile geht es nicht selten immer noch um Leben und Tod. Sie hängen in der früheren Realität fest. Es lohnt sich, sich in sie empathisch hineinzuversetzen (ohne ihre Aktionen im Heute gutzuheißen), denn ihre Bemühungen müssen von Herzen anerkannt werden, ihre individuelle Besonderheit in dieser speziellen verzweifelten Situation wahrgenommen und mit viel Respekt gewürdigt werden. Es wird sich in der Therapie ausführlich mit diesen Teilen beschäftigt, so lange, bis sie Vertrauen zum Klienten SELBST und zum Therapeuten SELBST gefunden haben. Geschehen Traumatisierungen in der Kindheit und Jugend, ist das SELBST eines Kindes meist noch nicht in der Lage, die Geschicke seines Inneren Systems suffizient zu leiten. Daher übernehmen die Teile umso mehr wichtige Aufgaben und entwickeln sich extrem, je nach Heftigkeit und Dramatik der Geschichte. Sie haben kein Vertrauen in ihren Menschen SELBST erfahren. Wenn in der Umgebung dieses traumatisierten Kindes keine oder nur wenige Menschen mit SELBST-Qualitäten erlebbar waren, an denen es sich SELBST oder seine Teile hätten erfahren können, sehen die Teile alle Aufgaben zur System-Stabilisierung bei sich. Die Teile haben durch ihre schweren Rollen, die sie auf sich genommen haben, nicht selten für das Überleben ihres Menschen (und manchmal noch anderer Familienmitglieder) gesorgt. Da Teile immer das in ihren Augen Beste für ihren Menschen wollen, haben sie sich auch in einer noch so schwierigen

Umgebung den Gegebenheiten so angepasst, dass ihr Mensch nicht noch mehr zu Schaden gekommen ist. Sie haben dazu Überzeugungen und Grundeinstellungen entwickelt und deren schädliche Annahmen für Realitäten gehalten (Lasten der Verbannten). Hierdurch versuchten sie sich in ihrer meist kindlichen oder jugendlichen Welt zu erklären, weshalb mit ihnen so brutal umgegangen wurde. (Zum Beispiel: »Ich bin schuld«, »ich bin schlecht«, »mein Körper ist böse«, »ich bin eklig«, »ich habe das verdient« etc.) In seiner jungen Welt sieht sich das Kind als Zentrum und bezieht alles, was um es herum geschieht, zunächst auf sich. Wenn die Täter auch noch aus dem täglichen Umfeld stammen, dann hat es wenig Chancen, sich daraus zu befreien. Es sieht sich eben nicht losgelöst von denen, bei denen es aufwächst. Auch wenn es spürt, dass das, was mit ihm und seinem Körper geschieht, nicht in Ordnung ist (der heile weise Kern, es SELBST weiß das tief im Inneren), werden seine Teile eher die abwertenden oder gar vernichtenden Botschaften der Täter übernehmen (Täter-Introjekt-Teil, allermeist ein Feuerbekämpfer), um ihm einen weiteren Konflikt zu ersparen. Ein Teil, der mit seinem Menschen dann verschmilzt, wird in Identifikation mit dem Aggressor gegen das SELBST daraus ableiten: »Ich bin nicht in Ordnung«, »mein Körper ist schuld«. So stimmt wenigstens das, was er von anderen zu hören und zu spüren bekommt mit dem, was ihm sein mit ihm SELBST verschmolzener Teil sagt, überein. Das sind die Überzeugungen, die Lasten, die die Teile tragen. Mit diesen Überzeugungen identifiziert, kann ein Mensch nur polarisiert durch die Welt gehen. Und sich SELBST gar nicht mehr wahrnehmen. Der Sinn dahinter: So ergeben die durch das Trauma ausgelösten schmerzhaften Gefühle wenigstens einen Sinn. Weitere Beschützerteile wollen fortan, dass ihr Mensch niemals wieder mit den ihn traumatisierenden Inhalten, den dazugehörigen Gefühlen, Körperempfindungen, Schmerzen, Abwertungen, Erinnerungen etc. in Berührung kommt. Sie tun alles in der Welt dafür, dass das niemals mehr passieren möge. Die Anteile, die dadurch in der Verbannung landen, streben verständlicherweise bei jeder sich ihnen bietenden Gelegenheit aus der Verbannung und überfluten nicht selten das innere System. Das wiederum versetzt die Beschützer in Alarmbereitschaft, und sie strengen sich jetzt noch mehr und ungeheuerlicher an, die Verbannten wieder in ihre Verbannung zu schicken. Das Verhalten aller Teile, die um ein Trauma herum entstanden sind, ist umso extremer, je schrecklicher und intensiver das Trauma war. Das sehen wir dann in einer Therapiesitzung nach einem vielleicht überraschenden Progress, wenn sich ein Therapeuten-Teil mit dem Klienten freut, endlich zu dem Verbannten durchgedrungen zu sein. Da taucht beim nächsten Mal als destruktive Folge ein Feuerbekämpfer auf, zum Beispiel in Form einer Selbstverletzung. Allein hieraus könnten dann Rückschlüsse auf die Heftigkeit der früheren Verletzung geschlossen werden. Werden Verbannte aus Retter-Teilen zu schnell ans Licht geholt, können auch vonseiten der Verbannten für die Therapeut*innen schwer nachvollziehbare oder verstörende Dinge geschehen: Die Verbannten gehen wieder zurück in die Hölle. Nein, sie spinnen nicht. Sie werde sicher ihren guten Grund dafür haben. Wahrscheinlich wurde ein noch ganz wesentlicher Fakt nicht beleuchtet oder bezeugt. Oder sie werden dort noch irgendetwas vergessen und/oder zu erledigen haben, sonst hätten sie diesen Schritt nicht getan. An diesem Punkt ist an die Loyalität der jungen Teile bis zur Selbstaufgabe zu erinnern. Wenn sich zum Beispiel noch ein hilfloser Mensch oder ein Tier mit in der Verbannung befindet, werden sie sich nicht einzeln und frei ihrer Rettung erfreuen können.

Zurück zu den Retter-Teilen der Therapeut*innen: Hier ist es wichtig, als Therapeut seinen therapeutischen Retter-Teil SELBST an die Hand zu nehmen, ihn darin empathisch zu verstehen, dass er es unerträglich findet, dass das arme Kind immer noch verbannt unter diesen grausamen Bedingungen sein Dasein fristet, und ihn aber dennoch, oder gerade deswegen, aus Respekt für den Verbannten und die Beschützer bittet, sich zurückzuhalten, bis sich der Sinn erschließt. Der verbannte Teil braucht nämlich die Möglichkeit, ausdrücken zu können, was ihn so lange in der Verbannung gehalten hat, ja, ihn wieder dorthin zurück hat gehen lassen. Er benötigt eine Anhörung, eine Wertschätzung, ein SELBST-Verständnis, weswegen er so lange aushalten oder gar zurückkehren musste. Und auch einen Dank für das alles. Was sie nicht brauchen können, ist eine Aktivität der Therapeuten-Teile: Bewertung, Mitleid, Ratschläge, Besserwisserei oder »Betüddelung.« Auch solche Sätze wie: »Das ist doch vorbei, du brauchst doch gar nicht mehr da drin zu bleiben« etc. kommen aus einem es besser wissen und retten wollenden Teil des Therapeuten und sehen nicht, dass der Teil des Klienten noch im alten Szenario feststeckt und noch nicht raus »*kann*«. Die Verbannten können erst dann ganz in die Freiheit kommen, wenn das Wesentliche bezeugt und ausreichend gewürdigt wurde und sie ihrem Menschen SELBST vertrauen können.

Vertrauen

Vertrauen ist ein weiteres schwieriges Thema für traumatisierte Menschen. Wenn sie so schwer traumatisiert worden sind, dass sie eine PTBS entwickeln mussten, haben sie das Vertrauen in sich SELBST und andere Menschen (fast) verloren. Damit einhergehend besteht die oben beschriebene Schwierigkeit, sich sicher auf ihren Körper und ihre Gefühle verlassen zu können. Tragischerweise suchen Teile oft in ihnen vertraute Konstellationen, das heißt, in potenziell traumatisierenden Umgebungen nach der Rettung. Ein Teil hofft, in der sich ähnlich anfühlenden bekannten Atmosphäre von früher doch noch eine Lösung zu finden, die er glaubt, durch unendliche Anstrengung selbst herbeiführen zu können. Nicht selten entstehen dann dysfunktionale Beziehungen, in denen sie leider nicht die ersehnte Besserung, sondern eine Reaktivierung alter traumatischer Erfahrungen erleben. (Das Beispiel von jemandem aus einem alkoholabhängigen Elternhaus, der sich unbewusst mit ziemlich genauer Treffsicherheit wieder einen Partner mit einer Abhängigkeitsproblematik »sucht«, dürfte jedem Therapeuten bekannt sein.) In der Therapie werden die Teile der Klient*innen darum gebeten, dass sie es erlauben mögen, ihre SELBST-Qualitäten und die ihrer Therapeut*innen erfahren zu dürfen – in diesem Fall Vertrauen. Selbstverständlich müssen die Therapeut*innen das Vertrauen auch wirklich verdient haben.

Spezielle Therapeuten-Teile und der Umgang mit ihnen

Die IIFS verfügt über ein hochpotentes Werkzeug, das es ermöglicht, mit wenigen Interventionen schnell in die Tiefe zu den Verbannten zu gelangen und alte, traumatisierte, sehnsüchtig wartende Anteile zu erreichen. Hier möchte ich als langjährig erfahrene Psychotherapeutin mit schwerst-traumatisierten Klient*innen eindrücklich auf die Gefahr verweisen, dieser Versuchung zu erliegen. Speziell bei der Traumatherapie zeigt sich doch immer wieder eine bestimmte Spezies von beschützenden Therapeuten-Teilen, die natürlich eine individuelle Prägung besitzen (und auch mit den Verbannten der eigenen Geschichte zu tun haben können). Tauchen diese Teile auf, gibt es für alle Teile eine rituelle Abfolge von möglichen Fragen aus sich SELBST heraus, damit konstruktiv umzugehen.

Als Erstes sollte man innehalten, nachspüren, Teile registrieren, ihnen einen Platz anbieten und sie willkommen heißen. Dann den kleinen Abstand zwischen sich SELBST und den beobachteten Teilen erleben, prüfen, ob das Gefühl, was man ihnen gegenüber hat, auch SELBST-Qualität besitzt, und wenn ja, sie bitten, ihrer Therapeut*in SELBST die Leitung der Stunde zu überlassen. Es lohnt sich, sich als Therapeut*in zu fragen, was diese Teile Gutes für einen wollten, wovor sie einen bewahren wollen, was sie befürchteten, was geschehen könnte, wenn sie das nicht tun würden, was sie vorhaben, wie alt sie sind etc. Und immer mal wieder fragen, welches Gefühl die Therapeut*in SELBST jetzt diesem Teil gegenüber hat …

Ein lösungsorientierter Therapeuten-Teil sollte der Verlockung widerstehen, schnell zu den in der Verbannung festsitzenden Teilen vordringen zu wollen. Zu gleichem Verhalten tendieren auch die forschen, die ehrgeizigen und die Supertherapeuten-Teile, die Retter und Heroes. Auch hier gilt es wieder, diese Therapeuten-Teile freundlich an die Seite zu nehmen, ihnen zu zeigen, dass die Therapeutin SELBST da ist und sie bitten, der Therapeutin SELBST den Vortritt zu lassen. Ihnen hilft es, wenn sich ihre Person SELBST zeigt, sich an sie wendet, ihnen Verständnis für ihre gute Absicht signalisiert und ihre Idee anhört. Und sie darauf aufmerksam macht, wie alt sie ist, was sie in der Ausbildung zur IIFS-Therapeutin gelernt hat – nämlich u.a. dem Klienten zu folgen und nicht ihm einen Schritt voraus zu sein. Auch die nachfolgende Erklärung wird ihnen einleuchten: Die Beschützerteile des Klienten haben sich nicht umsonst jahrelang solche Mühe gegeben, das System zu beschützen. Werden sie nicht ausreichend mit einbezogen und haben noch kein Vertrauen zu ihrem Menschen SELBST und/oder dem des Therapeuten, werden sie umso heftiger, brutaler und destruktiver schützen, wenn die Verbannten drohen, das System zu überfluten. Und es gilt auch in der IIFS den seit den 80er-Jahren immer noch gültigen Regeln der Reihenfolge in der Traumatherapie von Judith Hermann zu folgen: 1. Stabilisierung, 2. Konfrontation. 3. Integration. Erst wenn die Beschützerteile wirklich Vertrauen zu ihrer Person SELBST und zur Therapeutin SELBST gefasst haben – was Stabilisierung beinhaltet – wird es möglich sein, im Einvernehmen mit den Beschützern und ohne Schaden anzurichten zu den verbannten Anteilen zu gehen, auch wenn diese noch so ungeduldig auf Rettung warten.

Mit agierenden oder bewertenden Teilen ist im Prinzip genauso umzugehen wie mit der Gruppe der forschen Beschützer – mit der Besonderheit, dass hierbei von einem schlauen Therapeuten-Teil an den Mechanismus der *projektiven Identifikation* gedacht werden muss. Keinesfalls darf die negative Energie, die diese Teile auf sich genommen haben, an den Klienten weitergegeben werden. Solche Energien, gehen sie vom Therapeuten aus, können eine fatale Wirkung auf die verletzten Teile dieses schon vorgeschädigten Klienten haben und ihn in der Tiefe treffen.

Hierzu eine kleine Anmerkung: Einer der »großen alten Therapeuten« aus der Ära Rogers wurde einmal auf einem Kongress in Hamburg danach gefragt, was er denn aus seiner ewig langen Therapeutenerfahrung an seine jungen Kolleg*innen weitergeben wollte. Darauf sagte er: »Never criticize a patient.« Agieren wir Therapeut*innen bei uns getriggerte Teile aus, die negative Gefühle, Gedanken und/oder Verhaltensweisen tragen, wie schlecht über den Klienten denken oder reden, sich lustig über ihn machen, ihn entwerten, ihm gegenüber aggressiv, wütend, ärgerlich, böswillig, hinterhältig, manipulativ zu sein etc., dann werden andere Teile von uns darüber Scham oder ein schlechtes Gewissen empfinden. Auch hier tut es gut, wenn das doch mal passiert sein sollte, SELBST die Verantwortung für seine Teile zu übernehmen. Für sich selbst und zum Klienten hin.

Den Klienten können wir offen und ehrlich für diesen Ausrutscher unseres Teils um Verzeihung bitten.

Für uns selbst: Es geht nicht darum, all diese negativen Gefühle, Gedanken, Verhaltensweisen und Teile nicht zu haben. Im Gegenteil, es ist absolut wichtig, sich ihrer gewahr zu werden und sie SELBST anzunehmen. Entweder haben sie mit unserer eigenen Geschichte zu tun oder sie sind eine Resonanz auf das Erleben des Klienten, eine erlebte Gegenübertragung, zu der auch die Projektive Identifikation gehört. Dann haben wir gerade einen wichtigen Schatz gehoben und indirekt nonverbal viel über die Teile des Klienten erfahren. Von mit uns SELBST arbeitenden schlauen Therapeuten-Teilen kann diese Gegenübertragung therapeutisch genutzt werden.

Kommen wir zu der Gruppe der ängstlichen und unsicheren Teile von Psychotherapeut*innen. Ihnen können wir uns im Prinzip genauso zuwenden wie allen anderen Teilen auch. Ihre Bedenken sind vom Therapeuten SELBST ernst zu nehmen. Er kann sich darauf prüfen, ob er sich sicher in seiner Erfahrung und seinen Kenntnissen als Trauma-Therapeut fühlt und ob seine Therapeuten-Teile mit ihm SELBST sind und er SELBST mit ihnen. Losgelöste, ängstliche oder unsichere Teile locken oft polarisierte Gegenspieler hervor wie den Kontraphobischen oder den übersicheren Typus. Beide Extreme stammen nicht selten aus der Geschichte und früheren Lebenszeit des Therapeuten. Sie haben natürlich keinen sinnvollen Platz in der Therapie. Der Therapeut SELBST darf und sollte sich jedoch ehrlich und ernsthaft fragen, ob er sich eine Reise mit seinem Klienten in dessen traumatisierende Vergangenheit zutraut, und ob er dem traumatischen Material gewachsen ist und in jedem Fall Verantwortung für sich und seine Teile übernehmen kann. Er darf, ja er muss »Ja« und »Nein« sagen können. Eine der größten Befürchtungen von Teilen traumatisierter Klient*innen ist, dass die Therapeut*innen sie verlassen, wenn sie ihre Geschichte hören werden. Sie haben Angst, dass die Therapeut*innen nicht nur die Geschichte, sondern auch sie als Menschen als eklig, böse, widerwärtig, abstoßend, gemein und niederträchtig finden werden, genau das, was sie von außen gehört haben. Ihre verbannten Teile glauben das ja selbst über sich und projizieren dies unbewusst auf die Therapeut*innen. Ein Ausagieren dieser Gegenübertragungsgefühle und/oder ein Abbruch der Therapie nach anfänglichem Vertrauensaufbau ist für die Klient*innen dann verletzender und schädigender, als wenn der Therapeut gleich seine Grenzen ernst genommen und den Therapieauftrag nicht angenommen hätte. Auch aus diesem Grund ist es wichtig, seine Grenzen zu kennen und darauf zu achten, hierfür rechtzeitig die Verantwortung zu übernehmen.

Wenn die Therapeut*innen Ich und Du auseinanderhalten, gut bei sich SELBST sein können, über gründliche Trauma-therapeutische Kenntnisse verfügen und ein stimmiges »JA« zu der Traumatherapie mit dem Klienten spüren, sind die Voraussetzungen für eine gelingende Therapie gegeben. Überwiegen Zweifel oder Bedenken tragende Teile, pessimistische oder Unlust-Teile, zwingt ein Helfer-Teil förmlich dazu, weil es sonst keinen freien Therapieplatz gibt, oder ist er/sie SELBST zu großen Teilen identifiziert mit diesen oder anderen Teilen, dann stehen die Chancen für eine gelingende Traumatherapie unter keinem guten Stern. Und auch hier tut es dem Klienten gut, wenn der Therapeut SELBST die Verantwortung für sich übernimmt, für sich spricht und ein ehrlichess »Nein« sagt.

Die Arbeit mit den Therapeuten-Teilen ist in jeder IIFS-Therapie unabdingbar. Die speziellen Therapeuten-Teile, die in der Traumatherapie auftauchen, benötigen eine besondere Aufmerksamkeit im Kontakt mit den Therapeut*innen SELBST.

Zusätzlich gelten in der Trauma-Arbeit mit IIFS alle Erkenntnisse der Psychologisch-Imaginativen-Trauma-Therapie nach Luise Reddemann (PITT), deren Haltung und Werkzeugkasten in die IIFS-Arbeit sehr stimmig integriert werden kann.

Einige Fallen bei der Behandlung Traumatisierter – und wie man sie umgehen kann

Falle	Umgehung
Die Teile des Klienten triggern Teile beim Therapeuten, er erkennt sie nicht, arbeitet aus ihnen heraus.	Innehalten, immer wieder. Selbst-Teile-Detektor anschalten. Aus SELBST-Qualitäten heraus arbeiten
Die Teile zu etwas bringen zu wollen (z. B. ihren Menschen nicht mehr zu verletzen).	Absichtslosigkeit, Offenheit, wahrnehmen, als sei es das erste Mal. Hören, was sie Gutes für Klienten wollen, wenn sie verletzen.
Feuerbekämpfer nicht ernst zu nehmen.	Sehr ernst nehmen. Die Aufgabe der Feuerbekämpfer-Teile anhören und verstehen.
Selbstähnliche Manager mit dem Selbst verwechseln.	Selbstähnliche Teile werden identifiziert, gewürdigt und erfahren SELBST.
Das Selbst kann »außer Haus« sein.	Das Selbst muss wieder verleiblicht werden, sonst kann es das System nicht führen.
Eine Bezeugung des Traumas und Kontakt zu Verbannten ohne Erlaubnis der Manager.	Kontakt zu verbannten Teilen findet nur mit Erlaubnis der Manager statt. Das hilft, Rückschläge zu vermeiden.
Therapeuten-Teile, die dem Klienten besonders helfen wollen, identifiziert sind, Angst haben, besonders gut und tough sein wollen etc.	SELBST-Energie der Therapeutin. Selbst geht in Führung.
Teile, die zu schnell sind, die agieren.	Innehalten. Verlangsamen. Hilft, SELBST und Teile zu sortieren. SELBST geht in Führung.
Wenig Selbst beim Klienten aktuell verfügbar. Therapeutin denkt, sie muss ganz übernehmen.	SELBST-Energie beim Klienten stärken, nur kurz direkten Zugang.
Idealisierung der Therapeutin durch den Klienten. Sie anzunehmen wäre die Falle.	SELBST-Energie beim Klienten und sich fördern, verhindert Trauma-assoziierte Übertragung auf die Therapeut*in.

Polarisierungen und Trauma

Nach Traumatisierungen und bei Traumafolgestörungen finden sich häufig Polarisierungen, auch doppelte oder gar Mehrfachpolarisierungen. Je schrecklicher das Trauma, umso extremere Polarisierungen finden wir vor.

An eine Polarisierung ist zu denken, wenn sich während der Sitzung eine Blockade ergibt, die Therapie nicht vorangeht, Widerstände vorliegen, aufseiten des Therapeuten heftige eigene Affekte dem Klienten gegenüber bestehen, eine starke Identifikation mit den Teilen vonseiten des Therapeuten und/oder des Klienten vorliegt, der Zugang vom Klienten SELBST oder auch Therapeuten SELBST zu seinen Teilen aus anderen Gründen nicht möglich ist. Auch lohnt es sich, Körpersymptome unter dem Aspekt Mehrfachpolarisierungen anzuschauen.

Aber auch alle Arten von Komorbiditäten, die zunächst als selbständige Erkrankungen imponieren, können als Beschützer von Verbannten nach traumatischen Ereignissen fungieren. In diesen Fällen geht es mit der Therapie der Ess-Störung oder einer anderen Sucht, der Depression, der Zwangsstörung oder der Angst- und Panikstörung etc. nicht weiter. Hier lohnt es sich nach dem tieferen Sinn dieser Erkrankungen im IIFS-Modus zu suchen. Häufig werden wir bei den Beschützern fündig.

Je stärker die Polarisierung ist, umso mehr sind die Teile in sich und in ihrer Welt gefangen, was zeigt, dass sie nicht im Kontakt zu ihrer Person SELBST stehen.

Besonders deutlich können wir dies bei der Entwicklung der Teile bei einer Posttraumatischen Belastungsstörung sehen.

Die Polarisierung nach einem Trauma entsteht dadurch, dass die verletzten Teile von Beschützerteilen in die Verbannung geschickt werden. Die Beschützer möchten das System vor den Gefühlen, Körperreaktionen und deren Folgen um jeden Preis bewahren, um es funktionsfähig zu halten. So spalten sie wahlweise die Gefühle, Körperempfindungen und/oder Erinnerungen von ihrer Person ab. Auch ihre Person SELBST soll nicht belastet werden. Es besteht hier also eine Polarisierung zwischen Beschützer und Verbanntem.

Die Instanz des SELBST ist bei den meist in der Kindheit und Jugend das erste Mal geschehenden traumatischen Geschehnissen ja genauso alt wie der junge Mensch. Sie ist zwar schon von jeher mit tiefem, weisem Wissen verbunden, kann dies aber noch nicht in einer erwachsenen Realität umsetzen. Das bedeutet, dass sie das innere System dieses jungen Menschen in einer solch existenziell bedrohlichen Situation noch nicht adäquat führen kann. So sehen sich die Beschützer-Teile in der Pflicht, das Schlimmste abzuwenden – und das wäre in ihrer Vorstellung, diese Gefühle von Angst, Ekel, Schmerz, Entwertung, Entwürdigung der persönlichen, körperlichen oder sexuellen Integrität noch einmal zu erleben. Sie tun dies mithilfe einer Abspaltung von Gefühlen, einer Taubheit für Körperempfindungen, Verdrängung von Erinnerungen und Entwicklung von negativem Gedankengut über ihre Person. Damit überlagern sie das SELBST und kapern es gewissermaßen. Die Teile nehmen keine Rücksicht auf ihre Person, weil sie sich nicht als von ihr losgelöst erleben und sie gar nicht sehen. Die Person kann keinen Zugang mehr zu sich SELBST bekommen, wenn ihre Teile das nicht zulassen.

Sie wirkt dann für die verbannten Teile wie mit dem Beschützerteil verschmolzen. Damit haben die Verbannten auch kein Vertrauen in das und keine Beziehung mehr zum SELBST. Wenn sie aus ihrem Gefängnis raus wollen, treffen sie immer nur auf den Gefängniswärter (Beschützer). Sie randalieren, sind emotional nicht reguliert, sie wollen einfach raus. Je stärker die Verbannten das System überfluten, umso mehr Beschützer versuchen diese Flut zu stoppen. Dann kommen weitere Beschützerteile, die die Person emotional taub machen, sie abgestumpft und resigniert ihr Dasein fristen oder sie dissoziieren lassen. Bei traumatischen Ereignissen, die mit Todesangst einhergehen, reagieren diese Beschützerteile sofort, indem sie alle erlebten Gefühle, Körpergefühle, Bewegungen, Gedanken und Überzeugungen erstarren lassen wie beim Totstellreflex.

Die Teile in der Verbannung sind aber nicht tot, sondern »nur« mehr oder weniger schockgefroren. Sie können durch weitere Verletzungen oder alle möglichen Fetzen von Erinnerungen immer wieder getriggert und reaktiviert werden. Auch in einer warmen, empathischen Atmosphäre, in einem geborgenen Ambiente, in einem Gespräch oder in einer Klinik werden sie leicht von ihrer Sehnsucht überrollt, wieder ans Licht zu kommen, sich zu zeigen, endlich wahrgenommen, erlöst und von ihren Lasten befreit zu werden. Dabei überrollen sie leider nicht selten ihre Person mit Flashbacks und Intrusionen. Noch rigidere Beschützer im inneren System sind die Reaktion hierauf.

Die Polarisierungen zwischen den traumatisierten Anteilen und den Beschützerteilen hören nicht auf. Nicht selten eskalieren sie sich gegenseitig. Beide Teile (-Gruppen) haben ein lebenswichtiges Anliegen. Allerdings stehen sie sich als Gegner gegenüber. Erst in der späteren Therapie werden sie vielleicht erkennen können, dass sie für eine gemeinsame Sache gekämpft haben.

Sind die Klient*innen mit zwei oder mehreren Beschützern (Managern und/oder Feuerbekämpfer) verschmolzen, die auf den Plan gerufen werden, wenn die Verbannten besonders in Nöten sind, kann die innere Dynamik noch dramatischer und explosiver (oder implosiver) werden. Wenn die Beschützer trotz stärkster Kraftanstrengung den emotionalen Rauch, der aus der Verbannung qualmt, nicht mehr im Zaum halten können, treten Feuerbekämpfer-Beschützer auf, denen es völlig egal ist, was sie zerstören. Hauptsache, das emotionale Feuer ist gelöscht, wenn auch nur für kurze Zeit. Sie versuchen es aber immer wieder mit ähnlichen Methoden.

Wenn nun noch zwei Beschützer(-gruppen) miteinander polarisiert sind, haben es die Verbannten immer schwerer, aus ihrer Situation herauszukommen. Sie überfluten dann das System mit all ihren angestauten Gefühlen. »Denken« tun sie in diesem Augenblick nicht daran, dass ihre Überflutungen immer drastischere Folgen nach sich ziehen können. Die Feuerbekämpfer sind in solchen Fällen extrem destruktive Beschützer – suizidale, selbstverletzende, ja auch Mörder-Teile.

Als Beispiel: Bei einer Klientin mit Ess-Störung stehen sich zunächst die Teile Essen und Nichtessen gegenüber. Sie halten sie tagein, tagaus beschäftigt. Egal, auf welche Seite sich die Klientin schlägt, die andere Seite wird sie dafür fertigmachen. Sie ist dann ja mit der jeweils einen

Seite identifiziert – Bedürfnisse versus Abstinenz. Hier sind die Beschützer polarisiert. Reicht diese Dauerentwertung von beiden Seiten nicht aus, sie vor den drängenden Gefühlen aus der sie traumatisierenden Erinnerung zu beschützen (es ist gut möglich, dass es sich hier auch um Entwertung gehandelt hat), kommen weitere Beschützer hinzu. Es arbeiten dann Gruppen von Beschützern zusammen, Kontrolleure aller Art: Perfektionisten, Zwanghafte, Streber, Kritiker, Hochleistungssportler etc. Sie alle lassen der Klientin keinen Raum für aktuelle Gefühle, Bedürfnisse, Lüste, Wünsche etc. Diese könnten in ihrer Vorstellung das Einfallstor für Trauma-Erinnerungen sein. Sie kontrollieren das Essen an sich, das Essverhalten, das Nichtessen, das Bewegungspensum, die Leistungserbringung u.v.a.m. Die verbannten Gefühle jedoch drängen trotzdem auf Befreiung. Das ist dann eine mehrfache Polarisierung (Beschützer versus Beschützer und Verbannte versus einen oder mehrere Beschützer). Die Ess-Störung allein reicht dann nicht mehr, die Klient*in vor den sich aufdrängenden verbannten Gefühlen zu schützen. In dieser Situation versuchen andere Beschützer vielleicht in Form von schweren Depressionen, Zwängen, stoffgebundenen Süchten etc. zu »helfen«, die drängenden Gefühle zurückzuhalten. Nützt auch das nichts, kann es sein, dass sich ein dissoziativer Feuerbekämpfer-Teil einschaltet, der die Person in Nebel hüllt oder sie anderweitig dissoziieren lässt. Hier haben die anderen Teile nun gar keine Kontrolle mehr. Ein immenser innerer Druck baut sich auf. Ein Teil, der hier ganz sicher heraushelfen kann, ist dann eine Selbstverletzung. Selbstverletzendes Verhalten – in Form von sich ritzen, schneiden usw. – ist ein Feuerbekämpfer, der Kollateralschäden billigend in Kauf nimmt.

Mit viel SELBST-Qualitäten vonseiten der Therapeut*innen ist es möglich, dazwischen das Fenster zu finden, in dem das System der Klient*innen diese SELBST-Eigenschaften an sich erfahren kann.

Sie SELBST müssen präsent sein, natürlich ihr System und das der Klientin auch vorübergehend führen können, Vertrauen induzieren und ohne zu manipulieren. Bei den Klient*innen müssen sie jedes noch so kleine Auftauchen von körperlich und mental wahrgenommenen SELBST-Eigenschaften erfassen und es in Kontakt mit den Teilen der Klientin bringen können Bei

Polarisierungen ist es nicht nur für die Klient*innen, sondern auch für die Therapeut*innen sehr wichtig, nicht selber mit einem Teil identifiziert zu sein oder die Vorlieben seiner Teile auszuagieren. Selbst wenn ein Teil der Therapeut*innen Sympathien hegt, müssen sie das so weit für sich klären können, dass sie sich den Teilen der Klient*innen zumindest neutral widmen können. Und ein schlauer SELBST-verbundener Therapeuten-Teil ist gefragt, der die doppelten Polarisierungen erkennt und dadurch Klarheit ins System bringen kann. SELBST lädt SELBST ein. Teile triggern Teile.

Mit der Möglichkeit, dass die hier als Komorbiditäten erwähnten Erkrankungen als polarisierte Beschützeranteile von verbannten traumatischen Erinnerungen gesehen werden und somit einen Sinn in dem individuellen System der Klient*innen ergeben, kann sich für diese Krankheitsbilder innerhalb Posttraumatischer Belastungsstörungen und komplexer Traumafolgestörungen mit IIFS ein neuer Behandlungsansatz ergeben.

Transgenerationale Weitergabe von Lasten und Erblasten und die IIFS

Es gibt Menschen, die leiden unter Ängsten, Depressionen, Schmerzen und sonstigen körperlichen oder psychischen Beschwerden, für die es in ihrer persönlichen Anamnese keine direkten Auslöser zu geben scheint, die es aber schon seit Generationen in der Familie gibt. Manchmal werden belastende, schmerzvolle Gefühle, Empfindungen, Gedanken, Atmosphären, Stimmungen, Überzeugungen, Denkgebäude, körperliche Symptome, verleiblichte Szenarien als Lasten von Persönlichkeitsanteilen über Generationen hinweg getragen, und von Managern und Feuerbekämpfern beschützt, auch über Generationen hinweg. Wir sprechen hier von *Erblasten*, die sich als Schatten der Vergangenheit manifestieren.

Wenn Kinder Traumatisierungen der Eltern oder anderer Personen miterleben oder die Geschichten dazu hören, dann ist es für sie manchmal so, als erlebten sie selbst das Trauma. Hier dürften die Spiegelneuronen in Aktion sein.

Transgenerationale Vorgänge zogen in den letzten 20 Jahren mit den Fortschritten in der epigenetischen Forschung zunehmend ihr Interesse auf sich und belegen nun die bereits seit vielen Jahren psychotherapeutisch gesammelten Erfahrungen. Hildegund Heinl, Mitbegründerin des Fritz-Perls-Gestaltinstituts, die die integrative Gestalttherapie mit entwickelte, war auf diesem Gebiet eine Pionierin. Durch das persönliche Erleben der Folgen des Zweiten Weltkrieges sind ihr die Themen wie Krieg, Flucht und Vertreibung seit den 70er-Jahren ständig begegnet. Sie führte auch Ausbildungsseminare zum Thema »Krieg, Flucht und Vertreibung« durch. Sie war als integrative Gestaltpsychotherapeutin spezialisiert auf die Körpersprache und die im Leib gespeicherten Szenen, Erfahrungen und Traumatisierungen sowie die Ausbildung von Ärzt*innen und Psychotherpeut*innen in Psychosomatik. Ihre Seminare haben die Annahme des selbstverletzten Arztes leider nur bestätigt. Bei fast allen Kolleginnen und Kollegen waren traumatische Erlebnisse in der eigenen Biografie zu finden, die Symptome von Krankheitswert hervorriefen. Die in der Familie nicht bewältigte Auseinandersetzung mit Traumata, Krieg, Flucht oder Vertreibung wurde an die folgenden Generationen weitergegeben und erst jetzt der Bearbeitung zugänglich. Die vermutlich in der Konstriktion und Verdrängung gefangene und zur psychischen Auseinandersetzung nur in Ausnahmefällen fähige ältere Generation scheint ihren Kindern und Kindeskindern die Auflösung unbewusst überlassen zu haben. (Horst-Eberhard Richter) Mag sein, dass es den meisten Älteren durch zu große Angst, durch zu große zeitliche Nähe zum Trauma, durch fehlende oder noch nicht übliche Behandlungsmethoden oder durch Ablehnung, sich mit der Vergangenheit auseinanderzusetzen, nicht möglich war, sich der Aufarbeitung zu stellen. Dass »Geschichte in uns« (Jürgen Müller-Hohagen) noch heute wirksam ist, zu Psychopathologien, Psychosomatosen und Wunden geführt hat, zeigen mehrere Autor*innen, so auch auch die Patient*innen-Geschichten von Peter Heinl in seinem Buch *Maikäfer flieg, der Vater ist im Krieg*. Er bearbeitet diese Themen psychotherapeutisch mit der von ihm entwickelten Methode der systemischen Objektskulptur, auf die er sich therapeutisch mit geschulter Intuition einschwang. Psychotraumatherapeutinnen wie Luise Reddemann begegneten diese transgenerationalen Themen seit den 80er-Jahren in der Psychotherapie so häufig, dass sie ein Buch über Kriegskinder und -enkel schrieb.

Erblasten

Erblasten sind »ge- oder vererbte« Lasten von Persönlichkeitsanteilen, die bei Menschen durch traumatische oder dramatische Erfahrungen entstanden sind. Das können Menschen sein, mit denen wir aufgewachsen sind oder die wir direkt oder indirekt (durch Erzählungen, Bilder etc.) erlebt haben. Auch unsere Mütter, Väter, Großmütter, Großväter etc. können bereits mit solchen Belastungen durchs Leben gegangen sein, die sie ihrerseits von früheren Generationen »geerbt« haben können. Lasten können mitunter bis in die vierte Generation *(bis ins vierte Glied)* weitergegeben und manchmal auch noch zurückverfolgt werden. Es sollte erwähnt werden, dass natürlich auch Positives weitergegeben wird. Nur werden wir das vermutlich nicht in Therapien bearbeiten müssen. Vielleicht könnten wir ja hier auch transgenerationale *Ressourcen* finden. Im psychotherapeutischen Setting haben wir es bei der Entlastungsarbeit mit den schwerwiegenden und bedrückenden Lasten zu tun.

Die Weitergabe der Lasten an die nächste Generation erfolgt meist unbewusst durch Beobachtung, Imitation, Lernen am Modell, durch Introjekte, oder Integration von Objekten, durch den kindlichen unbewussten Wunsch, den Eltern Leid abzunehmen, durch Übernahme von Werten oder Normen der Familie, der Geschlechter, des Zeitgeistes, der Kultur, Erziehungsmaßnahmen, die diesen Normen verpflichtet sind. Gesellschafts- und Staatsformen sowie politische Verhältnisse, die von starkem Hierarchiedenken, autoritativen diktatorischem Umgang, Unterdrückung und Ausbeutung oder gar Krieg geprägt sind, werden andere Lasten entstehen lassen als eine profit- und wettbewerbsorientierte demokratische Leistungsgesellschaft, die in Gewinner und Verlierer gespalten ist, und in der die Schere zwischen Arm und Reich auseinanderklafft.

Spuren der Auswirkungen der Nazidiktatur und des Krieges sind in fast jeder Familie, ob auf der Täter- oder Opferseite, noch heute zu finden, und sei es im Nichtwahr- oder Ernstnehmen von Gefühlen und Bedürfnissen.

Weniger Lasten würden in einer demokratischen sozialen, von Verteilungsgerechtigkeit und sozialer Teilhabe geprägten Gesellschaft entstehen, die sich für Werte wie Vertrauen, Fairness, Empathie und weitere Selbsteigenschaften einsetzt, und die die Ressourcen der Erde schätzen, schützen und nicht verschwenden würde. Joachim Bauer schreibt in seinem Buch *Schmerzgrenze* dazu: »Je höher der Anteil des Verzehrs von Phytoöstrogenen, desto stärker ausgeprägt die Bereitschaft der Bewohner, sich gegenseitig zu vertrauen.« Essen wir den Stress der Tiere, die wir für unsere Ernährung Prozeduren und Gewalt aussetzen? Einiges spricht dafür.

Ein bewussterer Umgang mit Gefühlen und eine verantwortungsvolle SELBST-Führung, eine ausgebildete emotionale und psychosoziale Intelligenz und Kompetenz könnte einen wesentlichen Beitrag für eine solche Gesellschaft leisten. Die Wahrnehmung, die Akzeptanz, der Umgang mit und Ausdruck von Gefühlen spielen eine entscheidende Rolle.

Erlebnisse von persönlichen Gewalterfahrungen, sei es körperlich, emotional, sexuell oder als emotionale Vernachlässigung, und deren Bewältigung werden, wenn sie nicht bearbeitet werden (können, konnten), ihre Spuren in Form von Lasten hinterlassen, ebenso wie Folgen von Krieg, Flucht und Vertreibung der vorhergehenden Generationen. Die unendlich katastrophalen »Auswirkungen eines Krieges, egal zwischen wem und wo, stellen immer ein generationenübergreifendes psychosoziales Inferno dar« (Michael Ermann).[58] Sie sind neurobiologisch abgespeichert und brauchen u.U. Generationen zur Aufarbeitung. Die Nachfolgegenerationen von Tätern und Opfern eines Krieges können sich in Psychotherapien mit der Schuld, der Scham, der Angst, der Depression, der Dissoziation, der Wortlosigkeit, der Leere und den weiteren Gefühlen, die als Traumafolgestörungen entstehen, auseinandersetzen. Aus einer SELBST-Haltung heraus können sie sowohl die Täter-Introjekte bearbeiten wie auch die Folgen der Traumatisierungen und der Übernahme der Lasten auf der Opferseite.

Durch die Möglichkeiten des Entlastens von Teilen in der IIFS wird eine neue Freiheit möglich. Menschen können sich verantwortungsbewusst aus sich SELBST heraus mit ihrer persönlichen Geschichte, der ihrer Familien und ihres Lands beschäftigen. Sie können sich von diesen Lasten persönlich befreien und so ihren individuellen Beitrag dazu leisten, dass sich eine so schreckliche Geschichte aus einem unbewussten Teil nie mehr wiederholt. Wenn dieser Teil von der Person SELBST psychotherapeutisch bearbeitet und entlastet wurde, kann sie sich SELBST mit den Aufgaben der Gegenwart zuversichtlich auseinandersetzen. Das geht am ehesten, wenn alle Teile bekannt, geborgen und entlastet sind. Diese Chance in friedlichen Zeiten zu nutzen ist eine große Aufgabe und gibt Hoffnung.

Aber nicht nur ein Krieg oder ein Trauma erzeugt Lasten. Nach eigenem oder in der Familie erlebtem emotionalem Schmerz, einer Entwertung, Zurückweisung, aber auch einer Erfahrung des Ausgegrenzt-Seins (zum Beispiel Parallelgesellschaften, sexuelle Identität, Religion), bei Nichterfüllung essenzieller und existenzieller Bedürfnisse, Armut (ca. 17 Prozent der Menschen allein in Deutschland leben unterhalb der Armutsgrenze – und wie schaut es in ärmeren Ländern aus?), Reizüberflutung, nicht handhabbarem Stress oder dem Verlust einer wichtigen Bindung werden im Gehirn Areale aktiviert, die für Aggression, Schmerzen und Stress zuständig sind. Werden diese Erlebnisse und Gefühle eines Menschen losgelöst von sich SELBST von Beschützerteilen verbannt, können sie als Lasten an die nächste Generation weitergegeben werden, häufig in Form von Glaubenssätzen oder festgezurrten Denkgebäuden wie: »Wir sind anders, wir gehören nicht dazu, uns mag man nicht, wir sind Bürger zweiter Klasse, wir sind nur für die Drecksarbeit da«, oder andersherum die Überzeugung, etwas Besseres zu sein. Ausgelebte Gefühle wie Aggression und gewalttätige Handlungen können als Feuerbekämpfer-Aktionen verstanden werden, die auf den Plan treten, wenn es tiefe Verletzungen gab, um nie wieder diesen Schmerz zu spüren. Die Bindungsforschung im Übrigen weist hier den verschiedenen Bindungstypen eine besondere Bedeutung zu. Hier ist der sicher gebundene Mensch im Vorteil vor dem ambivalent oder unsicher gebundenem, der sich zum Beispiel schneller abgelehnt fühlt.

Durch leidvolle sexuelle und-/oder Beziehungserfahrungen oder Ablehnung der sexuellen Identität der Vorfahren können in einer Gesellschaft überlieferte Lasten in Form von Glaubenssätzen über Frauen und Männer entstanden sein, an denen wir uns heute noch abarbeiten. Sowohl das Erleben von Aggression und Gewalt als auch von Leid, Hunger, Ungerechtigkeit, Ohnmacht und Ausgeliefertsein und der psychophysische Stress, dieser Situation nicht entkommen zu sein, graben sich tief in das neuronale und damit in das Körpergedächtnis ein. Die neurobiologischen Vorgänge spielen sich (zunächst) automatisiert ab. Erst durch die Bewusstheit dieser Vorgänge kann es möglich sein, einen eigenen Einfluss zu bekommen und sich SELBST besser und verantwortungsvoll um seine Teile, deren Lasten und ihre Entlastung zu kümmern.

Epigenetik

Für wissensdurstige Teile kommen hier noch ein paar Basisinformationen zum Thema Epigenetik.

Was ist Epigenetik? »Epi« kommt aus dem Griechischen und bedeutet: dazu/außerdem/drum herum. Die Epigenetik ist ein Teilbereich der Genetik. Epigenetische Phänomene wurden bereits vor 100 Jahren beschrieben (Peloria -Linné), ihre molekularen Mechanismen können jedoch erst seit 20 Jahren entschlüsselt werden. Epigenetische Veränderungen können zu einer Anpassung der Genaktivität an Lebensbedingungen führen und prägen so unsere Entwicklung und unsere Gesundheit. Epigenetische Veränderungen, die die Aktivität unserer Gene kontrollieren, sind sehr dynamisch. Während des Lebens werden so Erfahrungen gesammelt, die als epigenetische Veränderungen mit der genetischen Information, die in unserer DNA-Sequenz gespeichert ist, verknüpft werden.

Epigenetik ist definiert als die vererbbare Veränderung der Genaktivität, ohne eine Veränderung der Abfolge der DNA-Bausteine. Epigenetische Veränderung geschieht durch kleine chemische Modifizierungen wie Anhängen von Molekülen (z. B. Methyl-, Acetyl- oder Phosphatgruppen) oder von Proteinen (Histone, die bestimmen, wie fest die DNA aufgewickelt ist), die mit der DNA assoziiert sind und des Chromatins (die Gesamtheit der DNA und den Proteinen, die an sie gebunden sind). Wie kleine Vorhängeschlösser verhindern zum Beispiel die Methylgruppen den Zugang von Proteinen, die das Gen in RNA abschreiben, zu einer DNA und inaktivieren so Gene.

Epigenetische Veränderungen entstehen unter anderem durch Umweltfaktoren und Lebensstil. Sie können den Phänotyp, also die Eigenschaften eines Menschen und seiner Nachkommen prägen. Stress, Ernährung oder Nikotin können zu epigenetischen Veränderungen führen, die an die Nachkommen weitergegeben werden. Durch Stress und Hunger ausgelöste epigenetische Mechanismen können bis in die dritte Generation erhalten bleiben.

Vererbbare Informationen sind in der gesamten DNA (Genom) enthalten. Informationen, die die Aktivität von Genen regulieren (also zu welchem Zeitpunkt, in welchen Zellen und wie stark bestimmte Gene abgelesen werden und wie die Produkte dieser Gene (RNA) und Proteine reguliert werden), sind häufig nicht in den Genen, sondern im *Epigenom* enthalten.

Das Epigenom ist entscheidend dafür, wie sich ein Organismus entwickelt, wie er funktioniert und sich an seine Umwelt anpasst. Die Epigenetik hilft uns zu verstehen, wie Umweltfaktoren, Lebensbedingungen und Lebensstil unsere Gesundheit und die Anfälligkeit für Krankheiten beeinflussen, und wie es möglich ist, dass auch erworbene Eigenschaften an die Nachkommen weitergegeben werden. Gene können mittels epigenetischer Mechanismen an- und ausgeschaltet werden oder ihre Aktivität herauf- und hinunterreguliert werden. Das Genom wird gemeinsam mit seinem Epigenom vor jeder Zellteilung verdoppelt und an die Tochterzellen weitergegeben. Die Epigenetik steuert die Entwicklung von Stammzellen zu differenzierten Zellen.

Die Anpassungsfähigkeit unseres Genoms (gesamtes Erbgut eines Lebewesens, das in der DNA gespeichert ist) ist notwendig, birgt aber auch ein Risiko. Schadstoffe, psychische Belastungen und Stress, u.U. schon im Mutterleib wahrgenommen, werden im Genom gespeichert.

Epigenetisch wirksame Ereignisse im Leben der Eltern können an die Kinder weitergegeben werden und zu Veränderungen der Aktivität der Gene führen. Epigenetische Modifizierungen treten häufig auf und können anders als Mutationen (Kopierfehler beim Vervielfältigen von DNA) potenziell wieder rückgängig gemacht werden. Das Epigenom kann sich zum Beispiel durch Sport verändern.

Epigenetische Mechanismen übersetzen Informationen aus der Umwelt bzw. den Lebensumständen in eine für das Genom verständliche Sprache. (Zum Beispiel Anpassung an Höhen, dünnere Luft, mehr oder weniger Sport.) Stress kann sich auf die Aktivität bestimmter Gene auswirken, wie auf das Gen SLC6A4. Ein hohes Stressniveau kann dazu führen, dass an diesem Gen vermehrt Methylgruppen entfernt werden und so mehr Serotonintransporter in den Zellen gebildet werden. Sind mehr Serotonintransporter in der Zellmembran, wird der Botenstoff Serotonin, der Gefühle wie Gelassenheit und Zufriedenheit vermittelt sowie Angstgefühle und Aggressivität reduziert, schneller aus dem synaptischen Spalt zwischen zwei Nervenzellen entfernt. Seine Wirkung wie Entspannung lassen nach.

Frühkindlicher Stress kann das Epigenom eines Kindes beeinflussen. Rattenkinder, die als Neugeborene intensiv umsorgt werden, zeigen sich resistenter gegen Stress und kümmern sich mehr um ihren späteren Nachwuchs. Mütterliche Fürsorge der Ratte vermehrt weiter die Glukokorticoid-Rezeptoren im Hippocampus (der Gedächtnis und Affekte steuert – je mehr Rezeptoren, umso schnellere Erholung vom Stress) und beeinflusst den Östrogenrezeptor Alpha, der wiederum die Bildung des Kuschelhormons Oxytocin aktiviert und so positive Gefühle auslöst und die Bindung zwischen Mutter und Kind stärkt. Die Übertragungen auf den Menschen sind nicht nachgewiesen, aber wahrscheinlich.

Epigenetische Veränderungen finden sich in fast allen Tumoren. Erste Medikamente werden hier erprobt, die am Epigenom von Tumorzellen ansetzen. Epigenetische Prozesse spielen bei der Entstehung und im Verlauf vieler Krankheiten eine Rolle, wie zum Beispiel bei kardialen, neurologischen, psychischen und malignen Erkrankungen sowie Adipositas und Diabetes und sind aktuell Gegenstand vieler Forschungen.

Es erscheint nicht unwahrscheinlich, dass sich ein Epigenom nicht nur durch Sport, sondern auch durch Psychotherapie verändern kann. In der IIFS würden wir vermuten, dass liebendes Annehmen der Teile durch seinen Menschen SELBST ähnliche Auswirkungen haben dürfte wie die mütterliche Fürsorge der Rattenmama. Hier gäbe es noch Potenzial für spannende Forschungsarbeiten mit IIFS.

TEIL 4

Professionelle Selbstfürsorge mit IIFS

15

Was ist Professionelle Selbstfürsorge?

Ich freue mich sehr, dass Sie irgendetwas an dem Thema »Professionelle Selbstfürsorge« so interessiert hat, dass Sie dieses Kapitel jetzt aufgeschlagen haben. Denn ich hoffe, dass Sie hieraus für sich und Ihr Berufsleben Anregungen, Inspirationen und einen Nutzen mitnehmen werden können.

Nicht nur für die Psychotherapie und die Arbeit mit Menschen, sondern auch für die persönliche SELBST-Fürsorge, die SELBST-Erfahrung, die SELBST-Reflexionsmöglichkeiten, die SELBST-Führung, die Supervision und somit auch für die Professionelle SELBST-Fürsorge ist das IIFS-Modell und seine Haltung ein Riesengewinn. Selbstfürsorge und Selbstreflexion und was es sonst noch für Worte mit »Selbst« gibt, haben ja meistens schon einen sinnvollen Inhalt. Es ist sicherlich wertvoll, Selbstreflexion zu üben, Selbstmitgefühl zu entwickeln und die Selbstfürsorge nicht zu kurz kommen zu lassen. Und um welche Dimension erweitern sich die Begriffe, wenn daraus SELBST-Reflexion, SELBST-Mitgefühl und SELBST-Fürsorge mit dem SELBST-Begriff aus der IIFS werden!

Das Thema hat sich aus einer konstruktiven Kritik an der Aus- und Weiterbildung von Menschen in helfenden Berufen heraus entwickelt und ist eines meiner Herzensanliegen geworden, habe ich doch in den letzten 25 Jahren mit Begeisterung erfahren dürfen, wie sehr die Kolleginnen und Kollegen dadurch Belastendes und viel Frust loswerden, mehr Freude, Tiefgang, Leichtigkeit, persönliches Wachstum und Begegnung bei der Arbeit erleben konnten. Durch ihre zahlreichen Beispiele, Fragestellungen und Anregungen bin ich immer tiefer in dieses Thema eingestiegen. Es hat so viel Freude gemacht, in Selbsterfahrungs- und Supervisionsseminaren, in psychosomatischen Fortbildungen und im studentischen Unterricht, in Balintgruppen, in Gruppen zur Förderung der emotionalen und psychosozialen Kompetenz, in themenzentrierten und professionellen SELBST-Fürsorge-Gruppen und schließlich in der IIFS-Ausbildung zu erleben, wie allein durch wenige »Zutaten« der Leitung die SELBST-Energie der Personen im Raum frei wurde. Sie schuf eine Atmosphäre der Annahme und des Respekts, die den tragfähigen Boden für tiefe, überraschende Prozesse bereitet hat. Spannend fand ich, dass dieses Phänomen bereits »geschah«, als ich noch gar nichts von einem SELBST wusste. Es erschien mir der natürliche Weg, mit Gruppen von Menschen so umzugehen. Die in der IFS beschriebene Haltung und Methode kam dem so nah, dass ich sie in die bereits vorhandenen Arbeitsweisen integrieren konnte, nun aber mehr Möglichkeiten hatte, das Geschehene von einer Metaebene zu betrachten, in Worte fassen zu können und somit auch für Sie lesbar zu machen.

Dieses Kapitel möchte Ihnen die neuen Wege der Professionellen SELBST-Fürsorge mit IIFS und die Arbeit mit Therapeut*innen-Teilen näherbringen, Ihnen über SELBST-Fürsorge-Gruppen berichten sowie in einem Überblick über die bereits bestehenden Methoden und Möglichkeiten der Professionellen Selbstfürsorge informieren. An dieser Stelle möchte ich Hildegund Heinl und Luise Reddemann dankbar würdigen, die meines Wissens die Ersten waren, die sich auch um das Seelenheil der Ärzt*innen und Therapeut*innen aktiv und produktiv Gedanken machten und Wege der professionellen Unterstützung für diese Berufsgruppen entwickelten. Hildegund Heinl machte den Kolleg*innen mittels der körperorientierten integrativen Gestalttherapie die eigenen verleiblichten Szenarien ihrer Geschichte und den Ich-Du-Kontakt erfahrbar. Durch die Arbeit mit schwer traumatisierten Menschen und/oder dem Rettungseinsatz bei Opfern von Katastrophen, der Arbeit mit Kriegs- und Folteropfern können entweder eigene zugrunde liegende Traumata getriggert werden und/oder es treten allein durch die Gewalt der aktuellen Geschehnisse leider auch immer wieder sekundäre Traumatisierungen der Helfenden auf. Hier wurden der Gedanke und die Anleitung zur Selbstfürsorge und zur Psychohygiene durch Luise Reddemann zur probaten

Möglichkeit, wollten die Helfenden nicht selbst geschädigt zurückbleiben und ihre Zuversicht, die Lust am Leben und ihre Arbeitsfähigkeit verlieren. Beide – Heinl und Reddemann – verwendeten für die Kolleg*innen dieselben Methoden wie für ihre Klient*innen und betonten die Notwendigkeit der Selbstfürsorge für die Helfenden.

So hält es auch die IIFS. Sie sind eingeladen, sich aus den Möglichkeiten der Professionellen Selbstfürsorge das für Sie Passende und Stimmige herauszusuchen und es in Ihren Alltag zu integrieren. Und/oder mit Neugier herauszufinden, was Sie bisher daran gehindert hat.

Dieses Kapitel nutzt Konzepte, Modelle und Haltungen aus unterschiedlichsten psychotherapeutischen Ausrichtungen, die sich als sinnvoll und praktikabel für die tägliche Professionelle Selbstfürsorge erwiesen haben und hat seinen Schwerpunkt in der Professionellen SELBST-Fürsorge durch IIFS.

Bestehende Möglichkeiten Professioneller Selbstfürsorge

Im Folgenden gebe ich zunächst einen Überblick über einige vorhandene Formate der individuellen, institutionellen, gruppenorientierten und sozialpolitischen Professionellen Selbstfürsorge:

- Aus, Fort- und Weiterbildungen, die Freude machen und Körper, Seele und Verstand guttun; Erwerb von Zusatzqualifikationen in Psychotherapie und Psychosomatik, Körperpsychotherapie, Humanistischen Psychotherapien, IIFS, Literatur
- Psychotherapie: Einzeltherapie, Gruppentherapie, Selbsterfahrung, Selbstreflexion
- Gruppen: Balint-, Supervisions-, Intervisions- und Selbsterfahrungsgruppen, IIFS-SELBST-Fürsorgegruppen, SELBST-Badetage, Nestgruppen, Achtsamkeitsgruppen, Meditationsgruppen
- Supervision: regelmäßige Einzelsupervision, Supervisionsgruppen

- Coaching: einzeln, in der Gruppe
- Prävention, um sekundäre Traumatisierungen mit den Methoden der Traumatherapie zu verhindern
- Team und Kollegialität: gegenseitige Wertschätzung, kollegiales Miteinander, nicht Gegeneinander, Teambesprechungen, Teampflege, Erfahrungsaustausch, Bedürfnisartikulation, Wünsche, gemeinsame Ziele, Pluralität wertschätzen
- Zukunftswerkstätten, Thinktanks
- betriebliche, institutionelle Angebote
- berufspolitische Verbände, Fachgesellschaften, Netzwerke

Wie ist das nun bei Ihnen? Welcher Aspekt interessiert Sie an dem Thema Professionelle Selbstfürsorge? Bitte halten Sie einen kleinen Moment inne, um Ihrer eigenen Antwort zu lauschen.

Jetzt ist es natürlich sehr schade, dass ich Ihre Antworten nicht hören oder sehen kann, wenn ich im Folgenden meine Gedanken zu diesem Thema äußere, Fragen stelle oder Vermutungen ausspreche.

In den Seminaren mit Ärzt*Innen, Psychotherapeut*Innen, Berater*innen und Studierenden ist es mir immer sehr wichtig, dass ich etwas von den Anliegen, der Ausstrahlung der einzelnen Menschen in der Gruppe oder der Gruppenatmosphäre mitbekomme, jemanden wahrnehme und mich dann auch darauf beziehen kann. So, dass wir in Kontakt treten können, dort, wo derjenige gerade ist. Das ist hier mit Ihnen und mit mir nun leider nicht möglich. Wenn ich jetzt meine Gedanken, Vermutungen, Fantasien und Fragen äußere, dann tu ich das auf dem Hintergrund des Schatzes an Erfahrungen, die ich mit den Kolleginnen und Kollegen in den vielen Jahren sammeln durfte und an dem ich Sie gerne teilhaben lassen möchte. Ich hoffe, dass für Sie etwas Passendes dabei ist. Ich lade Sie ein, sich einfach das herauszusuchen, was Sie anspricht, was Ihnen gefällt und Sie neugierig macht, was Sie spannend finden und was sich stimmig für Sie anfühlt, was Sie gebrauchen können, was Sie zum Nachdenken oder -spüren anregt, oder einfach Ihre Resonanz auf das Folgende wahrzunehmen.

Wozu brauchen Menschen, die mit Menschen arbeiten, Professionelle Selbstfürsorge?

Was bedeutet Professionelle Selbstfürsorge für Sie? Was könnten Sie noch gut gebrauchen? Was wünschten Sie sich? Was würde Ihnen guttun? Und bitte wieder einen Moment innehalten und Ihre Antworten registrieren.

Sie sind in ärztlichen, psychotherapeutischen und sozialen Berufen, in der Akut- und/oder Langzeitversorgung tätig und oftmals mit Menschen in Kontakt, die an schweren Erkrankungen, quälenden Symptomen leiden, die bewegende Schicksale und komplexe Biografien mitbringen und die Ihre Hilfe suchen?

Sie geben Ihr Bestes, um die Klient*innen und Patient*innen psychotherapeutisch, medizinisch und beratend nach bestem Wissen und Gewissen zu versorgen.

Sie erleben mit ihnen lebensverändernde, traumatische, einschneidende oder auch wundervolle Ereignisse, oder bearbeiten diese mit ihnen, und sind über die Zeiten Ihrer reinen Berufstätigkeit hinaus damit beschäftigt?

Oder sind Sie voll cool und Sie kann fast nichts mehr umhauen?

Sie sind mit Gefühlen konfrontiert oder von ihnen beeinflusst, die Sie irritieren, die Sie bei sich nicht so gerne erleben oder die Sie gerne besser verstehen möchten? Diese Gefühle stehen im Widerspruch zu Ihrem sonstigen klaren Sachverstand oder trüben ihn gar?

Vielleicht fragen Sie sich so manches Mal, was denn Ihre eigenen Gefühle und Körperempfindungen sind, wenn Ihre Spiegelneuronen aktiv sind – und das sind sie ständig – oder was Sie als resonanzfähiger Mensch von Ihrem Gegenüber in sich wahrnehmen?

Oder erleben Sie Ihre Gefühle gar nicht so deutlich, schwingen auch bei privaten Ereignissen gefühlsmäßig weniger? Vielleicht sind Sie manchmal, auch im Privaten, gar nicht richtig anwesend, spüren sich und andere eventuell gar nicht mehr so sehr, fast wie ein bisschen gefühlstaub? Oder andere im Beruf oder im Privaten melden Ihnen etwas in dieser Richtung zurück?

Haben Sie nach der Arbeit überhaupt noch Lust auf private menschliche Begegnungen und können Sie noch irgendetwas hören? Oder brauchen Sie eigentlich erst mal ein paar Stunden nur Ihre Ruhe? Was aber vielleicht gar nicht in die Ihnen zur Verfügung stehende Zeit, in die Tagesstruktur mit Familie und sonstigen Verpflichtungen, passt?

Sie spüren, dass Sie gut funktionieren. aber die Arbeit Sie zu sehr anstrengt? Dass Sie zu Hause genervt sind? Fühlen Sie sich zerrissen zwischen Beruf und Familie? Sie spüren die Grenzen Ihres Wirkens, Ihrer Belastbarkeit, fühlen sich manchmal gefrustet, lustlos, unzufrieden?

Oder Sie nehmen irgendwie ein Bedürfnis nach Veränderung in Ihrem Berufsleben wahr, aber wissen noch nicht so richtig wie?

Vielleicht ist es ja auch nicht durchgängig so schlimm, und Sie erleben solche Zustände nur manchmal oder auch gar nicht? Das wäre schön.

Im Studium der Psychologie, der Medizin, der Sozialpädagogik oder einem sonstigen Studium, das für die Arbeit mit Menschen ausbildet, gibt es leider noch kein Fach »Professionelle Selbstfürsorge mit achtsamer Schulung der Wahrnehmung und der Gefühle, emotionaler Intelligenz und psychosozialer Kompetenz« oder so ähnlich, das Sie gelehrt hätte, mit Ihren Gefühlen individuell und professionell umzugehen, sich abzugrenzen und sich einzulassen, und sich vor sekundären Traumatisierungen in Ihrem Beruf oder einer *»déformation professionelle«* zu schützen. Auch die achtsame Wahrnehmung zu schulen, den eigenen Körper und die Emotionen als wesentliche Informationsquelle und

Resonanzboden für die persönlichen und die fremden Geschichten zu erforschen sowie Selbstfürsorge zu betreiben, standen vermutlich nicht auf dem Lehrplan. Die Aufrechterhaltung Ihrer eigenen mentalen und körperlichen Gesundheit und entsprechende Selbstfürsorge – war das ein Thema? Oder stand dies nicht sogar im Widerspruch zu den Rollenerwartungen in Ihrem Beruf?

Haben Sie als Ärzt*in und/oder Therapeut*in schon mal von Professioneller Selbstfürsorge gehört? Vielleicht verspüren Sie ja von sich aus das gesunde Bedürfnis, auch für sich etwas Gutes zu tun? Sie betreiben vielleicht individuell Sport, kennen ein Entspannungsverfahren oder haben ein Hobby als Ausgleich zum Beruf und merken, dass dies zwar guttut, Ihre Quellen aber nicht nachhaltig füllt?

Als Therapeut*In haben Sie sicher Selbsterfahrung und Eigentherapie erlebt, vermutlich auch von Selbstfürsorge gehört. Die Eigentherapie und die lebenslange Supervision gehören ja zu Ihrem professionellen Alltag. Sie sind gut für sich selbst, um sich besser kennenzulernen und die Klient*innen besser zu verstehen. Wie hilft das Ihnen direkt in der Begegnung mit den Klient*innen? Ärzt*innen, die eher in der Behandlung der Krankheit als Objekt geschult sind als in der Therapie eines Menschen, der unter einer Erkrankung leidet, die kein ganzheitliches psychosomatisches Fachwissen erlernt und einen starken Selbstoptimierungsdruck erlebt haben, sind diese Methoden der psychologischen Selbstreflexion durch die Ausbildung oft eher weniger vertraut. Ja, es bestehen sogar in nicht wenigen Fällen gewisse Berührungsängste mit dem Thema Psyche, haben viele Ärzte doch eher die pathogenetischen Aspekte psychischer Erkrankungen im Kopf, als dass sie von einer ganzheitlichen, systemischen und salutogenetischen Betrachtungsweise gelernt hätten, auszugehen. Es sei denn, sie hatten inspirierende Momente in Begegnungen, gute Erfahrungen in Gesprächs- und Kommunikationsschulungen, psychosomatischen Fortbildungen und Weiterbildungen, hatten Balintgruppen-Erfahrung oder sich in Eigeninitiativen um Supervision, Therapie und persönliches Wachstum bemüht. Und es kann gut sein, dass ihnen dies deutlich weitergeholfen hat.

Wie sieht es denn bei Ihnen aus? Reicht das, was Ihnen begegnet ist, und was Sie für sich selbst unternommen haben aus, um Sie auch in Ihrem Beruf wesentlich leichter und zufriedener zu machen? Oder haben sich trotzdem schon Abnutzungserscheinungen eingestellt? Interessieren Sie Ihre Klient*innen und Patient*innen noch wirklich? Sind Sie ihnen zugewandt, sind Sie noch offen für sie? An einer gemeinsamen Entscheidungsfindung oder einer Begleitung interessiert? Oder wissen Sie meist, was für sie gut ist, arbeiten sich an den Widerständen der Klient*innen ab, hadern mit der »Compliance«, den »Forderungen« und der geringen Wertschätzung Ihres »Klientels«, und kommen manchmal gar verärgert, erschöpft und müde nach Hause?

Die Methoden und die Haltung in der Professionellen SELBST-Fürsorge mit IIFS ist meiner Erfahrung nach das Mittel der Wahl,

- um zentriert, offen, wertschätzend und respektvoll zu bleiben, sich selbst und dem anderen gegenüber,
- um mit sich selbst und dem anderen in Kontakt zu kommen und zu bleiben,
- um sich einzulassen und sich abgrenzen zu können,
- um gefühlsmäßig lebendig zu bleiben, echte Begegnungen zu erleben und in Beziehung treten zu können,
- um nicht einer Rolle anheim zu fallen und an der eigenen Persönlichkeit Schaden zu nehmen,
- um nicht in ein Helfer- oder Burn-out-Syndrom zu fallen und
- um sich persönlich immer weiterentwickeln zu können.

Ich sage das so eindeutig, weil ich so begeistert bin, auch wenn ich weiß, dass da viele Wege möglich sind.

Professionelle SELBST-Fürsorge heißt, Gutes für Ihr Leben und Ihren Beruf tun – und noch sehr viel mehr! Sie kann ganz klein anfangen und bei Bedarf wachsen. Mithilfe ihrer vielfältigen Werkzeuge können Sie bewirken, dass Sie lebenslang Freude und Begeisterung in diesen so schönen und so wichtigen Berufen begleiten, und dass Ihr Engagement für Sie selbst und für Ihre Patient*innen und Klient*innen in besonderer Weise Früchte trägt. Und Sie sind nicht egoistisch, wenn Sie Professionelle SELBST-Fürsorge für sich anwenden; Sie übernehmen einfach nur SELBST-Verantwortung.

Um Ihnen ein paar Ideen dazu zu geben – Professionelle SELBST-Fürsorge mit IIFS kann helfen:

- sich SELBST in Körper und Seele, Ihre SELBST-Qualitäten wahrzunehmen und die Wirkung gleich zu erleben,
- Sich SELBST mehr Raum zu bieten,
- Ihre Innenwelt besser kennenzulernen und Ihr Bewusstsein zu erweitern,
- Ich und Du zu unterscheiden und diese nicht zu verwechseln,
- zu erkennen, wie Ihre Therapeuten- und Persönlichkeitsanteile zusammenhängen,
- Ihre mentale und körperliche Wahrnehmung zu schulen,
- Ihre Gefühle und die der anderen besser kennenzulernen und zu verstehen,
- Ihre Körperreaktionen und die der anderen mit in die Arbeit mit einzubeziehen,
- Mehr auf Ihren Körper zu hören,
- Sich und andere aus einer achtsamen, nicht bewertenden, wohlwollenden Haltung wahrzunehmen,
- mehr wertzuschätzen, weniger zu bewerten,
- SELBST-Mitgefühl (Empathie) für sich selbst und andere zu entwickeln,
- sich zu balancieren,
- schwingungsfähig zu bleiben oder es (wieder) mehr zu werden,
- sich selbst und andere zu respektieren und wertzuschätzen,
- für sich selbst gut sorgen zu können,

- an Selbstreflexion, SELBST-Mitgefühl, SELBST-Erkenntnis, SELBST-Führung zu gewinnen,
- Ihre eigenen Gefühle, Wünsche, Bedürfnisse, Strebungen und Motivationen zu erkennen, zu achten und dafür Verantwortung zu übernehmen,
- gesunde Grenzen zu ziehen, sich einlassen und abgrenzen zu können,
- in echten Kontakt, Begegnung und Beziehung mit sich und anderen zu treten,
- körperliche und mentale Resonanzen lesen können,
- Gegenübertragung diagnostisch und therapeutisch etwas anders als gewohnt zu verwenden,
- durch Ihre SELBST-Führung mit Ihren auch für die Arbeit wichtigen Persönlichkeitsanteilen verbunden zu sein und daher Ihre Arbeit leichter und unangestrengter zu tun,
- Schweres leichter zu tragen und an Tiefe gewinnen,
- sekundäre Traumatisierungen zu bewältigen,
- zu wertschätzendem Kontakt bei der Arbeit und zu einem kollegialen Miteinander zu finden,
- sich bei der Arbeit nicht zu verlieren,
- Rollen, Muster und Automatismen der Teile im System zu erkennen, sich nicht mit ihnen zu identifizieren, sondern ihre gute Absicht – SELBST-geführt – bewusst zu nutzen,
- Ihre emotionale und psychosoziale Intelligenz und Kompetenz zu entfalten,
- menschlich und gleichzeitig professionell in Ihrer Arbeit zu sein,
- Ihr Potenzial mehr zu erkennen, zu entfalten und zu nutzen,
- SELBST-bestimmter, weniger funktionalistisch und fremdbestimmt durchs Leben zu gehen,
- mehr Freude und Zufriedenheit bei der Arbeit und im Leben zu haben,
- zu erleben, wie gut sich SELBST-Verantwortung anfühlt.

Professionelle SELBST-Fürsorge

- nutzt ganz praktisch Konzepte aus verschiedenen humanistischen und körperpsychotherapeutischen sowie Trauma-Psychotherapieverfahren,
- legt eine achtsame Wahrnehmungsschulung zugrunde,
- wendet insbesondere die Haltung und Methodik der Integrativen Systemischen Therapie mit der Inneren Familie an,
- ermöglicht durch die achtsamkeitsbasierten, mental und körperlich erfahrbaren SELBST-Qualitäten Zugang, Bearbeitung und Umgang von und mit den eigenen, im Beruf aktiven Teilen,
- bezieht Errungenschaften der Neurowissenschaften in den (Arbeits-) Alltag mit ein,
- nutzt die Kraft der Gruppe in Selbsterfahrung, Supervision und Fortbildung.

Und wenn Sie jetzt mögen, halten Sie einen Moment inne und spüren Sie doch mal genauer nach: Welcher dieser Punkte hat Sie gerade persönlich angesprochen? Was hat Sie neugierig gemacht? Und wie und wo in sich haben Sie das bemerkt?

Was davon hat schon Einzug in Ihr Leben gefunden?

Was möchten Sie davon noch mehr kennenlernen, erfahren, besser können, vertiefen, umsetzen?

Die nächsten Fragen könnten Sie als kleine Selbsterfahrungsübungen mit der entsprechenden Achtsamkeit und Ruhe für sich gestalten.

Haben Sie den Wunsch oder die Notwendigkeit verspürt, dass Ihre schwere, an sich schöne Arbeit leichter werden möge?

Nehmen Sie emotional Geschichten, Patienten, Konflikte etc. von der Arbeit mit nach Hause?

Können Sie abschalten? Und wie tun Sie das?

Oder können Sie schlecht abschalten? Wie kommt das?

Haben Sie Ihren Weg gefunden, wie Sie mit der alltäglichen Flut an Anforderungen und Reizen umgehen?

Wie sehr leiden Sie darunter, dass Sie bei der Arbeit vielleicht Dinge tun müssen, die Ihnen widerstreben?

Zu wie viel Prozent erledigen Sie Ihre Arbeit durch fachliche Kompetenz?

Zu wie viel Prozent durch Funktionieren, Automatismen, Rollen, Routine?

Bei wie viel Prozent Ihrer Arbeit haben Sie das Gefühl von Selbstbestimmung, Selbststeuerung?

Oder fühlen Sie sich eher fremdbestimmt? Wie viel?

Wie kommt das zustande?

Zu wie viel Prozent ist neben Ihrer fachlichen Kompetenz Ihre emotionale und psychosoziale Kompetenz mit einbezogen?

Beziehen Sie Ihre Wahrnehmungen und Gefühle bewusst in Ihren (Arbeits-) Alltag mit ein?

Beziehen Sie Ihren Körper, seine Bedürfnisse, sein Wissen und seine Sprache mit in Ihren Alltag ein?

Hatten Sie die Möglichkeit, Ihre Wahrnehmung und Intuition zu schulen?

Wie lassen Sie sich professionell in die Arzt-/Patienten- oder Therapeuten-/Klienten-Beziehung ein?

Und wie grenzen Sie sich hierin ebenso auch gut ab?

Haben Sie in Ihrer Ausbildung die Möglichkeit gelernt, sich selbst als Diagnostikum und Therapeutikum zu betrachten und einzusetzen?

Wie viel Kreativität und Freude ist in Ihrer Arbeit möglich?

Wie hoch ist Ihre Arbeitszufriedenheit auf einer Skala von 0 bis 10? (0 = ganz unzufrieden, 10 = voll zufrieden)

Wie viel Wertschätzung erfahren Sie für Ihre Arbeit und von wem?

Wie sehr wünschen Sie sich einen anderen, wertschätzenderen, freundlicheren Umgang miteinander?

Zählen Sie schon die Tage, bis zu Besserem, zum Wochenende/Urlaub/neuem Job/Rente? (Achtung: Sie leben jetzt!)

Und welche Fragen stellen Sie (sich) noch bezüglich Ihrer Professionellen SELBST- Fürsorge?

Wie könnte es werden, wenn Sie wünschen dürften? Bitte tun Sie es jetzt:

____

____

____

____

____

Sie kennen die Wunderfrage von Steve de Shazer? Wenn Sie drei Wünsche frei hätten und alles machbar wäre?

____

____

____

____

Ja, Sie dürfen, können, sollen, müssen sogar wünschen, wenn Sie etwas verändern wollen! Ihre Fantasie bahnt sich schon gerade einen neuen Weg und nutzt die Neuroplastizität des Gehirns – je nach Ihren Visionen!

Um Professionelle SELBST-Fürsorge zu erlernen und zu erfahren, können zwar Verdruss und Leid ein Motor sein, aber auch Interesse, Neugier und Offenheit, Lust auf Inspiration, auf Kontakt mit sich selbst und mit anderen, um menschliche Begegnung und Beziehung und Ihren Beruf neu zu erfahren.

Vielleicht denken Sie nun, dass das alles viel zu komplex sei? Dass der Zeitaufwand riesig sei?

Es kann, es muss nicht komplex sein. Die ersten Schritte sind meistens schon ermutigend. Der Zeitaufwand ist sehr variabel, von Ihnen bestimmbar. Und er lohnt sich mit Sicherheit! Allein eine SELBST-Eigenschaft in sich erlebt zu haben, wird seine Wirkung entfalten! Oder Sie sagen sich, ja, das hört sich ja alles schön und gut an, ABER:

Ich habe sowieso so wenig Zeit für mich selbst und die Liebsten um mich herum.

Dieser Beruf verschlingt sowieso schon so viel Zeit, ist herausfordernd, aufreibend und fordernd, da ist es mir zu aufwendig, in meinen anstrengenden Alltag auch noch »Professionelle SELBST-Fürsorge« rein zu quetschen.

Ich tue doch schon eine Menge für meine Selbstfürsorge (was etwas anderes ist als SELBST-Fürsorge): Yoga, Tai-Chi, Qigong, MBSR, Autogenes Training, Sport, sich von Musen und anderen küssen lassen usw. Das tut ja auch ganz gut für mein inneres Wohlbefinden, aber in die Arbeit bekomme ich das nicht transferiert.

Nach zwei »Ja, Abers« könnten Sie sich fragen, ob Sie vielleicht das »Ja, aber-Spiel« aus der Transaktionsanalyse spielen wollen, und statt weiter im zeitfressenden »Ja-Aber«-Modus zu verweilen, könnten Sie sich vielleicht fragen:

- Was möchte ich denn wirklich?
- Wie sehr leide ich immer wieder?
- Wie viel unnütze Zeit verbringe ich im Beruf mit mir unangenehmen Dingen? Welchen Zeitaufwand bin ich mir denn eigentlich wert?

An diesem Punkt ist es mir wichtig darauf hinzuweisen, dass Sie durch »Professionelle SELBST-Fürsorge« nicht nur in Ihrem Beruf, sondern auch in Ihrem Leben sehr viel zu Ihrer Haltung und zu Ihrem Wohlbefinden beitragen können. Vielleicht finden Sie ja auch Klarheit und schöpfen Mut, Dinge so zu verändern, wie Sie sie verändern wollen und können. Auf alle Fälle ist es Zeit sparend, Nerven schonend und Freude mehrend, wenn Sie sich SELBST erfahren, wenn Sie Ihre Ärzt*innen- und Therapeut*innen-Teile besser kennenlernen und ein Gespür dafür entwickeln, wie es sich anfühlt, SELBST-bestimmter unterwegs zu sein. Und Sie können auch Ihre Wahrnehmung dafür schärfen, die Grenzen zu ziehen, was in Ihrer individuellen Verantwortung liegt, was Sie gerne anders hätten, und was sich institutionell verändern müsste und somit eher einer (berufs-)politischen Veränderung bedürfte. Grundlegende institutionelle und politische Dauerüberforderungen und Versäumnisse (Stichwort Gesundheitswesen) können nicht individuell kompensiert werden. Diesen Unterschied zu erkennen kann bereits entlastend wirken und hilfreich sein, nicht an schwer veränderbaren Fronten die persönliche Energie zu verausgaben, wenn mit einer berufspolitischen Kraft die größeren Ziele eher erreicht werden könnten.

Auch lädt Sie dieses Kapitel während der Lektüre immer wieder zu ein paar kleinen Übungen und Reflexionen ein, in denen Sie sich erfahren und erproben können. Vielleicht inspiriert Sie das allein ja schon. Oder Sie haben Lust auf mehr bekommen, dann sind der Professionellen SELBST-Fürsorge-Schulung natürlich keine Grenzen gesetzt.

Mit der SELBST-Fürsorge ist das ein bisschen wie Autofahren. Ich weiß, das ist jetzt ein etwas unzeitgemäßer Begriff, aber bitte sehen Sie es als Metapher. Wenn Auto autonom, frei, selbst bedeutet, dann bedeutet Autofahren so etwas wie: sich selbst fahren, führen können. Wenn

Sie das einmal erlernt haben – in der umweltfreundlichen Auto-Schule des Lebens = SELBST-Schule – und das kostet halt ein bisschen Zeit, Aufwand und Umstellung, dann können Sie SELBST sich (meist) durch Ihr privates und berufliches Leben lenken, SELBST und professionell, autonom und freier von Ballast. Sie werden dann Ihre Innere Weisheit, Ihr Zentrum, Ihre SELBST-Qualitäten körperlich und mental immer wieder erfahren und aus dieser inneren Haltung heraus unterwegs sein (IIFS). Aus dieser Haltung heraus fühlen sich dann Leben und Arbeit leichter an und sie werden Ihnen mehr Zeit verschaffen. Das können erstrebenswerte Ziele für jede Lebenslage sein. Und – es ist mit sehr viel Freude und Überraschung verbunden. Dazu vor allem und zu manch anderem möchte ich Sie einladen, anstecken, inspirieren. Und wenn Sie wirklich merken, dass Sie etwas verändern wollen, etwas neues Gutes für Ihr Leben, Ihre Haltung, Ihre Umgebung und Ihren Beruf tun wollen, lesen Sie weiter.

Ich wünsche Ihnen, dass Sie schon beim Lesen immer häufiger erkennen können, wo Sie SELBST und wo Ihre Teile mit Ihnen unterwegs sind. Dann müssen Ihre Teile nur noch Sie SELBST erfahren, und dadurch allein könnte Ihre Arbeit freier, SELBST-bestimmter und mindestens genauso gut wie bisher sein, nur mit weniger Kraft und Energieaufwand.

Übrigens: Die Fragen zu beantworten und die Übungen durchzuführen geschieht in Eigenverantwortung. Sie ersetzen natürlich keine Therapie und keine Beratung. Ich bitte Sie von Herzen, falls Sie während der Lektüre das Bedürfnis nach menschlich-fachlicher Unterstützung haben sollten, sich diese selbstverständlich zu holen, denn auch begleitete Selbsterfahrung, Coaching, Psychotherapie oder Fortbildungen sind Instrumente der Professionellen SELBST-Fürsorge, die auch Ärzt*Innen und Therapeut*Innen brauchen können und gerne nutzen sollten.

Zunächst möchte ich mit Ihnen einen kleinen Ausflug in die »normale« Selbstfürsorge machen – wenn Sie darauf Lust haben. Da können Sie erfahren, wofür Menschen so alles sorgen können.

Was ist eigentlich Selbstfürsorge?

Die Antworten auf diese Frage fallen in individualistisch geprägten Gesellschaften sicherlich anders aus als in kollektivistischen Lebenszusammenhängen. Was der Einzelne dazu tun vermag, gut für sich selbst zu sorgen, sich selbst liebevoll zu begegnen und dies auch tun zu dürfen, hängt von der Erlaubnis in seiner eigenen Biografie, von Zeitgeist, Familiensozialisation, Kultur und Religion ab.

Das echte Bedürfnis, gut für sich zu sorgen, sich wachsen zu lassen und Selbstverantwortung für sein eigenes Wohlergehen zu übernehmen, unterscheidet sich vom Druck zur Selbstoptimierung, bei der jeder das Tollste aus sich meint, machen zu müssen. Möchte man für sich selbst, Körper, Seele und Geist etwas Gutes tun, gibt es in unserer hiesigen Gesellschaft so viele Anregungen und Möglichkeiten wie niemals zuvor. Schon ein Blick in jede Bücherei, ins Internet, ins Volkshochschulprogramm offenbart die Qual der Wahl. Und auch hier gehört es zur echten Selbstfürsorge, sich inspirieren zu lassen, innezuhalten und in sich reinzuhorchen und zu unterscheiden: Wonach ist es mir wirklich? Was tut mir denn wirklich gut? Was brauche ich denn wirklich für meine Entwicklung? Ist viel stimmig, ist weniger richtig? Oder umgekehrt?

Selbstverantwortung für sich und seine Bedürfnisse zu übernehmen und in diesem Sinne Selbstverwirklichung anzustreben, um der Mensch zu werden, der wir werden können, ist nicht egoistisch und steht nicht im Gegensatz zu einem funktionierenden Leben in einer Gemeinschaft. Im Gegenteil – es bereichert das Gemeinwesen, wenn Menschen sich selbst gut kennen, ihr Potenzial entfalten und für sich einstehen können. Auch wenn sie ihre Grenzen und die der anderen respektieren, wenn sie spüren, wo sie aufhören und der andere Mensch anfängt, somit auch, wo ihre Freiheit aufhört und die des anderen beginnt, und wenn jeder die emotionale und psychosoziale Verantwortung für sich selbst übernimmt, ist das förderlich für eine soziale Gesellschaft. Der Mensch ist sowohl ein Einzel- als auch ein Sozialwesen. Wenn ich mich selbst gut kenne mit all meinen Facetten, Liebenswertigkeiten und Eigenheiten, meinen Verletzlichkeiten, Schwächen und Stärken, dann habe ich nicht nur für mich selbst, sondern auch für mein Gegenüber und all die Menschen, denen ich täglich begegne mit ihren Facetten, Liebenswertigkeiten, Eigenheiten, Verletzlichkeiten, Schwächen und Stärken ein größeres Verständnis, Mitgefühl und Respekt.

Selbstfürsorge kann Haltung sein und werden; es kann Handlung sein und werden. Es macht spürbar einen Unterschied, ob ich Selbstfürsorge aus einem Sein-Modus oder einem Tu-Modus entwickle, ob ich Bewusstheit über mein Handeln habe und das mit meinem Inneren, meinem Sein verknüpft ist, ich in Selbstverantwortung handle oder das Gleiche mache.

Ich stelle mir Fragen und lade Sie ein, dies auch für sich zu tun.

- Wofür sorge ich selbst?
- Was brauche ich und wofür brauche ich es?
- Was sind Grundbedürfnisse, was sind weitere Lebensbedürfnisse?
- Was kann ich mir selbst geben und wozu brauche ich den Austausch, die Gemeinschaft mit anderen Menschen?
- Und was hat das alles mit Professioneller SELBST-Fürsorge zu tun?

Ich kann zum Beispiel erst mal selbst dafür sorgen, dass ich meine individuellen Lebensbedürfnisse und die mit meinem Beruf verbundenen Bedürfnisse wahrnehme, sie dann reflektiere und für ihre eventuelle Erfüllung Sorge trage, wenn ich geistig und körperlich dazu in der Lage bin.

Was sind Bedürfnisse?

Der Sozialpsychologe Abraham Maslow postulierte eine Pyramidenform menschlicher Bedürfnisse, die von der ersten, breitesten Stufe bis zur fünften schmal-basigen Spitze, von existenziell notwendig bis idealerweise erfüllt reicht. Von der Basis bis zur Spitze sind dies: physiologische, Sicherheits-, soziale, individuale Bedürfnisse und Bedürfnisse zur Selbstverwirklichung.

Grundbedürfnisse, für die Menschen selbst sorgen können (intrapersonelle Selbstfürsorge)

Angelehnt an die Maslowsche Bedürfnispyramide gehören die Grundbedürfnisse zur Basis der Pyramide in den ersten beiden Reihen: essen, trinken, schlafen, Gesundheit, Schutz der Person und Sicherheit in der Wohnung. In diese Kategorie fallen auch berufliche und materielle Sicherheit; sie dienen der Grunderhaltung.

Diese Basics können in unserer Gesellschaft meistens durch den Einzelnen, durch Sie und mich individuell befriedigt werden. Da Sie sich mit dem Thema Professionelle Selbstfürsorge auseinandersetzen, nehme ich an, dass Sie in diesen Grundbedürfnissen einigermaßen versorgt sind, sei es, dass durch Ihre Berufstätigkeit Ihre materielle Grundsicherheit gegeben ist oder weil Sie Ihre Lebensrealität so gestaltet haben, dass Sie sich den Grunderhalt Ihres Lebens mit Ihrem/r Lebenspartner*in oder einer Gemeinschaft teilen.

Haben Sie sich schon einmal für das vermeintlich Selbstverständliche wertgeschätzt und/oder sich und dem anderen dafür gedankt, dass Sie sich selbst versorgen können? Dass Sie zu essen haben, ein Dach über dem Kopf? Das tut ganz gut. Möchten Sie es jetzt vielleicht tun? Und wie fühlt sich das mental und körperlich an, wenn Sie diese Dankbarkeit sich selbst oder einem anderen Menschen gegenüber jetzt spüren?

Wenn Sie möchten, dann halten Sie doch einen Moment inne und nehmen mal genau wahr: Wie atmen Sie jetzt gerade, wenn Sie diesen Dank erleben? Wie sind Ihre Gesichtszüge? Ihre Augen? Ihr Mund? Ihre Haltung? Wo in Ihrem Körper spüren Sie diese Dankbarkeit? Tauchen dabei innere Bilder, Fantasien auf? Wie geht es Ihnen dabei, wenn Sie sich für diesen Moment zentriert haben und so fein wahrnehmen, was diese Dankbarkeit in Ihnen verursacht? Und vielleicht sind Sie überrascht, wenn Sie eine Reaktion in sich wahrgenommen haben.

Auch die Frage: Wie viele Gegenstände ich für meinen Alltag wirklich benötige, finde ich sehr spannend. Es gab in einer Zeitschrift einen eindrücklichen bildlichen Vergleich, der dies für die unterschiedlichsten Länder und Lebensrealitäten dieser Erde zeigte: von 10 bis 10 000 Gegenstände! Interessant finde ich auch, dass die Literatur zum Thema: »Wie miste ich mein Leben am besten aus?« mit dem Tenor »weniger ist mehr« zunehmend Anwender*innen findet. Das sind sicherlich Themen einer Überflussgesellschaft, in der Menschen wahrnehmen können, dass beim Wohlbefinden eben nicht alles von äußeren Werten abhängt, und dass es wieder einen Trend zum Wesentlichen, zu inneren Werten gibt. Autoren des *World Happiness Reports* zum Beispiel empfehlen, eher nach Wohlbefinden zu streben als nach purem Wohlstand. Schlüsselaspekte, die auf der ganzen Welt zu Glück und Wohlbefinden führen, sind nach Erkenntnissen der Vereinten Nationen: die Armut zu beenden, Ungleichheit zu verringern und den Planeten zu schützen. Auch wenn wir etwas geben, andere teilhaben lassen oder etwas verschenken und uns einem Menschen zuwenden, verschafft uns dies laut dem Sozialwissenschaftler und Glücksforscher Michael Kunze Glücksmomente. Als essenzielle Zugänge zum Glückserleben werden Licht und Bewegung genannt. Um dieses Wohlbefinden zu erleben gilt es, sich dieser Momente gewahr zu werden.

Die berufliche und finanzielle Sicherheit ist meistens mit der Arbeit, die wir täglich verrichten, verbunden. Die Antwort auf die Frage, was wer als Sicherheit erlebt, dürfte individuell ausgesprochen vielfältig ausfallen.

Wie sieht das bei Ihnen aus?

Grundbedürfnisse, die im Zusammenspiel mit anderen Menschen versorgt werden können (interpersonelle und intrapersonelle Selbstfürsorge)

Die nächsten Stufen auf der (von mir etwas erweiterten) Bedürfnisskala sind die Bedürfnisse, für die eine Person nach Definition die Außenwelt braucht. Das sind der Wunsch nach Verständnis, Zugehörigkeit, Anerkennung, Wertschätzung, soziale Bindungen, Freundschaft, Intimität,

Berührung und Liebe. Hier kann ich als Erwachsener dafür sorgen, dass ich mit Menschen im Austausch stehe, mit denen ich diese Werte teilen kann, dass ich Raum schaffe für Kontakt, Begegnung und Beziehung. Ich kann dafür sorgen, dass diese Qualitäten in mir Resonanz finden. Treffen sie auf Gegenseitigkeit, verschaffen sie eine besondere Befriedigung.

Sind im Berufsleben Wertschätzung, Anerkennung und Zugehörigkeit Mangelware, wirkt sich dies physisch und psychisch schädlich auf denjenigen aus, der die Arbeit verrichtet.

Hier möchte ich neben der Maslowschen Bedürfnispyramide eine zusätzliche Sichtweise einfügen, die noch vor den nächsten Stufen dieses Modells anzusiedeln wäre: die *intrapersonelle Selbstfürsorge* vom SELBST zu den Persönlichkeitsanteilen. Wenn ich davon ausgehe, dass ich (und natürlich jeder andere auch) mehr bin als die Summe meiner Teile, bin ich somit viele und also auch nie alleine. Ein wohlwollend gestimmter Wesenskern (SELBST), körperlich, mental und energetisch wahrnehmbar, ist meine Grundlage. Ebenso wie ich über eine innere Vielfalt (Persönlichkeitsanteile) verfüge, kann ich von mir SELBST aus intrapsychisch einen Kontakt zu meinen Persönlichkeitsanteilen herstellen, und diese können zu mir SELBST in Beziehung treten. Wir können bewusst einen inneren Dialog, uns gegenseitig kennenlernen, eine intrapersonelle Beziehung aufbauen. Dann kann ich sowohl mich SELBST und all meine Facetten wahrnehmen, sie annehmen, neugierig auf mein Innenleben sein, mich verstehen, mit mir empathisch sein, Freundschaft mit mir und allen diesen Seiten schließen. Ich SELBST kann alle meine vielfältigen Persönlichkeitsanteile als zu mir gehörig betrachten, sie wertschätzen, Mitgefühl mit ihnen haben, ihnen helfen, ihre Arbeit und Lasten zu würdigen, sie abzulegen und zu transformieren, Verbundenheit und Zugehörigkeit zu ihnen empfinden und sie freundlich hinterfragen. Das allein kann mich schon mit Freude erfüllen und ein wundervoller Vorläufer dafür sein, wenn ich dieselben Bedürfnisse dann auch noch im Außen erfüllt bekomme.

Haben Sie nicht auch schon die Erfahrung gemacht, dass Sie umso eher wertgeschätzt, angenommen, gemocht werden, wenn Sie das ehrlich und tief drin in sich selbst tun?

Wie fühlt sich das dann für Sie an? Und wo in sich im Körper und in der Seele können Sie diese Gefühle erleben?

Und wenn Sie im Außen verzweifelt zum Beispiel Anerkennung suchen, ohne diese für sich selbst schon entwickelt zu haben, dann könnte es möglich sein, dass Sie lange vergeblich suchen und darüber unglücklich 95 Jahre werden könnten. Da wäre eine frühere Zugewandtheit zu sich selbst vermutlich doch eine erfüllendere Alternative. Falls das ein Thema für Sie sein sollte, und Sie nicht so lange warten wollen, könnten Sie es ja schon vorher mal probieren, wie es mit der freundlichen Anerkennung für sich von sich SELBST aus klappt.

Das soll nicht heißen, dass wir die anderen Menschen nun nicht mehr brauchen. Vielleicht nur nicht so unbedingt für die Bedürfniserfüllung, die wir ihnen zunächst – eher unbewusst – zugedacht hatten. Als Kinder sind alle Menschen auf die reale Nahrung, Schutz und Fürsorge, Nähe, Berührung und Bindung existenziell angewiesen. Die Begegnung mit anderen Menschen kann für unsere Entwicklung und unsere Erfahrungen prägend und inspirierend, ein Quell der Freude und leider auch des Leides sein. Bei der intrapersonellen SELBST-Fürsorge kann die IIFS hier sehr viel bei der Erkundung seiner eigenen Innenwelt weiterhelfen, sie anzunehmen und ihre Bedürfnisse in ihrem jeweiligen Kontext erfahren. Wir können dann SELBST die Bedürfnisse unserer Persönlichkeitsanteile von früher von den heutigen unterscheiden und für ihre Befriedung sorgen – intrapersonell und/oder interpersonell.

Bedürfnisse die an ein Du, das im Innen oder im Außen sein kann, gekoppelt sind (Intrapersonelle und interpersonelle Selbstfürsorge)

Auf der obersten Stufe der Pyramide der individuellen Bedürfnisbefriedigung sind die Bedürfnisse nach kulturellen Anregungen, nach geistigen Reizen, nach Selbstverwirklichung und Entfaltung der Persönlichkeit, nach spirituellen Erfahrungen zu finden.

Durch den Kontakt und in der Begegnung mit Kultur, Kunst und geistigen Anreizen erfährt sich der Mensch in Resonanz zu dem Erlebten. Da klingen Saiten seiner Persönlichkeit und seines Körpers an, die ihn sich anders erleben lassen, als er es sonst von sich gekannt hat, Seiten, die bisher im Verborgenen schlummerten. Vielleicht wird durch diese Erfahrung seine eigene Kreativität angestoßen, vielleicht öffnet ihm dieser Kontakt einen anderen Zugang zu seinem Körper, zu tieferen Persönlichkeitsschichten, zu universeller Menschenliebe, zu Archetypen, zu einer inneren Kraft, vielleicht sogar zu einem göttlichen Funken (C.G.Jung). Er erfährt die Vielschichtigkeit seiner Persönlichkeit, die ihn auch umfassender auf andere Menschen schauen lässt, und fühlt sich mit ihnen verbunden. Wie wohltuend kann es sein, wenn Körper, Seele und Geist gleichermaßen sich inspiriert fühlen und ein inneres Wachstum möglich ist!

Eine Bemerkung zu unseren digitalen »Grund«-Bedürfnissen

Der digitale Zugang wird mittlerweile zu den Grundbedürfnissen (informelle Bedürfnisse) gerechnet. Die Zeit, die Menschen in der digitalen Welt zubringen, steigt. Da es sich hier um virtuelle menschliche Kontakte handelt, fehlen wesentliche Dimensionen der echten Begegnung. Eine Kommunikation lebt von verbalem und nonverbalem Ausdruck. Wir bekommen ein Gefühl von Stimmigkeit, wenn wir unser Gegenüber verbal und nonverbal authentisch und kongruent erleben, wenn wir in Gestik, Mimik, Haltung und Bewegung sehen, was wir hören und was wir spüren. Alleine das Nichtübereinstimmen von Bild und Ton, was bei Videokonferenzen häufig ein wenig versetzt ist, schafft im Gehirn Irritation und eine Art Verunsicherung. So wie Internet-Freundschaften den Eindruck von verbunden sein suggerieren, können sie auch massiv ausgrenzend wirken. Neuronale Strukturen reagieren bei Ausgegrenzt-Sein sowohl mit Stress, Schmerz als auch mit Aggression. Weitere Dimensionen der menschlichen Begegnung wie Atmosphären wahrnehmen, hormonelle Botenstoffe erschnuppern und ein körperliches Berühren gehen im virtuellen Kontakt verloren. Diese Art von Kontakten sind nicht vollständig und werden auch vom Bewusstsein als ersatzartig registriert. Sie können daher einen Boden für Verunsicherung schaffen. Dann bleibt die Suche nach wahrer Begegnung in den vielen Stunden am Computer im eigentlichen Sinne unbefriedigend, lässt einen aber immer weitersuchen. Existenzielle menschliche Bedürfnisse nach Verständnis, Zugehörigkeit, Anerkennung, Wertschätzung, sozialen Bindungen, Freundschaft, Intimität, Berührung und Liebe brauchen basal all diese vielen Dimensionen menschlicher Begegnung. Sie können digital nicht wirklich befriedigt werden, weil hier informelle Bedürfnisse mit diesen menschlichen Bedürfnissen durcheinandergebracht werden. Wir sehen in den Therapien zunehmend Resultate von Unzufriedenheit, Selbstunsicherheit und Reizüberflutung. Sie äußern sich als Stresssyndrome, somatoforme autonome Störungen in allen möglichen Körperregionen, Ängste und verstärkt leider auch als Depressionen und Süchte. (Internet und Smartphone sind bewusst auf Abhängigkeitsgenerierung ausgerichtet – das sagen die »Erfinder« selbst.) In einer hochtechnisierten, komplizierten und flexiblen Welt gibt es durch sie bedingt im Gegenzug immer mehr Menschen, die auf der Suche nach Werten und Beständigkeit sind, die das natürliche Bedürfnis nach Verbundenheit zu etwas Übergeordnetem, All-Einem, Spirituellem, Religiösem oder auch nach einfachen Lösungen suchen. Das ist einerseits sehr verständlich, andererseits birgt es große Gefahren in sich, wenn es Türen in extreme Einseitigkeiten, Schwarz-Weiß-Denken, Abhängigkeiten, aufklärungsferne Theorien oder fundamentalistische Ideologien öffnet. Wie viele Menschen landen bei der Suche nach etwas Wesentlichem, das ihnen im Leben fehlt, in einer Abhängigkeit oder gar in einer Sucht?! Bei der Fülle der ja auch zum Teil wirklich tollen Anreize durch die uns zur Verfügung stehenden Möglichkeiten und Medien fällt die bewusste Auswahl oft schwer, und wir reagieren infolge von Reizüberflutung mit Abstumpfung, Langeweile oder Aggression. Manche Menschen fühlen sich ohne ihr Mobiltelefon wie amputiert, oder geraten in Panik, wenn sie es verlegt haben; andere verordnen sich regelmäßiges »Medien-Fasten«.

Selbstfürsorge heißt auch hier Selbstbestimmung und damit Selbstverantwortung. Es hat jede*r die Freiheit, bewusst zu entscheiden in welchem Ausmaß, mit wem, und mit was er/sie die Lebenszeit gestalten möchte, Manipulationsversuche zu erkennen und danach bewusst und selbstständig zu handeln.

Wie viele der durchschnittlichen vier Stunden pro Tag (vor Corona und außerhalb von beruflichen Notwendigkeiten), die der moderne Mensch mit diesen Medien außerhalb der Arbeit verbringt (Stand 2020), sind selbstbestimmt?

Und ein paar Fragen an Sie, wenn Sie mögen, kann aber unbequem sein:

Wie viele Stunden verbringen Sie mit diesen Medien, willentlich – oder unwillentlich, ohne es wirklich zu wollen?

Würden Sie etwas anderes lieber tun?

Und wie kommt es, dass Sie es tun oder nicht tun?

In unserer westlichen Zivilisation sind die Anforderungen und Reize im täglichen Leben in den letzten zehn Jahren immens angestiegen. Wir sind im Dauer-Reiz-Reaktionsmuster mit natürlich entsprechenden Folgen für unseren Organismus. Unser Körper reagiert bei allem, was wir tun, denken und fühlen, mit. Auf eine Flut von Reizen, die natürlich nicht alle beantwortet werden können, zeigt er physiologische Stressreaktionen mit Ausschüttung entsprechender Neurotransmitter und entsprechender Wirkung auf alle Organe. Sie können sich fragen:

Erlebe ich das?

Wenn ja, wo?

Wenn ja, möchte ich das so?

Habe ich eine Kontrolle über die Anregungen und Reize, die auf mich einströmen?

Nehme ich mir den Raum und die Zeit für das, was mir wirklich wichtig ist im Leben?

Wie viel handle ich selbstbestimmt, und zu welchem Prozentsatz lasse ich mich in diesem Punkt der Reize fremdbestimmen?

Selbstreflexiv könnten wir uns die Fragen stellen: Wie viele und welche kulturellen und geistigen und medialen Anreize tun mir wirklich gut?

Wie kann ich mich entfalten, meine Persönlichkeit entwickeln, ja mich selbst verwirklichen, ohne auf Kosten anderer zu leben?

Wie fühle ich mich in diesem Leben verbunden?

Was brauche ich wirklich, um mich wohlzufühlen, zufrieden, ja sogar manchmal glücklich zu sein?

Eigene Quellen, Ressourcen, Resilienzen

Welche sind Ihre persönlichen Quellen, aus denen Sie schöpfen und Ihre Seele, Ihren Körper, Ihren Geist speisen?

Finden Sie sie beim Singen, Tanzen, Musizieren, Spielen, Malen, in anderen Musen ob aktiv oder passiv?

In Ihrem Körpererleben? In der Bewegung? Beim Sport?

Im Kontakt oder der Begegnung mit der Natur? Mit Tieren?

Mit anderen Menschen, die Ihnen nahe sind?

In der Stille? Beim Meditieren? In sich SELBST? In einer Geisteshaltung?

Und in vielen anderen Urgründen?

Und auch hier könnten Sie der einen oder der anderen Frage für sich selbst in Ruhe nachgehen.

____

____

____

____

Der Hungertrieb in der Gestaltpsychotherapie

Um genau wahrzunehmen, was einem Menschen denn nun guttut, was er wirklich braucht und wie er das herausfinden und für sich Verantwortung übernehmen kann, finde ich die Grundgedanken des Hungertriebes von Fritz Perls, dem Erfinder der Gestaltpsychotherapie, sehr erhellend. Damit möchte ich Sie an dieser Stelle kurz bekannt machen. Nach Fritz Perls Erkenntnissen erschaffen sich die Motivationen der Menschen aus dem *Hungertrieb*. Perls war ein rebellischer Schüler Freuds und stellte seinen Hungertrieb als den eigentlichen Antrieb des Lebens dem Sexualtrieb Freuds entgegen, den er als zu eindimensional erachtete. Hunger im gestalttherapeutischen Sinne betrifft jegliche Nahrung, die ein Mensch zum Leben und Wachsen braucht, sei es geistige, seelische oder materialisierte Nahrung. Uns nährt also Essen und Trinken, Berührung und Sexualität, Kontakt und Beziehung, Anreize geistiger und kultureller Art, die Umwelt und die Natur, Informationen und Leitlinien für ein soziales Miteinander, für sowohl Eigen- als auch Fremdverhalten. Und der natürliche Hungertrieb mit seinen Bedürfnissen führt das Individuum dem zu, was es braucht. (Gestalttherapeutisch gesprochen, ist es die Figur, die aus der Gestalt vom Hintergrund in den Vordergrund, auf die Bühne des Bewusstseins tritt.) Wenn ich wahrnehme, was ich in diesem Moment brauche, benötige ich hierfür die Achtsamkeit *(awareness)*. Gestaltpsychologie und Achtsamkeit sind ohne einander nicht denkbar. Sie schulen den Menschen in der Kunst der Wahrnehmung, in der Aufmerksamkeit, die nicht bewertet und dennoch die Stimmigkeit von Hirn, Herz und Bauch überprüft. Dies kann sowohl bewusst als auch unbewusst geschehen, besitzt der Körper doch die Fähigkeit zur »organismischen Selbstregulation«. Der Wesenskern (das SELBST in der IIFS) eines jeden Menschen ist erfahrbar und »weiß«, wenn er nicht allzu tief vergraben oder verdeckt ist, was für ihn stimmt und was ihm wirklich guttut. Hierzu kann eine Verlangsamung, ein Innehalten, ein Wahrnehmen auf allen Sinneskanälen hilfreich sein, den Kontakt zu dem Wahrgenommenen spürbar zu erleben. Ich nehme also genau wahr, was jetzt gerade mein Bedürfnis ist, und prüfe, was sich stimmig anfühlt. Alsdann kommt die Phase der Kontaktaufnahme. Ich steuere auf das »Objekt meiner Begierde« zu (*aggredere* im Sinne von darauf zugehen), beiße mit »dentaler Aggression« – im echten oder übertragenen Sinn – ein Stück vom »Kuchen des Lebens« ab, zerlege dieses Fremdmaterial, »schmecke« es, kaue es gut durch und finde heraus, ob es mit all seinen Inhalten tatsächlich das ist, was mir bekömmlich erscheint. Erst nach dieser Prüfung »schlucke« ich es herunter, verdaue es und verleibe es mir ein. Wenn es mir bekömmlich ist, verhilft mir diese »Nahrung« zu gesundem Wachstum. Die Gestalttheorie besagt, dass so das »Fremdmaterial« zu »Eigenmaterial« assimiliert wird. Nur was der Organismus als stimmig nahrhaft erkannt hat, nimmt er zum Wachstum auf. Falls mir vorher etwas »unverträglich« erscheint, darf ich es aussortieren und zurückweisen. Ersatznahrungen (Ersatzobjekte), die in Ermangelung der Verfügbarkeit von stimmiger »Nahrung« internalisiert werden, sind unbekömmlich und verursachen psychische und/oder organische »Bauchschmerzen«. Das Individuum selbst trägt die Verantwortung dafür, was es zu sich nimmt. Der ethische Ansatz der Gestalttherapie weist jeder Person ihre Eigenverantwortung zu. Sie kann also prüfen, welche »Nahrung« auch im weiteren Sinne sie braucht, welche Ernährung ihr gut bekommt, wie ihre Bedürfnisse nach menschlichem Kontakt gerade ausschauen, welcher Art die sozialen, intellektuellen, kulturellen oder geistigen Reize sein sollten, die sie benötigt, die sie inspirieren oder sie wachsen lassen. Oder ob die Bedürfnisse gestillt sind, sich gerade keine Bedürfnisse vom Hintergrund dieses Menschen in den Vordergrund seiner Aufmerksamkeit drängen und Zufriedenheit sich ausbreitet. Der Mensch kann sich auch entscheiden, Unpassendes zurückzuweisen und hungrig zu bleiben, oder aber die Verantwortung dafür zu übernehmen, wenn er »Ersatznahrung« zu sich genommen hat, die ihm schwer im Magen liegt. In diesem Falle sollte er der Gestalttherapie folgend nicht die »Ersatznahrung« für die Bauchschmerzen verantwortlich machen, sondern seine eigene Entscheidung. Der so achtsam geschulte Mensch kann in diesem Sinne alles auf seine Verträglichkeit hin prüfen, zu dem er Kontakt herstellen kann. Bekommt mir das Essen? Bekommen mir die Menschen, die Arbeit, die Rolle, die Wohnung, die Hobbys usw., mit denen ich mich umgebe? Was brauche ich wirklich? Was tut mir gut?

Das achtsamkeitsbasierte Gestaltmodell von Fritz Perls vermittelt eine feine mentale und körperliche Schulung der Wahrnehmungsfähigkeit. Es dissoziiert in therapeutischer Weise den Menschen von seinen Bedürfnissen: Ich kann meine Bedürfnisse wahrnehmen, also bin ich mehr als meine Bedürfnisse. Ich kann meine Bedürfnisse wahrnehmen, wie sie von meinem Hintergrund in den Vordergrund der Bühne meines Lebens drängen, und ich kann die Verantwortung für meine Bedürfnisse und deren Erfüllung übernehmen. Ich kann mich auch dafür interessieren, woher meine Bedürfnisse kommen, womit sie zu tun haben, in welcher Situation meines Lebens sie entstanden sind. Hier habe ich die Möglichkeit, eine etwaige verletzte Gestalt mit ihren damaligen Bedürfnissen zu schließen. Für aktuell wahrgenommene Bedürfnisse kann ich in Eigenverantwortung entsprechend sorgen. Einen solchen selbstverantwortlichen Umgang mit Bedürfnissen halte ich für ausgesprochen eindrucksvoll und praktikabel.

Und wieder ein paar Fragen an Sie:

Da jeder Mensch eine sehr individuelle Bedürfnislage hat, könnten Sie sich jetzt einige der folgenden Fragen stellen, wieder mit Achtsamkeit und in Ruhe oder auch ganz spontan.

Was brauche ich, um satt zu werden, um mich gesund zu ernähren?

Was brauche ich, um ausgeruht zu sein?

Was brauche ich, um entspannt zu sein?

Was brauche ich, um im Rhythmus zu sein?

Was brauche ich, um einen guten Schlaf zu haben?

Was sind meine echten, eigenen, persönlichen Bedürfnisse?

Welche Bedürfnisse sind mir suggeriert worden?

Wie und wo in meinem Körper, meiner Seele merke ich, dass mir etwas guttut?

Was brauche ich von mir und von anderen, und wenn von wem, um mich

- wohlzufühlen?
- anerkannt zu fühlen?
- dazugehörig zu fühlen?
- geliebt zu fühlen?

Was brauche ich, um zufrieden zu sein

- mit mir?
- mit anderen?

Wie fühle ich mich, wenn ich etwas zu mir nehme, kaufe, zulasse, das nicht meinen wirklichen Bedürfnissen entspricht?

Wie spüre ich es, wenn ich eine Ersatzbefriedigung gewählt habe?

Ich weiß, das sind viele Fragen. Ich möchte Ihnen mit meiner Fragerei nicht auf die Nerven gehen. Sie müssen sie natürlich auch nicht alle beantworten. Mir geht es einzig darum, dass Menschen eine Bewusstheit dafür haben, was ihnen guttut und was nicht, und dass sie die Wahl und die Verantwortung für sich haben. Und das können nur Sie wissen. Vielleicht spüren Sie ja auf diese Weise dem nach, was Ihnen wirklich guttut.

Eine Umfrage zur Selbstfürsorge

Zu Beginn des Schreibens dieses Buches habe ich in einer kleinen Umfrage ca. 100 Kolleg*innen zwei Fragen gestellt. Die Kolleg*innen sind seit Jahren mit den Werkzeugen der Professionellen SELBST-Fürsorge vertraut und betreiben daher natürlich auch individuelle Selbstfürsorge. Sie haben seit Jahren erfahren, dass es Körper, Geist und Seele stärkt, wenn sie innehalten, auf eigene Bedürfnisse hören und für ihr Wohlergehen sorgen, und dass sie selbst es wichtig und wert sind, sich um sich zu kümmern. Sie können sich so immer besser wahrnehmen, besser spüren, sich mehr und mehr kennenlernen, auf sich und ihre Grenzen achten und SELBST-Verantwortung übernehmen. Sie haben erfahren, dass sie sich dann auch ihren Klient*innen und Patient*innen wieder offener zuwenden können und ihnen die Arbeit mehr Freude bereitet, wenn sie auch gut für sich sorgen können.

Dies waren die beiden Fragen:

1. Was bedeutet für dich Selbstfürsorge?
2. Was tust du für deine persönliche Selbstfürsorge?

Einige ihrer Reflexionen möchte ich Ihnen unterbreiten und Sie dann zu einer in unseren Gruppen beliebten und anerkannten Methode einladen, die wir als »Trittbrettfahren« bezeichnet haben. So bekommen Sie auch einen kleinen Einblick, welche Methoden und Haltungen wir in den Gruppen praktizieren. Unter »Trittbrettfahren« verstehen wir eine Übung, bei der alle Teilnehmer*innen einer Gruppe offen und achtsam, mental und körperlich, ihre eigenen Reaktionen und Resonanzen bei sich wahrnehmen, wenn jemand etwas vorträgt, ein Anliegen hat, einen Fall vorstellt, eine Supervision oder Therapie bekommt. Sie »fahren« dann ein Stück mit, lassen sich treiben, inspirieren, schauen, was sie an Eigenes erinnert, sie nehmen das wahr, was direkt im Zusammenhang mit der Geschichte des Vortragenden auftaucht, ein Gefühl, einen Gedanken, eine Körperempfindung, eine Assoziation, eine Fantasie, ein Bild. Sie lassen sich von der Erzählung tragen, träumen, finden eigene Wege und landen beim Vortragenden oder bei sich, und dann wieder im Hier und Jetzt. Diesen Prozess können sie für sich behalten oder mit der Gruppe teilen, je nach Lust und Laune. Sie unterscheiden bei der Rückmeldung ein persönliches »sharing« von eigenen Anteilen von einem Feedback auf die Vortragenden. Diese Art, ohne Ziel, offen, bei sich zu sein, beim anderen zu sein, bei sich wahrzunehmen, wieder im Außen zu schauen und nach innen zu gehen, sich anregen zu lassen oder sich zurückzuziehen, dem anderen etwas geben und etwas bekommen, sich mitzuteilen, für Erlebtes Sprache zu finden, zu hören, gehört zu werden und alles in einer von SELBST-Qualität getragenen Atmosphäre, ist eine Form unserer Wahrnehmungsübungen. So manches Mal lassen sie sich auch einfach nur inspirieren oder anstecken.

Ich lade auch Sie jetzt ein zum Trittbrettfahren! Vielleicht mögen Sie sich von den Antworten inspirieren zu lassen.

Was bedeutet für dich Selbstfürsorge?

- Selbstfürsorge bedeutet für mich ein liebevoller wertschätzender Umgang mit mir selbst und wird immer wichtiger für mich.
- Ich versuche mit meiner Wahrnehmung gleichzeitig bei mir und beim anderen zu sein.
- Wenn eine Aufgabe an mich herangetragen wird, reagiere ich nicht sofort, sondern verschaffe mir einen kleinen Moment Spielraum, in dem ich innehalte, um nachzuspüren, was sich für mich selbst wirklich stimmig anfühlt.

- Ein regelmäßiger Ausgleich durch körperliche Betätigung verschafft mir ein gutes Körpergefühl. Meine Achtsamkeit spüre ich körperlich.
- Empathie auch für mich selbst entwickeln, eigene Bedürfnisse wahrnehmen, nach Möglichkeit gut darauf eingehen, mich aktiv für die eigenen Interessen einsetzen.
- Selbstfürsorge bedeutet für mich, mich und meinen Körper und meine Bedürfnisse zunächst erst einmal wahrzunehmen. Zum Beispiel trinke ich oft den ganzen Tag nichts, bis ich Kopfschmerzen bekomme. Da wären sicher noch frühere Signale, die gut wären, vorher wahrzunehmen.
- Ich nehme erst mal die ganz basalen Bedürfnisse wahr (Hunger – Durst – Schlafen – Wärme -Kälte – Klogehen) und sorge zeitnah dafür.
- Zu sich selbst so gut sein wie zu den anderen.
- Immer wieder ein Gespür für die eigenen Motive haben.
- Schauen, dass es mir gut geht, mich um meine Bedürfnisse körperlich, mental, emotional und sozial zu kümmern, mir eine gute Freundin sein, friedlich mit mir sein, mich ermuntern Gesundes, Konstruktives, Erholsames, Sinnvolles und manchmal Sinnloses zu tun.
- Zu reflektieren, wie es mir geht (im Alltag, auf der Arbeit, in zwischenmenschlichen Beziehungen) und Maßnahmen zu treffen, um Spannungen, Dysbalancen und Widerstände zu vermindern oder aufzulösen.
- Ich achte zwischendurch immer mal wieder darauf, welche Gefühle und Gedanken mich bewegen und wie mein Körper reagiert. Wenn ich mich angespannt fühle, mich ärgere oder ein anstrengendes Gespräch hatte, spüre ich das oft in meinem Nacken. Dann versuche ich da reinzuatmen oder mich zu dehnen.
- Selbstfürsorge bedeutet für mich immer wieder etwas anderes. Im Wesentlichen geht es aber darum, auf meine inneren Stimmen zu hören. Oder ich erlaube mir, nicht gleich auf den ersten Impuls meiner pflichtbewussten Teile zu hören und auch nicht auf ihren Gegenspieler, den »Beiseite-Schieber«, sondern die Dinge einfach mal »sacken« zu lassen, sodass ich immer wieder im eigenen Flow an die damit verbundenen Impulse denke und sich somit meine Antwort wie von selbst ergibt. Selbstfürsorge kann auch heißen, mir das zu gönnen, was

bestimmte Stimmen als Luxus bezeichnen – sei es eine Massage oder ein schickes Kleid oder einen Urlaub. Selbstfürsorge heißt somit, für meine Bedürfnisse einzustehen gegenüber Menschen, die mir nahestehen oder denen gegenüber ich mich verpflichtet fühle. (Ehemann, Kinder, Auftraggeber, usw.)

- Selbstfürsorge heißt für mich, mich um die eigenen Gefühle und Gedanken und vor allem die Teile zu kümmern, zu denen sie »gehören«, und so immer wieder den Kontakt zu mir selbst zu finden und auf das Gefühl der Stimmigkeit vertrauen.
- Selbstfürsorge bedeutet für mich, meine Grenzen und Möglichkeiten zu spüren, innezuhalten, um auf Entdeckungsreise zu gehen, was ich jetzt brauchen könnte. Aus IIFS-Sicht gesehen ist es auch ein Auseinanderklamüsern aller aktiven Teile, um mich wieder darauf zu besinnen, wie ich mich SELBST spüren kann. Zudem heißt es auch, die Erlaubnis zu haben, mich um mich zu kümmern, es mir sogar gut gehen zu lassen, und Dinge zu tun, die mir Freude bereiten, Kraft geben oder auch den Raum bieten, um Belastendes anzuschauen.
- Dass ich in der Balance bleibe, dass ich trotz Anforderungen meine Energie und Freude nicht verliere. Dass ich die Dinge tue, die mir helfen, mein Leben freudig zu leben
- Selbstfürsorge bedeutet für mich Achtsamkeit mir selber gegenüber, d. h. Wahrnehmung meiner Kräfte, Stimmungen, Emotionen, Wünsche, Abneigungen etc. Und der Versuch, eine Balance zu halten zwischen den Bedürfnissen der anderen und meinen Bedürfnissen, sodass ich mich gut dabei fühle. Das setzt voraus, dass ich den Bedürfnissen und Erwartungen der Anderen nicht immer einen höheren Stellenwert einräume als meinen eigenen.
- Bewusst Ruhemomente einlegen, einen Schritt zurücktreten und hinschauen, was gerade läuft, nachspüren, wie es mir geht. Planen, wann und wie ich meinen Interessen und Hobbys nachgehen kann, um Energie zu tanken.
- Selbstfürsorge für mich bedeutet, nichts zu tun, wo ich nicht auch dahinterstehen kann, mir selbst zu vertrauen und mit meinen Persön-

lichkeitsanteilen in reger lebendiger Verbindung zu stehen, meinem Rhythmus und meinen Bedürfnissen zu folgen, auf meinen Körper zu hören, mich mit Menschen, Wesen und Dingen zu umgeben, die mein Herz erfreuen, gerne einfach gar nichts zu machen, einfach zu sein.

Was tust du für deine persönliche Selbstfürsorge?

- Zeit für mich allein (auf dem Sofa sitzen und meinem Kopf beim Denken zusehen …). Neues ausprobieren. Konkret: Ich habe meine Arbeitszeit auf 80 Prozent reduziert und jede fünfte Woche frei, wenn ich nicht gerade in einer Fachrotation bin.
- Selbstfürsorge bedeutet für mich, mir Zeit für mich zu nehmen um mich zu erholen. Oder mit meinen Freundinnen über Probleme, Erlebnisse zu sprechen, Balintgruppen zu besuchen, der IIFS-Kurs, Meditation, IIFS-Sitzungen, Sport, Wandern mit Freunden, Sauna, Urlaub. Eigentlich auch so was wie die Selbstbadetage … Also demnach mein Inneres zu erforschen, in mich reinhören, etwas tun, damit es mir besser geht. Ich tue alles davon (vielleicht zu selten).
- Ich bewege mich regelmäßig, nehme mir kleine Auszeiten, ernähre mich meistens gesund, genieße so oft es geht das Hier und Jetzt.
- Meditieren, spazieren gehen, schwimmen, massieren lassen, schlafen, schreiben, lesen … und brüten ☺.
- Ich lerne zum Beispiel gerade Cello oder trinke ganz gerne eine schöne Tasse Kaffee.
- Ich halte immer wieder inne, versuche zu erspüren, was ich gerade brauche. Die Momente des Tee-Trinkens sind tägliche Momente der Selbstfürsorge. Hinzu kommen Wohlfühl- oder Auftankzeiten durch Massagen, Yoga, Kontakte zu Freundinnen und eine wunderbare Trommel spielen … Das hat aktuell einen großen selbstfürsorglichen Anteil durch das Entdecken von Energie, Erdung und Konzentration in Bewegung. Außerdem ist auch das Musikmachen mit anderen eine Quelle der Fürsorglichkeit.

- Meditation, Yoga, gesunde Ernährung, Sport, Gespräche, Tanzen, Innehalten, Stille, Ruhe, Natur spüren …
- Pausen machen. Dinge vermeiden, die Energie rauben, zum Beispiel Fernsehen, Zeitunglesen. Positive Dinge bevorzugen: Natur, wertschätzende Kontakte, hoffnungsvolle und positive Vorträge und Menschen.
- Ich schaffe mir regelmäßig ungeplante Zeitfenster, die ich so gestalten kann, wie es der jeweilige Augenblick vorgibt, auch für Kontakte mit mir selbst. Ein regelmäßiger Ausgleich durch körperliche Betätigung, meine Achtsamkeit schärfen, zum Beispiel mich zu fragen, wer, welcher Teil ist gerade da in meinen inneren Raum.
- Was ich dafür tue? Manchmal nicht genug, v.a. Schlaf und gesundes Essen kommen – in Konkurrenz zu anderen Bedürfnissen – oft zu kurz. Besonders wichtig: Immer wieder mit dem eigenen »Inneren Kritiker« arbeiten, sich Zeit, die nicht mit Plänen ausgefüllt ist, nehmen; auf Rückzugsräume achten, nicht permanent verfügbar sein (sparsamer Handy-Gebrauch), Dinge tun, die mich mit Freude erfüllen (tanzen, im Meer schwimmen, Natur generell), regelmäßig meditieren.

Sind Sie ein bisschen mitgefahren?

Was ist Ihnen wichtig zur Selbstfürsorge? Wie sorgen Sie für sich?

Und wer in Ihnen sorgt denn da eigentlich für Sie? Sind es Sie SELBST oder Persönlichkeitsanteile von Ihnen?

Sorgen Sie so für sich, wie Sie es für Ihre Liebsten, Ihre Nächsten tun? Genauso gut? Besser? Schlechter?

Wenn Sie genauso freundlich, wohlwollend, gütig, selbstverständlich für sich sorgen wie für andere, und Sie das gar nicht anstrengt, ist die Wahrscheinlichkeit groß, dass Sie aus sich SELBST heraus gehandelt haben.

Tun Sie es angestrengt, so ist eher anzunehmen, dass Sie das aus einem wohlmeinenden, versorgenden, selbstfürsorglichen Persönlichkeitsanteil tun.

Sorgen Sie besser für sich als für andere, ohne sich unrechtmäßige Vorteile zu verschaffen, handeln Sie vermutlich auch aus sich SELBST heraus, da Sie sich nun mal am besten kennen und entsprechend gut für sich sorgen können.

Tun Sie es konkurrierend, sich vergleichend, wird vermutlich ein Persönlichkeitsanteil am Werk sein, der meint, Sie würden sonst zu kurz kommen oder der andere bekäme sonst mehr.

Gehen Sie schlechter mit sich um als Sie es mit anderen tun, werden Sie aller Wahrscheinlichkeit nach in einem Sie entwertenden Persönlichkeitsanteil stecken, der es nicht für so wichtig hält, wie es Ihnen geht. Dieser Teil meint vielleicht, Sie verdienten es nicht besser, er hat vielleicht Angst, wenn Sie Ihre Bedürfnisse spüren würden, wären Sie voll egoistisch, hat er irgendwo gelernt, dass es erst situationsgebunden, dann generell wohl besser ist, eigene Gefühle, Bedürfnisse, Wünsche, Strebungen gar nicht erst zu fühlen, weil er damit vermutlich schlechte Erfahrungen gemacht hat. Oder ist das für ihn schon immer so gewesen, dass andere vorgingen?

Allerdings können Sie auch aus sich SELBST heraus kurzfristig mit jemand anderem besser umgehen und sich vorübergehend zurückstellen, wenn Sie die Bedürfnisse eines anderen Menschen für aktuell wichtiger halten als Ihre eigenen und Sie im Grunde nicht unterversorgt sind. Tun Sie dies, dann ist Ihnen das selbstverständlich, es fällt Ihnen nicht schwer und Sie erwarten von Ihrem Gegenüber keinen Dank, keine Gegenleistung oder eine Wiedergutmachung. Wird es allerdings zur Gewohnheit, könnte sich doch ein altruistischer Helferteil eingeschlichen haben.

16

SELBST-Qualitäten und Therapeut*innen-Teile im Beruf entdecken

Das Arbeits-Panorama

Wie in einem sehr persönlichen Buch mit vielen Kapiteln, »schreiben« Menschen unbewusst das Panorama ihres Lebens auf dem Hintergrund ihrer ganz persönlichen Geschichte. Die einzelnen »Kapitel« entstehen zu den unterschiedlichsten Themen des Lebens. Auch bezüglich der Arbeit hat ein jeder ein solches »heimliches« Kapitel, ein »Arbeits-Panorama« »verfasst«, mit allen Erfahrungen, Ereignissen, Erfolgen, Niederlagen, Anstrengungen, Hoffnungen, Erfüllungen, Scheitern, Neuanfängen aus dem persönlichen Schul-, Ausbildungs- und Arbeitsleben wie dem der Eltern, Großeltern und nahen Angehörigen. Alles Erlebte in Bezug auf die Arbeit ist hier szenisch, leiblich und atmosphärisch gespeichert, alle Erfahrungen im Guten wie im Schlechten, und die individuellen Schlüsse, die wir daraus in dem jeweiligen Alter gezogen haben, alle Lebensereignisse mit ihren Freuden, aber auch ihren Bürden und Lasten auf der Seele. Auch die meist unbewussten epigenetischen Vermächtnisse aus der Arbeitswelt der Vorfahren sind in diesem Buch vermerkt. Wie eine Tönung der Atmosphäre des Hintergrundes – hier um das Thema Arbeit – haben sie ihre Wirkung über die Jahre entfaltet und die Seiten gefärbt. Durch eine SELBST-Erfahrung und Teile-Entdeckung, auch besonders der Teile, die mit der Arbeit zu tun haben, können die folgenden Kapitel dieses persönlichen Buches von den Autor*innen SELBST bewusster mitgeschrieben und die früheren Kapitel aufgearbeitet werden. Die alte Geschichte ist nicht veränderbar. Es macht jedoch einen großen Unterschied, ob diese Geschichte wie in einer Extra-Spalte neben jeder Seite aus den SELBST-Qualitäten der Autor*innen und Therapeut*innen begleitet wird und das Erlebte im Licht der jetzigen erwachsenen Person SELBST noch einmal wahrgenommen, verstanden, bezeugt werden kann. Der neu erfahrene wertschätzende und nicht bewertende Umgang mit den oftmals jüngeren, in die Arbeit involvierten Persönlichkeitsanteilen und von ihrer Person SELBST in all ihren Aspekten gesehen und ernst genommen zu werden, Beistand, Hilfe und Trost zu erleben, tut heilsam gut. Beschützende Teile fühlen sich gewürdigt und bedankt. Alte Lasten rund um die Arbeit können nun abgelegt werden, neue Eigenschaften können hier eingeladen werden. Durch die entlasteten Teile verändert sich von selbst das ganze System und bringt das ursprüngliche Potenzial dieser Teile zur Entfaltung. Durch das mentale und körperliche Erleben der SELBST-Qualitäten der Autoren und Autorinnen und der SELBST-Qualitäten der Therapeut*innen entsteht auch neuronal eine korrigierende Erfahrung. Dieses Verfahren eignet sich also auch für die Therapie von belasteten Arbeits-Teilen der Therapeut*innen und Ärzt*innen.

Die Haltung und die Aufgaben der IIFS-Therapeut*innen

Was Sie im Folgenden über die Haltung und Aufgaben der IIFS-Therapeut*innen lesen werden, ist als Leitfaden für den täglichen Umgang bei der Arbeit mit professioneller SELBST-Fürsorge zu verstehen und als »anzustrebende Ziele« formuliert, in dem Wissen, dass die ersten Schritte auf diesem Weg bereits zu einer erleichterten Arbeitshaltung beitragen können. Falls ein Teil einen Schrecken bekommen sollte – es ist keine To-do-Liste, die abgearbeitet werden muss. Aus einer SELBST-Haltung ist es eine Entdeckungsreise spannender Landschaften. Fühlen Sie sich ermutigt, sich auf den Weg zu begeben!

- IIFS-Therapeut*innen sind sich ihrer SELBST und ihrer Teile gewahr.
- Sie schulen sich in den Prinzipien der Achtsamkeit und der Wahrnehmung ihrer eigenen Innenwelt und üben sich täglich im Alltag und bei der Arbeit. Sie sind im lebenslangen Prozess von SELBST-Wahrnehmung, SELBST- und Teile-Erkenntnis, SELBST-Reflexion, SELBST-Mitgefühl für ihre Teile und SELBST-Führung im lebendigen Kontakt zu ihren Teilen SELBST-verständlich unterwegs. Das kostet sie keine Kraft, da sie SELBST sich dabei nicht anstrengen müssen. Sie können sich SELBST durch tägliche Praxis des bei sich SELBST-Sein den Raum bieten, sich und andere noch spürbarer zu erleben. Das ist eine Quelle der Entdeckung.
- Sie sind mit dem Modell des Resonanzraumes vertraut und unterscheiden, welches ihre eigenen SELBST-Schwingungen und die Schwingungen von eigenen Teilen sind. Sie identifizieren, ob eigene Teile durch den Klienten getriggert werden oder sie Teile des Klienten in sich wahrnehmen. (Spiegelneuronen, Gegenübertragung zweiter Ordnung). Diese Erkenntnisse gewinnen sie während der Therapiesitzung, eventuell in den Pausen des Innehaltens, in der nachfolgenden SELBST-Reflexion oder Supervision.
- So können sie durch jahrelange Übung die angenehme Erfahrung machen, wie es ist, bei sich SELBST zu sein und gleichzeitig bei jemand anderem, als Therapeut*in bei sich SELBST *und* bei der Klient*in zu sein. Das wird immer selbstverständlicher und leichter.
- Sie SELBST erfahren sich darin, die Grenze zwischen ihrem und dem System des Klienten gut zu erkennen und zu ziehen.
- Der ihnen SELBST verbundene Körper-Teile-System-Detektor läuft parallel ständig mit.
- Sie SELBST schaffen den inneren und äußeren Raum und den Rahmen, in dem die Klient*innen sich mit Neugier und Interesse selbst entdecken, SELBST erfahren und sicher fühlen können. Sie sorgen dafür, dass hier keine Be- oder Entwertungen oder gar neuerlichen Verletzungen stattfinden.

- Die Haltung und der Umgang mit anderen Menschen, den Klient*innen oder Patient*innen ist partnerschaftlich, auf Augenhöhe, nicht autoritär, non-direktiv und nicht wertend. Wertende Teile können identifiziert werden.
- Mit Deutungen, Hypothesenbildungen und Interpretationen wird nicht gearbeitet. Auch sie kommen aus einem schlauen, einem kognitiven Therapeuten-Teil oder einem, der aus einer Therapieschule entstammt.
- In der IIFS werden die Zusammenhänge der Interaktionen von SELBST und Teilen im inneren System vorausgesetzt. Die Therapeut*in bittet den Klienten darum, diese Teile benennen zu dürfen, wenn sie auftauchen.
- Die Therapeut*in schafft Vertrauen zu dem Klienten und vertraut bei ihm darauf, dass er SELBST mit seinen Teilen lebendig in Beziehung treten kann. Sie unterstützt diesen Vorgang aktiv durch ihre Art zu fragen, moderierend im »indirekten Zugang«. In indizierten Fällen wählt sie den »direkten Zugang« und spricht SELBST mit den Teilen des Klienten.
- Sie SELBST hat Zuversicht in den Klienten SELBST und ist Hoffnungsträgerin, dass das alte System entdeckt, emotional und kognitiv verstanden, gewürdigt und entlastet werden und er sich freudvoll neuen Aufgaben zuwenden kann.
- Sie ist SELBST offen, neugierig, was so alles auf der inneren Bühne des Klienten geschieht, interessiert, mitfühlend und emotional verstehend, präsent und klar.
- Mit Fragen, die SELBST-Eigenschaften einladen, weckt sie sein Interesse und seine Zugewandtheit für seine Innenwelt.
- Sie SELBST und ihr Detektor sehen, wie die inneren Anteile untereinander arbeiten, und sie identifiziert die Zusammenhänge des Systems mit dem Klienten.
- Andere Systeme, zum Beispiel transgenerationale oder diejenigen anderer Menschen, die in das System der Klient*innen hineinspielen, hat sie im Blick und weiß damit umzugehen.

- Sie verbreitet SELBST eine Atmosphäre von Präsenz und folgt den Linien einer absichtlichen Absichtslosigkeit und den möglichen Stationen im Therapiesetting; sie leitet den Klienten flexibel durch diese Therapiestationen. Sie sieht, wo der Klient steht, hat aber keinen vorgefertigten Plan für den Klienten, wo es konkret für ihn langgeht. Die Therapeutin folgt dem Klienten.
- Sie SELBST und ihr Detektor identifizieren auftauchende eigene Teile (siehe Liste der Therapeuten-Teile). Sie SELBST übernimmt für sie Verantwortung, sorgt für sie und dafür, dass sie nicht in der Therapiesitzung die Leitung übernehmen. Die eigenen Teile der Therapeutin sollten möglichst entlastet sein. Sie SELBST sollte die Führung übernehmen können, ihre Teile ihr vertrauen und/oder sich mit ihr kurz schließen und mit ihr zusammenarbeiten. Für noch belastete Teile sorgt sie in einer Eigentherapie und/oder Supervision.
- Innehalte-Pausen sind in die Therapie eingeführt. Therapeutin und Klient nutzen sie zur Wahrnehmung ihrer SELBST-Qualitäten, ihrer Innenwelten mit all ihren Teilen.
- Sie SELBST spricht nicht *aus* einem Teil, sondern *für* einen Teil und lädt den Klienten an, das auch zu tun.
- Ein ihr SELBST verbundener Durchblicker-Teil macht Prozesse professionell transparent.
- Sie SELBST lädt den Klienten ein, es zu benennen, wenn er den Eindruck hat, die Therapeutin arbeite aus einem Teil heraus.
- Sie SELBST ist Moderatorin zwischen dem Klienten SELBST und seinen Persönlichkeitsanteilen. Ihre Aufgabe ist es, den Kontakt zwischen dem Klienten SELBST und seinen Teilen für ihn erlebbar zu moderieren.
- Sie SELBST ist Modell und lädt den Klienten SELBST ein, sich mit seinen Persönlichkeitsanteilen ebenso offen, neugierig, interessiert, zugewandt, verstehend, sich einschwingend und mitfühlend auseinanderzusetzen, wie sie es tut.
- Sie vertraut, dass der Klient normalerweise SELBST »zu Hause« ist. Durch die Frage: »Was fühlst du dem Teil gegenüber?« macht sie die ihm verfügbare Menge an SELBST aus. Mindestens 30 Prozent sollten

vorhanden sein, damit er Kontakt zu seinen Teilen bekommen und sein System führen kann.
- Sie kann erkennen, ob das SELBST des Klienten verleiblicht ist, und weiß damit umzugehen, falls das nicht der Fall ist.
- Sie kennt sich in der Traumatherapie aus oder weiß hier um ihre Grenzen.
- All ihren auftauchenden Therapeut*innen-Teilen schaut sie neugierig entgegen

Therapeut*innen-Teile: Wer geht mit uns zur Arbeit?

Speziell in der Professionellen SELBST-Fürsorge ermöglicht es uns der Werkzeugkasten der IIFS, die erfahrbaren SELBST-Qualitäten und die Teile als getrennt davon wahrzunehmen. Somit können wir auch einen Zugang auch zu den eigenen beruflichen und Therapeuten-Anteilen finden. Als »Therapeuten-Teile« bezeichne ich die an der Berufsausübung von Ärzt*innen, Psychotherapeut*innen und sozialen Berater*innen beteiligten Persönlichkeitsanteile mit ihren Rollen. Diese haben natürlich ihre Wurzeln in den persönlichen Anteilen der Therapeut*innen und auch in der beruflichen Sozialisation und – sie gehen mit zur Arbeit.

Diese »berufsbegleitenden« Anteile können nun entdeckt, kennengelernt und gewürdigt werden. Sie haben nun vielleicht erstmals die Möglichkeit, aus ihren oftmals schweren alten Rollen und Mustern befreit zu werden. Für diesen Prozess bei sich selbst wenden die Therapeut*innen dieselbe Haltung und Methode an, wie sie es für ihre Klient* innen auch tun. Durch die Arbeit aus sich SELBST in Verbindung mit entlasteten Therapeuten-Teilen wird ihre anspruchsvolle Arbeit deutlich leichter. Gleichzeitig gewinnt sie dadurch mehr Tiefe, Effektivität und Nachhaltigkeit. Alle zu einer Therapieausbildung und somit auch zur professionellen Selbstfürsorge gehörenden Selbsterfahrungen und Eigentherapien mehren das profunde Kennenlernen der eigenen biopsychosozialen Geschichte mit all ihren prägenden Geschehnissen und das Verständnis für das »So-geworden-sein« auf dem Hintergrund der Herkunftsfamilie, der Sozialisation, des Zeitgeistes, der Kultur und der Religion. Diese das Bewusstsein weitenden Erkenntnisse und Erfahrungen in der persönlichen Innenschau haben natürlich auch ihre indirekten, meist positiven Auswirkungen für die Arbeit mit anderen Menschen.

In der IIFS- Ausbildung, der SELBST-Erfahrung und der Therapie der Teile geschieht dieses alles auch.

Zusätzlich lernen IIFS-Therapeut*innen noch, in der Therapiesitzung gleichzeitig ihre Wahrnehmung für das eigene System und das der Klient*innen sowie deren Verbindungen zueinander zu schärfen:

1. intrapersonell bei sich SELBST und seinen eigenen Teilen, (vgl. Schaubild 2)
2. intrapersonell bei den Klient*innen SELBST und ihren Teilen sowie
3. interpersonell für ein Erkennen der mannigfach möglichen Verbindungen von SELBST zu SELBST, Von SELBST zu Teilen und umgekehrt oder einer etwaigen Verstrickung ihrer Teile (siehe Schaubild 6).

Diese Erkenntnisse können direkt im therapeutischen Prozess verwendet werden. Das Kernelement ist, dass SELBST-Qualitäten von Teilen unterschieden werden und auf IIFS-Weise mit ihnen umgegangen wird. Für eine Verbindung von Ich und Du im inneren und im äußeren System, für gute Grenzen und für ein sich Einlassen-Können in eine intra- und interpersonelle Beziehung ist dies eine wesentliche Voraussetzung. Mit der direkten Anwendung der IIFS für die Therapeut*innen und die Klient*innen während der Therapiesitzung haben sie konkrete und differenzierte Instrumente zum diagnostischen Erkennen und therapeutischen Nutzen von Resonanz, Übertragung und Gegenübertragung. Der Umgang mit Gegenübertragung erfolgt auf IIFS-spezifische Weise.

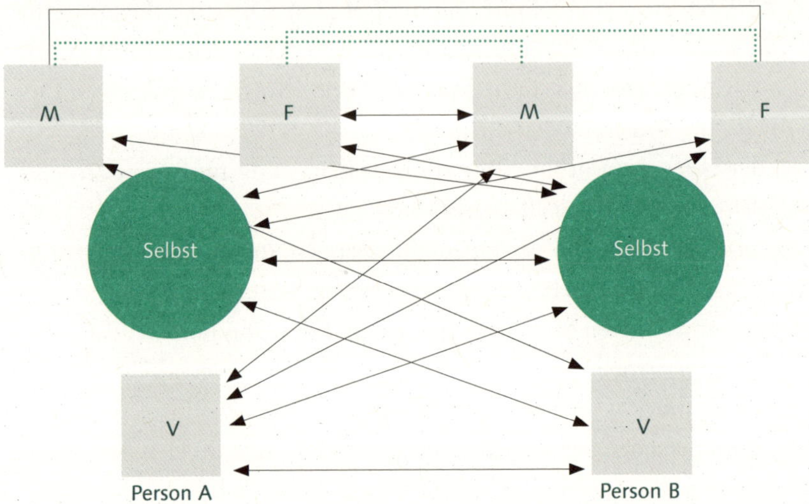

Schaubild 6: Interpersonelle Kommunikationsmöglichkeiten zweier Systeme

Mögliche interpersonelle Kommunikationskanäle zwischen Person A und B:
Von SELBST zu SELBST – Von Verbanntem zu Verbanntem – Von Manager zu Manager – Von Feuerbekämpfer zu Feuerbekämpfer
Von SELBST zu Manager – Von SELBST zu Feuerbekämpfer – Von SELBST zu Verbannten
Von Manager zu Manager – Von Manager zu Feuerbekämpfer – Von Manager zu Verbannten – Von Manager zu SELBST
Von Feuerbekämpfer zu Manager – Von Feuerbekämpfer zu Feuerbekämpfer – Von Feuerbekämpfer zu Verbannten – Von Feuerbekämpfer zu SELBST
Von Verbannten zu Manager – Von Verbannten zu Feuerbekämpfer – Von Verbannten zu Verbannten – Von Verbannten zu SELBST

Wer redet mit wem?

SELBST-Qualitäten können mental, körperlich und energetisch unterscheidbar von den Persönlichkeitsanteilen wahrgenommen werden. Das SELBST kann mit den Persönlichkeitsanteilen in Beziehung treten und umgekehrt. Das ist eine bahnbrechende Erkenntnis, ist es so doch möglich, die inneren Dialoge, die jeder Mensch sowieso schon führt, unter dem Aspekt zu sehen und sich bewusst zu werden: Wer redet da mit wem? Ich kann SELBST mit meinen Teilen reden und bin Ansprechpartner*in für sie. Und darüber hinaus kann ich SELBST zu meinen Teilen und sie zu mir SELBST eine Beziehung aufbauen und wir können uns vertrauen lernen. Ich kann unterscheiden, ob ich SELBST wohlwollend, freundlich, achtsam, nicht bewertend, verständnisvoll, empathisch, ruhig und gelassen aus meiner Mitte heraus mit mir – oder jetzt genauer – mit meinen unterschiedlichen Persönlichkeitsanteilen in Kontakt trete, ob ich sie verstehen, begleiten, bezeugen kann, ihnen versichern, dass sie willkommen sind, dass ich bei ihnen bin, sie zu mir gehören, ich ihnen helfen kann und sie nicht alleine sind. Oder ob ich aus einem bewertenden, sich anstrengenden, vielleicht kritisierenden Persönlichkeitsanteil (der innere Kritiker ist mittlerweile ein gängiger Begriff) heraus mit anderen Teilen in mir kommuniziere, die darauf reagieren, sich wehren, in Widerstand gehen oder sich schlecht fühlen. Das Ergebnis der Kommunikation wird ein komplett anderes sein.

Genau dasselbe erlebe ich bei den Dialogen mit anderen Menschen – es ergibt sich ein völlig anderer Gesprächsverlauf, wenn ich aus einer SELBST-Haltung heraus in einem Gespräch bin oder aus meinen Persönlichkeitsanteilen.

Innere Ambivalenzen, Polarisierungen und Konflikte stellen menschliche Grundprobleme dar und wir sind selten mit dem Entweder-Oder zufrieden. Aus der neuen Perspektive des SELBST können beide Seiten der Ambivalenz, beide Pole oder Konfliktpartner von einer neuen, wertfreien Warte mit etwas Abstand betrachtet werden. Beiden Seiten gleichermaßen Aufmerksamkeit zuteilwerden lassen, ihre ursprünglich positive Absicht, ihre Leistung, ihre Geschichte zu verstehen, sie in ihrem Bemühen wertzuschätzen, eröffnet neue Perspektiven des Verstehens und der Dynamik. Es entstehen so Chancen auf Wachstum, persönliche Entwicklung und Heilung, für die eigene Person und auch für die, die von uns behandelt werden.

Wie können wir SELBST unseren Therapeut*innen-Teilen helfen?

Wir können uns SELBST als Erstes darüber freuen, dass wir die die Möglichkeit haben, unsere Persönlichkeitsanteile, die uns natürlich auch im Berufsleben begleiten, also unsere Therapeut*innen-, Ärzt*innen- oder Sozialpädagog*innen-Teile näher kennenzulernen. Alleine aus diesem Blickwinkel neugierig zu schauen, dass wir nicht alleine arbeiten gehen, kann schon mal spannend sein. Wer geht denn da mit? Und wie sehen sie aus? Und wie alt sind die? Gehen sie freiwillig mit? Oder haben sie noch Arbeitslasten von früher oder aus der Familie zu tragen? Gehen sie gerne zur Arbeit oder quälen sie sich eher? Und vielleicht können Sie sich jetzt schon vorstellen, dass da auch eventuell sehr viel jüngere Anteile (von früher) mit uns zur Arbeit gehen, obwohl Kinder bei der Arbeit nichts zu suchen haben. Unseren Beruf ohne unsere Teile, die Rollen übernehmen, auszuüben, geht aber auch nicht. Wir brauchen sie, um zu funktionieren, unsere Arbeit gut und verlässlich zu erledigen. Nur sollten sie nicht aus der Vergangenheit belastet sein. Auch sollten sie nicht automatisiert, alleine, ohne mit uns verbunden zu sein, ohne uns SELBST zur Arbeit gehen müssen. Das ist ein entscheidender Punkt.

Ein weiterer ist, dass wir durch die Fähigkeit zur Bewusstheit die Unterscheidungsmöglichkeit nutzen können, ob da jetzt gerade SELBST-Eigenschaften wirken, oder wir gerade eher Teile-geleitet sind. Uns SELBST mehr Raum zu lassen, einmal tief durchatmen und nachspüren, kann der erste Schritt sein, uns eine SELBST-Haltung zu eröffnen und dann Teile in Anerkennung beiseite bitten, damit wir sie besser sehen können. (Siehe: Wer redet mit wem?) Wir SELBST können mit unseren Anteilen eine wertschätzende Partnerschaft führen und sie mit uns SELBST.

Bei der Arbeit werden viele Persönlichkeitsanteile und -Typen gebraucht: Manager wie Planer, Organisatoren, Perfektionisten, Zeithalter, innere Kritiker und Kontrolleure u.v.a.m. Auch nichtdestruktive, aber blitzschnelle Feuerbekämpfer-Naturen sind von außerordentlicher Wichtigkeit. Es werden sich Teile anpassen, eine untergebene Rolle oder einen bestimmten Platz im Arbeitsteam einnehmen. Andere Teile werden in Führungsaufgaben streben. Und natürlich sind auch im Beruf unsere sensiblen, intuitiven, kreativen, spielerischen Teile gefragt. Ob alle Rollen der Teile mit Freude oder mit Verdruss, leichter oder schwerer, selbstverständlich oder mit mehr oder weniger Mühe, besser oder schlechter ausgefüllt werden, hängt maßgeblich davon ab, ob sie mit ihrer Person SELBST verbunden sind und ob sie von früheren Aufgaben, die sie in der Vergangenheit, insbesondere in der Kindheit und Jugend tragen mussten, entlastet sind.

Fühlen sie sich von ihrer Person SELBST gewürdigt und erkennen alle diese Persönlichkeitsanteile ihre Person SELBST als zentrale Instanz an, werden sie mit ihr verbunden zusammenarbeiten, ihr zuarbeiten und auch sich SELBST entwickeln. (Entlastete Teile verfügen auch über SELBST-Qualitäten.) Dann macht die Arbeit zusammen Freude, ist entspannt, kreativ und lebendig.

Sind es Teile, die ein unbelastetes Vorleben hatten, die jetzt nur ihre aktuelle Arbeit tun und ist ihr Mensch SELBST präsent in seiner Mitte, dann arbeiten ihm seine Teile SELBST freudig zu. Vermutlich verfügt dieser Mensch dann über eine gute Energie, ist meistens gut bei sich und zentriert; er erlebt seine Arbeit als befriedigend und ihn wenig Kraft kostend. Da werden wichtige Manager-Teile dabei sein, die dafür gesorgt haben, dass er seine Arbeit ordentlich, pünktlich und gewissenhaft erledigt, dass er einen guten Schulabschluss, eine sorgfältige Ausbildung und eine angemessene Stelle bekommen hat. Dieser Mensch wird um seine guten Managerteile wissen und ihnen dankbar dafür sein. Er wird SELBST auch seine Gefühle und Bedürfnisse kennen und dafür sorgen, dass sie ihren Raum und ihre Befriedigung finden. Um alte, verletzte Teile hat er sich gekümmert und sie entlastet. So müssen seine Beschützer nicht mehr denken, sie seien noch in der alten Situation von früher oder eventuelle verbannte Gefühle oder alte Schmerzen unter Kontrolle halten, was ihnen Kraft abverlangen würde. Und wenn sie in Kontakten doch wieder getriggert werden, sorgt er SELBST für sie. Wenn Feuerbekämpferteile zum Schutz anspringen, setzt er sich mit ihnen zusammen und fragt sie, was sie denn in ihm beschützen, und wird sich so seiner ganz verletzlichen Teile bewusst. Diese müssen jetzt jedoch nicht mehr in die Verbannung geschickt werden. Der Feuerbekämpferteil springt zwar noch an, steht aber in Verbindung zu seinem Menschen SELBST und arbeitet entlastet diesem als »Blitzmerker für verletzte Gefühle« zu, sodass dieser sich dann um die verletzten Anteile kümmern, für sie sprechen und für sie sorgen kann. Er prescht nicht mehr losgelöst vom SELBST auf die Verbannten oder den »Angreifer« im Außen zu. Dieser Mensch, der SELBST mit seinen Teilen verbunden ist, wird eine Natürlichkeit ausstrahlen, sodass sich ihm nicht nur seine Teile, sondern sich auch andere Menschen gerne anschließen, da sie in seiner Gegenwart so sein können, wie sie sind und ihr Potenzial entfalten. Vielleicht wird er sogar eine Führungsposition einnehmen, die er mit seiner natürlichen Autorität füllt, die gar nichts Autoritäres an sich hat.

Ein Beispiel: Ein sozialpädagogischer Suchtberater, Herr H.

Ein 29-jähriger Sozialpädagoge, seit drei Jahren in der Suchtberatungsstelle tätig, sehr kompetent, zuverlässig und beliebt, entwickelt innerhalb eines halben Jahres eine schwere Depression. Er hatte im Vorfeld zusätzlich zu seiner vollen Stelle die professionelle Leitung einer Selbsthilfegruppe für Alkoholiker mit zwei mal drei Stunden im Monat übernommen, die sich abwechselnd mit und ohne ihn traf. Er begann, immer stärker unter Schlafstörungen zu leiden, seine Freude und sein Interesse ließen nach, er traf sich immer weniger mit Freunden, ging nicht mehr zum Basketball und auch seine Freundin beklagte seinen Rückzug und seine niedergeschlagene Stimmung. Zu Hause ließ er alles liegen, litt unter Aufschieberitis und es kam zu heftigen Beziehungskrächen. Bei der Arbeit konnte er sich schlechter konzentrieren, war unausgeschlafen, und seine Klienten, die er früher meistens gerne sah, gingen ihm total auf die Nerven. Letztlich schrie er sogar einen älteren alkoholkranken Klienten, der stark alkoholisiert in die Beratungsstelle kam und ihn blöd anredete so an, dass er sich daraufhin, obwohl er sich entschuldigte, noch lange schämte und schuldig fühlte. Er begann sich zu entwerten, seine ganze Arbeit und seine Kompetenz infrage zu stellen. Schließlich begannen ihn, suizidale Gedanken zu beschäftigen. Das war der Punkt, an dem er einen Schreck bekam und merkte, dass es so nicht weiterging.

Seine Arbeitskolleg*innen bemerkten seine Veränderungen mit Sorge. Seine Freundin unterstütze ihn und konnte ihn zu einer Therapie bewegen. In der IIFS-Sprache könnten wir das Geschehen folgendermaßen beschreiben: Seine kompetenten, zuverlässigen und freundlichen Manager-Teile hatten ihn in seinem Job jahrelang gut funktionieren lassen. Sie waren mit ihm SELBST verschmolzen. Durch die geringfügige Mehrarbeit von sechs Stunden im Monat geriet er in eine Stress-Situation. Er war nicht mehr im Gleichgewicht, nicht mehr gut bei sich SELBST. Es reagierten zunächst depressive Beschützer-Teile (auch mit ihm verschmolzen), die ihn weniger gut funktionieren ließen mit Antriebsmangel, Schlafstörungen und Rückzug. Mit wenig Schlaf nicht mehr in seiner Mitte, reagierten seine Feuerbekämpferteile auf seine größere Verletzlichkeit durch Genervt-Sein. Sie konnten nicht verhindern, dass sich seine verbannten Teile durch den stark alkoholisieren und ihn entwertenden Klienten tief getroffen und verletzt fühlten. Diese waren nun aber nicht nur geweckt, sie drängten sich in den Vordergrund, machten sich Luft und entluden etwas von ihrer lang aufgestauten Wut und ihrem Ärger. Die Beschützer Scham und Schuld beschäftigten ihn anschließend tagelang und hielten ihn damit davon ab, noch mehr von den in der Kindheit angesammelten Gefühlen und Bedürfnissen zu spüren. Schließlich sprang der suizidale Feuerbekämpfer an, der sich als Ultima Ratio sah, die früher »gefährlichen« Gefühle, die Schmerzen über die Verletztheit in seinen existenziellen kindlichen Bedürfnissen und die Verzweiflung, diese nicht leben zu können, in der ewigen Verbannung zu halten. Hierzu gehörten auch in dieser früheren Situation seine Not in der Identifizierung mit einer sehr ambivalenten Vaterfigur und den existenziell notwendigen, aber nicht vorhandenen Schutz der Mutter. Die Ebenen von früher und heute waren komplett verrutscht. Er SELBST hatte es jetzt richtig gespürt, dass es so nicht weitergehen konnte. Er war jedoch von einem handlungsunfähigen depressiven Beschützer-Teil gelähmt, sich seinen Verletzungen zu widmen, sodass schließlich die Freundin den Ausschlag gab, dass er sich in Therapie begab und seine Problematik angehen konnte.

Seine Vorgeschichte: Als Jüngster von fünf Geschwistern und als einziger Junge in der Familie war er, Papas Liebling, mit den regelmäßigen, quartalsweisen Alkoholexzessen des ansonsten weichen und freundlichen Vaters konfrontiert. Dieser entlud im Rausch seinen Frust und seinen Ärger lautstark, sodass die ganze Familie vor ihm Angst hatte. Allein der Kleine hielt den Ausbrüchen des Vaters stand. Er entwickelte irgendwie ein Händchen, dass der Vater in seiner Gegenwart weniger aggressiv war. Er konnte in die Kneipe gehen und ihn nach Hause holen, dem kleinen Jungen folgte der Vater wie ein zahmes Lämmchen. So wuchs er schon ab seinem fünften Lebensjahr – ein bisschen »größenwahnsinnig« und parentifiziert – in die Rolle des Suchtspezialisten hinein. Er entwickelte diese Rolle perfekt. Schon früh übernahm er Verantwortung für den Vater und wirkte zum Schutz der Familie deeskalierend. Eigene Bedürfnisse stellte er zurück, er war immer der Vernünftige. Seine Pubertät verlief sehr milde. Immer wieder schämte er sich für den Vater und fühlte sich schuldig, wenn dieser wieder einen Alkoholexzess hatte. Schließlich war er es auch, der den Vater mit 15(!) Jahren dazu motivieren konnte, eine Entziehungskur zu machen, die erfolgreich verlief. Dieser parentifizierte und Sorge tragende Beschützerteil hatte viele seiner unbeschwerten, spielerischen und bedürftigen als auch verletzten, ärgerlichen und wütenden Gefühle und kindlichen Teile überdeckt. Der Beschützer-Teil wusste, dass damals kein Raum für all diese Teile gewesen wäre und es damals so der beste Weg war, sich die besondere Zuneigung des Vaters zu erhalten. Die durch die Ausbrüche des alkoholisierten Vaters zutiefst erschrockenen und verängstigten jungen Teile waren eingefroren, aber auch der Teil in ihm, der total wütend und ärgerlich auf diesen Vater war. Beide verursachten inneren posttraumatischen Stress. Mit den Abwehrmechanismen in diesen schweren inneren Konflikten, die tiefenpsychologisch als »Identifikation mit dem Aggressor und Wendung gegen das Selbst« sowie mit der »altruistischen Abtretung« treffend zu beschreiben wären, gelang es ihm bis zu seinem 29. Lebensjahr, die in ihm polarisierten Anteile weitgehend zu unterdrücken. Eine rezidivierende Gastritis, eine somatoforme autonome Funktionsstörung des oberen Magen-Darm-Traktes, war der einzige Ausdruck dieses inneren, unbewussten Konflikts. Der stark alkoholisierte und ihn aggressiv entwertende Klient war schließlich der »Tormentor« (s.u), der das System aufbrach. Er »verhalf« ihm letztlich dazu, dass seine Verbannten ihn zu überfluten drohten, er seine Situation nicht mehr aushalten konnte und eine Therapie begann.

Durch die SELBST-Haltung seines Therapeuten konnte er SELBST den kleinen Jungen mit seiner Geschichte in sich wahrnehmen, ihn annehmen und ihm für all das, was und wofür er es getan hatte, danken und es würdigen. Erstmals fühlte der kleine Junge bei dem Großen, dem 29-jährigen SELBST so etwas wie eine zuverlässige Geborgenheit. All seine ungelebten Wünsche und Bedürfnisse fanden bei ihm SELBST Gehör. Er SELBST konnte ihn unter Anleitung des Therapeuten aus dieser schweren Rolle schließlich entlasten, nachdem er zuvor noch die früheren Beschützer und jetzt die Beschützer der Depression gewürdigt hatte. Diese Beschützer wollten, so antworteten sie ihm, dass er nie wieder in Berührung kommen sollte mit dem Schmerz in der Identifikation mit dem alkoholkranken Vater, was für ihn auch eine existenzielle Abwertung bedeutet hätte. Zusätzlich wollten sie ihn bewahren vor dem Schmerz der Nichtachtung eigener kindlicher Bedürfnisse, den

Konflikten in diesem Spagat sowie dem Nicht-Gesehen-Werden von der in diesen Situationen hilflosen Mutter. Letzteres empfand er als Kind als noch ein zusätzliches existenziell vernichtendes Gefühl, das einer Vernichtung der Existenz eigener Bedürfnisse gleichkam. Nachdem die depressiven und suizidalen Beschützer erlebt hatten, wie er SELBST mit den Bedürfnissen des kleinen Jungen umging, begannen sie ihm SELBST zu vertrauen, und ließen den Kontakt auch zu den verbannten Anteilen des kleinen Jungen zu. Er SELBST konnte seine damals entstandenen schweren Rollen der Beschützer würdigen und sie davon überzeugen, dass sie sich heute bei der Arbeit nicht mehr für die Situation von damals in der Familie ins Zeug legen müssen und er jetzt als ausgebildeter Suchttherapeut mehr Handwerkszeug zur Verfügung hat als der kleine Junge. Er konnte der parentifizierten Rolle danken, die den Vater und die Familie so sehr beschützt hatte. Seine verbannten Anteile konnten ihm SELBST von den früheren Sorgen und Nöten erzählen und die Gefühle zulassen, die den kleinen Jungen bedrückt hatten und die er nicht leben konnte. Sie lernten, ihm SELBST zu vertrauen, und fühlten sich mit ihm verbunden. Er SELBST konnte die verbannten Teile von der Überzeugung entlasten, dass etwas Schlimmes geschehen würde, wenn er nicht mehr seine Bedürfnisse für den Familienfrieden aufgeben würde. Ja, sie glaubten ihm SELBST, dass die Schwierigkeiten anderer Menschen nicht mit ihnen zu tun haben müssen! Er konnte mit seinen ehemals verbannten Anteilen nun die Überzeugung einladen, dass er existenziell berechtigt ist, Bedürfnisse zu haben. Diese eigentlichen, ihm entsprechenden kindlichen, alle Arten von Gefühlen erlaubenden, spielerischen und auch liebevollen Eigenschaften konnte er nun an die Stelle der ehemaligen Lasten (sie saßen bei ihm im Magen) einladen. Die zweijährige Therapie verlief für Herrn H. sehr berührend und erfolgreich. Durch die Moderation und die Haltung des Therapeuten SELBST konnte er SELBST würdigen, was der Kleine und größere Junge durchgemacht und was er ihm zu verdanken hatte. Nun konnte er SELBST ihm die Zuwendung und den Trost spenden, den er gebraucht hätte und setzte eine Art Neu-Beelterung mit ihm um, indem er sich anfänglich täglich eine Stunde Zeit für ihn und seine Bedürfnisse nahm, die im Übrigen auch ihm Freude machten, so lange, bis der Kleine sich sicher an seiner Seite gebunden fühlte und sich auch seiner SELBST bewusst war. Der Erwachsene SELBST konnte so die Verantwortung für seine kindlichen Bedürfnisse übernehmen und entscheiden, wann und wo und mit wem sie umgesetzt werden wollten.

In der Folge führte er diese Stunde für sich als tägliches Ritual ein (was im Übrigen auch seiner Freundin imponierte, die sich diese Zeit auch für sich nahm). Diese SELBST-Verantwortung der beiden Partner für sich tat im Übrigen auch der Beziehung gut. Der fünf- bis 15-Jährige musste nun auch nicht mehr mit zur Arbeit gehen, sondern überließ die Verantwortung dem dafür ausgebildeten Sozialpädagogen mit Suchttherapieausbildung. Seine zuverlässigen und kompetenten Teile waren nun entlastet und wussten, dass sie nicht mehr den Vater und den Haussegen retten mussten. Er konnte nun viel besser die ganze Palette seiner Gefühle wahrnehmen und sich in seinem Beruf sehr viel besser abgrenzen, gezielter einlassen und empfand wieder Freude bei der Arbeit. Auch begab er sich nicht mehr in zusätzliche Stress-Situationen, die ihn von seinen eigentlichen Bedürfnissen fernhielten. Diese konnte er nun viel eher erkennen und für ihre Erfüllung erwachsen sorgen.

SELBST und Therapeut*innen-Teile im Kontakt

Mit Achtsamkeit und geschulter Wahrnehmung haben IIFS-Therapeut*innen nicht nur für die Klient*innen, sondern natürlich auch für ihr eigenes System ein Gewahrsein für SELBST- Qualitäten und das Anspringen von Teilen. Die wichtigste Voraussetzung einer gelingenden Therapie für eine IIFS-Therapeut*in ist, möglichst präsent gut bei sich SELBST zu sein, es zu bemerken, wenn Teile anspringen und/oder arbeiten und dann SELBST wieder die Führung und Verantwortung zu übernehmen. Mit entlasteten Therapeuten-Teilen pflegt sie eine gute Zusammenarbeit. Dass Teile während (oder auch nach) einer Sitzung auftauchen, ist normal. Sie sollten aber nicht die Führung übernehmen. Ihr gut ausgebildeter »SELBST-Körper-Teile-System-Detektor« registriert das schnell. Wenn der Prozess während einer IIFS-Sitzung stockt, wenn Polarisierungen oder Probleme auftauchen, es Widerstände gibt, Bewertungen oder Entwertungen stattfinden (entweder von Teilen des Klienten oder Teilen des Therapeuten oder von beiden), heftige Gefühle die Therapeutin umtreiben, sie sich verstrickt oder identifiziert mit einem Teil, SELBST nicht mehr klar ist, dann ist das ein deutlicher Hinweis auf eine Mitwirkung von Teilen. Wie verfährt sie damit? In den während einer Therapiestunde üblichen Innehalte-Pausen für Therapeutin und Klientin hat sie die Möglichkeit, eigene Teile zu identifizieren. Ist sie darin geübt, läuft ihr Detektor sowieso immer parallel für sich (und die Klientin) mit. Sie kann auch modellhaft zur Klientin sagen: »Da ist gerade ein Teil von mir aufgetaucht, den möchte ich SELBST gerade mal anhören, was er mir Wichtiges mitzuteilen hat.« Eigene Inhalte der IIFS-Therapeutin haben in der Therapie der Klientin nichts zu suchen. Wie also geht sie mit plötzlich auftauchenden Teilen um?

1. Der kurze Weg, damit zu verfahren, wäre, dass sie SELBST den Teil annimmt, ihm sagt, dass sie da ist, ihn beiseite bittet, ihm dankt, wenn er ihr vertraut und SELBST-geführt und wieder offen und zugewandt dem weiteren Therapie-Prozess folgt.
2. Sie fragt sich, ob ihre Resonanz auf den Klienten a) eigenem Erleben entspringt oder sie b) auf ihrem Resonanzboden etwas vom Klienten wahrgenommen hat.
   a. Bei den eigenen Teilen muss geklärt werden, ob es sich um persönliche, alte oder aktuelle oder um ausschließliche Therapeuten-Teile handelt. (Siehe Teile-Therapeuten-Liste unten.) Manchmal kommen die Therapeuten-Teile aus Therapeuten-Schulen, meistens

haben sie auch persönliche Wurzeln. Wenn gewisse Ähnlichkeiten im Erleben, in den Themen, in den Systemen, in den Ebenen und/oder den Teilen von Therapeutin und Klientin vorhanden sind, ist es hilfreich, sich der Umgrenzung und der Einzigartigkeit eines jeden Systems mitsamt seiner Teile bewusst zu werden, und die Tatsache anzuerkennen, dass Teile des einen Menschen Teile beim anderen triggern können (meist unbewusst und unabsichtlich). Solchen – vielleicht auch im ersten Kontakt nur nebulös auftauchenden – Teilen ist zu versichern, dass man neugierig auf sie aufmerksam geworden ist und sich SELBST ihrer später unbedingt annimmt, um sie besser kennenzulernen. Und für den Moment werden sie gebeten, wieder in den Hintergrund zu treten. Wenn sie das tun, werden sie bedankt und es wird ihnen ein zuverlässiger Termin genannt für das weitere Kennenlernen. Eine verwickelte Situation bietet sich für eine IIFS-Supervision an, da mit deren Methoden Systeme und Teile gut voneinander abgegrenzt werden können und damit der Bearbeitung zugänglich sind. IIFS-Therapeutinnen lernen, wie sie gute Grenzen spüren und ziehen können.

b. Machen sich die Teile in Reaktion auf den Klienten bemerkbar, kann die Therapeutin die Phänomene von Übertragung, die Gegenübertragungen erster und zweiter Ordnung und die projektiven Identifikationen mit den dabei involvierten Teilen voneinander unterscheiden und sie therapeutisch nutzen, statt sie auszuagieren. In diesem Fall kann sie den wachsamen Therapeuten-Teil für seine Information würdigen und ihn in der Therapie hilfreich verwenden. Sie ist ihm dankbar für seine wertvollen Hinweise und die gute Zusammenarbeit.

Geht der Teil nicht beiseite, versichert sich die Therapeutin ihrer SELBST-Präsenz, nimmt den Teil an und fragt, was er Gutes für sie möchte und/oder was er befürchtet, das geschehen könne, wenn er jetzt nicht eingesprungen wäre, oder sie fragt nach seinem Alter. Allermeist dann wird klarer, welche Absicht er verfolgt und was er beschützen möchte. Auch dieser Beschützer-Teil und/oder der darunter vorkommende Verbannte braucht ihre Zuwendung und Zusicherung, dass sie SELBST sich um diese Teile nach der Therapiestunde kümmern wird. Dann werden sie beiseite gebeten und bedankt. Und die Therapeutin SELBST kann wieder die Leitung übernehmen. Wichtig für ihre Glaubwürdigkeit ist, dass die Therapeutin diese Versprechen auch einhält.

Was hier so ausführlich dargestellt wird und sich vielleicht kompliziert anhören mag, gelingt bei zunehmender Übung immer öfter, besser und schneller. Ihre Teile vertrauen der Therapeutin SELBST immer mehr. Die Grenzen zwischen SELBST und Teilen, zwischen den Teilen des Klienten und denen der Therapeutin, generell zwischen Ich und Du, werden immer deutlicher wahrnehmbar. Durch ihre SELBST-Präsenz spürt die Therapeutin deutlich die Grenzlinien der beiden Systeme und ihren Respekt dafür. Aufgrund ihrer kontinuierlichen inneren Klärung ist sie bei sich SELBST und kann daher auch präsent sein für den Klienten, ohne Mühe aus ihrer SELBST-Energie heraus. Sie ist bei sich und beim anderen, gleichzeitig und abgegrenzt. (Siehe Schaubild 6 – Kommunikationsmöglichkeiten zweier Systeme) Genauer: Sie SELBST ist gleichzeitig in Kontakt mit eigenen Teilen und mit dem System des Klienten. Sie lässt ihm SELBST die Hoheit für sein System oder versucht, diese ihm SELBST wieder zugänglich zu machen. Sie mischt sich nicht in seine Angelegenheiten ein. Dergestalt abgegrenzt und klar kann sie, sofern sie nicht in Teilen befangen ist, in einem SELBST-nahen Zustand, ganz eng am Prozess des Klienten, an seiner Seite sein und seinen Prozess aus allen SELBST-Qualitäten begleiten, ohne sich und ihn zu vermischen. Diese Nähe ist nur aufgrund der achtsamen und respektvollen Distanz und Abgrenzung möglich. Die IIFS-Therapeut*in kann diese Grenze zwischen Ich und Du gut wahrnehmen und ziehen. Aufgrund des respektvollen, wertschätzenden Umgangs mit dem System des Klienten auf Augenhöhe werden im Therapieprozess interpersonelle Übertragungen und Projektionen nicht unnötig gefördert. Entstehen können sie natürlich trotzdem. Der Klient benötigt keinen Rat, keine Interpretationen, Empfehlungen oder schlaue Ideen, keine Hypothesen, Umdeutungen, Deutungen oder Einsichten der Therapeutin, kein bemühtes Verstehen-Wollen. Ja, sie muss nicht einmal unbedingt genau den Inhalt verstehen, was der Klient wie meint. Es geht auch nicht um Meinungen oder Gedankengebäude. All diese therapeutischen Gepflogenheiten kommen aus den Therapeuten-Teilen unterschiedlicher Therapieschulen. Sie mögen interessant sein, spannend und stimmen vielleicht sogar. In der IIFS-Arbeit erweisen sie sich eher als hinderlich und bringen den Klienten von seiner inneren Spur zu sich SELBST weg. Die Therapeutin sollte sich bewusst sein, dass sie durch eigenmotivierte Fragen (von ihren Teilen ausgehend) den Klienten in seinem Prozess stören, ihn von seinem eigenen Weg abbringen und ihm damit den Zugang zu seiner inneren Weisheit verbauen kann. Durch die Art der präsenten Begleitung bei gleichzeitig wohlwollender Abstinenz und Zurückhaltung begleitet die Therapeutin SELBST den Klienten eng in seinem Erleben bei seiner persönlichen Kontaktaufnahme und Beziehungsgestaltung zwischen sich SELBST und seinen Teilen. Die Therapeutin SELBST ackert nicht und fühlt sich am Ende der Sitzung eher leicht und nicht angestrengt – das tun die Teile. Denen tut es gut, wenn sich jemand um sie kümmert. Wenn die Therapeutin SELBST echtes Mitgefühl (und anderen SELBST-Qualitäten) mit den Teilen des Klienten hat, ohne mit ihnen identifiziert zu sein, erleichtert sie dadurch dem Klienten SELBST auch Mitgefühl (und andere SELBST-Qualitäten) für seine Teile zu entwickeln. Das fühlt sich leicht an.

Therapeut*innen-Teile-Liste

Hier die (unvollständige) Liste – es gibt noch viele mehr! (Bei allen aufgeführten Therapeuten-Teilen sind immer alle Geschlechter gemeint.)

DER HELFER	DER OBERLEHRER	DER GEKRÄNKTE
DER FÜRSORGLICHE	DER ANALYSIERER	DER AGGRESSIVE
DER LEISTUNGSORIENTIERTE	DER BEWERTER	DER VERÄRGERTE
DER PERFEKTIONIST	DER AUSGRENZER	DER FAULPELZ
DER MACHER	DER JAMMERER	DER VERLETZTE
DER ANTREIBER	DER MECKERER	DER VERFOLGER
DER KONTROLLEUR	DER RETTER	DER UNSICHERE
DER IDEALIST	DER MISSIONAR	DER DEPRESSIVE
DER NEIDER	DER MACHTMENSCH	DER ABWERTER
DER ANERKENNUNG SUCHENDE		• von anderen • von sich
DER RECHTHABER	DER ZWEIFLER	DER VERSORGER
DER ZWANGHAFTE	DER HIERARCH	DER GUTE VATER
DER KONTRAPHOBISCHE	DER (HALB-)GOTT IN WEISS	DIE GUTE MUTTER
DER BEDENKENTRÄGER	DER UNGEDULDIGE	DER OPTIMIST
DER VERSICHERER	DER VORAUSEILENDE	DER SCHÜCHTERNE
DER TRÖSTER	DER BESSERWISSER	DER OHNMÄCHTIGE
DER TOLLE HECHT	DER HEILER	DER VERÄNDERER
DER FORSCHER	DER ANGESTRENGTE	DER DIREKTIVE
DER BESCHWICHTIGER	DER NARZISST	DER SCHLECHTESTE
DER MITLEIDER	DER HOFFNUNGSLOSE	DER OMNIPOTENTE
DER EHRGEIZIGE	DER HILFLOSE	DER GELANGWEILTE
DER PESSIMIST	DER ÄNGSTLICHE	DER BESTE
DER KONKURRIERENDE	DER VERGLEICHER	DER PUSHER
DER EXPERTE	DER PARENTIFIZIERTE	DER VERMEIDER
DER KÜMMERER	DER SCHLAUE	DER SELBSTÄHNLICHE

Und – welche fallen Ihnen noch ein?

Wenn Sie Lust auf eine kleine *Übung* haben, bitte ich Sie, sich einen Stift zu nehmen und die Ihnen vertrauten Anteile einzukringeln. Oder Sie kreuzen die an, die Sie gar nicht haben? Vielleicht möchten Sie sich ja mit ihnen beschäftigen? Lieber, als dass sie Sie beschäftigen? (Das ist mit einem Augenzwinkern gemeint.)

Alle Teile, die Sie bei sich wahrnehmen, gehören irgendwie zu ihrem Leben. Helfen Sie Ihnen? Machen sie ihren Job alleine oder in Verbindung mit Ihnen SELBST? Können Sie SELBST sie willkommen heißen? Oder lehnt ein Teil in Ihnen sie sehr ab? Dann haben Sie noch einen Teil gefunden, der zu Ihnen gehört. In der Situation jetzt beim Lesen oder später könnten Sie entscheiden, ob und mit wem Sie sich beschäftigen wollen würden. Springen diese Teile aber plötzlich während der Arbeit an, grätschen sie manchmal unpassend in den Therapieprozess hinein. Daher ist es erst mal das Allerwichtigste, sie überhaupt zu erkennen – und dann SELBST zu entscheiden, wie mit ihnen umzugehen ist. Die ritualisierten Momente des Innehaltens und Raumschaffens für achtsame Wahrnehmung von SELBST-Qualitäten und Teilen während der Therapiesitzung sind ja für die Klient*innen und die Therapeut*innen da. Mit der SELBST-Haltung der Neugier und des Interesses sind alle Teile nicht nur bei den Klient*innen, sondern auch bei den Therapeut*innen SELBST willkommen. Wir tun gut daran, uns daran zu erinnern, dass auch unsere Therapeuten-Teile eigentlich etwas »Gutes« für uns möchten und positive Absichten haben; meistens möchten sie uns vor etwas beschützen oder bewahren. Zum Beispiel sollen wir etwas nicht fühlen, uns an etwas nicht erinnern, von dem sie meinen, es ginge uns damit nicht so gut und wir könnten mit schlimmen Gefühlen, Schmerzen oder Leid in Berührung kommen. (Was im Übrigen genau die gleichen Befürchtungen der Manager der Klient*innen in Bezug auf die Therapeut*innen sind.) Mit dem SELBST nicht verbundene Beschützer-Teile stecken häufig noch in der Vergangenheit fest und möchten alte Verbannte nicht wecken. Manchmal treffen ihre Befürchtungen in der Gegenwart gar nicht mehr zu, aber manchmal eben doch noch. Das herauszufinden ist von großer Tragweite, blockieren doch eigene, nicht entlastete Teile einen gelingenden Therapieverlauf. In der Therapie sollten Therapeuten-Teile möglichst bereits entlastet sein oder es wenigstens später werden, sodass nicht die Teile, sondern die Therapeut*innen SELBST die Klient*innen durch die Sitzung leiten.

Nicht selten haben unsere professionellen Therapeuten-Teile maßgeblich dazu beigetragen, welche Berufswahl wir getroffen haben, und sind dafür auch in den geeigneten Momenten zu würdigen. Im entlasteten Zustand wollen sie entweder in Rente gehen oder gerne mit uns SELBST zusammenarbeiten.

Aus der Not eine Tugend machen

Dazu möchte ich Ihnen zwei Beispiele schildern.

Ist ein/e Therapeut*in so aufgewachsen, dass sie sich schon früh um andere kümmern und eigene Gefühle, Wünsche, Strebungen zurückstellen musste, dann hat sie meist einen sehr fürsorglichen Teil entwickelt. Dieser Beschützer hat ihr Eigenes an Gefühlen, Wünschen, Strebungen etc. eingemottet. Kümmert sie sich fortan auch im Beruf nur um andere und funktioniert in ihrer Rolle als Kümmerin, dann wird ihr diese automatisierte Arbeit irgendwann immer schwerer fallen (Helfer-Syndrom, Burn-out-Syndrom). Im Inneren arbeitet es ja trotzdem weiter – die tief vergrabenen Bedürfnisse rebellieren. Vielleicht kommen noch stärkere Beschützer-Feuerbekämpfer hinzu, in Form von Aggression auf die anderen, Abwerter-Teilen von sich oder anderen, von Depressions- oder Sucht-Teilen. Wenn diese Therapeutin ihre Kümmerer-Teile entlastet hat, wird sie trotzdem noch und auch von Herzen gerne das Wohl anderer Menschen im Auge haben. Auch ihren besonders geschulten Blick, sich in andere hineinzuversetzen und deren Bedürfnisse zu erspüren, wird sie nicht plötzlich vergessen. Sie wird

sich nur nicht mehr stellvertretend für ihre eigenen Bedürfnisse um andere kümmern. Denn sie kann sich nun mit der gleichen Einfühlungsgabe und Hingabe um die eigenen Bedürfnisse kümmern wie um die der anderen Menschen; sie sieht ja jetzt ihre Teile wie Persönlichkeiten in ihrer Innenwelt. Wenn sie ihr eigenes System als kleinen Kosmos erfahren hat und dort die Teile gut von ihr SELBST versorgt sind, kann sie auch die anderen Menschen in ihrem System als Kosmos mit SELBST und Teilen sehen. Aus ihrem großen Herzen für Menschen und aus freien Stücken ist sie gerne bereit, auch anderen etwas zu geben. Das fällt ihr leicht und nimmt ihr nichts weg.
Oder nehmen wir einen Therapeuten, der in einer angsterregenden Umgebung aufgewachsen ist. Er wird immer ängstliche Teile haben, die alle Antennen ausfahren, die abchecken, ob die Lage halbwegs sicher ist, was mit einem ängstlichen Hyperarousal-Zustand einhergeht, der ihn viel Kraft kostet. Sind diese ängstlichen Teile bei ihm SELBST gut aufgehoben und entlastet, können statt des ängstlichen Blickes und der stressigen Erregung vielleicht die Eigenschaften einer interessierten Neugier auf die Welt und einer aufgeregten Vorfreude treten, verbunden mit sich SELBST und in sicherer Abgrenzung zu anderen Systemen. Aus seinem erschreckten, körperlich eingefrorenen Teil kann im entlasteten Zustand ein Teil werden, der superschnell an seinem Körper die Vorwarnzeichen der Gefahren erkennt, wenn grundlegende Bedürfnisse oder Gefühle verletzt oder übergangen werden – bei ihm und bei anderen, und das seiner Person SELBST melden. Diese kann dann schnell entscheiden, was zu tun ist, zum Beispiel die verletzten Gefühle zu schützen im Innen oder im Außen.

Anleitung für ein erstes Kennenlernen eigener Therapeut*innen-Anteile

Sie hatten sich in der Auflistung ein paar Ihnen bekannt vorkommende Teile eingekringelt? Wenn Sie Lust haben, können Sie einen von ihnen nun ein bisschen kennenlernen. Auf welchen Teil sind Sie im Moment am neugierigsten, welcher interessiert Sie am meisten? Es kann sein, dass dieser Teil in der folgenden Anleitung in Ihren Fokus kommt, es kann aber auch sein, dass ein ganz anderer kommt. Ich bitte Sie, offen zu sein. Und lassen Sie sich bitte Zeit, nachzuspüren, dafür sind diese Pausenzeichen … da.
Fünf Hinweise im Vorfeld:

1. **SELBST-Qualitäten anspüren.**
   Vielleicht lesen Sie sich vor dieser Reise in Ihre Innenwelt auch noch mal die SELBST-Qualitäten durch und spüren die eine oder andere im Vorfeld schon mal körperlich und mental an. Dann können Sie während der geleiteten Reise die SELBST-Qualitäten eher identifizieren und von Teilen unterscheidbar wahrnehmen.

2. **Am wichtigsten: SELBST-Qualitäten müssen für Sie spürbar und erlebbar sein!**
   Ich bitte Sie von Herzen, diese Übung nur dann weiterzumachen, wenn Sie sich in Ihren SELBST-Qualitäten spürbar wahrnehmen können. Wenn Sie sich geerdet, verbunden und im Hier und Jetzt erleben können. Daher habe ich in die Anleitung mehrere Momente eingebaut, in denen Sie immer wieder sich SELBST in unterschiedlichen Qualitäten erleben können. Merken Sie, dass Ihnen das nicht gelingt, bitte ich Sie, sich nicht alleine auf die Suche nach Ihren Therapeuten-Teilen zu begeben, sondern sich für die Erkundung professionelle Unterstützung zu suchen. Sie machen die Übungen in diesem Buch ja auf Ihre eigene Verantwortung. Und mein sorgsamer Teil und ich SELBST möchten, dass es Ihnen auch wirklich gut mit den Inhalten

dieses Buches geht. Wir möchten Sie inspirieren, Sie begeistern, Ihnen Ihre Ressourcen und SELBST-Qualitäten erfahrbarer machen. Und da Sie natürlich SELBST die Verantwortung für sich tragen, schlage ich Ihnen vor, beim Lesen der Anleitung oder beim Aufsprechen schon mal hinzuspüren, ob das denn für Sie passt und sich stimmig anfühlt. Und dann treffen Sie SELBST Ihre Entscheidung.

3. **Teile schieben sich dazwischen.**
   Wenn Sie diese Übung für sich machen, möchte ich vorausschicken, dass es durchaus möglich sein könnte, dass ein etwas ungeduldiger Teil auftaucht, weil es so lange immer wieder um das sich SELBST spüren geht. Diesen Teil können Sie auch herzlich willkommen heißen, *will* er doch, dass Sie Ihren Therapeuten-Teil ganz schnell oder nun endlich mal zu Gesicht bekommen. Sie können ihm sagen, dass Sie auch neugierig sind und es ihre SELBST-Energie ist, die ihn wirklich erreichen kann. Wenn sich Teile dazwischen stellen, die etwas wollen, sind Sie SELBST verdeckt und können ihn ja gar nicht mehr wahrnehmen. Vielleicht hilft das dem ungeduldigen Teil. Und vielleicht hilft es Ihnen, sich real vorzustellen, dass Ihr Interesse sich frei ausbreiten kann, und sich darunter Ihre Atmung zum Beispiel weitet und Ihre Augen in die Welt schauen. Mein Lehrerinnen-Teil möchte Ihnen hier auch die Information liefern, dass es das Wichtigste ist, dass der Teil sich von Ihnen wahrgenommen und nicht mehr alleine fühlt. Das ist die Blaupause für alle anderen SELBST-Teile-Beziehungen.

4. **Umgang mit Teilen, die sich dazwischenschieben und nicht beiseitegehen wollen.**
   So ähnlich gehen wir auch mit anderen auftauchenden, sich dazwischenschiebenden Teilen um. Interessiert, wertschätzend und beiseitebittend. Was ist nun zu tun, wenn sie nicht beiseitegehen wollen? Der erste SELBST-Gedanke ist dann, aha, dann haben sie wohl ihre guten Gründe. Also wenden Sie SELBST sich eben diesem Teil offen und interessiert zu, und fragen ihn: *»Was hättest du denn befürchtet,*

wenn du zur Seite getreten wärest?« Und lassen Sie ihm Raum, Ihnen seine Befürchtungen zu schildern. Wenn Sie guten Kontakt haben, können Sie ihn auch fragen: *»Was bräuchtest du denn von mir, um ein bisschen auf die Seite zu gehen?«* Aber drängen Sie ihn nicht, das wäre aus einem Teil heraus. Wenn es für ihn nicht möglich sein sollte, zur Seite zu treten, dann richten Sie SELBST den Fokus eben auf ihn mit Interesse, genau wie auf den Teil, den ein anderer Teil von Ihnen unbedingt kennenlernen wollte. Es wird irgendeinen Sinn im System machen, dass er diesen Schritt jetzt nicht tun kann.

5. **Einladung, auf Stimmigkeit achten.**
   (Eine Einladung, keine Aufforderung!)
   Wenn ich in der Anleitung schreibe: »Spür mal hin«, dann können Sie meine Stimme ja nicht hören. Es ist als eine sanfte Einladung, als Vorschlag gemeint und intoniert. Es ist keine Aufforderung oder gar ein Befehl. Ich bitte Sie auch, sich den Text in dieser Weise aufzusprechen, einladend, wenn Sie das überhaupt mögen. Und bitte spüren Sie für sich immer hin, ob es sich für Sie stimmig anfühlt, was ich vorschlage (Stimmigkeit ist eine SELBST-Qualität). Und folgen Sie der Anleitung bitte nur dann, wenn es sich für Sie auch wirklich stimmig anfühlt, Wenn Sie das einfach nur machen, dann tut das ein Teil. Ihr Therapeuten-Teil wird so kein Vertrauen entwickeln können. Er hat nur zu Ihnen SELBST Vertrauen.

Am einfachsten ist es, Sie sprechen sich die folgende Anleitung selbst mit einladender Stimme auf Ihr Handy. Ich lege Ihnen gleich die Du-Version vor.

Meditation

Zunächst lade ich dich ein, dich in eine bequeme Körperhaltung zu begeben, dafür zu sorgen, dass du die nächsten circa 30 bis 40 Minuten ungestört sein kannst, je nachdem, wie lange du dir für dich Zeit nehmen möchtest … dein Atem frei fließen kann … und du Atemzug um Atemzug spüren kannst, wo der Atem fließt … wie der Atem dich nährt … dich verbunden fühlen mit dem Grund, der dich trägt … an allen Stellen, wo du in Kontakt bist mit der Unterlage, auf der du dich befindest (dem Sofa, Sessel, Stuhl, Boden) … und der Luft, die dich nährt …

Wie ist das für dich, sich von der Erde getragen und von der Luft genährt zu fühlen? … Wenn du darüber eine Überraschung, eine Freude fühlst oder Dank oder eine Verbundenheit spürst, dann lass dir Zeit, dieses Gefühl in deinem ganzen Körper wahrzunehmen …

Vielleicht beschäftigen dich auch noch ein paar Gedanken … du kannst ihnen nachgehen oder auch nicht … du kannst sie kommen und ziehen lassen … wie die Wolken am Himmel … und du kannst die Gedanken auch bitten, ein Weilchen zu warten, bis du dich später mit ihnen beschäftigst … und dich wieder auf den Atem und den Grund zu zentrieren, mit denen du verbunden bist …

Und wenn du nun erlebst, dass sich die Atmung weitet, sich ein Raum eröffnet für offene und interessierte Wahrnehmung, dann bitte ich dich innezuhalten und auch diesen Moment genau wahrzunehmen …

Wo und wie in deinem Körper oder um ihn herum kannst du diese Weite, diesen Raum, diese Offenheit oder dein Interesse wahrnehmen? Lass dich diesen Moment erleben …

Als Nächstes bitte ich dich, deinen inneren Scheinwerfer anzustellen, und ohne etwas Bestimmtes zu wollen, einfach zu schauen oder zu spüren, was du in deinem Innenraum oder um deinen Körper herum alles wahrnehmen kannst … Seien es Gefühle oder Körperempfindungen, Sinneswahrnehmungen oder Gedanken, Figuren, Gestalten, Farben, Formen, was auch immer, vielleicht gehören sie auch zu einem Teil? …

Oder es taucht ein Therapeuten-Teil vor deinem inneren Auge auf.

Was für ein Gefühl hast du zu dem, was du da wahrnimmst? … Ist es eine der SELBST-Eigenschaften oder bewertet da etwas in dir? … oder will es irgendetwas?

Diese Teile bitte ich dich, auf die Seite zu bitten, und dir das auch wirklich vorzustellen, so lange, bis du deine SELBST-Eigenschaften der Neugier und des Interesses wieder wahrnehmen kannst … Nimm dir dafür Zeit … Und danke den Teilen, die da beiseitegetreten sind …

Nun lade ich dich ein, dich aus dieser Haltung dem Teil oder Gegenüber zuzuwenden, der in deinen Fokus gekommen ist. Was genau kannst du an ihm wahrnehmen? … Du siehst ihn mit den Augen des ersten Males … lass dir Zeit … Und wenn du irgendetwas an ihm wahrnimmst, dann bitte ich dich, ihm zu sagen, was du an ihm wahrnimmst oder es ihm zu zeigen oder es ihn sonstwie mitbekommen zu lassen … So, dass dein Gegenüber merkt, dass da jemand ist, der es sieht, es wahrnimmt … Wie ist es für dein Gegenüber, dass du da bist und es sich von dir wahrgenommen fühlt?

Vielleicht sagst du ihm: Ich bin neugierig auf dich, ich möchte dich gerne kennenlernen. Und spüre mal hin, wie es reagiert … Und wenn du merkst, dass es für diesen Teil in Ordnung ist, von dir wahrgenommen zu werden, und du weiter neugierig bist, dann bleib dabei …

Was noch alles kannst du an deinem Gegenüber wahrnehmen? Vielleicht nennt es ja seinen Namen, zeigt seine Gestalt, sagt etwas, zeigt dir etwas, lässt dich irgendetwas sonst wissen oder erfahren? …

Und spür wieder hin: Was für ein Gefühl hast du zu deinem Gegenüber?

Wenn es ein SELBST-Gefühl ist, dann lass das irgendwie zu ihm rüberkommen. Das kann durch ein Wort sein, einen Ton, ein Licht, eine Farbe, einen Atemzug oder was auch immer … Kommt es bei ihm an? … Und wie ist es für dein Gegenüber, das von dir so wahrzunehmen? …

Und spür mal an deiner Haltung, deinem Gesichtsausdruck, wie du SELBST gerade da bist. Kann dein Gegenüber wahrnehmen, dass du da bist?… Vielleicht kannst du SELBST ihm dann sagen: Ich bin da, du bist nicht alleine … Was für ein Gefühl hast du dann zu ihm? … Lass es das erfahren

… Wie ist es für dein Gegenüber, dass es nicht alleine ist, dass du da bist?

Und du kannst ihm danken, dass es sich dergestalt gezeigt hat …

Wenn du es näher in seiner Beziehung zu dir kennenlernen möchtest, kannst du es auch fragen: Was möchtest du denn Gutes für mein Leben oder meine Arbeit?

Und seine Antwort in Ton, Schrift, Bild, Symbol oder wie auch immer wahrnehmen … Und wenn es dir etwas sagt, dann kannst du deine Reaktion wahrnehmen … Wenn es ein Teil ist, dann kannst du ihn zur Seite bitten. Wenn es eine SELBST-Qualität ist, dann kannst du seine gute Absicht würdigen … Du kannst es auch fragen: »Was befürchtest du, würde geschehen, wenn du das, was du tust, weniger oder nicht mehr machen würdest?« Und seine Antwort wahrnehmen …

Und dann kannst du dein Gegenüber auch fragen, wie alt es ist … Und vielleicht möchtest du ihm auch sagen, wie alt du bist … Spüre, dass du SELBST jetzt da bist … Und spür mal hin, wie ihr beide reagiert … Vielleicht kannst du ihm auch sagen, was du von Beruf bist … und was du so machst im Leben … und lass dir Zeit, auch das zu spüren, wo du gerade im Hier und Jetzt bist, den Boden unter deinen Füßen spürst, geerdet bist, dich verbunden fühlst … und dann kannst du dein Gegenüber erfahren lassen, dass du SELBST da bist … und dass es nicht mehr alleine ist … Und dass du ihm helfen kannst … Und spür hin, wie es reagiert … du kannst es auch fragen, was es von dir braucht? … Und ihm sagen, dass ihr zusammengehört und euch immer wieder treffen könnt …

Wenn du ihm sagen wirst, dass die Begegnung für heute bald zu Ende sein wird … Vielleicht braucht es einen guten Platz oder hat selbst eine Idee? … Und du kannst ihm dafür danken, dass es sich heute dir so gezeigt hat …

Wenn du dich jetzt gleich verabschiedest, dann kannst du auch mit ihm vereinbaren, wie und wann ihr euch das nächste Mal treffen könnt, denn ihr habt euch ja gerade eben ein ganz kleines bisschen kennengelernt, und es gibt bestimmt noch vieles, was ihr voneinander noch nicht erfahren habt … Und dann kannst du ihm noch einmal danken und dich für jetzt verabschieden.

Und wenn Sie möchten, können Sie sich jetzt einen Stift nehmen und Ihre Erfahrungen noch mal Revue passieren lassen, sie aufschreiben oder malen.

Das war jetzt eine Anleitung für ein achtsames, gegenseitiges Kennenlernen von SELBST zu Teil und umgekehrt. Weiter gehe ich hier nicht, obwohl es noch einen ganzen Reigen weiterer typischer Fragen gibt, um einen beschützenden Teil mit seiner Geschichte, seinen Motiven und Beweggründen wirklich kennenzulernen und die Beziehung zu ihm aufzunehmen und zu festigen. Allein die Frage nach dem Alter von dem Teil weist ja unter Umständen schon in die Vergangenheit. Und die Frage nach Ihrem Alter und was Sie in Ihrem Alltag so machen, lässt Sie Ihren sicheren Boden, Ihre Standfestigkeit wieder spüren. Sie merken in diesem Fall: Ich bin doch viel älter als mein jüngerer Teil. Und ich SELBST bin jetzt da. Das fühlt sich stabil an. Diese Stabilität im Hier und Jetzt körperlich und mental bewusst zu erleben ist ein sicherer, ja ein unerlässlicher Stabilisierungsfaktor, wenn wir uns Themen aus der Vergangenheit zuwenden. Die weiteren Fragen der IFS/IIFS-Methode können so sehr in die Tiefe gehen und in die Vergangenheit führen, dass ich es nicht verantwortlich fände, Sie, die ich Sie nicht kenne und nicht begleiten kann, mit diesen Fragen erst einzuladen und dann damit alleine zu lassen. Hier zeigen sich auch meines Erachtens die Grenzen und Unterschiede einer »do it your self«-Variante von IFS zur seriösen Therapie-Form auf.

Typische Rollen von Teilen in therapeutischen Berufen

Im Medizin-, Psycho-, und sozialen Bereich wimmelt es nur so von männlichen und weiblichen Helfern, Heilern, Kümmerern, Rettern, Fürsorglichen, auch Überfürsorglichen, guten Müttern und Vätern. Also von Menschen mit Helfer-Syndromen, den Vorläufern von Burn-out-Syndromen. Diese Eigenschaften (Therapeuten-Teile) sind alle sehr wertvoll, werden viel zu wenig wertgeschätzt und werden nicht selten mit einem negativen Unterton genannt. So auch die Bedeutung des Wortes Gutmensch, als wäre es etwas Anrüchiges, zu versuchen, ein guter Mensch zu sein. Dass das so schlechtgeredet wird – könnte es damit zu tun haben, dass sich derjenige, der die anderen mehr wertschätzt als sich selbst, sich damit selbst auch etwas entwertet? Oder aus einem Teil heraus Gutes tun will? Ohne die Leistung dieser Menschen würde unser gesamtes Gesundheitssystem auch menschlich arm dastehen und im Übrigen zusammenbrechen. Leider wird nur mit der Gutmütigkeit und der Ausnutzbarkeit dieser Menschen gerechnet. Wer kennt es nicht, dass er unzählige Überstunden macht wegen Personalmangels und/oder um die anderen Kolleg*innen nicht zu belasten, um Patient*innen und Klient*innen nicht unversorgt zu lassen oder nicht abzuweisen. Dieser Dauermangelzustand müsste nicht herrschen, wenn sich die Gesundheitswirtschaft nicht dem profitorientierten Geschäft mit Krankheit und der Fixierung auf schwarze Zahlen verschrieben hätte. Viele Menschen in diesen Bereichen gehen täglich an und über ihre Grenzen. Sie funktionieren (noch) in ihren so notwendigen Rollen, sind aber irgendwann nicht mehr mit dem Herzen dabei. Etliche von ihnen haben Erfahrungen damit, dass sie mehr geben, als sie eigentlich können, und auch als sie bekommen, dass sie und ihre Leistungen nicht ausreichend anerkannt und gewürdigt werden; leider eine gehäufte Realität.

Ich würde mir wünschen, dass sich das ändert. Wenn ich träume (ja, ich tue es noch immer!), dann zieht eine Professionelle SELBST-Fürsorge in das gesamte Gesundheitswesen ein, dann lernen all diese Menschen SELBST ihre Teile kennen und schätzen. Sie erfahren, welches die Geschichte ihrer sorgenden und helfenden Teile zur Zeit ihrer Entstehung war, und auch, wer von ihnen dazu beigetragen hat, dass sie diesen Beruf ergriffen haben. Sie hören von ihren Teilen, was sie bereit waren in der Vergangenheit zu tun, um das eigene innere System zu stabilisieren, um verletzte und entwertete Anteile nicht mehr zu erleben und um welchen Preis die Beschützer bereit waren, sie diesen alten Schmerz nicht mehr fühlen zu lassen. Vielleicht haben diese Teile dazu beigetragen, dass sie in der Familie oder der Umgebung mit dieser Rolle eine besondere Anerkennung und Zugehörigkeit erfahren haben, ja dass sie sich unter diesen Bedingungen sogar geliebt und wertgeschätzt gefühlt haben. So etwas spornt die Teile an, weiter nach demselben Muster zu verfahren und auch noch andere Beschützerteile mit einzubinden, diese Aufgabe möglichst perfekt zu erledigen. Dazu gehören solche Rollen wie der Sonnenschein der Familie, alle parentifizierten, für Eltern, Großeltern oder Geschwister sorgende Teile. Auch sich unter Geschwistern zu behaupten, indem eine Existenzberechtigung an einem bestimmten Platz, einer noch freien Nische gefunden wird, prägt nicht selten das Rollenverhalten, auch im späteren Beruf und unter den Kolleg*innen. Dafür sollte die Person SELBST diesen Teilen danken und ihren Verdienst in der Vergangenheit würdigen. Wenn diese beschützenden Teile aus ihren alten schweren Rollen und Mustern befreit und entlastet sind, dann können sie zu ihrem ursprünglichen, unbelasteten Charakter zurückfinden. Das bedeutet, dass diese Teile nach wie vor liebevoll, fürsorglich, hilfreich, fröhlich sein können und dürfen – nur sie *müssen* es ab jetzt nicht mehr. Und automatisch muss es auch nicht mehr sein! Der Grund, weshalb diese Rolle ein Muss war, nämlich um alte verletzte Gefühle zu beschützen, fällt weg, wenn der Mensch SELBST sich um seine verletzten Teile kümmern darf. Und wenn ein Menschen SELBST, der von Natur aus auch mitfühlend und liebevoll ist, mit seinen helfenden und heilenden Teilen unterwegs ist, dann tut das ihm und den anderen gut, und er verausgabt keine Energie. So können die befreiten Teile, wenn sie es möchten, mit ihrem Menschen SELBST spürbar verbunden, ihm helfen das Leben und die Arbeit zu meistern. Er SELBST hat ein Gespür für Stimmigkeit und merkt, wenn Grenzen erreicht sind oder das eigene System aus dem Gleichgewicht geraten würde. Er kann sein System von dem System des Gegenübers unterscheiden. An dieser Grenze kann er dann von ganzem Herzen in SELBST-Verantwortung Ja oder Nein sagen! Ein offenes herzliches Ja erzeugt auch Freude beim anderen. Ein stimmiges Nein von tief innen heraus ist ein Nein, das spannenderweise auf der anderen Seite Akzeptanz und selten Widerspruch findet. Erfahrungsgemäß werden, je mehr er SELBST seine nun entlasteten helfenden Teile sieht und würdigt, diese dann auch von anderen Menschen stärker wahrgenommen und wertgeschätzt, allein durch die Haltung, die dieser Mensch SELBST ausstrahlt.

Vielleicht können diese möglichen Hintergründe aus Sicht der systemischen Therapie mit SELBST und Inneren Anteilen ein wenig erhellen, welche Hintergründe es haben könnte, dass sich Menschen in helfenden Berufen besser oder schlechter abgrenzen und einlassen können, mehr oder weniger ausgenutzt werden, Anerkennung finden oder leer ausgehen, ihre Arbeit leichter oder mühevoller leisten. Unter diesem Aspekt ist eine neue Betrachtung der Rollen der Teile möglich.

Die eigenen Erkrankungen und Traumata

Nicht wenige bekannte Ärzt*innen und Psychotherapeut*innen haben schwere Krankheiten und Traumata an sich selbst oder in der Familie erlebt, was vielleicht zu ihrer Motivation, Arzt, Helfer, Heiler, Therapeut zu werden beigetragen haben mag. Milton Erikson war selbst schwerbehindert bzw. erkrankt, Alfred Adler durch den Tod seines jüngeren Bruders und C.G. Jung durch die schwierige Ehe seiner Eltern geprägt, Hildegund Heinl hat die Kriegsjahre mit all ihren traumatischen Geschehnissen und Folgen miterlebt. Wie viel dieser psychischen und physischen Erfahrungen, Kränkungen, Niederlagen, Ohnmachtsgefühle und Ängste in der Kindheit und Jugend die Berufswahl bei nicht so berühmten Therapeut*innen prägen, ist nicht bekannt. Schauen wir in die Biografien, so finden wir doch in fast jeder Familie eigene oder in früheren Generationen erlebte, auch epigenetisch gespeicherte, schicksalshafte Einschnitte, Verluste, Todesfälle, Brüche, Erkrankungen, Familientragödien, noch immer oder wieder neu die Folgen von Krieg, Traumatisierung, Flucht, Vertreibung, Angehörige auf der Opfer- oder Täterseite. Es ist stark zu vermuten, dass derartig tiefgreifende Erfahrungen sowohl bei sich selbst als auch bei nahestehenden Menschen verbunden waren mit schwer auszuhaltenden, schmerzhaften Gefühlen oder Atmosphären. Die ehemals Betroffenen und Patienten oder deren Nachfahren, die jetzt auf der helfenden Seite stehen, haben Abwehrmechanismen, sprich Beschützerteile entwickelt, die diese Gefühle in die Verbannung geschickt haben. Es könnten sich so zunächst kontraphobische oder die Schwere der Ereignisse negierende Therapeuten-Teile entwickelt haben, die sich, wenn sie entlastet sind, als gesunde, zuversichtliche Helferteile entwickeln könnten. Wenn sie mit ihrer Person SELBST verbunden sind, könnten sie vielleicht ein tieferes Heiler-Wissen mobilisieren. Das Wegschieben und Verdrängen eigener Not veranlassen Beschützerteile, ihren Menschen SELBST nicht mit der Not, der Krankheit, dem Leid, den dunklen Seiten des Lebens in Berührung zu bringen. Es ist ein üblicher Mechanismus, der immer dann einsetzt, wenn weder Raum, Möglichkeit noch Gegenüber zur aktuellen Aufarbeitung vorhanden oder der seelische Schmerz einfach zu groß und in der damaligen Zeit aus inneren oder äußeren Gründen noch nicht bewältigbar schien. Arbeitet der Betroffene das nicht bei sich nach, in der IIFS-Sprache: entlastet er SELBST nicht seine eigenen Verbannten, werden die Beschützerteile die Kontrolle behalten. Diese können noch Generationen weiter wirksam bleiben. Es besteht die Gefahr, dass dieser Therapeut oder Arzt unbewusst im Klienten oder Patienten sucht, sein eigenes Leiden zu kurieren. Natürlich kann das nicht funktionieren. Das Wissen darüber ist schon lange bekannt. Schon in der Bibel steht »Arzt, heile dich selbst.« Viktor von Weizsäcker sieht in diesem Zusammenhang bei der Untersuchung des Arzt-Patienten-Verhältnisses, dass der »Widerstand« eines Kranken zum wesentlichen Teil – ich ergänze in der Sprache der IIFS – durch die Beschützerteile des Arztes bedingt sei; es zeige sich nämlich, dass die Partner (Arzt und Patient) einen Großteil der Konflikte teilten, was Arzt und Patient regelmäßig in Verwicklung stürzt mit all ihren Folgen. Weizäcker erkannte sehr früh, dass die sogenannten Widerstände des Patienten auf beiden Seiten ihre Beschützer haben, die wesentliche und wichtige verbannte Gefühle verschlossen halten. Hier kollidieren die Teile von Arzt und Patient unter Abwesenheit von SELBST-Energie. Eine gewisse Eigenerfahrung in Annahme von Leid und Krankheit und in den Mühen, sie zu erdulden und zu überwinden, kann ausgesprochen hilfreich sein, um sich in andere leidende und kranke Menschen empathisch hineinzuversetzen, in dem Wissen, dass kein Erleben genau gleich ist. Ich bin Ich und Du bist Du – das sollte man nicht verwechseln.

Der verwundete Heiler

Vielleicht hilft C.G. Jungs Archetypus des verwundeten Heilers dabei, noch mehr Einblick zu gewinnen, was einen Menschen dazu bringt, heilend tätig werden zu wollen. Dieser Archetypus besagt, dass in den meisten Kulturen Kenntnisse in medizinischer Hilfe aus eigenen Erfahrungen mit Krankheit gewonnen wurden. Arzt und Therapeut sein sei nicht nur ein Beruf, sondern eine Berufung, die aus einer körperlichen oder seelischen Verwundung heraus und/oder aus der Identifikation mit der kollektiven Wunde geschehe. Tief im Verborgenen der Seele ruhe etwas Unerlöstes und rufe nach Erlösung. Dies lasse »das Individuum eine Reise als Heiler antreten«. So beschreibt es der Jungianer Peter Gathmann. »Bei dieser Reise jedoch werden eigene, schmerzhafte Erfahrungen nicht mehr als solche wahrgenommenen. Rationalisierung und altruistische Abtretung sind häufige Abwehrmechanismen und humanitäre Gründe werden (teilweise) vorgeschoben. Auf die Heilung des anderen werden alle Energien und Kräfte gelenkt, um vom Eigenen zu abstrahieren. So entsteht ein Mensch, der seine eigenen Gefühle und Strebungen nicht mehr wahrnimmt.«[59] Auch hier finden wir wieder die klassischen Beschützeranteile, die alles in der Welt tun, damit ihr Mensch nicht mit den verbannten verwundeten Anteilen in Not oder Schmerz in Berührung kommen möge (»die nach Erlösung schreien«). In der Analyse nach C.G. Jung sind die unterschiedlichsten Persönlichkeitsanteile beschrieben. In diesem Fall trifft der Begriff der Persona (des Heilers) perfekt mit dem Selbstähnlichen Teil und seinen Beschützeraufgaben zusammen. Sie erinnern sich noch, wie anstrengend das Leben eines Selbstähnlichen Teils ist? (Siehe Unterkapitel »Selbstähnliche Teile«) Ist hier der Arzt oder Therapeut nicht mit sich SELBST verbunden, dann schlüpfen Teile in die Persona (Selbstähnlicher Teil) des Arztes, hinter der das Individuum SELBST wie hinter einer Maske verborgen, mehr oder weniger schlummert, aber auch verschwinden kann (wenn es nicht verleiblicht ist). Nach außen imponiert er in der Arztrolle (Teil), als ein mit hohem Sozialprestige anerkanntes Mitglied der Gesellschaft. Je nach Typus zeigt er sich eher jungdynamisch, sportlich, allzeit braun gebrannt und wohlsituiert, als steiler Karrierist oder als ein mehr dem Konsum entsagender, sanfter Alternativmediziner, als selbstlose allzeit bereite Familienärztin oder als sich aufopfernder Landarzt, der sich wenigstens ein tolles Auto gönnt, um etwas komfortabler mit guter Musik von Dorf zu Dorf zu eilen. Nach und nach wird er oder sie, egal welchen Typs, immer mehr zu der Persona (dem Persönlichkeitsteil), hinter deren Maske er/sie einst verschwand. Gathmann formuliert hier treffend: »In pathologischer Verkürzung sind Schein und Sein deckungsgleich geworden. Er erfüllt die Erwartungen der Gemeinschaft an seine Rolle und versäumt »die Entwicklung zur Individuation, zur Ganzwerdung«. Individuation und SELBST, das klingt verwandt.

Ärzt*innen-Teile

Es ist mir wichtig, den folgenden Seiten etwas vorauszuschicken. All das, was Sie hier lesen werden, ist nicht etwa meiner Fantasie entsprungen. Es ist eine jahrzehntelang erlebte Realität von vielen Ärzt*innen und Studierenden der Medizin. Und ich bin nicht auf einem Auge blind. Ich habe zu dem Thema *Emotionale und Psychosoziale Kompetenz für Medizinstudierende und Ärzte und Ärztesozialisation* geforscht und darüber 2006 meine Dissertation geschrieben. Einige der von mir hier aufgeführten Punkte tragen auch namhafte Sozialwissenschaftler, Ärzte und Medizinpsychologen vor. Da ist einerseits diese Art von Medizinersozialisation, die sich so unendlich schwer nur verändert, uralte Zöpfe trägt und letztlich tragisch ist. Andererseits gibt es so viele Ressourcen, Resilienzen, überall wunderbare Menschen, die ihren Beruf, ihre Ausbilder- oder Vorbildfunktion nachahmenswert erfüllen. Leider werden diese Ressourcen nicht so sehr genutzt, und leider gehen noch viel zu viele dieser Menschen im großen Betrieb unter – oder der Medizin verloren. Auf eine Lehre für Körper, Seele und Verstand hoffe ich noch. Die Lehre hat gegenüber der Forschung traditionell noch immer einen schlechteren Stand. Mein Kritikerteil formuliert es deswegen immer wieder so pointiert, weil er und ich SELBST so viele Studierende und Kolleg*innen unter dieser Sozialisation haben leiden sehen, und er und ich denken, wir könnten etwas dazu beitragen, dass sich etwas ändern kann, wenn wir all diese Tatsachen und Anachronismen aufzeigen. Natürlich gibt es auch immer Ausnahmen und Inseln. So manch einer sieht die Krise als Chance, den Missstand als Herausforderung und wächst daran. Etliche Kolleg*innen durchlaufen diesen Parcours ja nichtsdestotrotz unbeschadet, lassen sich in ihrer Kreativität nicht einschränken, gehen ihren Weg, entfalten ihre Persönlichkeit und bleiben sich treu; ihrem heilen Wesenskern folgend, mit ihren Gefühlen verbunden.

Im Folgenden wende ich mich etwas spezieller den Teilen der Ärzt*innen zu, die sich natürlich auch mit denen der Therapeut*innen überschneiden, in einigen Punkten jedoch ihre berufsspezifischen Besonderheiten haben. Zur Psychotherapeut*innen-Sozialisation, die mir als Ärztin für Psychotherapeutische Medizin nur aus den Lehrtherapien, Supervisionen und Ausbildungskontexten mit Psychologischen Psychotherapeut*innen begegnet ist, habe ich kein profundes Material, sondern nur eigene subjektive Eindrücke gesammelt. Daher erlaube ich mir hier kein Urteil. Vielleicht gibt es doch auch ein paar Gemeinsamkeiten. Die gemeinsame Motivation beider Berufsgruppen besteht sicherlich in dem Aspekt, den Menschen helfen und etwas Sinnvolles, Gutes in der Welt tun zu wollen, unabhängig von den individuellen Beweggründen.

Wenn Sie die folgenden Zeilen lesen, bitte ich Sie wieder, Ihre SELBST-Qualitäten und Ihre Teile zu sortieren.

Medizinstudent*innen beginnen jung, voller Enthusiasmus und Idealismus ihr Studium, sich mehr oder weniger ihrer eigenen Motivation bewusst. Nicht selten kommen sie nach sechs Jahren desillusioniert, frustriert und zynisch aus dem Studium heraus. Die Hälfte der

Absolvent*innen eines jeden Jahrgangs gehen nicht in die Klinik oder Praxis! Was hat sie abgeschreckt? 2000 Ärzte pro Jahr gehen aus Deutschland weg. Abgesehen von der Lust auf ein anderes Land oder den persönlichen Vorlieben und Umständen – was gefällt ihnen hier nicht? Außer den intrapsychischen Faktoren, die einen Menschen zum Arztberuf führen können, sind das Medizinstudium und die Assistenzjahre definitiv das Medium, das die Ärzt*innen am nachhaltigsten beeinflussen. Die Inhalte der Ausbildung haben ihre Auswirkungen auf die Medizinersozialisation. Es werden berufsspezifische Haltungen und Einstellungen internalisiert, Kenntnisse, Fähigkeiten und Handlungskompetenzen erworben. Das Interesse am kranken Menschen geht gegenüber der Dominanz der naturwissenschaftlichen Fächer weitgehend verloren. Das rein naturwissenschaftliche Denken breitet sich in den Studierenden aus. Der Notwendigkeit, eine bio-psycho-soziale Gesamtdiagnose zu stellen, die Patient*innen mit einzubeziehen, sowie eine emotionale, kommunikative und psychosoziale Kompetenz zu entwickeln, steht die Haltung gegenüber, schnelle Organdiagnosen und vorwiegend medikamentöse oder apparative Therapien zu finden, »Lösungen« für die Patienten parat zu haben, seine Rolle gut zu spielen und mit dem Patienten auf Objektebene »richtige« Gespräche zu führen. Eigene Gefühle werden nicht beachtet, abgewertet und/oder abgewehrt. Die eigene Betroffenheit über die Abwertung der eigenen Gefühle wird unbewusst verleugnet. Die eigenen Gefühle und die Intuition werden nicht professionell reflektiert und geschult, sie könnten jedoch zu einem hilfreichen Diagnostikum und Therapeutikum werden. Konfrontiert mit einem enormen Wissensdruck, Höchstanforderungen, Nichtachtung von Gefühlen und mangelnder Wertschätzung ist der Medizinstudent prädestiniert, als Rädchen in der Masse seine Rolle zu spielen und anfällig für autoritäres Verhalten – entweder als Topdog oder Underdog. Ein Teufelskreis von Abwertung, Gehorsam und Autorität entsteht auf dieser Grundlage. Falsche Autoritäten bekommen auf diese Weise Macht. Ärztegeneration für Ärztegeneration wird davon geprägt. Diese Sozialisation formt ein Berufsbild, das leider nicht den Möglichkeiten und dem menschlichen

Potenzial entspricht, das diese jungen Menschen mitbringen, und sie leider auch nicht auf die komplexen Anforderungen vorbereitet, die sie erwartet. Das Studium in Deutschland ist nach wie vor sehr hierarchisch strukturiert, vorwiegend naturwissenschaftlich auf die Krankheit als Objekt ausgerichtet, straff organisiert und hat bei Inhaltsüberfrachtung einen hohen fachlichen Leistungsanspruch und weniger Anspruch, was die Ausbildung von praktischer psychosozialer Qualifikation angeht. Der Inhalt an den psychosozialen Fächern ist zu gering, zu theoretisch und auf psychische Pathologien beschränkt. Das Studium bietet weder genügend Nährboden noch Anregung oder institutionalisierte Möglichkeit, sich mit den durch die Studieninhalte ausgelösten Gefühlen persönlich, differenziert und konstruktiv oder gar im Hinblick auf professionelle Selbstfürsorge auseinanderzusetzen. Selbsterfahrungsgruppen zur Reflexion des Erlebten, eine auf Förderung der emotionalen Intelligenz und psychosozialen Kompetenz ausgerichtete Vorbereitung darauf, mit Menschen zu arbeiten, die extremes Leid erfahren haben, traumatisiert sind, in prekären Situationen leben, die die Sprache nicht sprechen, sind in der Medizin nicht üblich. Es gibt weder eine professionelle Prävention für sekundäre Traumatisierungen, noch werden den Studierenden sinnvolle psychologische Bewältigungsmechanismen für ihren eigenen psychischen und physischen Schutz vermittelt. In den ersten zwei Jahren nach dem Studium leiden sie besonders daran, zu wenig psychosoziale Kompetenz erworben zu haben, und fühlen sich daher häufig unsicher und überfordert.

Psychosomatik ist in Deutschland immerhin ein anerkanntes eigenständiges Fachgebiet und ein Pflichtfach in der Medizinerausbildung. In allen anderen Fächern, sei es in der Inneren Medizin, der Orthopädie, der Gynäkologie etc., sind mindestens ein Drittel aller Erkrankungen nicht organischen Ursprungs. Darauf sind die Arzt*innen nicht vorbereitet. Jede Facharztprüfung fordert zwar 80 (!) Stunden Psychosomatische Grundversorgung, aber nur wenige Ärzt*innen sehen eingangs freudig die Notwendigkeit dazu. Das Studium und die Klinik haben versäumt, ihnen hierauf Lust zu machen. Die »Sache mit der Psyche« wurde früh aus dem eigenen Fachgebiet abgespalten. Beschäftigen sie sich dann eingehender mit dem Patienten als bio-psycho-sozialem Wesen, erfahren sie mehr über die Dynamik zwischen Ärzt*innen und Patient*innen, lernen die Ätiologien und den »Sinn« der Psychosomatischen Erkrankungen kennen und erproben sich in einer ganzheitlichen Betrachtungsweise, in einer Gesamt-Anamnese und in einer Klienten-zentrierten Kommunikationsweise auf Augenhöhe, beginnt ihnen ihre Arbeit mehr Freude zu bereiten. Sie werden offener, interessierter und empathischer und sind damit mehr bei sich SELBST. Das allein schon verändert ihre Haltung gegenüber den Patient*innen so, dass echte Begegnungen und Überraschungen möglich werden und ihnen die Arbeit mehr Freude bereitet.

Auf die folgenden psychischen und physischen Belastungsfaktoren und deren Auswirkungen werden Ärzt*innen nicht genügend vorbereitet. Sie erfahren dabei institutionell in der Regel wenig gezielte Unterstützung, professionelle Selbstfürsorge oder kreative Bewältigungsmöglichkeiten.

- Ein häufiges Wechseln der Patienten mit immer kürzer werdender Verweildauer in der die Klinik
- Eine durchgängige Verknappung von Personal
- Ein institutionalisierter Zeitmangel sowie Umgang mit Zeitdruck (zu wenig Zeit für die Patienten, zu wenig Zeit für sich und für die Familie)
- Die bio-psycho-sozialen Belastungen der Patienten
- Die Folgen, wenn der Ärzt*innen nur *Krankheiten* und *keine kranken Menschen* sehen
- Zunahme des Bürokratismus, der Digitalisierung und die dadurch entstehenden Probleme
- Eine notwendige hohe kontinuierliche Aufmerksamkeit und Arbeitsqualität bei Überlastung
- Die Angst, Fehler zu machen bei mangelnder Fehlerkultur
- Steile Hierarchie im Gesundheitswesen
- Oftmals nicht Erwünscht-Sein von Eigenverantwortung und Kreativität
- Kontakt mit Schwerstkranken, Sterbenden und Tod

- Häufige »Erfolglosigkeit« trotz maximalem Einsatz, gemessen an der hohen Mortalitätsrate bei Reanimationen, auf Intensiv- und onkologischen Stationen
- hochgespannte Erwartungen der Klinik, der Kollegen, der Angehörigen
- Überhöhte Ich-Anforderungen
- Überforderungsgefühle bei unzureichender Anleitung
- Konfrontationen mit der eigenen Sterblichkeit und Krankheit
- Umgang mit der Wahrnehmung von Anzeichen eigener Erkrankung, Depressionen, Sucht, Suizidalität, Beziehungsproblemen (bei erhöhter Gefahr dafür in diesem Beruf)
- Erste Anzeichen von Helfer-Syndrom und Burn-out-Syndrom
- Eigene Gefühle ernst zu nehmen
- Konflikte, Kommunikationsprobleme unter Kollegen, zwischen Arzt und Patienten und mit sich selbst zu lösen und zu bewältigen
- Schädliche Routinen und Automatismen von sinnvollen zu unterscheiden
- Körperliche Extrembelastung durch Schichtdienst, überdurchschnittlich lange Arbeitszeiten, stundenlanges Stehen bei Operationen
- Selbstbewusstsein und Selbstverantwortung innerhalb der Strukturen zu zeigen und zu übernehmen

Durch diese Mängel werden immer wieder neue oder alte Persönlichkeitsanteile aktiviert, die auf Überforderung, Entwertung und Beziehungsabbrüche reagieren, die Ängste haben, sich hilflos und ohnmächtig fühlen, Versagensgefühle haben, alleine stehen mit gravierenden Ereignissen, die sich schämen, sich schuldig fühlen, sich unsicher fühlen, sich gekränkt fühlen, frustriert sind, verärgert sind, die sich ungerecht behandelt fühlen, die sich an Familienkonflikte oder einschneidende Familienereignisse erinnert fühlen, die sich nicht abgrenzen können, nicht selbstbewusst, sondern unterwürfig sind, nicht Nein sagen können, die in Hierarchien getriggert werden u.v.a.m. Als Reaktion auf all diese Gefühle, die auch aktuell nicht angenehm zu erleben sind, hat sich nach IIFS-Denkungsart ein »Heer von Beschützern« entwickelt und diese »Teile in die Verbannung geschickt«, damit diese im besten Falle nur unangenehmen Gefühle und Seelenschmerzen nie mehr erlebt werden. Wenn diese Teile schon früher in der eigenen Biografie in der Verbannung gelandet sind, entwickeln sich noch viel härtere Beschützer. Etliche davon finden Sie auch in der Therapeutenliste in diesem Kapitel.

Die automatisiert einsetzenden Bewältigungsstrategien (Beschützer) verlaufen unbewusst und individuell verschieden. Sie werden durch Lernen am, nicht unbedingt nachahmenswerten Modell von Ärztegeneration zu Ärztegeneration überliefert. Für den Moment mögen sie ihre Funktion erfüllen, die unangenehmen Gefühle fernzuhalten. Ansonsten sind sie aber dysfunktional und dem eigenen Seelenheil nicht wirklich förderlich. Sie führen keine notwendige Bearbeitung, Bewältigung und/oder Änderung herbei und können der psychischen und körperlichen Gesundheit der Ärzt*innen auf Dauer Schaden zufügen. Als bekannte unbewusste Bewältigungsstrategien fungieren hier zum Beispiel:

- Abwertung und Entwertung der Schwere und Existenz von Gefühlen und Wahrnehmungen bei sich selbst und/oder oder den anderen
- Anschalten von Abwehrmechanismen (unbewusst) wie Intellektualisierung, Rationalisierung, Projektion, Verschiebung, Verleugnung, altruistische Abtretung, Identifikation mit dem Aggressor und Wendung gegen das Selbst u. a.m.
- innere Distanzierung vom Patienten als menschliches Wesen (»die Galle« auf Zimmer 8)
- Beklagen einer Non-Compliance des Patienten oder seiner »Ansprüchlichkeit«
- Apostolische Funktion, Besserwisserei,
- sich über den Patienten stellen, ihn abwerten, Überheblichkeit, Arroganz
- Witze über Patienten, rüder Umgang mit, schlechtreden über Patienten, kumpelhafte Vertraulichkeit, Grenzüberschreitungen
- Autoritäres Verhalten, Weitergeben des Drucks nach »unten« in der Hierarchie

- unterwürfiges Verhalten nach »oben« in der Hierarchie
- sich im Helfer-Syndrom, im »Retter-Sein« unentbehrlich fühlen
- Überkonsumismus als Versuch, die aufsteigende Leere zu überwinden
- Entwicklung von körperlichen oder psychischen Symptomen und Krankheiten, Sucht, selbstschädigendem Verhalten oder Suizidalität
- Frust abzulassen, stellvertretend bei »Untergebenen« oder nahen Angehörigen (statt sich bei der Arbeit auseinanderzusetzen und SELBST-verantwortlich, emotional intelligent und sozial kompetent mit seinen Teilen umzugehen und für sie zu sprechen)
- bei der Arbeit oder zu Hause schlechte Laune verbreiten, oder im Team oder in der Familie stellvertretend Konflikte schüren. (Die Scheidungsrate bei Ärzt*innen ist nicht unerheblich.)
- Unbewusste Aufrechterhaltung des zunächst real erlebten, dann integrierten Zeitmangels als Beschützer, sich nicht um sich selber kümmern zu müssen.

Überlastung, Unzufriedenheit und Unglücklichsein im Beruf werden von einem großen Teil der Ärzte eher als individuelles Versagen denn als Folge dieser Sozialisation gesehen. Es ist verwunderlich, dass sich diese Art der Sozialisation trotz jahrzehntelanger Kenntnisse um diese Missstände immer noch aufrechthält. Professionelle Möglichkeiten, mit all den Belastungen für seine Gesundheit umzugehen, und die seinem Seelenheil schädlichen Automatismen zu umgehen, werden nur von einem verschwindend geringen Teil der Ärzte genutzt. Selbst die Notwendigkeit dazu sehen Ärzt*innen oftmals erst dann, wenn es ihnen schon lange schlecht gegangen ist. Sie kommen als Patienten bekannterweise eher zu spät, ja schon gar nicht bei den »ersten Seelenzipperlein«. Der »normale Arzt« hat in seiner Sozialisation eher wenig Erfahrung mit diesen Methoden gemacht; er weiß leider auch nicht, was ihm dabei entgeht. Sich selbst Unterstützung zu suchen ist jenseits seines Horizonts, ist doch er normalerweise derjenige, der anderen hilft und meint, alles zu wissen und heilen zu müssen. Sich selbst psychologische Unterstützung zu suchen, wird nicht selten als persönlicher Makel und als Versagen gewertet.

In der Psychosomatischen Grundversorgung finden sich zu 80 Prozent Ärzt*innen der Allgemeinmedizin und der hausärztlich tätigen Internisten und Gynäkolog*innen. Die anderen Fachgruppen teilen sich den Rest. Das spricht für sich. Die ärztlichen Psychotherapeuten und Psychiater sowie die Fachärzt*innen für Psychotherapeutische/Psychosomatische Medizin hingegen haben natürlich genauso wie die Psychologischen Psychotherapeut*innen einen kleineren oder größeren Katalog von Selbsterfahrungen, Lehrtherapien und Supervisionen in ihrer Ausbildung.

Ich wünsche mir eine Sozialisation zu einer mit kranken und gesunden Menschen ganzheitlich arbeitenden Ärzt*in, und nicht zum mechanistischen Mediziner einer zu reparierenden Krankheit. Bereits in der Grundausbildung der Ärzt*innen würde eine theoretisch fundierte und praktisch erprobte bio-psycho-soziale Medizin gelehrt werden. Die Studierenden und Ärzt*innen würden studien- und berufsbegleitend sowohl naturwissenschaftliche als auch emotionale, kommunikative und psychosoziale Kompetenzen erlernen, einschließlich der Zeit und Anleitung zur Selbstreflexion und Vermittlung von professioneller Selbstfürsorge. Sie würden lernen, mit Belastungen so umzugehen, dass sie nicht Schaden daran nehmen. Einen respektvollen wertschätzenden und kollegialen Umgang miteinander würden sie durch die Lehrenden und Vorgesetzten modellhaft erfahren. Studium und Arbeit sollten das persönliche Potenzial entfalten helfen, welches diese (jungen) Menschen mitbringen und sie auf die komplexen Anforderungen ihres so schönen Berufes umfassend vorbereiten und begleiten, auf dass sie sich die Freude daran für ein Leben erhalten können. Im Psychosozialen Bereich könnten hier die Möglichkeiten der »Professionellen Selbstfürsorge mit IIFS« in Ausbildung, Eigentherapie und Supervision wertvolle Unterstützungen liefern, egal zu welchem Zeitpunkt. Denn Ärzte bilden sich ja zeitlebens fort.

17

Balintgruppen

Balintgruppen sind eine jahrzehntelang bewährte Methode der Professionellen Selbstfürsorge.

Michael Balint war ein ungarischer Arzt und Psychotherapeut. Wenn er mit seinem Vater, einem Hausarzt, über ihrer beider Arbeit sprach, stellte er fest, dass in der Hausarztmedizin sich ähnliche Probleme ergaben wie in seinen Psychotherapien, der praktische Arzt aber nicht psychotherapeutisch vorgebildet war. Da kamen Menschen in die Praxis, die unter Neurosen und psychiatrischen Erkrankungen litten und auch körperliche Symptome vorwiesen. Auch hier geschahen Übertragungs- und Gegenübertragungsreaktionen, auch hier spielten Gefühle und das Unbewusste eine bedeutende Rolle, auch hier hatte die Arzt-Patienten-Beziehung einen wesentlichen Einfluss auf die Therapie. Michael Balint musste leider 1939 in der Nazi-Zeit nach England emigrieren und baute in den 40er Jahren in der berühmten Tavistock-Klinik in London die mittlerweile sehr bekannten Balint-Gruppen auf.

Diese Balintgruppen finden weltweit statt, sind in Fachkreisen anerkannt und beliebt. Es gibt Balintgruppen-Kongresse, Balintgruppen-Tagungen sowie eine Deutsche und eine Internationale Balintgruppen-Gesellschaft. In Balintgruppen kommen zwar hauptsächlich Ärzt*innen zusammen, aber nicht mehr ausschließlich, inzwischen sind es auch andere Berufsgruppen, meist aus dem medizinisch-psychotherapeutischen Umfeld. In Kliniken profitiert auch manchmal das gesamte bunte therapeutisch-medizinische Team von dieser Art der Professionellen Selbstfürsorge.

Balintgruppen dienen dazu, die Patient*innen, Ärzt*innen und die Arzt-Patienten-Beziehung emotional und kognitiv besser zu verstehen; sie helfen dabei, dass sich schwierige Konstellationen zwischen Arzt und Patient, Therapeutin und Klientin auflösen können. Auch belastende Situationen für den Arzt können so aufgearbeitet werden. Das Geheimnis der Wirkungsweise liegt in der erweiterten Betrachtungsweise durch die verschiedenen Gruppenteilnehmer*innen, dem Gruppenprozess, die Draufsicht aus der Metaebene, im gemeinsamen Unbewusstem zwischen Arzt und Patient und der Gruppe, und ist ansonsten durch eine sich selbst und seinem Gegenüber veränderte innere Haltung bedingt. Diese ermöglicht in den meisten Fällen bei der nächsten Begegnung eine neuartige Beziehungsgestaltung zwischen Arzt und Patient oder eine emotionale Entlastung des Kollegen.

In einer Balint- Gruppe versammeln sich für einen bestimmten Zeitraum 8 bis 16 Ärzte, die über sogenannte »schwierige« Patienten, psychosomatische Patienten oder Arzt-Patienten-Konstellationen oder eine, den Behandelnden belastende Situation in einer ganz bestimmten Art und Weise sprechen. Das können auch Begegnungen sein, die sie besonders berührt oder betroffen haben, Patienten oder Geschichten, die sie nicht loslassen, und die sie noch zu Hause, nachts, im Bett oder nach Wochen, Monaten und Jahren beschäftigen. Die Gruppe wird von einem erfahrenen Psychotherapeuten geleitet; die Gruppenanleitung erfolgt in einer ritualisierten Form. In der Gruppe gelten die Regeln der Schweigepflicht, das heißt, kein Inhalt verlässt den Raum. In meinen Gruppen gibt es eine weitere Regel, nämlich die, dass alle Gruppenmitglieder eine Grundhaltung des Respektes und der Wertschätzung sich selbst und den anderen gegenüber einnehmen. Mit zunehmend geschulter Wahrnehmung registrieren sie bei sich alle Reaktionen auf die Erzählung des Vortragenden (Referent). Für alles, was an Wahrnehmungen, Gefühlen, Körperempfindungen, Bildern, Fantasien, Gedanken, Resonanzen in den Gruppenmitgliedern auftaucht soll, kann und darf gesprochen werden. All diese auftauchenden Assoziationen, Regungen, Resonanzen und Reaktionen sind ausgesprochen willkommen und wichtig und gehören zum

Prozess dazu, auch und gerade, wenn sie scheinbar unmöglich, irrational, gesponnen und sonst als nicht unbedingt sozial kompatibel bewertet würden. Wenn diese Äußerungen von den Teilnehmer*innen in Form von Ich-Botschaften als persönliche Wahrnehmung aus dem eigenen Innenleben in den Raum gestellt werden, werden sie in der Regel von den anderen Gruppenmitgliedern auch als solche wahrgenommen. Es geht auch darum, 8 bis 16 unterschiedliche Reaktionen auf den »Vortrag« des Kollegen wahrzunehmen und sie nebeneinander stehen lassen zu können. Die Balintgruppe ist kein intellektuelles Diskussionsforum. Es geht nicht darum, wer recht hat oder nicht, oder ob irgendetwas richtig oder falsch, wahr oder unwahr, normal oder verrückt sein könnte. Allein die Erweiterung eines Horizontes um möglicherweise 16 andere Horizonte verändert die Sichtweise beträchtlich. Wenn plötzlich mehrere Scheinwerfer ein und denselben Fokus von unterschiedlichen Positionen aus beleuchten, wird klar, dass die eigene Betrachtungsweise eine Facette unter mehreren ist, nicht die alleingültige sein muss, und dass die Gruppe in der Lage ist, mehr wahrzunehmen als ein einzelner. Allein durch diese Erweiterung und den bewussten Ausflug in das Reich der Fantasie werden mögliche Verkrustungen zuvor zementierter »*So-ist-es*«-Positionen aufgeweicht. Die Gruppe wird gemeinsam mit zum Beispiel der Prismen-Technik die verschiedensten Facetten der zum Teil verborgenen Gefühle, der Konflikte, der Abwehrmechanismen, der dahinterliegenden Geschichte, der Muster, der Dynamik des Patienten, des Arztes oder der Arzt-Patienten-Beziehung aufspüren können. Im Fokus der Betrachtung können jeweils der Patient, sein Konflikt und sein psychischer Hintergrund stehen, die Arzt-Patienten-Beziehung, aber auch der Arzt mit seinem Problem in dieser speziellen Arzt-Patienten-Beziehungsgestaltung. Das Letztere war früher, als psychotherapeutische Selbsterfahrung noch nicht so verbreitet war, nicht so direkt angelegt, denn eine Balintgruppe sollte keine Psychotherapie für den Arzt werden. Dennoch lässt es sich erfreulicherweise nicht vermeiden, dass auch der Arzt über seinen Hintergrund reflektiert und er so mehr über sich selbst erfährt, was im Übrigen ja nur für alle Beteiligten wünschenswert ist.

Im Vorfeld der Balint-Sitzung leite ich in meinen Gruppen ein spezielles Achtsamkeitstraining an, das den Mitgliedern eine vertiefte Wahrnehmungsfähigkeit ihrer inneren vielfältigen Resonanzen ermöglicht und sie in den mentalen Zustand einer absichtslosen Offenheit versetzen kann.

Eine Balintgruppensitzung dauert im Allgemeinen 90 Minuten. Der »Vortrag« des Kollegen sollte nicht minutiös vorbereitet sein, sondern eher aus der Erinnerung, spontan und aus dem Bauch heraus erfolgen und nicht mehr als zehn Minuten betragen. Im Anschluss daran kann er für die Gruppe seine Frage formulieren. Er steht dann noch für eine Runde an sogenannten Sachfragen zur Verfügung. Im weiteren Verlauf rückt er dann aus dem Gruppenkreis hinaus auf eine äußere Beobachter-Position und mischt sich für die Zeit der Arbeit der Gruppe nicht ein. Das hat den Vorteil, dass die Gruppe sich ungestört der entstehenden Dynamik hingeben und er das Geschehen von einer Meta-Ebene aus betrachten kann, was ihm normalerweise neue Einsichten verschafft. Die psychotherapeutische Leitung hat die Aufgabe der sorgsamen Verknüpfung, der Nachfrage nach verborgenen Gefühlen, Konflikten, Materialien und Geschichten hinter dem Symptom, dem Leid, der Not. Sie spricht die Einladung aus zur Empathie für den Patienten und den Kollegen, des sich Hineinversetzens in die jeweilige Position, regt das Aufgreifen von Ressourcen des Patienten an, stellt die Sinnfrage des Symptoms u. v.a.m. Ihre Aufgabe ist es nicht, dem Kollegen Ratschläge oder Lösungen zu präsentieren. Nach angemessener Zeit kommt der Kollege wieder aus seiner Beobachterposition in die Gruppe und berichtet von seinen Erfahrungen aus der anderen Perspektive. Üblicherweise entsteht hier der Überraschungseffekt, wie genau die Gruppe Einzelheiten und Zusammenhänge trotz der kurzen Beschreibung am Anfang erfassen und abbilden konnte. Der referierende Kollege zieht sein Resümee und hat dann das abschließende Wort.

Die Kraft der Balintgruppe speist sich aus der Resonanzfähigkeit eines jeden einzelnen Mitglieds, aus der Vielfältigkeit der Reaktionen und der schwingenden Fantasie sowie der Leistung als Gruppe. Es ist, als wenn jeder mehrere Webfäden an Assoziationen hervorschießen würde, woraus die Gruppe mit der Leiterin einen gemeinsamen bunten Teppich webt, der einen neuen, aus den Fäden des Unterbewussten gesponnenen, begehbaren Boden für eine neue Art der Begegnung zwischen Arzt und Patient hervorbringt. Da hier alles an Resonanzen und Fantasien erwünscht ist, was der Einzelne in sich angesprochen fühlt, wird eine Art von Erweiterung des Bewusstseins der beiden Protagonisten vorgenommen, jenseits von Rationalität und intellektuellem Verstehen. Diese Art der emotionalen Tiefenschau lässt mögliche Einsichten in die Tiefe der Beweggründe von Arzt und Patient zu, die aber auch sogleich wieder verworfen werden können. Die Einsichten werden als spielerische Möglichkeiten verstanden und nicht als eine definitive Analyse.

Die Fähigkeit der Balintgruppe liegt auch darin, sich durch assoziative Fantasie eine neue Spielwiese der Begegnung zwischen Arzt und Patient zu erschaffen. Der Leiterin obliegt es, dieses Kunstwerk zuzulassen, wahrzunehmen, zu verknüpfen und zu benennen. Das Konstrukt der Gruppe ermöglicht dem Referenten, der von außen diesem Prozess beiwohnt, einen Perspektivenwechsel. Er kann sich selbst, den Patienten, die Beziehung oder deren Dynamik mit neuen Augen sehen. Wenn er sich aus der Außenperspektive und dann auch beweglicher in Hirn und Herz, in die unterschiedlichen Positionen empathisch hineinversetzen kann, ist es ihm möglich, den Patienten oder das Problem losgelöst von sich, aus einer neuen Haltung heraus zu betrachten. Diese Haltung zeigt für alle Seiten, für alle Facetten, bei sich selbst und dem anderen, wohlwollendes Verständnis, Offenheit und Mitgefühl, und kann vielleicht eine Sinnhaftigkeit in vorher vermeintlich Unsinnigem finden.

Eine weitere Stärke der Balintgruppe liegt darin, die einer schwierigen Arzt-Patienten-Begegnung meist zugrundeliegenden Verknotungen der Gefühle von Arzt und Patient sichtbar zu machen und voneinander zu lösen. Sie schärft die Wahrnehmung für eigene Gefühle des Arztes, die an dem Gefühlsknoten beteiligt sind, und die von ihm erlebten Gefühle der Gegenübertragung, in denen er das fühlt, was in dem Patienten vorgehen mag. Diese beiden Arten der Gefühle auseinanderzuhalten, ist für die Lösung von komplizierten Beziehungen ausgesprochen hilfreich. So lernt der Arzt immer mehr, seine Wahrnehmungen zu differenzieren, seinen eigenen Resonanzboden zu kennen, und kann ihm eigene, persönliche Gefühle von den häufig durch Spiegelneuronen hervorgerufenen Gefühlen unterscheiden, die der Patient in ihm anklingen lässt.

Seit 25 Jahren leite ich, mit großem Vergnügen auf beiden Seiten, diese Balintgruppen, jeweils drei bis vier verschiedene Gruppen, die sich im Verlauf eines Jahres für jeweils 16 Sitzungen treffen. Die Teilnehmer*innen kommen zum Teil seit 25 Jahren oder auch erst seit Kurzem. Die Integrationsfähigkeit der Gruppen ist beachtlich und scheint durch die wenigen Regeln gestärkt. Die Teilnehmer*innen genießen das wachsende Vertrauen der Gruppe, die Sicherheit, dass alles und alle willkommen sind, den gegenseitigen Respekt und die Wertschätzung für das So-Sein-dürfen. Es stellt sich binnen kurzer Zeit regelmäßig eine deutlich höhere Arbeitszufriedenheit ein. Über das Gruppensetting hinaus haben sich stabile reale Netzwerkkulturen bei den Kolleg*innen meist unterschiedlicher Fachrichtungen entwickelt, die einen kollegialen Austausch und ein Miteinander auf den unterschiedlichsten Ebenen befördern.

18

Supervision

Supervision: Merkmale

Jede(r) sorgfältige Psychotherapeut oder Psychotherapeutin wird regelmäßig oder immer wieder den Gang zur Supervision wählen, in schwierigen Phasen der Therapie, bei komplexen Problematiken, wenn die Therapie stockt, wenn eigene blinde Flecken den Therapieprozess trüben und wir mit eigenen Teilen verschmolzen sind.

- Supervisionen sind ein wichtiger Bestandteil der Professionellen Selbstfürsorge. Bereits das Sprechen darüber verhilft zu eigener erweiterter Erkenntnis, wenn die Supervisoren hierfür einen Raum der Achtsamkeit, der kollegialen Wertschätzung, der Empathie und der Authentizität und der Nichtbewertung bieten, in dem die Supervisanden alles ausdrücken können, was sie bewegt.
- Allein der Abstand, der im Prozess des Redens darüber erzeugt wird, erleichtert die Draufsicht.
- Das Erklimmen der Metaebene und ein Perspektivenwechsel schaffen den weiteren Horizont und einen anderen Blick, ja der Wald wird wieder sichtbar, den man vor lauter Bäumen nicht erkannt hatte, als man sich noch im Wald befand. Der andere offene Blickwinkel lässt unerkannte Landschaften sichtbar werden, den Klienten in anderen Kontexten und so mit neuen Augen wahrnehmen und unsere Haltung zu ihm verändert sich aus dieser Distanz heraus.
- Die erfahrene Offenheit und Flexibilität in der Wahrnehmung eröffnet neue Horizonte und erweitert die neuronale Plastizität.

- Die Interventionen, die Authentizität, der Hintergrund und die Einstellung des Supervisors inspirieren zu neuen Ideen und Verknüpfungen.
- Selbsterkenntnis und Selbstreflexion sind wesentliche Bestandteile jeder Supervision.

Zusätzliche Merkmale der IIFS-Supervision

- In der IIFS-Supervision kommt die SELBST-Erkenntnis und die Reflexion der Persönlichkeitsanteile hinzu. Eine Quelle der Erkenntnis und der Klärung tut sich beim Aufspüren und Anschauen derjenigen eigenen Anteile auf, die mit den Klienten verwickelt sind.
- Die Arbeit mit Therapeuten-Teilen hat in der Selbstreflexion der IIFS einen besonderen Stellenwert.
- Auch verfügt die IIFS über eine bestimmte Arbeitsweise, um mit den unterschiedlichen Systemen von Klienten, Therapeuten und Supervisoren und ihren innewohnenden Ebenen (Manager, Feuerbekämpfer, Verbannte) umzugehen. Sie nutzt selbstverständlich ihre eigene Haltung und Methode auch zur Supervision, die Körper, Hirn und Herz mit einbezieht. (Siehe Schaubild 6)
- Durch die in der Supervision angestoßenen Wahrnehmungsimpulse werden der Therapeutin SELBST unterschiedliche Betrachtungsebenen und Anteile im eigenen System und dem der Klientin erfahrbar bewusst, in ihrem Körper, ihrer Haltung, ihrem Wesen, ihren Gefühlen.
- Die Methodik der Externalisierung verschafft ihr die Möglichkeit, sich in eigene und andere Teile und Systeme hineinzuversetzen und sich darin mental und körperlich zu erfahren.
- Die Supervisorin ist SELBST präsent – in der achtsamen ganzheitlichen Wahrnehmung der Supervisandin und des Geschehens. Ihr SELBST-Körper-Teile-System-Detektor für alle drei Systeme läuft dauernd mit, klärt die Systeme, spürt verwickelte Teile auf und entflechtet sie. Sie ist in der Lage, flexibel zwischen Innen- und Außenperspektiven der Systeme zu oszillieren.

- SELBST lädt SELBST ein. Die SELBST-geleiteten Fragen der Supervisorin lassen die Therapeutin ihre eigenen SELBST-Qualitäten erleben. Im weiteren Supervisionsprozess profitieren die imaginierten Klienten von diesen SELBST-Qualitäten ihrer Therapeutin, zum Beispiel der neu erspürten Offenheit, dem wohlwollenden Interesse und ihrer Zugewandtheit. Diese Haltung entfaltet und erfährt die Therapeutin (die Supervisandin) an sich. Das hat wiederum eine Auswirkung auch auf die realen Klienten im späteren Therapieverlauf.
- Letztlich helfen die IIFS-Supervisionen den Therapeuten durch das Erleben und Erfahren der unterschiedlichen Ebenen der Systeme sich SELBST, seine Teile und die der imaginierten Klienten mehr zu spüren und darüber eine Bewusstheit zu erlangen. Eigene und Klienten-Teile und Systeme werden so entwirrt, dass die Therapeuten den Klienten gegenüber wieder eine offene, respektvolle, unvoreingenommene und geklärte SELBST-Haltung einnehmen können.
- Eine SELBST-Du-Beziehung im jeweiligen System zu dessen Teilen wird wieder möglich.
- Um die Systeme und Ebenen zu entzerren ist eine Visualisierung im Außen zum Beispiel mit Bodenankern ausgesprochen hilfreich. (Siehe Schaubild 6)
- Aus dieser SELBST-Haltung heraus laden die Supervisoren die Therapeuten und die Therapeuten dann die imaginierten Klienten SELBST im Verlauf des Therapieprozesses immer wieder ein, mit ihren Teilen in Beziehung zu sein; folgend einem mäandernden Fluss der unbeabsichtigten gegenseitigen Inspirationen, der Weisheit der Supervisoren, der der Therapeuten und der der Klienten und ihrer organismischen SELBST-Regulation vertrauend.
- Vielleicht haben schon einige Therapeuten die Erfahrung gemacht, dass allein das kognitive Erkennen, wieso Therapieprozesse beim Klienten nicht weitergehen, und wo er in seiner Psychodynamik feststeckt, nicht nachhaltig weitergeholfen haben. Auch das Entwickeln von Therapiestrategien, Hypothesenbildung, Perspektivwechseln und

Handlungsanleitungen in der Supervision zeigen nicht immer die gewünschten Erfolge. Hilfreich ist allermeist schon, wenn der Therapeut durch die Supervision wieder zu einer SELBST-Haltung, einer offenen, interessierten, empathischen Einstellung findet.

- Aus der Perspektive von IIFS ist ein kognitives Erkennen dann wirksam und auch neuronale Bahnen nachhaltig verändernd, wenn es seine Person SELBST im Sinne einer erspürten Erfahrung erlebt hat, und wenn diese Erkenntnis einen Bezug zu einem Teil des Klienten oder der Supervisand*in hatte. Das Ergebnis dieses Prozesses fließt in die SELBST-Haltung ein und wird bei der nächsten Begegnung seine Wirkung entfalten.
- Die IIFS fördert bei allen Beteiligten mental und körperlich erlebbar die SELBST-Beziehung zu den Teilen und ermöglicht intra- und interpersonell so neue Beziehungsstrukturen zwischen den Systemen.
- So ist der IIFS-Supervisionsprozess der Therapeuten (Supervisanden) immer auch eine Chance, sich selbst in diesen Strukturen neu zu entdecken und zu erfahren im Sinne der SELBST-Erfahrung und der Erfahrung seiner Teile.
- Begeben sich die Supervisorin gemeinsam mit ihrer Supervisandin auf Entdeckungsreise zu der in der Supervision vorgestellten Klientin, so begegnen sich aus IIFS-Perspektive mindestens drei verschiedene Systeme und deren Ebenen mit ihrer jeweiligen Innenwelt. (Siehe Schaubild 7)
- In einer SELBST-geprägten Atmosphäre des Miteinander-erfahren-Wollens, wo der Prozess stagniert und wo diese mindestens drei Systeme miteinander verwickelt sein können, stellt die Supervisorin ihre geschulte Wahrnehmung und ihre SELBST-Qualitäten dergestalt zur Verfügung, dass sie die Supervisandin dazu einlädt, ebenfalls mit SELBST-Eigenschaften und feiner Wahrnehmung nicht nur auf ihre eigenen Teile zu schauen, sondern auch die ihrer Klientin aus dieser SELBST-Haltung heraus wahrzunehmen.

- Eines der weiteren wesentlichen Merkmale der IIFS-Supervision ist, dass die Therapeutin sich wirklich mit all ihren Teilen zeigen kann, darf und soll. Alle Teile sind der Supervisorin SELBST willkommen! Und sie sind auf mehreren Ebenen wichtig.
- Entspringen sie der eigenen Biografie, ist es wichtig sie auch wahrzunehmen, damit sie die Therapeutin SELBST nicht verdecken und ihr SELBST wieder den Raum lassen können.
- Im Supervisionsprozess werden sie, wenn sie es erlauben, nur kurz wahrgenommen, anerkannt, beiseitegebeten, bedankt, um sich SELBST dann wieder neugierig und offen (und/oder mit anderen SELBST-Qualitäten) dem Gegenüber zu widmen. Sind die Teile mit ihr SELBST gut verbunden oder bereits entlastet, werden sie der Bitte folgen.
- Sind sie es nicht, brauchen sie das Versprechen, dass sich um sie gekümmert wird. Und dann werden sie erneut gebeten, Geduld zu haben, bis ihre Person SELBST sich Zeit für sie nimmt.
- Lässt der Teil sich nicht vertrösten, wird aus der Supervision eine pure Selbsterfahrung mit den eigenen Teilen. Das ist sehr wichtig, weil ein Ziel der IIFS-Supervision ist, dass der Therapeut so viele seiner Teile wie möglich vorher entlastet hat, wenn er mit Klienten arbeitet.
- Im Falle, dass die Teile der Therapeutin Resonanzen auf die Klientin wahrgenommen haben, könnten sie auch Übertragungs- oder Gegenübertragungen anzeigen, oder sonstige wichtige Informationen beinhalten, die die Supervisorin und Therapeutin dankend zur Kenntnis nehmen können und sie reflektiert in den Supervisionsprozess einbeziehen.
- Diese Klärungsarbeit gilt es während des gesamten Supervisionsprozesses immer wieder zu machen, immer wieder, immer wieder, um sich dann mit möglichst viel SELBST-Qualität dem Gegenüber zuzuwenden.
- Der SELBST-Körper-Teile-System-Detektor der Supervisorin tickt sowohl für ihr eigenes System als für das der Therapeutin und der Klientin mit allen Teilen. Mögliche weitere Systeme aus generationalen oder epigenetischen Verwicklungen hat der mit ihr SELBST verbundene Supervisorinnen-Teil auf dem Schirm. (Siehe Schaubild 7)

- Mit ihren SELBST-Qualitäten einladenden Fragen moderiert die Supervisor*in den Kontakt zwischen der Therapeutin und ihren Teilen sowie den der Therapeutin SELBST und ihrer Klientin.
- Als Starter für diesen gemeinsamen Prozess der Supervision verbreitet die SELBST-Atmosphäre der Supervisorin einen Entdeckergeist, der offen, neugierig und flexibel ist und sich überraschen lässt. Vielleicht begegnen ihnen beiden SELBST ja während der Supervision neue, ihnen bisher unbekannte Teile und Zusammenhänge.

Teile von Supervisor*innen und Therapeut*innen

Da die Teile von Supervisor*innen, Therapeut*innen und Klient*innen unbewusst in Interaktion gehen, sollte die Supervisorin darauf ein Augenmerk haben und die Therapeutin dazu einladen, es ihr entweder mitzuteilen oder SELBST mit ihnen zu arbeiten, wenn Teile bei ihr auftreten. Die sich zwischen den Systemen der Supervisorin und der Therapeutin bemerkbar machenden Teile sind ebenfalls von großer Wichtigkeit. Nicht selten sind sie einander entweder ähnlich oder bedingen sich gegenseitig. Daher ist es unabdingbar, dass die Supervisorin mit ihren Teilen im guten Kontakt und wirklich SELBST präsent ist. Machen sich bei ihr irgendwelche zum Beispiel bewertenden Teile bemerkbar, ist es höchstwahrscheinlich, dass bei der Therapeutin entsprechende, sich entwertet fühlende Teile getriggert werden. Und wer kennt es nicht als junge/r Therapeut*in, oder auch in späteren Jahren, mit Gefühlen der Unsicherheit, der Scham, der Schuld, des Nichtdurchblickens, der Angst, der Unfähigkeit, der Selbstentwertung, der Sorge etwas falsch gemacht zu haben oder dem Wunsch, es recht zu machen, von der Supervisorin anerkannt werden zu wollen? Kommen die Therapeut*innen mit diesen Teilen zur Supervision, können sie natürlich auch Teile beim Supervisor triggern. Das können sich überlegen fühlende oder bewertende Managerteile sein, aber auch aggressive und entwertende Feuerbekämpferteile; oder auch mit der Therapeutin oder der Klientin identifizierte Teile, die bei der

Supervisorin noch in der Verbannung stecken. Diese eigenen Teile sollte die Supervisorin SELBST auf alle Fälle gut kennen, entlastet und so mit sich verbunden haben, dass diese den Supervisionsprozess nicht führen, sondern die Supervisorin SELBST gut präsent sein lassen. Ist sie mit viel SELBST-Qualität unterwegs, wird sie ihrerseits auch weniger Teile bei der Therapeutin triggern. Weitere, bei der Supervisorin potenziell anspringende Supervisorinnen-Teile könnten noch sein:

- ein Ober-Checker, der die Kontrolle behalten will und nach Plan durch die Supervision führt. (Fühlt sich anders an als SELBST-verbundene Teile, die als achtsame Beobachter den Überblick haben, Strukturmanager, die für Zeitrahmen, Verortung des Verlaufs der Supervision und Angebot der vielen möglichen Supervisionsformate zuständig sind und die alle der Supervisorin SELBST zuarbeiten, die dabei SELBST flexibel dem Fluss der Supervision folgen kann.)
- ein Alleswisser-Teil (Das SELBST weiß, dass es nicht weiß. Das SELBST verfügt über eine innere Weisheit.)
- ein superverantwortlicher Teil, der sich um das Wohlergehen der Klientin, für das Weiterkommen und den Erkenntnisgewinn der Therapeutin, im Falle der Gruppensupervision für den Lernerfolg in der Gruppe sorgt. (Anders: Die SELBST-Qualität, die Vertrauen in die Weisheit des jeweiligen Systems hat, SELBST-verbundene Teile, die immer für alle das Beste wollen, und Lehrerinnen-Teile, die gerne ihre Inhalte gut rüberbringen.)
- erfolgshungrige, rivalisierende und Koryphäen-Teile werden unbedingt dafür sorgen wollen, dass sich die Supervisorin am Ende toll und als die Beste fühlt. Ihr geht es um den eigenen Erfolg. Darunter liegen sehr anerkennungshungrige jüngere Teile verdeckt. (Anders: SELBST-verbundene Teile, die ihre Sache einfach sehr gerne sehr gut machen – um der Sache willen.) Besserwisser-, Oberlehrer- und Apostolische Teile springen an, die die Fähigkeiten des Therapeuten abwerten, sich vergleichen, konkurrieren, bewerten und »natürlich« selber immer besser abschneiden.

- und noch viele andere Teile mehr, die es für das eigene System gut meinen, aber es für den Supervisionsprozess und die Beteiligten nicht gut machen.

Allen anspringenden Beschützer-Teilen ist gemeinsam, dass sie eigene Verbannte noch meinen beschützen zu müssen. Diese können sehr wohl durch Teile der therapeutischen Kollegin als auch die der Klientin getriggert sein. Auch die Geschichten und Systeme der Supervisanden und deren Klienten können als Trigger für Supervisorinnen-Teile wirken. Selbstverständlich sind auch die kognitiven Teile der Supervisor*innen und die der Therapeut*innen herzlich willkommen. Ohne sie ginge es ja gar nicht, dass wir bewusst wahrnehmen. Bestimmen jedoch ausschließlich sie den Therapieprozess und die Supervisionsarbeit, dann wird die Dynamik zwischen Therapeutin und Klientin – und auch die zwischen Supervisorin und Therapeutin – nicht als spürbar und erfahrbar erlebt und damit vermutlich für die Therapie mit den Klienten nicht so wirksam werden können.

Alle noch so schlauen Teile »müssen« mit der SELBST-Energie verbunden sein, wenn sie eine neuronal nachhaltige Wirkung entfalten sollen. Das gilt im Übrigen für alle Therapeut*innen-Teile (siehe Auflistung) und auch Supervisorinnen-Teile.

IIFS-Therapeut*innen brauchen sich nicht akribisch vorzubereiten oder mit Wissen glänzen. Tun sie es doch, wäre die Frage angebracht, »was sie denn befürchtet hätten, was herauskommen würde, wenn sie nicht so gründlich vorbereitet gewesen wären« und »was für ein Gefühl sie gegenüber diesem gründlichen Teil haben«. Hier kann die Menge an SELBST und/oder die Identifikation mit diesem Teil vorab geklärt werden. Die Therapeutin darf über Fehler und Versäumnisse oder Nicht-Wissen sprechen und sich dafür interessieren, welcher Teil dazu beigetragen hat, dass es so kam.

Natürlich müssen auch in der IIFS grobe Fehler wie Grenzüberschreitungen, nicht korrektes Verschieben von Verantwortlichkeiten zuungunsten des Klienten oder des Therapeuten, angesprochen und bearbeitet werden.

Die Supervision ist aber keine Prüfung, um zu sehen, ob die Supervisandin alles richtig gemacht und alles verstanden hat. In der IIFS-Supervision geht es keinesfalls darum, die Supervisandin vorzuführen, sie bloßzustellen oder sie ihre Unerfahrenheit spüren zu lassen. Das alles geschähe aus unverbundenen Supervisorinnen-Teilen heraus. Aus diesen Teilen heraus zu arbeiten, würde das in der IIFS so typische lebendige »Miteinander-auf-die-Suche-gehen« und schauen, was sich da wo, wieso und mit wem verwickelt hat (und wie es sich wieder entwickeln kann) verhindern, einschließlich aller sich daraus ergebenden Erfahrungen und dem menschlichem Berührtsein. Die Supervision in der IIFS zielt auf ganzheitlich erfahrbaren Erkenntnisgewinn in der Dynamik von SELBST und Teilen in den unterschiedlichen Systemen von Therapeutin und Klientin sowie auf persönliche und professionelle Entfaltung, Kreativität und Wachstum.

Entwirrung der unterschiedlichen Systeme

Bedarf zur Supervision stellt sich häufig ein, wenn Therapeut*innen- und Klient*innen-Systeme und -Ebenen miteinander verwoben sind. Die Möglichkeiten hierfür sind vielfältig. In Schaubild 7 sind die drei Systeme schön auseinandergehalten.

- Es haben SELBST-unverbundene Therapeuten-Teile (siehe Liste der Therapeuten-Teile Seite 374) die Leitung der Therapiestunde übernommen und mühen sich sehr.
- Da ist die Therapeutin SELBST verdeckt, Teile sind mit ihr SELBST identifiziert und/oder polarisiert.
- Es sind eigene und junge Teile der Therapeutin involviert.
- Teile der Klienten triggern regelmäßig auch Teile beim Therapeuten und umgekehrt.
- Da sind die Teile der Klienten, die sich ineinander verstrickt haben, was wiederum Teile bei der Therapeutin auslösen kann.
- Oder alle zusammen sind miteinander verbacken!

Diese Knäuel der möglichen Verstrickungen zu entwirren ist gemeinsame Aufgabe von Supervisorin und Therapeutin und führt zu sehr individuellen, unvorhersehbaren, berührenden und spannenden Ergebnissen.

Die Systeme der Therapeutin und der Klientin können sich auf allen Ebenen mit ihren Teilen genauso verwickeln wie die Systeme der Supervisorin und der Therapeutin und die Systeme der Supervisorin und der Klientin. Diese drei Systeme können miteinander in bewusste oder unbewusste Interaktion treten und die unterschiedlichsten Verbindungen knüpfen. Dass hierbei leicht ein Kuddelmuddel entstehen kann, ist wohl sehr verständlich.

Es ruft förmlich nach einem »Über-Blick«, nach »Super-Vision«. Ein Herzstück der IIFS ist es, SELBST-Qualitäten zu erfahren, von den Teilen zu unterscheiden und SELBST und Teile miteinander in Verbindung zu bringen. Das geschieht in der Supervision in allen mindestens drei Systemen und Ebenen der Beteiligten wie folgt:

1. Die allererste und wichtigste Aufgabe der Supervisorin ist es, präsent und bei sich SELBST zu sein, um die Supervision mit achtsamer Wahrnehmung aus SELBST-Qualitäten heraus zu leiten. Sie führt den Klärungsprozess ihrer Teile hinsichtlich der Therapeutin und der Klientin für sich parallel im Stillen durch. Ihre professionellen Supervisorinnen-Teile sind mit ihr SELBST verbunden und arbeiten ihr zu; das macht Freude, ist leicht und kreativ. Ihr SELBST-Körper-Teile-System-Detektor ist in den drei Systemen von Therapeutin, Klientin und Supervisorin aktiv (und manchmal noch den Systemen der Vorfahren).
2. Im System der Therapeutin findet der gleiche SELBST-Teile-Klärungsprozess im Hinblick auf ihre Klientin und die Supervisorin statt. Die Supervisorin lädt die Therapeutin SELBST ein, Teile in sich aufzuspüren, die sie der Klientin gegenüber wahrnimmt, sie zu separieren, sich gegebenenfalls um sie zu kümmern, ihnen zu danken und wieder offen zu sein für den Prozess der Klientin etc. Die Therapeutin nimmt spürbar und erfahrbar die Positionen von sich SELBST und ihren Teilen ein.

3. Im System der Klientin wendet sich die Therapeutin aus ihren SELBST-Qualitäten der Klientin SELBST und ihren Teilen zu. Unter Anleitung der Supervisorin nimmt die Therapeutin wechselseitig und imaginär die entsprechenden Positionen der Klientin SELBST und ihren Teilen ein, spürt sich in sie hinein und führt einen fiktiven Dialog zwischen SELBST und Teilen der Klientin. Vor allem im zweiten (dem der Therapeutin) und im dritten (dem der Klientin) System werden verschiedene Methoden der Externalisierung von Teilen und Verbindung mit sich SELBST genutzt, um auch räumlich erfahrbar und abgegrenzt die Unterschiede der Systeme und den Abstand der Teile zueinander und zu ihrer Person SELBST zu markieren.

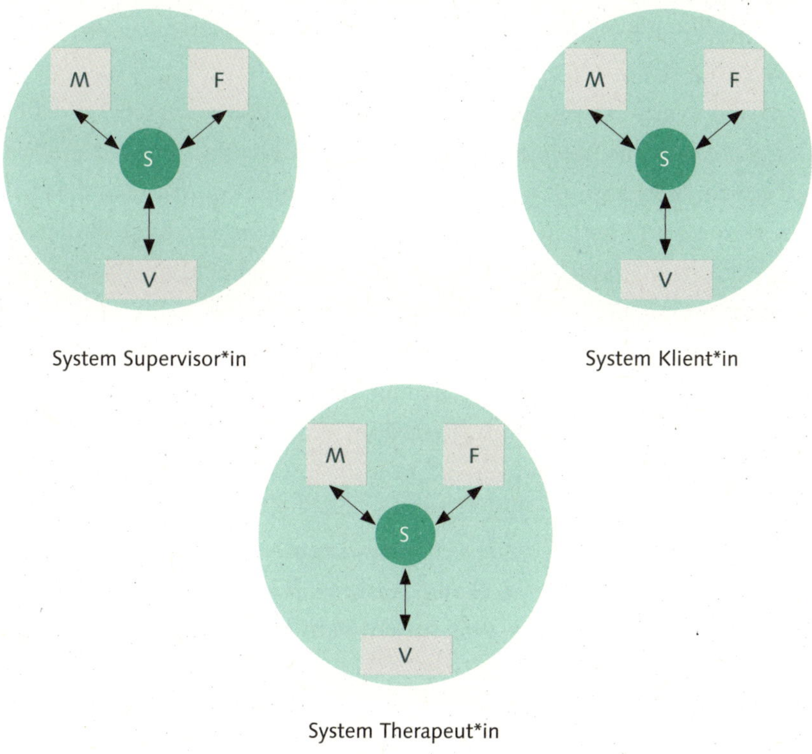

Schaubild 7: Drei Systeme

Die Supervisorinnen-Teile checken in Verbindung mit ihr SELBST, wie sehr die Therapeut*in SELBST- oder Teile-geleitet arbeitet. Merkt die Supervisorin, dass die Therapeutin mehr von ihren Teilen geleitet ist, dann hilft sie ihr, wieder Raum und Platz zu schaffen, dass sie Abstand von ihren Teilen bekommt und sich in ihren »SELBST-Eigenschaften« immer wieder erfahren kann, um sich aus diesen heraus ihrer Klientin wieder zuzuwenden. Das ist immer das Ziel (siehe Schaubild 7).

Professionelle SELBST-Fürsorge in Gruppen – Raum, Rituale, Regeln, Rahmen

Um allen Aspekten der Professionellen SELBST-Fürsorge gerecht zu werden, bietet sich für die Kolleg*innen ein regelmäßiges Gruppensetting an, in dem die Bedürfnisse sowohl nach SELBST-Erfahrung als auch nach Supervision erfüllt werden können. In diesen Gruppen sorgen wir dafür, dass SELBST-Qualitäten Raum haben können. Die Erfahrung zeigt, dass auf diesem Hintergrund viel entstehen kann, echte Bedürfnisse und Anliegen versorgt und tiefe Prozesse erfahren werden können. Auch in diesem Sinne ist es ein Für-sich-selbst-sorgen. Zudem ist die achtsame Schule der Wahrnehmung, die in diesen Gruppen praktiziert wird (siehe Teil 1) eine Selbstfürsorge, persönlich und professionell. Manche Kolleginnen nutzen regelmäßige Termine in entsprechenden Abständen in einer Gruppe, um den eigenen Wahrnehmungs-, Reflexions- und Erkenntnisprozess nicht abreißen zu lassen, und um einen Ort für Selbsterfahrung, kollegiale Fragestellungen, Austausch und Supervision zu haben.

In der IIFS schaffen diese Gruppen einen Raum mit gewissen Ritualen und Regeln, in dem die Therapeutinnen und die Supervisorin Schweres und Leichtes teilen, sich verbunden fühlen können, in einem ebenbürtigen, gegenseitigen »Darum-Wissen« bei gleichzeitigem »Nicht-Wissen-Müssen«. Die Gruppe hat einen sensiblen, experimentellen Werkstattcharakter und ist von einem Entdeckergeist geprägt. Wir wissen nicht, was am Ende rauskommt, und lassen uns überraschen. Es darf alles sein. Es sind aber keine weichgespülten »Alles ist so wunderbar«-Gruppen und auch kein »Jammerverein«. Ich bin davon wirklich sehr begeistert, denn das SELBST-Potenzial der Gruppe kann ungemein viel bewirken, vorausgesetzt, es hat die Möglichkeit, sich zu entfalten. Hierzu tragen im Wesentlichen die gelebte achtsame SELBST-geführte Grundhaltung der Gruppenleiterin und der Gruppe bei sowie einige wenige unerlässliche von allen akzeptierten Regeln:

- Achtsame Wahrnehmung.
- Gegenseitiger Respekt.
- Alle Teile werden willkommen geheißen.
- SELBST für seine Teile zu sprechen, statt »aus ihnen heraus«.
- Verantwortung für sie zu übernehmen.
- Alles bleibt in der Gruppe.
- Die Gruppenleiterin lebt, was sie lehrt.

In dieser Art Gruppe besteht die Chance, sich SELBST und seine Teile am anderen Menschen und seinen Teilen in einer SELBST-geleiteten Atmosphäre neu zu erfahren. SELBST-Qualitäten und SELBST-Energie sind ansteckend, entfalten sich spürbar in der Gruppe und prägen die Gruppenatmosphäre. Sie sorgt dafür, sich angenommen, akzeptiert, respektiert und wertgeschätzt zu fühlen, hilft schwierige Situationen und Konflikte zu bewältigen sowie Schicksale und Teile gemeinsam zu würdigen. Die Gruppe begleitet neugierig und interessiert den Einzel-Supervisions- und/oder SELBST-Erfahrungsprozess der jeweiligen Kollegin und ist mit ihr über die unerwarteten Wendungen überrascht. Daraus entsteht ein Gefühl, etwas gemeinsam erlebt zu haben, was wiederum ein Gruppengefühl befördert. Gleichzeitig dienen diese Gruppen der achtsamen Wahrnehmungsschulung. Jede*r kann dem Supervisions- und Selbsterfahrungsprozess der Kollegin mit Fokus auf die Eigenwahrnehmung und/oder den Prozess folgen und sich in Achtsamkeit, SELBST-Präsenz und Teile-Wahrnehmen üben. Durch die Präsentation der Kollegin mehrt ein »Trittbrettfahren« die eigenen Erfahrungen und Einsichten, sowohl durch das Kennenlernen der eigenen Teile mitsamt ihrer Reaktionen und seines eigenen gesamten inneren Systems als auch das anderer Menschen. Die Empathiefähigkeit für die Teile des eigenen Systems, des eigenen kleinen Kosmos und die der anderen wird gefördert, eine Grundlage für emotionale und psychosoziale Intelligenz und Kompetenz. Durch die Zeit des stillen Teilhabens an dem Prozess der Kolleg*innen gibt es viel Zeit für Innehalten mit Wahrnehmung der eigenen Innenwelt. Der folgende Austausch als »sharing« oder »feedback« (s.u.) übt das Verbalisieren eigener emotionaler Inhalte und/oder die empathische und authentische Rückmeldung. Der schöne Satz von Martin Buber »Das Ich erfährt sich am Du« kann hier geübte und gelebte Wirklichkeit werden.

Im Folgenden werde ich diese »wunderbaren« SELBST-Fürsorgegruppen beschreiben und zur Nachahmung anregen. Wunderbar deshalb, weil sich so viele Überraschungsmomente ergeben und sich tiefe Prozesse, Leichtigkeit, Freude, Verbundenheit und einfach eine Menge gelebter SELBST-Qualitäten in ihrer Wechselwirkung befruchten können. Auch deswegen, weil man so sein kann, wie man ist, genauer wie man SELBST ist und für seine Teile da sein kann. Jede*r kann sich mit allem auch so zeigen und fühlt sich angenommen ohne Bedingungen, wenn alle Teile willkommen sind. Es entsteht so eine Atmosphäre der SELBST-Energie, die einige Gruppenmitglieder beschreiben: »Das ist so, wie im SELBST zu baden.« Wir nannten die Gruppentage unter uns auch schon »SELBST-Badetage«. Wunderbar ist auch, dass diese Gruppen die achtsame Wahrnehmung auf so vielen verschiedenen Ebenen ungemein schulen – die Voraussetzung, um gleichzeitig SELBST präsent und bei seinem Gegenüber sein zu können.

Eine Kurzbeschreibung dieser Gruppen:

Das Format dieser Gruppen ist im Ablauf ähnlich, der Rahmen und die Struktur sind fest vereinbart.

Alle Teilnehmer*innen haben mindestens einen Einführungskurs in die IIFS gemacht, die meisten die Grundausbildung durchlaufen. Der Inhalt ist so bunt und vielschichtig, wie es die Anliegen der Teilnehmer*innen sind. Die Gruppenkonstellation besteht aus regelmäßig und wechselnd Teilnehmenden. Je nach Teilnehmerzahl (6 bis maximal 16) planen wir 1,5 oder 2 Tage ein.

Zu Beginn findet eine Eingangsmeditation statt, mit Besinnung auf eine achtsame Wahrnehmung von Körper und Atem, Gefühlen, Gedanken, auf sein Innenleben, auf das im Hier und Jetzt verbundene Sein, auf das Erleben von SELBST-Qualitäten und von Teilen. Die Folgemeditation variiert nach Bedürfnis, Thema und Stand der Gruppe. Die Gruppenleiterin schwingt sich flexibel ein. Es gibt zu Anfang eine Runde, die Befinden, Stand und Anliegen einsammelt. Neue Gruppen oder neue Gruppenmitglieder haben jetzt die Möglichkeit, sich vorzustellen. Die Kommunikationswege gehen sternenförmig von der Gruppenleiter*in zu den einzelnen Teilnehmer*innen, um allen Raum zu geben, sie in SELBST-Präsenz wahrzunehmen und ihr Anliegen zu hören. Danach wird das Programm des Wochenendes gemeinsam in der Runde entschieden.

Feste Bestandteile eines Wochenendes sind: Eingangs-, Ausgangs- und Abschlussrunden zur Selbstreflexion und Verbalisierung der eigenen Gefühle, Teile und Bedürfnisse, geleitete Meditationen, Achtsamkeitsübungen, mentale und Körper-Wahrnehmungsübungen und Imaginationen (allein und zu zweit) mit anschließendem Austausch, SELBST-Erfahrungen mit SELBST und Teilen intern und extern, sich anstoßen und inspirieren lassen, Einzel-Arbeiten. Variabel sind die Gruppenelemente: Externalisierungsübungen, Einzelselbsterfahrung, angeleitete Gruppenselbsterfahrung, Supervision, Nutzung kreativer Medien, Zweier-, Dreier- oder Vierer-Formate zur Selbsterfahrung, Arbeit in Kleingruppen, Zusammentragen der Quintessenzen in die größere Gruppe, diese Prozesse mit der Gruppe teilen (sharing), Rückmeldungen an die anderen nach Feedback-Regeln, thematischer Input der Gruppenleitung oder einzelner Teilnehmer*innen je nach Thema, gemeinsames Besprechen, Diskutieren von Fragen oder Theorie, Gruppenthemen, Gruppendynamik.

Einzelne Anliegen an Selbsterfahrung oder Supervision werden in Anwesenheit der gesamten Gruppe erfüllt. Die anderen Gruppenmitglieder üben sich währenddessen darin, SELBST-Qualitäten und Teile wahrzunehmen und auseinanderzuhalten, und mit möglichst viel SELBST-Qualität für den Prozess der Kollegin präsent zu sein. Gleichzeitig üben sie sich darin, ihre Gedanken, Gefühle, ihre Körperempfindungen und -reaktionen, ihre Resonanzen, Fantasien, Bilder etc. fein wahrzunehmen und zu schauen, welche Teile sich bei ihnen wie und wo bemerkbar machen. Diese bitten sie wieder beiseitezugehen, um dem Prozess der Kollegin wieder offen oder mit weiteren SELBST-Qualitäten zu folgen. Wenn sie sich nicht beiseitebitten lassen, dann setzt die Teilnehmerin sich mit diesem Teil in der Zeit für sich zusammen. Diese Art des »Trittbrettfahrens« und zunächst »stillen Brütens« schult enorm die Wahrnehmung für eigene und fremde Prozesse. Im Anschluss üben sich die Teilnehmerinnen, ein Sharing in Worte zu fassen, d. h. für eigene Teile oder Prozesse zu sprechen, die während der Arbeit der Kollegin angestoßen wurden oder ein empathisches authentisches Feedback in SELBST-Verantwortung für die Arbeit der Kollegin zu geben.

Regelmäßiges Innehalten und bei sich nachspüren, um SELBST und Teile separiert wahrzunehmen, ist ritualisiert. Es gibt regelmäßige Pausen nach 90 bis 100 Minuten.

Diese Struktur bietet einen verlässlichen, festen und genügend flexiblen Rahmen, in dem Freiheit für alles entsteht, was die Teilnehmer*innen mitbringen. Regelmäßige Meditationen und Wahrnehmungsübungen sowie körpertherapeutische Elemente schaffen den Raum für SELBST-Wahrnehmung und SELBST-Sein, Teile erkennen und Verantwortung für sie übernehmen. In dem Wissen, dass jeder seinen eigenen kleinen Kosmos hat, bestehend aus SELBST und Teilen, wird der eigene und der Kosmos der anderen mit jeweils seinen Grenzen respektiert. In dem Verbalisieren der Bedürfnisse oder Gefühle der Teile üben die Teilnehmer*innen sich SELBST darin, für Teile zu sprechen, statt aus ihnen heraus. In jeder Gruppe triggern Teile des einen Teile des anderen. Sie werden von der Person SELBST wahrgenommen, willkommen geheißen und zu sich genommen, auch wenn sie vielleicht zunächst als noch so haarig erscheinen mögen. Sie werden als Herausforderung gesehen, eigene Teile zu erkennen und mit ihnen umzugehen. Begegnungen von SELBST zu SELBST werden möglich. In der Regel finden diese Gruppen für die Teilnehmer*innen zweimal im Jahr statt.

Ein Interview mit Uta Sonneborn zum Thema Supervision

Dieses Interview fand am 3. 11. 2020 statt, die Interviewerin ist Pascaline Herzenstiel. Der Supervisand heißt Franz.

Pascaline: Uta, könntest du einen Supervisionsprozess beschreiben?
Uta: Zunächst schaue ich, dass ich gut präsent bin, neugierig und offen für den Supervisanden. Ich lasse ihm Raum, sein Anliegen ausführlich darzustellen, und unterbreche erst mal nicht, weil ich ein Gespür für den Prozess, die Stimmung, die Atmosphäre bekommen möchte. Und auch den Supervisanden nehme ich SELBST intensiv wahr, mit allem, was er sagt und körperlich ausdrückt. Ich registriere Körpersprache, Gestik, Mimik, Haltung, Stimme, Wortwahl und Intonation. Ich achte darauf, was er von sich und von dem Klienten verbal und nonverbal berichtet. Und ob er eher in SELBST-Qualitäten oder aus Teilen vorträgt.

In diesem Sinne entsteht ein ganzheitliches Bild, das natürlich nur intuitiv ist und weder Anspruch auf Vollständigkeit noch auf Richtigkeit hat. Ich lasse es entstehen und lasse es dann auch wieder los. Ich habe meinen SELBST-Körper-Teile-System-Detektor immer parallel laufen. Für mich, für die Supervisanden und die Klienten, die sie vorstellen. Klar, schaue ich gleich und immer wieder, ob meine Teile mir SELBST freie Bahn lassen oder ob sie sich einmischen. Und wenn sie das tun, bitte ich sie beiseite oder frage sie, was sie für eine wichtige Botschaft haben. Wir haben einen guten Draht zueinander, sie sind mir sehr wichtig und ich brauche sie ja auch für diverse Prozesse in der Supervision. Dann bitte ich sie aber alle wieder zurück in den Hintergrund und bin dann wieder offen.

(Uta macht eine Bewegung: die Arme weit öffnen, die Hände schließen, öffnen, und sagt dazu: »sammeln, zentrieren, leeren, sammeln, zentrieren, leeren« …)

Ich halte immer wieder inne, um Teile, Körperreaktionen, Systeme und SELBST zu erkennen, und lade den Supervisanden auch dazu ein, innezuhalten und bei sich nachzuspüren.

Es ist viel Ruhe in dieser gleichzeitig auch so lebendigen Arbeit. Es ist gar nicht so leicht, ein konkretes Vorgehen so allgemein zu beschreiben, weil es mit jeder Supervision anders ist. Das ist ja auch das Spannende.

P.: Welche Basics sind denn immer dabei?
U: Was auf alle Fälle immer dabei ist, dass ich SELBST-einladende Fragen stelle, wie: »Hast du Interesse an?«, »Möchtest du xy… gerne kennenlernen«? etc. Also immer auch das Gegenüber, den Teil, das Du, das andere System ansprechend und Beziehung herstellend. Und das mentale und körperliche Erleben, das Erfahren zu erfragen und mit einzubeziehen.

P: Welche Fragen stellst du?
U: Meist fächere ich einen möglichen Fragenkatalog auf, der aber keinen Anspruch auf Vollständigkeit hat, weil es ja eben jedes Mal anders ist. Also zum Beispiel:

a. »Was für ein Gefühl hast du zu dem Klienten, wenn du das jetzt erzählst?« Damit frage ich nach der kritischen Masse an SELBST-Qualitäten.
   »Hast du Interesse, dich diesem Teil mal zuzuwenden?« Damit frage ich nach der SELBST-Qualität, und wenn Interesse da ist: »Wo in dir oder um dich herum nimmst du diesen Teil wahr?« Damit frage ich nach dem Körpererleben und fokussiere auf die Wahrnehmung. Dann können wir mit seinem Teil ganz klassisch arbeiten.

Die Verknüpfungsfrage und die Beziehungsfrage sind aber noch wichtig: »Franz, magst du den Teil mal fragen, was er Gutes für dich in Bezug auf den Klienten möchte?«

b. »Franz, welche Teile springen bei dir an, wenn du das erzählst?« Das fragt direkt nach Teilen, direkt gefolgt von der Frage: »Was für ein Gefühl hast du zu dem Teil?«
c. »Franz, wo in dir fühlst du dich am meisten berührt, wenn du das erzählst?« Das fragt das Erleben und mögliche Teile des Supervisanden in Bezug auf den Klienten ab.

d. Die Fragen: »Magst du mal hinspüren, ob der Teil zu dir gehört?« »Und/oder ob er eine Schwingung des Klienten wahrnimmt?« helfen Klarheit zu schaffen, in welches System der Teil gehört.
e. Wenn einer sehr Teile-gesteuert vorträgt, dann lade ich ihn ein, erst einmal durchzuatmen und innezuhalten, nachzuspüren, und sich zu fragen, aus welchem Teil er denn jetzt spricht und was der Teil damit Gutes will, dass er den Fall auf diese Weise schildert.

Und die Fragen f) – z) gibt es natürlich auch noch alle!

Zu den Teilen der Supervisanden möchte ich noch sagen, dass ich versuche, keine typischen Supervisanden-Teile zu triggern. Indem ich diesen experimentellen, neugierig, offenen Werkstattcharakter einer Supervision verbreite, möchte ich vermitteln, ich weiß nichts besser als du, lass uns zusammen schauen. Du und ich, wir machen uns auf Entdeckungsreise.

Wenn ich meine, der Supervisand spricht aus Teilen, dann frage ich ihn danach: »Magst du mal hinspüren, aus welchem Teil du gerade unterwegs bist?« Die Erlaubnis habe ich bei ihm, wie es sonst auch in der IIFS-Therapie üblich ist, vorher eingeholt, ich darf also den Teile-Detektor bei ihm mitlaufen lassen.

P: Worauf schaust du noch?

U: Das sind die Systeme, das des Supervisanden und das der Klientin, und natürlich auch meins. Daraus ergeben sich die Möglichkeiten:

- Arbeite ich mit dem Therapeuten Franz an der Klientin mit deren Teilen in deren System
- oder arbeite ich mit dem Therapeuten Franz an seinen Teilen in seinem System
- oder arbeite ich mit dem, was passiert, wenn deren beide Teile in beiden Systemen miteinander verknüpft sind.

Und falls die Systeme Supervisorin und Supervisand verwickelt sind, muss das natürlich geklärt werden.

P: Wie hältst du diese Systeme auseinander?

U: Da ist es einfach immer hilfreich, wenn man die Methoden der Externalisierung anwendet, also die Systeme optisch sichtbar nach außen bringt. Und zu fragen geht ja auch, zu wem das System am ehesten gehört.

Wenn Franz von den Teilen seines Klienten berichtet, dann lade ich ihn ein, einige Teile des Klienten und den Klienten SELBST zu externalisieren und ihnen zum Beispiel einen Platz auf dem Boden zu geben. Als Nächstes lade ich Franz ein, seinen Teilen, die in Reaktion auf den Klienten anspringen, einen Platz auf dem Boden zu geben und auch einen für sich SELBST.

Manchmal lasse ich einen Kreis um das jeweilige System legen, um zu verdeutlichen: Da sind zwei Systeme, ein jedes für sich, die miteinander zu tun haben. Da sind Ich und Du.

Dann lade ich Franz ein, sich auf seinen SELBST-Platz zu stellen und das auch zu erleben. Das geht nur, wenn es auch stimmt. Ich frage Franz an diesem Platz, was er für ein Gefühl zu dem Teil x,y bei seinem Klienten hat.

Franz kann sich genauso auch in das System seines Klienten stellen und sich so im Übrigen empathisch in all seine Teile und den Klienten SELBST reinversetzen. Allein das ist manchmal schon ein Gewinn dieser Supervision!

Franz kann in den beiden Systemen arbeiten und auch zwischen beiden wechseln. In seinem System geht es immer wieder darum: Wie kommt Franz dahin (ja, ein Ziel!), dass er SELBST den Kontakt machen darf, wenn sich seine Teile zwischen den Kontakt von Franz SELBST zu seinem Klienten schieben?

Arbeitet er im System des Klienten, stellt er sich stellvertretend in dessen Kreis und schaut, welche Teile da den Kontakt zum Klienten SELBST und/oder zu sich – Franz-SELBST – verhindern oder zulassen.

Und er kann sich in alle Teile und beide SELBST-Positionen einfühlen und aus diesen Augen schauen, wo vielleicht ein Teil des Klienten sich (nicht) von Franz SELBST oder dem Klienten SELBST wahrgenommen fühlt.

Da gibt es aber noch etwas, was mir zum Stichwort System einfällt. Klienten, oder eher die Verbannten der Klienten, tragen ja nicht selten Lasten, schlimme Gefühle, Überzeugungen oder belastete Teile ihrer Familie mit sich herum oder auch transgenerationale Bürden. Wenn ich wahrnehme, dass Franz zum Beispiel stellvertretend für den Klienten wie sein eigener Großvater spricht, also eher altklug oder in Alterssprüchen oder plötzlich mit einer ganz alten Stimme, dann frage ich Franz, ob er seinen Klienten mal fragen kann, ob das, was der Teil gerade gesagt hat, von ihm stammt oder es ihn an etwas erinnert. Und dann haben wir da oft noch die ganze Familie mit drin!

P: Das wird ja noch komplexer!
U: Ja, da kann ein Supervisor-Teil schon mal einen Schreck bekommen und in Stress kommen, das ganze komplizierte System aufdröseln zu müssen. Den kann ich dann verstehen und ihm sagen, dass wir das System nicht verstehen und auch nichts aufdröseln müssen. Wir haben doch gerade noch einen oder mehrere Kosmen entdeckt! Das ist spannend, da bin ich neugierig. Ich bitte den Teil, mir zu vertrauen. Und Franz bitte ich in diesem Fall, noch ein paar Kreise für die weiteren Familienmitglieder zu legen.

P: Wie verfährst du denn weiter mit den Systemen?
U: Es ist erstmal schon klärend und entlastend für den stellvertretenden Klienten, also hier Franz, dass er Teile in sich wahrnimmt, die nicht wirklich zu ihm gehören. Er fühlt auf diese Weise förmlich, dass er sie trägt. Manchmal geht der Supervisand auch richtig in Teile rein und verkörpert diese. Der wichtigste Punkt ist immer wieder, Franz SELBST und/oder den Klienten SELBST mit den entsprechenden SELBST-Qualitätsfragen zu erreichen und die Beziehung zu den Teilen oder auch einem ganzen System herzustellen. Ich kann die Frage einleiten: »Franz, magst du deinen Klienten mal fragen: Was für ein Gefühl hast du da zu dem Kreis des Vaters oder der männlichen Linie dort?«, und auf den Kreis zeigen. Ich liebe diese Arbeit, weil sich durch sehr einfache Methoden

so viel klären kann und Grenzen zwischen SELBST und Teilen und zwischen Systemen so deutlich werden.

P: Wie bringt Franz denn sein Erleben und das des Klienten nicht durcheinander bei dem ganzen Hin und Her?
U: Das ist schon herausfordernd für ihn, in so vielen Teilen und SELBST-Qualitäten hin- und herzuwechseln. Ist der Franz vom Hin- und Herwechseln in die Teile und Systeme etwas »durch«, dann kommen seine Aussagen sehr von innen heraus. Seine Körperreaktionen sind schneller da, als dass er irgendwelche Gedankengebäude konstruieren kann. Er ist dann wirklich sehr im Erleben und der Prozess läuft nicht so kontrolliert ab. Das hilft natürlich auch dabei, unbewusstes Material zu befördern, gerade weil der Körper auch noch miteinbezogen ist. Er bekommt aber gerade durch sein ganzheitliches Erleben ein Bewusstsein für Stimmigkeit, das ihn dann auch wieder ordnet und bei sich sein lässt, wenn ich ihn zum Beispiel frage: »Was tut sich gerade in dir drinnen, wo spürst du gerade etwas und wie kannst genau du etwas wahrnehmen?« Und vielleicht auch noch irgendwelche Körperbewegungen dazu aufgreifen und etwas Gesagtes vertiefen. Oder: »Zu welchem Teil in dir erlebst du jetzt gerade Kontakt?«

Und die zentrale Frage nach den SELBST-Eigenschaften: »Was für ein Gefühl hast du zu?«…

Auf die Frage: »Gehört das eher zu deinem oder dem System vom Klienten?«, haben die meisten sofort dieses Gefühl für Stimmigkeit oder sagen auch zum Beispiel 80:20 oder so. Dann bin ich auf einer authentischen Spur, weswegen ich den Körper immer miteinbeziehe. Der weiß halt echt alles.

Und es gibt auch noch den »Supervisanden-Stuhl« zum Innehalten zwischen den Systemen, da kann Franz hingehen, wenn ihm danach ist. Ich bitte ihn auch ab und zu dorthin, zum Innehalten, für die Metaebene, sich SELBST und seine Teile wahrzunehmen.

P: Therapeuten-Teile sind ja auch Beschützerteile von Verbannten des Therapeuten, in diesem Falle Franz. Wie kommt denn Franz zu seinen Verbannten? Und zu denen des Klienten?

U: Spannenderweise gibt es gar nicht selten eine Verwandtschaft zwischen dem Verbannten des Therapeuten und dem Verbannten seiner Klienten. Und es hat etwas enorm Ordnendes und auch Erleichterndes, Entlastendes, wenn Franz bei der Supervision in den verschiedenen Systemen klären kann: Was ist meins? Und was gehört nicht zu mir? Dies gilt übrigens auch für den Klienten.

1. Der Klient: Was ist mein Eigenes
2. und was davon gehört zu meinem Vater, meiner Mutter, den vorigen Generationen?
3. Franz, der Therapeut und Supervisand: Was ist meins?
4. Bei Franz: a) was gehört zum Klienten und b) wenn es um seine Verbannten geht, auch: Was gehört zu meinem Vater, meiner Mutter, den vorigen Generationen?

Wenn da ähnliche Verbannte sind, dann begreift Franz jetzt, was denn seine Therapeuten-Teile (zum Beispiel ein Beschwichtiger) beschützen wollten, bei ihm und bei dem Klienten (zum Beispiel den Schmerz eines Verlustes nicht zu spüren). Er kann ihnen versichern, dass er sich um seine Verbannten kümmern wird und dass es auch individuelle Unterschiede zwischen seinen Verbannten und denen des Klienten gibt. Es sind vielleicht beides Verbannte, aber sie sind doch individuell sehr verschieden. Seine Beschützer erfahren von Franz SELBST, dass sie nicht die Verbannten des Klienten beschützen und beschwichtigen müssen. Und dann gehen sie beiseite und vertrauen Franz SELBST, in den Kontakt zu den Verbannten des Klienten zu gehen.

P: Wie geht es denn in dem Supervisionsprozess von Franz weiter?

U: Das ist natürlich bei jedem verschieden, wie bedürftig die eigenen Verbannten sind oder nicht. Wenn er sie eigentlich schon gut kennt, dann reicht es vielleicht, wenn er sich ihnen noch mal in SELBST-Energie zuwendet. Aber vielleicht gibt es doch eine Facette an ihnen, die noch nicht entlastet ist. Diese Chance sollten sie auf alle Fälle bekommen. Das kann jetzt hier im Supervisionsprozess sein oder er nimmt sich dafür eine extra Therapie-Stunde.

Und es gibt noch eine spannende Frage, die man nicht versäumen sollte zu stellen, nämlich:

Was braucht der Verbannte von Franz von ihm, von Franz SELBST?

Und für die anderen Systeme:

Was braucht der Verbannte vom Klienten SELBST und was brauchen gegebenenfalls dessen Mütter-Väter-Generationen-Systeme?

Das schafft auch noch mal eine Menge an Ordnung und Klarheit.

P: Ist es häufiger so, wenn Supervisand und Klient vermeintlich ähnliche Teile haben, dass dann der Therapeut in die Versuchung kommen kann zu glauben, sein Klient bzw. Teile brauchen etwas Ähnliches wie die seinigen? Dass die Versuchung im Raum steht zu glauben, was bei mir hilft, muss auch bei ihm helfen?

U: Das ist genau der Punkt! Dieser Versuchung sollte der helfen wollende Therapeuten-Teil nicht erliegen! Auch wenn die Verbannten vielleicht Ähnliches erlebt haben, braucht jeder trotzdem etwas ganz anderes. Und da sind die Verbannten auch sehr sensibel. Es ist für sie ein völlig neues Erlebnis, wirklich mal gesehen zu werden. Ein Gesehenwerden ist eben nur individuell in ihrer höchst persönlichen Lage möglich.

Aber die Beschützer von Franz können schon mal den Schmerz und die Not des Verbannten im Klienten mit Not und Schmerz der eigenen Verbannten verwechseln. Hauptsache, Not und Schmerz werden nicht mehr gespürt. Und das ist für die Verbannten der Klienten dann noch mal ein Schmerz, wieder nicht richtig gesehen worden zu sein, wieder nicht zu bekommen, was sie wirklich brauchen. Deswegen sind die Fragen so klärend: a) an Franz: »Magst du deine Teile mal fragen, was sie von dir brauchen?« und b) an den Klienten in der Supervision: »Franz, magst du die Teile deines Klienten denn mal fragen, was sie von ihm SELBST brauchen oder von dir SELBST brauchen würden?«

Das ist echt spannend, was da immer Unterschiedliches rauskommt, und wie präzise es ist, wenn man beides nachfragt!

Der Therapeuten-Teil, der meint zu wissen, was ein anderer braucht, ist sehr weit verbreitet. Und gleichzeitig stellt genau das ein großes Problem in mehrerlei Hinsicht dar.

P: Was meinst du damit genau?

U: Wenn wir in der Arbeit mit den verbannten Teilen sind, dann ist es für sie wichtig, wirklich genau das zu bekommen, was *sie* damals gebraucht hätten, und das am besten von ihrem Menschen SELBST, weil der sie am besten kennt. Das stärkt gleichzeitig die Beziehung zwischen Klienten SELBST und seinen Teilen. Versorgt er seine eigenen Verbannten auf diese Art, dann lernen auch seine Beschützer ihm zu vertrauen, dass er das kann. Das stärkt die Autonomie des Klienten.

Das von seinem Therapeuten SELBST zu bekommen, tut natürlich auch gut und verstärkt sogar noch mal. Wenn der Supervisand oder Therapeut aber aus dem fürsorglichen Teil handelt, der meint zu wissen, was der Klient brauchen würde, und wenn das nicht ankommt, wenn es nicht recht passt, hinterlässt dies das schale Gefühl, wieder nicht richtig gesehen worden zu sein. Noch schlimmer, wenn der Supervisand/Therapeut damit eher seinen eigenen Verbannten unter der Hand versorgt, meldet sich ein ungutes Gefühl bei dem Verbannten im Klienten, ein Gefühl, benutzt worden zu sein (was ihm natürlich nicht so bewusst ist). Und das an einem Punkt, wo er vertraut hat und es ums Eingemachte ging. Das bekommt dem Verbannten des Klienten nicht wirklich gut.

Der andere Punkt ist, dass die Verbannten des Therapeuten unversorgt bleiben, wenn der Beschützer seine Bedürfnisse bei jemand anderem untergebracht hat. Die Verbannten – sowohl die eigenen als auch die des Klienten – gehen leer aus, was sein Beschützer ja wiederum will, damit er gar nicht in Kontakt mit seinen Bedürfnissen – und den echten verbannten Bedürfnissen des Klienten – kommt. Der Beschützerteil des Therapeuten strengt sich dabei mächtig an und meint, die Bedürfnisse des Verbannten im Klienten versorgen zu müssen. Dazu macht sich der

Therapeuten-Teil so unnötig wichtig für die Bedürfnisse des Klienten und fördert damit eine Abhängigkeit von ihm. Diese Beschützer-Teile, die meinen zu wissen, was für andere gut wäre, sind für viele Probleme verantwortlich.

P: Und wie kommt Franz dann aus dieser Verwicklung wieder raus?
U: Ich lade Franz ein, aus einer SELBST-Haltung seine Teile anzuerkennen, die denen des Klienten so ähnlich sind. Vielleicht schlage ich zwei Sätze vor, wie »Franz, magst du deinen Teilen mal sagen: Ihr seid da und ihr gehört zu mir, und ihr seid nicht die Teile des anderen.« Und dann: »Ich bitte euch mal beiseite, damit ich wieder offen und neugierig sein kann.« Und dann kann Franz seinen Klienten fragen: »Ja, wie ist das denn bei Ihnen?« Er kann nun trennen: sein Bedürfnis gehört ihm, Franz, und das Bedürfnis des Klienten ist das des Klienten. Da ist dann wieder Klarheit.

P: Wenn der Klient sehr viele Bedürfnisse seiner Verbannten aufdeckt, was kann er tun, damit er davon nicht überfordert ist?
U: Also, was Franz tun kann, ist, sich als Allererstes dieses sich überfordert fühlenden Helferteils gewahr werden, ihn beiseite zu bitten und ihn bitten, dass er SELBST die Leitung der Therapie wieder übernehmen darf. Er kann auch den Klienten einladen, seine verbannten Teile zu bitten, sie mögen ihn nicht überfluten. Das geht erstaunlich oft gut.

Wäre Franz bei sich SELBST, würde doch eigentlich nur die offene Haltung ausreichen, dass er für alles in der Welt offen ist, was der Klient braucht! Und sein helfender Teil darf die Idee loslassen, dass er dem Verbannten des Klienten all das geben müsste, was er damals gebraucht hätte. Wichtiger als dies ist ohnehin, dass Verbannte gesehen werden, anerkannt, aus ihrer Situation befreit und entlastet werden – und zwar am besten vom Klienten SELBST. Wenn der Klient-SELBST mit den Bedürfnissen seines Verbannten in Kontakt ist, braucht der Therapeut nur noch diese Begegnung zu moderieren und die richtigen Fragen am richtigen Ort stellen und die Beschützer des Klienten miteinzubeziehen. Der Klient SELBST weiß am besten, was seine Teile von ihm brauchen –

wir öffnen ihm den Raum dafür und begleiten ihn. Das fühlt sich leicht für den Therapeuten an und der Klient hat mehr davon.

P: Und wenn das schwere Schicksal des Klienten aber Franz doch sehr berührt? Wie gehst du in der Haltung der IIFS damit um?
U: Es ist immer zu klären, ob ein eigener verbannter Teil dahintersteckt, also Franz identifiziert ist mit dem Teil, der das schwere Schicksal seines Klienten trägt. Und das wäre dann mit Franz zu bearbeiten.

Oder ob das Berührtsein bei Franz aus seiner Mitte strömt, wo es auch so ein Gefühl des Mithaltens dieses Schicksals in diesem Moment ist, wie ein »Mit-der-Menschlichkeit-Verbunden-Sein«, mit unser aller Schicksal. Dieses Berührtsein aus sich SELBST heraus würde dann vermutlich bei Franz in der Atmosphäre zwischen ihm und seinem Klienten als eine Haltung von Menschenliebe spürbar werden. Das ist dann in der Begegnung von Franz und seinem Klienten ein Moment, in dem die Beziehung menschlich-therapeutische Nahrung erhält. Und es gehört zur Professionellen SELBST-Fürsorge unbedingt dazu, sich berühren zu lassen. Wir entwickeln und wachsen ja mit den Menschen, denen wir begegnen. Und es geht darum, anzuerkennen, was beim anderen ist und was bei mir, seines durch mich durchwirken zu lassen, es wieder loslassen und mich wieder offen zuwenden – in Respekt und Anerkennung der Umgrenzung spüren: Ich bin Ich und Du bist Du.

Eine Supervisionssitzung – Transkript einer Supervision

(T: steht für Therapeutin; S: steht für Supervisorin; TK: steht für Therapeutin, wenn sie für den Klienten spricht)

T: Ich würde gerne kurz eine Info zu dem Klienten geben. Er ist Jahrgang 62, arbeitet freiberuflich als Physiotherapeut und unterrichtet auch an einem Ausbildungsinstitut für Physiotherapie. Er durchlitt schon mehrere schwere depressive Krisen und hat sich immer wieder stabilisiert. Nun hat er wieder Kontakt aufgenommen, weil er Angst hat, wieder in eine Depression zu kommen. Er ist ein sehr feinfühliger, sensibler Mann, kommt aus einer konservativen, kinderreichen Leistungsfamilie, in der er sich immer fremd und anders fühlte. Er ist der Einzige, der sein kleines hessisches Dorf verlassen und sich politisch und weltanschaulich von der Herkunftsfamilie wegbewegt hat. Auch seine Berufswahl wird in der Familie nicht anerkannt, gilt als nichts Rechtes, schon gar nicht für einen Mann. Es gibt Erblasten in seiner Familie: Gewalterfahrungen, die sein Vater als Kind erlebt hat, Kriegsgräuel, die der väterliche Großvater als Soldat miterlebt hat, und mütterlicherseits den ungeklärten Tod eines kleinen Geschwisterchens seiner Mutter. Er hat also unheimlich viel Stress verschiedenster Quellen an Bord. Eine andere Erblast ist aber auch, dass er als kleines Kind schwerkrank war und wochenlang ohne Kontakt zu den Eltern in der Klinik sein musste. Und noch viel anderes, was ihn als Kind belastete. Er ist körperlich permanent in extremer Anspannung, in einer starken Befürchtung, dass etwas Schlimmes passiert, wenn er einen Fehler macht. Auch seine Körperhaltung drückt dies aus. *(T. macht eine Bewegung.)*

S: Magst du diese Bewegung gerade noch mal machen?
T: Ja, das muss ich direkt noch mal nachmachen.

S: Ja.

TK *(schlüpft in die Rolle des Klienten, spannt sich an, zieht die Schultern hoch, Stirn in Falten, kurzer Atem):* »Also, es geht mir heute gar nicht gut, ich bin in extremer Anspannung zurzeit, ich habe so eine Unterrichtseinheit nächste Woche, und weiß nicht, ob ich das machen kann. Mir geht es gerade überhaupt nicht gut, und ich bin nicht richtig vorbereitet, das ist ein neues Thema, das ich noch nicht richtig draufhabe, und die Ausbildungsgruppe hat ein paar extrem kritische Teilnehmer, die immer auf Fehler lauern. Eigentlich kann ich das, aber wenn ich nervös werde, dann werde ich so schwammig, und wenn ich den Job schlecht mache, verliere ich vielleicht den Lehrauftrag, weil die Schule sowieso schon rote Zahlen schreibt und sich verkleinern muss.«
T: So würde es ohne Punkt und Komma weitergehen.

S: Und nun schau einmal, was ist denn deine Supervisionsfrage?
T: Ich habe im Großen und Ganzen den Eindruck, dass der Klient mit sich sehr ungeduldig ist, und mit mir, und dass er möchte, dass ihm schnell geholfen wird. Eigentlich halte ich mir zugute in meiner Arbeit, dass ich geduldig bin, aber es kommt Ungeduld in mir auf. Ungeduld mit seiner nicht lockerlassenden, fast unbelehrbaren, stoischen Art.

S: Und deine Supervisionsfrage wäre?
T: Meine Frage wäre: Wie kann ich den Blick wieder weiten? Ich bin ihm da in der Ungeduld irgendwie zu nah.

S: Ja, dann würde ich dich doch mal einladen, in dich hineinzuspüren, wo in deinem Körper spürst du da gerade jetzt, was dich am meisten tangiert?
T *(zeigt auf den Brustkorb):* Ich spüre hier eine Aufregung, die das Atmen erschwert. Ich spüre den Hyperarousal und ich spüre Kopfschmerzen.

S: Da du ja schon erfahren bist, frage ich dich, ob du so ad hoc sagen kannst: Ist das seins oder ist das deines? Oder euer beider Gemisch?
T *(blitzschnell):* 80 Prozent seines, 20 Prozent meines.

S: Dann möchte ich dich wirklich einladen, mal bei dir zu bleiben, bei dem, was sich da bei dir als Hyperarousal bemerkbar macht, bei diesem Flirren in der Brust im Hintergrund. Dem einfach mal zu sagen: »Ich bin da und ich nehme dich wahr.«
T (*nimmt sich Zeit):* Jetzt passiert gerade etwas ganz Merkwürdiges, was mich sehr erstaunt. Nämlich dass noch etwas kommt, was ich nicht erwarte, dass ich nämlich Tränen in den Augen habe. Das wundert mich.

S: Das ist immer gut, der Spur des Körpers zu folgen. Bleib bei deinen Augen und bei deinen Tränen. Spür einmal hin, was du für ein Gefühl hast zu den Tränen, die da deine Augen füllen?
T: Ich bin einfach voller Staunen. Es ist so etwas wie: Wer seid ihr denn, bei diesem Supervisionsanliegen, was habt ihr denn da verloren? Das ist eigentlich schon wohlwollend, aber auch total erstaunt.

S: Ja. dann schaue doch einmal nach, vielleicht zeigt sich ja ein Bild, wer die denn sind, die da Tränen haben. Spüre einmal hin.
T: Ich bin platt. Da kommt etwas recht Gewaltiges. Da kommt wirklich ein altes Bild. Das ist irre, denn damit hätte ich gar nicht gerechnet. Das ist ein altes Kriegsbild. Das ist ganz furchtbar. Ein ganz weites, weites Feld. Wahnsinnige Angst und Verlorenheit. Da muss ich sogar aufstoßen.

S: Ist es für dich okay, da dran zu bleiben?
T: Ja, denn ich spüre deutlich, es ist nicht mein Bild, und das ist gar nicht schlimm für mich gerade, das zu sehen.

S: Und deswegen ist es vielleicht auch gut, dem Teil zu sagen, der dir dieses Bild präsentiert hat: »Danke, dass du mir dieses Bild präsentiert hast. Ich weiß, du gehörst nicht in mein persönliches Leben, aber erzähle mir doch mal, wo gehörst du denn hin?« Guck mal hin, was du von dem erfahren möchtest?

T: Das ist eine Szenerie, die gehört zu dem Großvater meines Klienten, der da als Soldat an der Westfront kämpfen musste und nicht wusste, wie er da jemals herauskommen sollte. Dieser Großvater lebte in der Familie des Klienten mit und hatte viel Macht. Seine Aufgeregtheit und Anspannung waren immer präsent, genauso wie die des Vaters, den der Großvater später sehr streng und auch gewalttätig erzogen hat.

S: Und was für ein Gefühl hast du zu diesem Großvater von diesem Klienten, der diese Angst ertragen musste?
T: Bedauern. Anerkennen, dass es furchtbar war.

S: Kannst du ihm das einmal sagen?
T: Er ist nicht so leicht zu erreichen. Es ist weit weg, wie ein Film in so einem alten Rahmen, mit so kleinen Figürchen.

S: Dann schlage ich dir etwas anderes vor. Kannst du deinen Klienten visualisieren, wie er sitzt?
T: Ja. *(Mit Gegenständen und Kissen wird dem Klienten ein Platz gegeben.)*
T: Er sitzt da mittendrin. Es ist deutlich, dass er in einer anderen Zeit ist als dieser Krieg. (*Ein paar Schuhe werden als Platzhalter gelegt und visualisieren den Großvater im Krieg.)*
T: Und dieser Krieg ist da irgendwie hinter ihm. Das ist ein weites, weites Feld und da sitzt der Klient.

S: Würde es sich für dich stimmig anfühlen, dich stellvertretend für deinen Klienten auf diesen Platz zu setzen?
T: Ich kann das mal machen. *(Nimmt seine Position ein; hält inne)*

S: Was kannst du wahrnehmen?
T: Er sitzt da und spürt das. Er kann es nicht sehen, aber er spürt es. Er hält fast die Luft an, da es so bang ist. Jetzt muss ich mal schauen, ob da auch die Geschichte der Eltern mit reinspielt, jetzt muss ich mal überlegen …

S: Magst du deinen Denker mal fragen, ob er mal ein bisschen beiseitetreten kann?
T: Aber das ist der Kopf des Klienten, der muss immer überlegen, der weiß auch viel. Der will das immer genau verstehen, weil er so verwirrend viel spürt.

S: Magst du mal an deinen Therapeutinnen-Platz zurückgehen und dem Klienten mal sagen, was du für ein Gefühl zu ihm hast?
T *(geht an ihren Therapeutinnen-Platz zurück, schaut in sich):* Ich bin gerade von der Intensität der Bilder beeindruckt.

S: Dann frage ich dich mal, was du gerade für ein Gefühl zu ihm hast, wo du das so alles in dir gefunden hast?
T: Es ist unheimlich intensiv, was der da zu tragen hat.

S: Magst du ihm das mal sagen, dass das alles so unheimlich intensiv ist?
T: Ich sehe gerade mit großem Staunen und mit viel Anteilnahme, was er da mit welcher Intensität erlebt. Was dieses schwere Schicksal seines Großvaters mitgebracht hat in das Leben des Vaters und in sein Leben. Wie er da so stark berührt oder überwältigt ist.

S: Magst du noch mal an die Stelle des Klienten gehen? *(Die Supervisorin wendet sich an die Supervisandin, die jetzt den Platz des Klienten eingenommen hat.)* Sie haben gehört, was Ihre Therapeutin gerade gesagt hat. Wie kommt das denn bei Ihnen an?
TK: Ein bisschen abgelenkt, wuschig.

S *(geht an den Platz der Therapeutin fragt jetzt stellvertretend den Klienten)*: »Was ist gerade bei Ihnen? Was spüren Sie alles in sich?«
TK: Ein bisschen »NICHTS«.

S: Wo in sich spüren Sie das »Nichts«?
Die Therapeutin in der Rolle ihres Klienten macht eine Geste über dem Kopf

S: Ja, machen Sie diese Bewegung ruhig noch einmal.
TK *(wiederholt die Bewegung, ein bisschen eingedost, begriffsstutzig):* »Hä«?

S: Gerade, als Sie das »Hä« gesagt haben, hatte ich den Eindruck, Sie schauen mich an.
T: Es ist wie so etwas Irreales, wie wenn er sich fragt, wer denn da gerade spricht.

S *(an T):* Dann schau du doch noch mal, was du jetzt zu dem Klienten aus deinem Herzen heraus sagen wollen würdest, wenn er sagt, dass er sich so eingedost fühlt, und wenn er sagt: »Ich kapiere das jetzt alles gerade nicht.«
T *(hält inne):* Ich bekomme seine Verwirrung mit. Da ist so vieles. Wo kommt das her?

S: Vielleicht sagst du ihm das mal: »Ich bekomme mit, dass Sie so eine ganz verwirrte Seite haben. Die ist ganz eindost, und das kann ich auch verstehen bei alldem, was dahinter ist.« Guck mal, wie das ist, wenn du ihm das so sagst.
T: Ich kann das sehr gut verstehen, bei alledem was da so schwirrt. Es ist so ungreifbar, so intensiv und so ungreifbar.

S: Ich möchte dich jetzt noch mal bitten, zu ihm zu wechseln und so nachzuspüren, wie das bei ihm ankommt.
TK: Ja genau. Ja genau: ungreifbar und viel zu viel.

S *(richtet sich an den Klienten):* Das erleben Sie in dem Moment?
TK: Und es ist so viel, dass ich in diesem Moment gar nicht anders kann, als so dicht zu machen. Komischerweise spüre ich nicht mehr die Aufgeregtheit. sondern eher so etwas Dumpfes.

S: So eine dumpfe Seite, die die Aufregung deckelt?
T: Ja wie weggetreten, das finde ich (Therapeutin) interessant.

S: Vielleicht kannst du das dem Klienten sagen: »Ich finde das so interessant, weil …« Wie verstehst du diese beiden Seiten in ihm?
T: Ich finde das so interessant, weil es beides zeigt. Dieses so überlastete Erleben und diesen Schutz, dieses überlastete Erleben zu ertragen. Auch dieses Unklare. Das ist so undurchsichtig für ihn gewesen.

S: Magst du ihn mal fragen, was für ein Gefühl er hat zu diesen beiden Seiten? Einerseits der Seite, die ihn mit dem ganz vielen überwältigt, und andererseits zu dem Teil, der ihn so ganz stumpf schaltet.
TK *(schlüpft wieder in die Rolle des Klienten)*: Das Überwältigende, das finde ich ganz schrecklich, weil ich das immer ganz schrecklich fand, meinen aufgeregten unbeherrschten Vater und auch meinen impulsiven Großvater zu erleben. Das fand ich immer ganz fürchterlich.

S: Das heißt, dieses Aufgeregte gehört zum Vater und zum Großvater. Wären Sie denn mal bereit, dem Aufgeregten von dem Vater und dem Impulsiven von dem Großvater einen Platz zu geben?
TK *legt zwei Blätter als Platzhalter neben sich.*

S *(an die Therapeutin, in der Rolle des Klienten gerichtet):* Wie ist das für Sie, dass Sie das so identifiziert haben, dass die aufgeregten und die überwältigenden Seiten etwas zu tun haben mit dem Aufgeregten des Vaters und auch des Großvaters?
TK: Ich habe auch eine eigene Aufgeregtheit.

S: Wollen Sie für die eine andere Farbe? *(Therapeutin legt ein anderes grünes Blatt für die Aufgeregtheit des Klienten.)*
TK: Also meine eigene Aufgeregtheit, die bindet sich jetzt an mein berufliches Leben, und zwar voll und ganz. Das ist meins, denn das ist etwas, was nicht vom Vater und nicht vom Großvater kommt.

S: Mögen Sie denen das mal sagen *(deutet auf die Blätter):* »Du bist meins oder nicht meins und du gehörst zu mir, oder nicht zu mir.«

TK *(sagt mit Nachdruck, ganz klar und unterschwellig sich stark abgrenzend)*: Lieber Vater, meine Aufgeregtheit ist meine Aufgeregtheit, nicht deine! Die ist anders, die hat andere Gründe und die gehört mir!

S: Es scheint ein Teil zu sein, dem es wichtig ist, das zu unterscheiden.
TK: Und es ist mir wichtig dir zu sagen *(an den Vater gerichtet)*, dass meine Aufgeregtheit zu mir gehört und dich eigentlich nichts angeht!

S: Da ist ein ganz schöner Biss drin und der hilft das zu spüren. Ist das okay, das zu fühlen?
TK: Das ist sehr, sehr okay. Und Sie machen sich gar keine Vorstellung davon, wie sehr sich mein Vater in meine Aufgeregtheit reinhängt!

S *(an den Klienten):* Ja, dann lade ich Sie ein, da jetzt mal hineinzuspüren, wie das ist, dass Ihnen das so klar ist, dass das zweierlei ist?
TK: Mir tut das unheimlich gut. Damit kann ich jetzt schon gut aus der Therapiestunde herausgehen. Deine Aufgeregtheit ist deine, lieber Vater, und meine ist meine.

S: Das tut jetzt richtig gut.
TK: Ich habe richtig das Bedürfnis, hier Zäune zu ziehen, Grenzen zu ziehen und immer wieder zu sagen, wie ein kleines Kind, das aufstampft: »Das ist meins!«

S *(an Klienten)*: Dann lade ich Sie jetzt ein, das wirklich mal zu tun, denn da haben Sie völlig das Recht, Ihren eigenen Kosmos zu haben. *(Die Supervisorin bringt Seile.)*

S *(an Klienten)*: Mögen Sie mal umgrenzen, was zu Ihnen gehört, und dann geben wir dem Vater mit dem Großvater an Bord auch noch einen Platz. *(Die verschiedenen Kosmen werden mit Seilen umrundend abgegrenzt und auch noch verschiedene Teile darin in Blättern veranschaulicht.)*

TK: Da fällt mir noch ein, ich habe da auch noch meine Kompetenz, meine Eigenwilligkeit. Ich mache nämlich sehr viel in meinem Leben anders. Ich bin eine Provokation für meine eigene Familie. Das hat etwas mit meiner Würde zu tun. Ich habe natürlich auch noch meine Depression, die macht mir Angst. Wenn so viel kommt, ich so etwas spüre, dann habe ich ganz viel Angst vor meinen Depressionen. Das hat überhaupt viel mit meiner Aufgeregtheit zu tun. Zum Beispiel mit meiner Angst, in meiner Depression zu versinken.

S: Da ist ganz schön etwas los bei Ihnen.
TK: Ja. Mit meiner Frau ist es auch schwierig zurzeit, die ist auch ganz aufgeregt, da möchte ich gerade gar nicht daran denken.

S: Die hat auch so einen Kosmos wie Sie?
TK: Ja, das hat sie.

S: Mögen Sie ihr auch einen Platz geben für ihren Kosmos?
TK *(macht das, setzt sich in seinen Kreis und hält inne.)*

S: Wie ist das jetzt für Sie, da zu sitzen mit Ihrer Umgrenzung, und zu wissen, dass all diese Teile und noch viel mehr in Ihr Leben gehören. »Das ist mein kleines Universum und meine Teile gehören zu mir.«
TK: Ich merke, dass die meiste Betroffenheit damit zu tun hat, zu sagen, »das ist meins«. Das mag etwas schlicht erscheinen.

S: Melden sich da innere Stimmen, oder fühlt sich das ganz richtig an, das so zu sagen?
TK: Es meldet sich was, das sich fragt, darf ich wirklich sagen, das ist meins und das ist deins? Mein Vater ist ja immer schon schwer depressiv, er nimmt Medikamente etc. Da ist so ein Zweifel.

S: Wo spüren Sie denn diesen zweifelnden Teil in sich?
TK: Es schnürt sich die Kehle etwas zu. Da kommt schon wieder dieser Kummer, Tränen.

S: Ihre Tränen oder Vaters Tränen?
TK: Das vermischt sich so ein bisschen.

S: Was für ein Gefühl haben Sie denn, wenn Sie da so sitzen, zu Ihrem Papa, der so zeitlebens depressiv ist?
TK: Ich liebe meinen Vater, aber da kommt auch so etwas Ärgerliches, das sagt: »Verdammt noch mal, halte dich an die Mama und nicht an mich, sie ist deine Frau. Ich bin nur dein Kind.«

S: Wie fühlt sich das im Moment an, wenn Sie das so sagen?
TK: Ernst.

S: Fühlt es sich stimmig an?
TK: Neu fühlt es sich an.

S: Gibt es denn eine Befürchtung dazu, wenn das geschehen würde, wenn das wahr wäre, dass der Papa eher zur Mama gehört, statt zu Ihnen?
TK: Die Befürchtung besteht, dass der Vater stirbt. Dass, wenn ich sage: »Das gehört nicht zu mir«, dass er dann niemand hat.

S: *(zur Therapeutin)*: Ich weiß nicht, was du jetzt sagen würdest. Was würdest du ihm sagen an dieser Stelle?
T: (*nimmt wieder ihren ursprünglichen Therapeutenplatz ein. Längere Stille entsteht.)*

S: Schau mal auf die ganze Szene und ob du da an irgendeinem Teil von ihm hängen bleibst.
T: Ich habe gerade einen Impuls gemerkt, ihm das auszureden, dass der Vater stirbt. Da sind so meine 20 bis 40 Prozent.

S: Magst du mal deine 20 bis 40 Prozent fragen, was sie denn befürchten würden, was geschähe, wenn sie es ihm nicht ausreden würden?
T: Ich glaube, da springt was Eigenes von mir an. Da war gerade so ein »Beschwichtiger« da, der den Impuls hat, dem Klienten zu sagen: »Schauen Sie sich doch mal Ihren Vater an, wie der sich mit seinen über 80 Jahren so wacker schlägt.« Wie so ein Realitätsangebot.

S: Magst du danach mal schauen, nach deinen 20 bis 40 Prozent, wenn du von seiner Szenerie mal weggehst?
T: Das war meine Lebensaufgabe. Meinem Teil, der sich so verantwortlich gefühlt hat für das Überleben der Mutter. Und mir bis zu ihrem Tod immer ermutigend zusprechen musste: »Sie kann das wirklich.« Was meine Mutter auch wirklich konnte. Die konnte leben. Es gibt dieses Kind dahinter, das nicht so ganz damit verbunden ist. Das bemerke ich auch, wenn ich da bei dem Klienten gucke. Ein Kind, das das nicht glauben kann.

S: Aber vielleicht ist das auch so, weil das Kind in einer ganz langen, scheinbaren Realität gelebt hat, dass sie sterben würde, wenn dieses Kind nicht alles aufgeboten hätte, um diese Mutter am Leben zu halten. Vielleicht braucht das Kind in dir noch mal die Verbindung zu dir und auch den Dank und die Würdigung, dass es jahrelang unter diesem Damoklesschwert gelebt hat, dass die Mutter sterben würde, wenn dieses Kind in dir nicht die Sorgfalt dafür getragen hätte, dass sie nicht stirbt, so wie es gemeint hat.
T: Das ist einfach ein ganz schmerzlicher Raum, dahin zu spüren, zu diesem Kind. Da könnte ich jetzt, wenn ich das zulassen würde, was ich jetzt nicht so recht möchte, fast davongetragen werden von dem Kummer des Kindes. Und ich bin mir sehr sicher, dass der Kummer des Kindes und der Kummer des Kindes des Klienten ganz viel Verwandtschaft hat, das wird mir jetzt gerade spürbar.

S: Was spürst du gerade?
T: Ich spüre den Stress, den es bedeutet, mit dieser Bürde zu existieren, meinen und seinen.

S: Spüre einmal nach, was sich jetzt im Moment stimmig anfühlen würde für diese Bürde, die deine Kleine mit sich herumgetragen hat und die immer noch spürbar für sie ist, und was du ihr von deinem Herzen aus gerne geben, zeigen, sie spüren lassen würdest.
T: Was sich da gut anfühlt ist: Ich anerkenne deinen Stress. Ich weiß um ihn und ich spüre ihn.

S: Magst du das mal deiner Kleinen sagen? Und nimm wirklich Kontakt auf.
T: Ich *glaube* dir den Stress – *das* ist da auch so wichtig.

S: Das ist wichtig, ja.
T: Ich glaube es, einfach, weil ich es spüre.

S: Sage ihm das einfach einmal. *(Sie macht es in Stille mit geschlossenen Augen.)*
S: Und wie ist das für deine Kleine jetzt, das aus deinem Mund zu hören und dich zu erleben, wie du da mitfühlen kannst?
T: Für sie ist es total wichtig, dass ich jetzt nicht von ihr verlange, dass sie sich sofort pudelwohl fühlen soll.

S: Ja, anerkennen, was ist. Und spüre hin, wo das bei ihr landet, was du da sagst. *(Längere Pause des stillen Innehaltens.)*
T: Das sind so Bilder, die auftauchen von Ausruhen, Einkuscheln, Nichtstun-Müssen. Physisch ist das eine Weite. *(Pause)* Relativ wortlos, einfach ein »So ist es«. Nichts-Müssen.

S: Es ist, wie es ist.
T *(kuschelt sich ein in ihre Arme)*

S: Und du erkennst es an.
T: Ja. Das ist ein stiller Raum, der entsteht. Ein Nichts-Müssen, Nichts-Wollen, Nichts-Tun, einfach nur dieses Nicken und Anerkennen.

S: Und das kommt an bei ihr?
T: Ja. *(Lässt sich lange Zeit – eine Atmosphäre der Ruhe verbreitet sich.)*

S: Möchtest du die Kleine denn mal fragen ob sie in die Therapiestunden mit dem Klienten mitkommt, wie es ihr dabei geht?
T: Die sagt: »Nee, nee mach mal alleine, da habe ich nichts verloren, ich habe meinen Teil schon erledigt.« *(Lachen)*

S: Dann frage ich dich mal: Wenn du sagst, so 20 bis 40 Prozent ist da bei dir, ist sie dann da irgendwie mitgeschlichen?
T: Mitgeschleppt, sie will das gar nicht.

S: Die will das gar nicht! Aha! Könntest du ihr denn die Erlaubnis erteilen, was anderes zu machen, wenn der Klient kommt.
T: »Da musst du dann nicht mit, da bleibst du dann schön bei …«

S: Ja, wo?
T: Bei einer netten Oma, die die Ruhe weg hat.

S: Frage sie doch mal, ob sie einverstanden ist, dass ihr das nächste Mal, wenn der Klient im Kalender steht, vorher organisiert, dass sie dann zu Oma geht?
T: Die will wissen, dass ich auf jeden Fall wieder zurückkomme. Aber auf so eine Sache, da hat sie überhaupt keine Lust darauf, überhaupt nicht.

S: Spüre mal hin, wie das für dich ist, wenn du das so genau weißt, dass sie da keine Ambitionen hat, mitzugehen?
T: Ja, das ist gut so.

S: … und sie lässt dich deinen Job machen, und wenn sie weiß, wenn du wiederkommst, dann ist alles gut.
T: Ja, das stimmt für uns beide.

S: Magst du dich denn jetzt wieder zu deinem Klienten wenden?
T *(hat es schon getan)*

S: Was hast du denn jetzt, ein bisschen losgelöst von deiner Kleinen, für ein Gefühl zu deinem Klienten, mit seinem ganzen Kosmos?
T: Das ist im Grunde genommen genau das, was jetzt auch gerade da war: Ich anerkenne deinen Stress. Ein Respekt, was er da getragen hat. Ich anerkenne diese Last. Nicht nur einen Vater, sondern auch einen Großvater durch dieses grausige Grau zu begleiten, dies mit denen zu erleben. Dieses Mitfühlen, was die nicht mehr fühlen konnten in dem Grauen.

S: Er hat das gefühlt, was die nicht mehr gefühlt haben. Vielleicht wäre es dann auch wichtig, dem Klienten zu sagen, diesen Teilen, die so mitfühlend für den Papa und den Opa waren, mit dieser gesunden Distanz Wertschätzung dafür zu geben, was dieses kleine Kind für eine Liebe hatte, und was es da auf sich genommen hat, was der Papa und der Opa nicht fühlen wollten.
T: Ja, die Liebe. Das ist die Liebe in ihm, die in seinem Herzen wohnt. *(Legt für die Liebe auch ein Platzhalter.)* Also, diese Liebe anerkennen, wie er das aus Liebe zu seinem Papa und Opa getan hat, auch permanent diese Existenzängste beruhigen …

S: Von denen.
T: Von denen.

S: Und die eigenen?
T: Die eigenen sind nur ein Echo.

S: Kann er die Liebe spüren?
T: Und er kann aber auch spüren, dass es langt. Er ruht in Frieden. Der Opa ist gestorben. *(Therapeutin bewegt die Schuhe, die stellvertretend für den Krieg und das Schicksal des Großvaters gestellt worden waren.)* Er ist irgendwie angekommen in seinem geschützten Raum. Der Papa macht sein Ding, das ist völlig klar. Der wird sich immer aufregen und reinsteigern, aber lebt damit ganz gut. Ich gebe ihm mal ein warmes Plätzchen. *(Der Platzhalter des Vaters bekommt noch ein gelbes Kissen dazugelegt.)* Und irgendwie hat er auch sein Auskommen mit seiner Frau. Die machen das so miteinander, seitdem sie nach dem Tod des Opas zu zweit und nicht mehr zu dritt sind.

S: Mich würde es ja jetzt interessieren, wie der Klient das erlebt, dass jetzt Vater und Mutter beisammen sind, wie sich das gehört, und da nicht mehr dieses Dreiergespann mit dem Großvater ist.
T: Ich frage ihn das jetzt mal.
TK: Ich möchte da gar nicht so sehr hinschauen, ich darf da gar nicht so hingucken, dann ist es leichter.

S *(an den fiktiven Klienten gewandt):* Was befürchten Sie denn, was geschehen würde, wenn Sie da hingucken?
TK: Dass diese Aufgeregtheit dann so wiederkommt.

S: Aber vielleicht sind die zwei ja gar nicht mehr so aufgeregt. Weil sich ihre Verhältnisse jetzt geändert haben.
TK: Also Sie meinen, ich sollte da jetzt gerade mal hinschauen?

S: Ich würde Sie gerne mal einladen, mal zu schauen. Der Opa ruht in Frieden, die Eltern sind zumindest mal paarweise zusammen.
TK: Ich muss mich mal gerade daran gewöhnen, wie es ist, ohne Katastrophisierung zu leben. *(lacht)*

S: Das scheint ja was zu haben.
TK: Ja, das könnte etwas haben.

S: Das könnte eine Änderung bewirken. Was das bewirkt, wissen wir auch nicht genau. Das, was sich verändert hat, ist, dass es diese aufgeregte Dreierkonstellation nicht mehr gibt in diesem Sinne.
T: Da entsteht einfach eine gewisse Beweglichkeit.
TK *(bewegt sich, bewegt die Schultern)*

S: Dann lade ich Sie mal ein, diese Lust an der Beweglichkeit zu spüren und auch zu wissen, dass sich Dinge verändern können in den Schultern, in Anerkennung dessen, was sie getragen haben.
TK: Das ist interessant, dass ich mich sehr groß fühle.

S: Das spüren Sie gerade.
TK: Ja, sehr!

S: Dann lade ich Sie ein, das noch mehr zu spüren. Wie genau fühlt sich das an?
TK: Ich bin groß, wenn ich so bin. Das ist sehr gut, diese Beweglichkeit zu spüren.

S: Was möchtest du noch abschließend sagen?
T: Der Satz, der gerade vorne ansteht, ist: »Ich anerkenne deinen Stress.« Der war mir nicht so möglich, weil ich da so beschwichtigend unterwegs war.

S: Ja, ich verstehe. Magst du mal deinen Teilen danken? Oder gibt es noch etwas, das du loswerden möchtest?
T: Es ist so ein anerkennendes Verneigen vor diesem großen Schmerz.

S: Weil du eine große Empathie für ihn hast.
T: Ja. Das war wie die Pforte für das wirkliche Verstehen. Vielen Dank, das war, fand ich, eine sehr ergiebige Supervision.

S: Ja, ich danke dir auch, es war eine große Freude, mich mit dir so flexibel durch diese Zeiten zu bewegen. Ist es o.k., wenn ich noch für einen Supervisorinnen-Teil spreche?
T: Ja klar.

S: Durch dieses Aufdröseln von: wer ist wer und was gehört zu wem? wird meistens von den einzelnen Innenleben der Systeme und v.a. auch der des Klienten ganz viel deutlich. Und weil doch eigentlich immer auch eigene Teile mit unterwegs sind, wenn es nicht weitergeht, haben auch die eine Chance, entdeckt zu werden.
T: Da hat sich für mich viel ausdifferenziert aus seinen drei Generationen, aber auch, dass ich meinem Beschwichtiger begegnet bin, der den Kummer lieber nicht so spüren wollte, meinen alten, der mir bekannt ist und zu dem ich schon auch immer noch berührende Verbindung haben kann, auch zu seinem vermutlichen Schmerz. Und der Satz ist einfach sehr stimmig: »Ich anerkenne meinen Stress.«

S: Können wir es so stehen lassen?
T: Gerne.

Schlusswort

Ich hoffe, dass Sie aus all dem, was Sie jetzt über die Professionelle Selbst- und SELBST-Fürsorge gelesen haben, für sich wichtige Impulse, Inspirationen und Lust darauf bekommen haben, irgendetwas von den vielen verschiedenen Möglichkeiten für sich zu verwirklichen und zu nutzen. Denn auch Ihnen wünsche ich, dass Sie sich in Ihren SELBST-Qualitäten erleben können, eine Vielfalt Ihrer Teile kennenlernen und Sie so Ihre Arbeit SELBST-präsent, leichter, freier, SELBST-bestimmter und daher mindestens genauso gut wie bisher machen können, aber weniger Kraft aufwenden müssen und mehr Freude dabei haben werden.

Anmerkungen

1 Petzold, Hilarion (1990). Integrative Therapie, Modelle, Theorien und Methoden für eine Schulen übergreifende Psychotherapie, Band. I und II. Paderborn, Junfermann

2 Sonneborn, Uta (2005). Emotionale und Psychosoziale Kompetenz für Medizinstudenten und Ärzte, Inauguraldissertation, Medizinische Fakultät Ruprecht-Karl-Universität Heidelberg

3 Damasio, Antonio (2000). Ich fühle, also bin ich. München, List

4 Rühmkorf, Peter (1999). Haltbar bis Ende. Reinbek, Rowohlt 1979

5 Fried, Erich (1974). Gegengift. Berlin, Wagenbach

6 Landauer, G. (1991). Meister Eckharts mystische Schriften. Frankfurt, Insel

7 Fichte, J. G., (2013). Grundlagen des Naturrechts. Hamburg Meiner, S. 39, zitiert nach M. Gabriel, (2017). Ich ist nicht Gehirn, Berlin, Ullstein

8 John Searle, zitiert nach M. Gabriel 2017, S. 207

9 Kierkegaard, S., in Rogers, C. (1983). Therapeut und Klient. Frankfurt, S. Fischer

10 Hutflötz, Karin (2014). Struktur und Dynamik der Selbstbildung bei Sören Kierkegaard. 23. Kongress der Gesellschaft für Philosophie, Münster, MIAMI

11 Kierkegaard, S. (1843). Entweder oder, Teil 2

12 Williamson, Marianne (1992). Rückkehr zur Liebe. München, Goldmann

13 Hans Georg Gadamer, zitiert aus Vortrag von Giovanni Maio: Das echte Gespräch als Grundlage allen Heilens, Dienstagskolloquium Körper-Seele-Geist, Uni Freiburg, 15. 1. 2019

14 Martin Buber (1999). Das dialogische Prinzip, Gütersloh, GVH, S.15

15 Martin Buber (1962). Werke 1, Schriften zur Philosophie. München, Kösel, S. 97

16 Luise Reddemann: Mitgefühl in der Psychotherapie von Freud bis heute, Vortrag Dienstagskolloquium Körper-Seele-Geist, Universität Freiburg, 10. 12. 2019.

17 Jung, C.G. (1982). Der Mensch und seine Symbole. Olten, Walter

18 Wilber, K. (1984). Wege zum Selbst. München, Kösel

19 Zitiert nach Irvin Yalom, Existenzielle Psychotherapie, Köln, Edition Humanistische Psychologie, 1989, S. 30/31

20 Grawe, K./Donati, R./Bernauer, F. (2001). Psychotherapie im Wandel. Göttingen, Hogrefe

21 Wilber, K. (1996). Mut und Gnade. München, Kösel, S.152

22 Bauer J. (2013). Das Gedächtnis des Körpers, München, Heyne; ders. (2005) Warum ich fühle, was du fühlst, München Heyne; ders. (2019) Wie wir werden, wer wir sind. München, Blessing

23 Domin, H. (1998). Ich will dich, Frankfurt, S. Fischer

24 Gabriel, M. (2019). Ich ist nicht Gehirn, Berlin, Ullstein, S.45/46

25 Weiss, H./Harrer, M./Dietz, T. (2010/2019). Das Achtsamkeitsbuch, Stuttgart, Klett-Cotta, S.15

26 Damasio, A. (2000). Ich fühle, also bin ich. München, List

27 Brandt, D.-M. (1978). Der Schlaf der alten Zeit. Kirchzarten, Nachtcafe-Verlag

28 Siehe Anmerkung und Literaturhinweise

29 Vgl. u. a. Wurmser (1981), Gilbert (1997), Greenberg (2006), Marks (2007), Baer (208)

30 Vgl. u. a. Zusammenfassung Schamerleben bei psych. Erkrankungen – Lammers (2016)

31 Vgl. u. a. Stroebe (1996), Zimbardo (1988), Baumann (1998)

32 Zur strukturellen Erniedrigung im Sportunterricht, siehe Prengel, A. & Heinzel, F. (2003). Anerkennungs- und Missachtungsrituale in schulischen Geschlechterverhältnissen. Zeitschrift für Erziehungswissenschaft: Innovation und Ritual. Opladen, Leske+Budrich

33 Vgl. die lyrische Verarbeitung eigener Mobbingerfahrung von Shane Koyczan (2014). To this day. For the bullied and beautiful. Annick Press Ltd.

34 Vgl. Stephan Marks (2007), Kap. 2

35 Vgl. Mäulen Bernhard (2005). Depression und Suizid bei Ärzten. Barriere aus Scham und Schuld. D. Ärzteblatt. PP1

36 Vgl. zum Beispiel Watkins, J.G. & Watkins, H. (1997). Ego-States Theorie und Therapie. Heidelberg, Carl-Auer-Verlag; Wengenroth, M. (2012). ACT. Weinheim, Beltz Verlag und bei Traumatisierungen, auf die, aufgrund der Kürze, in diesem Artikel nicht näher eingegangen wird: Peichl, Jochen (2007). Innere Kinder, Täter, Helfer & Co. Ego-State-Therapie des traumatisierten Selbst. Stuttgart, Klett-Cotta oder auch Reddemann, L. (2004) PITT. Stuttgart, Pfeiffer.

37 Vgl. Schwartz, Richard C. (1997). Systemische Therapie mit der inneren Familie. Stuttgart, Klett-Cotta.

38 Horney, Karen (1945). Our Inner Conflicts: A Constructive Theory of Neurosis. New York, Norton.

39 Siehe u. a. Baer (2008)

40 Schellenbaum, Peter (1993). Das Nein in der Liebe, München, dtv

41 Kumbier, Dagmar (2019). Arbeit mit dem Inneren Team bei Krebs und anderen Erkrankungen. Stuttgart, Klett-Cotta

42 Schwartz, Richard C. (2021). Systemische Therapie mit der inneren Familie. Stuttgart, Klett-Cotta

43 Kurtz, Ron (2021). HAKOMI. Eine körperorientierte Psychotherapie. Lichtenau, Probst Verlag

44 Brathuhn, Sylvia/ Thorsten, Adelt (2015). Vom Wachsen und Werden im Prozess der Trauer. Göttingen, Vandenhoeck & Ruprecht

45 Lenz, Sabine (2014). Die Fähigkeit zu sterben. Hamburg, Rowohlt Verlag

46 In: Leidfaden, Fachmagazin für Krisen, Leid, Trauer (3/2017). Göttingen, Vandenhoeck & Ruprecht

47 Reddemann, Luise: Würde – ein vergessener Wert in der Psychotherapie, IGT Lindau 2008

48 Harms, Thomas, Vortrag »Bindung« auf dem 7. Schweizer Bildungsfestival 2013

49 Schulz-Kindermann, Frank: Von Angesicht zu Angesicht, in: Leidfaden. Fachmagazin für Krisen, Leid, Trauer (2/ 2015). Göttingen, Vandenhoeck & Ruprecht

50 Halko Weiss, Psychologischer Psychotherapeut, Dozent und Mitbegründer des Hakomi Instituts, www.hakomi.de. Die Wechselwirkungsacht beschreibt er hier: Weiss, H.: Die Analyse von Wechselwirkungen in kritischen dyadischen Beziehungssituationen. In: Familiendynamik, 32. Jahrgang, Heft 4, Oktober 2007. Stuttgart: Klett-Cotta.

51 Zitiert mit freundlicher Genehmigung des Autors, aus: Weiss, H.: Die Analyse von Wechselwirkungen in kritischen dyadischen Beziehungssituationen. In: Familiendynamik, 32. Jahrgang, Heft 4, Oktober 2007. Stuttgart: Klett-Cotta.

52 Kumbier, Dagmar (2019) Das Arbeiten mit dem Inneren Team bei Krebs und anderen Erkrankungen, Stuttgart, Klett-Cotta

53 Müller, Monika (2004). Dem Sterben Leben geben. Gütersloh, GVH

54 Müller, Monika (2004). Dem Sterben Leben geben, Gütersloh, GVH

55 Buber, Martin (1999). Das dialogische Prinzip. Gütersloh, GVH

56 Monika Müller: Reibung erzeugt Wärme, in: Leidfaden. Fachmagazin für Krisen, Leid, Trauer (04/2019). Göttingen, Vandenhoeck & Ruprecht

57 Monika Müller in: Leidfaden, Fachmagazin für Krisen, Leid, Trauer (02/ 2020). Göttingen, Vandenhoeck & Ruprecht

58 Ermann, Michael (1995) Psychotherapeutische und psychosomatische Medizin, Manual. Stuttart, Kohlhammer

59 Gathmann, Peter (1996). Der verwundete Arzt. München, Kösel

Literaturliste

Argyle, Michael (1979). Körpersprache und Kommunikation. Paderborn, Junfermann

Assagioli, Roberto (2004). Handbuch der Psychosynthese. Grundlagen, Methoden und Techniken. Rümlang-ZH, Nawo

Balint, Michael (1991) Der Arzt, sein Patient und die Krankheit. Stuttgart, Klett-Cotta

Bauer, Joachim (2016). Das Gedächtnis des Körpers. München, Piper

Bauer, Joachim (2019). Wie wir werden, wer wir sind, München, Blessing

Bauer, Joachim (2008). Prinzip Menschlichkeit. München, Heyne

Bauer, Joachim (2006). Warum ich fühle, was du fühlst. München, Heyne

Bauer, Joachim (2013). Schmerzgrenze. Vom Ursprung alltäglicher und globaler Gewalt, München, Heyne.

Berne, Eric (1983). Sprechstunde für die Seele. Reinbek, Rohwolt

Bierbaumer, Niels/Schmidt, Robert F. (2018). Biologische Psychologie. Berlin-Heidelberg, Springer

Bode, Sabine, (2009). Kriegsenkel: Die Erben der vergessenen Generation. Stuttgart, Klett-Cotta.

Bode, Sabine (2019). Nachkriegskinder: Die 1950er Jahrgänge und ihre Soldatenväter. Stuttgart, Klett-Cotta.

Bode, Sabine (2015). Die vergessene Generation: Die Kriegskinder brechen ihr Schweigen. Stuttgart, Klett-Cotta.

Bode, Sabine (2016). Kriegsspuren: Die deutsche Krankheit – German Angst. Stuttgart, Klett-Cotta.

Bowlby, John (2010). Bindung als sichere Basis. München, Reinhardt-Verlag

Brähler, Elmar/Decker, Oliver/Strauß, Bernhard/von Troschke, Jürgen (2002). Skriptum zur Medizinischen Psychologie und Medizinischen Soziologie. Gießen, Psychosozial

Brockhaus Psychologie Lexikonredaktion (2001). Denken, Fühlen und Verhalten verstehen. FA. Brockhaus, Mannheim-Leipzig

Buber, Martin (1997). Das dialogische Prinzip, 8. Auflage. Lambert Schneider im Bleicherverlag, Gerlingen

Buber, Martin (1981). Der Weg des Menschen nach der chassidischen Lehre. Lambert Schneider, Heidelberg

Damasio, Antonio (2000). Ich fühle, also bin ich. München, List

Dietz, Ingeborg/Dietz, Thomas (2007). Selbst in Führung. Paderborn, Junfermann

Dilling, Horst/Mombour, Werner/Schmidt, Martin/H., Coltart, Ian, WHO (2008). ICD-10 Kapitel V (F) Internationale Klassifikation psychischer Störungen. Bern, Huber

Graf Dürkheim, Karlfried (1991). Der Alltag als Übung. Bern-Stuttgart-Toronto, Hans Huber

Drees, Alfred (2010). Prismatische Ich-Erweiterung. Frankfurt, Weimarer Schiller-Press

Ermann, Michael (1995). Psychotherapeutische und psychosomatische Medizin, Manual. Kohlhammer Stuttgart-Berlin-Köln

Erskine Richard G./Moursund Janet P. (1991). Kontakt, Ich-Zustände – Lebenspläne, Integrative Psychotherapie in Aktion. Junfermann, Paderborn

Essen, Siegfried (2016). Selbstliebe als Lebenskunst. Heidelberg, Carl- Auer

Frankl, Viktor E. (2017). Dem Leben eine Antwort geben. Weinheim, Beltz

Fried, Erich (1989). Gründe, gesammelte Gedichte, Berlin, Klaus-Wagenbach

Fried, Erich (1985). Um Klarheit, Gedichte gegen das Vergessen. Berlin, Klaus-Wagenbach

Fromm, Erich (1991). Von der Kunst des Zuhörens. München, Heyne

Frühmann Renate/Petzold Hilarion (1994). Lehrjahre der Seele. Junfermann, Paderborn

Gathmann, Peter/Semrau-Lininger, Claudia (1996). Der verwundete Arzt. München, Kösel

Gendlin, Eugene T. (1998). Focusing-orientierte Psychotherapie. München, J. Pfeiffer

GEO kompakt 54/2018. Unser Erbe, unsere Gene. Juli 2018

Goleman, Daniel (2004). Emotionale Intelligenz, München, dtv

Görlitz, Gudrun (1998). Körper und Gefühl in der Psychotherapie. München, J. Pfeiffer

Gruen, Arno (2002). Der Fremde in uns. Stuttgart, Klett- Cotta

Hausmann, Bettina/Neddermeyer, Renate (1996). Bewegt sein, Integrative Bewegungs- und Leibtherapie in der Praxis. Paderborn, Junfermann

Heinl, Peter (1994/2015). »Maikäfer flieg, dein Vater ist im Krieg …«: Seelische Wunden aus der Kriegskindheit. München, Kösel

Herman, Judith L. (1993). Die Narben der Gewalt. München, Kindler

Holmes, Tom/Holmes, Laurie (2013). Reise in die Innenwelt. München, Kösel

Huber, Michaela (2005). Trauma und die Folgen, Teil 1 und 2. Paderborn, Junfermann

Jakobi, Jolande (1985). Vom Bilderbuch der Seele. Olten, Walter

Jung, Carl Gustav (1982). Der Mensch und seine Symbole, Olten, Walter

Jungbauer, Johannes/Altermann, Dorothee/Kamine, Christian/Brähler Elmar (2003). Vermittlung psychosozialer Kompetenzen mangelhaft. Psychotherapie Psych. Med. 53: 319–321, Stuttgart, Thieme

Kabat-Zinn, John (2011). Gesund durch Meditation (MBSR). München, Knaur

Kampits, Peter (1998). Das Dialogische Prinzip in der Arzt-Patienten-Beziehung. Passau, Rothe

Kampits, Peter, (1995). Angermühler Gespräche, Medizin, Ethik, Recht. Passau, Rothe

Kast, Verena (1988). Imagination als Raum der Freiheit. Olten, Walter

Kast, Verena (1990). Die Dynamik der Symbole. Olten, Walter

Kegel, Bernhard (2018). Epigenetik: Wie unsere Erfahrungen vererbt werden. Köln, Dumont

König, Werner (2004). Die Leitung von Balint-Gruppen. Köln, Deutscher Ärzte-Verlag

Van der Kolk, Bessel (2015). Verkörperter Schrecken. Lichtenau/Westfalen Probst

Kumbier, Dagmar (2013). Das innere Team in der Psychotherapie. Stuttgart, Klett-Cotta

Kumbier, Dagmar (2016). Aufstellungsarbeit mit dem Inneren Team. Stuttgart, Klett-Cotta

Kurtz, Ron (2021) Hakomi. Eine körperorientierte Psychotherapie. Lichtenau, G. P. Probst.

Lang, Hermann, /Faller Hermann (1998). Medizinische Psychologie und Soziologie. Berlin, Heidelberg, New York, Springer

Lehnert, Hendrik/Kirchner, Henriette, et al. (2018). Epigenetik – Grundlagen und klinische Bedeutung. (Vortragsreihe der Medizinischen Gesellschaft Mainz e.V.), Berlin, Springer.

Linehan, Marsha M. (2017). Handbuch der Dialektisch-Behavioralen Therapie zur Behandlung psychischer Störungen, Band 1, DBT Skills Training Manual, München, CIP-Medien

Lipton, Bruce H. (2018). Intelligente Zellen. Dorfen, KOHA

Lowen, Alexander (1981). Körperausdruck und Persönlichkeit. München, Goldmann

Lown, Bernard (2002). Die verlorene Kunst des Heilens, Schattauer. Stuttgart

Luban-Plozza, Boris/Laederach-Hofmann, Kurt/Knaak, Lothar/Dickhaut, Hans (1996). Der Arzt als Arznei. Köln, Deutscher Ärzteverlag

Marlock, Gustl/Weiss, Halko (2006). Handbuch der Körperpsychotherapie. Stuttgart, Schatthauer

Maslow, Abraham (2002). Motivation und Persönlichkeit, 9. Auflage. Rohwohlt TB, Reinbek bei Hamburg

Moeller, Michael Lukas (1990). Die Wahrheit beginnt zu zweit, Reinbeck bei Hamburg, Rohwolt,

Müller-Hohagen, Jürgen (2003). Geschichte in uns. Seelische Auswirkungen bei den Nachkommen von NS-Tätern und Mitläufern, BoD

Osten, Peter (1995). Die Anamnese in der Psychotherapie. Stuttgart, UTB

Perls Frederic, Hefferline Ralph F, Goodman, Paul (1985). Gestalttherapie. Stuttgart, Klett-Cotta

Peseschkian, Nossrat (1992). Der Kaufmann und der Papagei. München, Fischer

Pesso, Albert (1986). Dramaturgie des Unbewussten. Stuttgart, Klett-Cotta

Petzold, Hilarion (1990). Integrative Therapie, Modelle, Theorien und Methoden für eine Schulen übergreifende Psychotherapie, Band. I und II. Paderborn, Junfermann

Petzold, Hilarion (1990). Psychotherapie und Körperdynamik. Paderborn, Junfermann

Petzold, Hilarion/Heinl Hildegund (1983). Psychotherapie und Arbeitswelt. Paderborn, Junfermann

Radebold, Hartmut, et al. (2009). Transgenerationale Weitergabe kriegsbelasteter Kindheiten: Interdisziplinäre Studien zur Nachhaltigkeit historischer Erfahrungen über vier Generationen (Kinder des Weltkrieges), Weinheim, Beltz Juventa

Rahm Dorothea et al, Otte Heike, Bosse Susanne, Ruhe-Hollenbach Hannelore (1993). Einführung in die integrative Therapie. Junfermann, Paderborn

Rauwald, Marianne (2020). Vererbte Wunden. Transgenerationale Weitergabe traumatischer Erfahrungen. Weinheim, Beltz

Reddemann, Luise (2011). Psychodynamisch Imaginative Traumatherapie (PITT), Das Manual. Stuttgart, Klett-Cotta

Reddemann, Luise (2018). Kriegskinder und Kriegsenkel in der Psychotherapie. Folgen der NS-Zeit und des Zweiten Weltkriegs erkennen und bearbeiten – Eine Annäherung, Stuttgart, Klett-Cotta

Reddemann, Luise (2003). Zeitschrift für Psychotraumatologie und Psychologische Medizin, Heft 1, Asanger, Kröning, 82–85

Reich, Wilhelm, (2010). Charakteranalyse. Köln, Anaconda

Richter, Horst- Eberhard (2013). Die Chance des Gewissens. Gießen, Psychosozial

Rogoll, Rüdiger (1980). Nimm dich, wie du bist, Freiburg, Herder

Rogoll, Rüdiger (1988). Werde, der du werden kannst. Freiburg, Herder

Rothschild, Babette (2002). Der Körper erinnert sich. Essen, Synthesis

Rüegg, Johann Caspar (2011). Gehirn, Psyche und Körper, Neurobiologie von Psychosomatik und Psychotherapie. Stuttgart, Schattauer

Schlegel, Leonhard (1984). Die Transaktionale Analyse. Stuttgart, UTB

Schrenker, Leonhard (2008). Pesso-Therapie: Das Wissen zur Heilung liegt in uns. Stuttgart, Klett- Cotta

Schulz-von Thun, Friedemann (1999). Miteinander reden, Band 3. Hamburg, Rowohlt

Schwartz, Richard (1995). Systemische Therapie mit der Inneren Familie. Stuttgart, Klett-Cotta

Servan-Schreiber Daniel (2004). Die neue Medizin der Emotionen. München, Kunstmann

Seidler, Günter H. (2020). Der Blick des Anderen. Eine Analyse der Scham. Stuttgart, Klett-Cotta

Siegel, Daniel J. (2010). Der achtsame Therapeut. München, Kösel

Siegel, Daniel J. (2010). Wie wir werden, die wir sind. Paderborn, Junfermann

Sonneborn, Uta (2005). Emotionale und Psychosoziale Kompetenz für Medizinstudenten und Ärzte, Inauguraldissertation, Medizinische Fakultät Ruprecht-Karl-Universität Heidelberg

Sonneborn, Uta (2013). Die Systemische Therapie mit der Inneren Familie, Eine Zusammenfassung. München, CIP-Medien, Band 18

Storch, Maja/Cantieni, Benita/Hüther, Gerald/Tschacher, Wolfgang (2006). Embodiment. Bern, Huber

St. Exupery, Antoine de (1996). Der kleine Prinz. Düsseldorf, Karl Rauch

Steiner, Claude (1997). Emotionale Kompetenz. München, Wien, Carl Hauser

Stevens, John. O (1980). Die Kunst der Wahrnehmung. München, Chr. Kaiser

Stewart Ian/Joines Vann, (1990). Die Transaktionsanalyse. Freiburg, Herder

von Sydow, Kirsten/Borst, Ulrike (2018). Systemische Therapie in der Praxis. Weinheim, Beltz

Thich Nath Han, (2019). Achtsam arbeiten – achtsam leben. München, Droemer Knaur

von Uexküll, Thure (1996). Lehrbuch der psychosomatischen Medizin, 5. Auflage. München, Urban und Schwarzenberg

Watkins, John G/Watkins Helen H. (2008). Egostates, Theorie und Therapie. Heidelberg, Carl-Auer

Weiss, Halko, Harrer, Michael.E., Dietz, Thomas (2012). Das Achtsamkeitsübungsbuch. Stuttgart, Klett-Cotta

von Weizsäcker Viktor (1987). Gesammelte Schriften, Band 5, Vorlesung Kritik des Gefühls. Frankfurt/Main, 88, Frankfurt/Main, Suhrkamp

Wiltschko, Johannes (2017). Ich spüre, also bin ich! Berlin, epubli

Winnicott, Donald (1988). Reifungsprozesse und fördernde Umwelt. München, Kindler

Wunderli, Jürg (1983). Sag Ja zu Dir – vom tragischen zum positiven Narzissmus. Olten, Walter

Literaturliste zum Kapitel: Das Konzept des Selbst – eine Annäherung, von Ruthild Haage-Rapp

Bauer, Joachim (2019). Wie wir werden, wer wir sind. München, Karl Blessing

Bauer Joachim (2013). Das Gedächtnis des Körpers. München, Piper

Bauer, Joachim (2005). Warum ich fühle, was du fühlst. Hamburg, Hoffmann und Campe

Buber, Martin (1979). Das dialogische Prinzip. Heidelberg, Lambert Schneider

Buber, Martin (1962). Werke 1, Schriften zur Philosophie. München, Kösel

Damasio, Antonio (2011). Selbst ist der Mensch. München, List

Dietz, Ingeborg & Thomas (2011). Selbst in Führung. Paderborn, Junfermann

Gabriel, Markus (2019). Ich ist nicht Gehirn. Berlin, Ullstein

Holmes, Tom & Lauri (2010). Reise in die Innenwelt. München, Kösel

Hutflötz, Karin (2014). Struktur und Dynamik der Selbstbildung bei Sören Kierkegaard. 23. Kongress der Gesellschaft für Philosophie, Münster, MIAMI

Jung, Carl Gustav (1968). Der Mensch und seine Symbole. Olten, Walter

Kierkegaard, Soeren (1843). Entweder oder, Teil 2

Kornfield, Jack (2001). Das Tor des Erwachsens. München, Kösel

Kornfield, Jack (2009). Frag den Buddha und geh den Weg des Herzens. München, Kösel

Kurtz, Ron (2021). Hakomi. Eine körperorientierte Psychotherapie. Lichtenau, G. P. Probst

Rogers, Carl (1983). Therapeut und Klient. Frankfurt, Fischer

Schmidtbauer, Wolfgang (2020). Kaltes Denken, warmes Denken: Über den Gegensatz von Macht und Empathie. Hamburg, Kursbuch Edition

Schwartz, Richard (2021). Systemische Therapie mit der inneren Familie. Stuttgart, Klett-Cotta

Siegel, Daniel (2012). Der achtsame Therapeut. München, Kösel

Weiss, Halko, &Johanson, Greg, Monda, Lorena (2019). Hakomi – Achtsamkeitszentrierte Körperpsychotherapie. Stuttgart, Klett-Cotta

Weiss, Halko, & Harrer Michael & Dietz, Thomas (2010/2019). Das Achtsamkeitsbuch. Stuttgart, Klett-Cotta

Wilber, Ken (1984). Wege zum Selbst. München, Goldmann

Wilber, Ken (1996). Mut und Gnade. München, Goldmann

Literaturliste zum Kapitel »Schamgebiete« von Ana Cristina Pires

Viele Jahre ist über Scham wenig geschrieben worden, natürlich gibt es Standardwerke, wie Leon Wurmsers Mask of Shame (1981) oder von Psychotherapeuten geschätzte Werke wie Scham und Leidenschaft von Victor Chu (1994), aber in den letzten Jahren sickert das Thema immer weiter und präsenter durch Bücher und Medien bis hin zu den lohnenden Ted Talks von Brené Brown oder auch von Monica Lewinsky als Betroffene öffentlicher »Cybermobbing«-Beschämung. So viel ist mittlerweile über Scham gesagt worden, dass die für diesen Artikel notwendige, begrenzende Auswahl und Kürze der Themen nur erträglich wird durch den Hinweis auf die nachfolgenden, vollständigeren und lesenswerten Bücher:

Baer, Udo & Frick-Baer, Gabriele (2008). Vom Schämen und Beschämt werden. Weinheim, Beltz Verlag

Chu, Victor & De Las Herras, Brigitta (1994). Scham und Leidenschaft. Zürich, Kreuz Verlag AG

DeYoung, Patricia A. (2015). Understanding and Treating Chronic Shame. A Relational/Neurobiological Approach. New York, Routledge

Greenberg, Leslie S. (2006). Emotionsfokussierte Therapie. Lernen, mit den eigenen Gefühlen umzugehen. Tübingen, dgtv-Verlag

Lammers, Maren (2016). Emotionsbezogene Psychotherapie von Scham und Schuld. Das Praxishandbuch. Stuttgart, Schattauer

Marks, Stephan (2007). Scham – die tabuisierte Emotion. Ostfildern, Patmos

Weinblatt, Uri (2016). Die Nähe ist ganz nah! Scham und Verletzungen in Beziehungen überwinden. Göttingen, Vandenhoeck & Ruprecht

Wurmser, Léon (1981/1990). Die Maske der Scham. (Translated, revised and enlarged version of Mask of Shame, 1981). Heidelberg, Springer Verlag 1990, 1993, 1997

Literaturliste zum Kapitel »Psychoonkologie mit IIFS« von Christa Middendorf

Buber, Martin (1999). Das Dialogische Prinzip. Gütersloher Verlagshaus

Brathuhn, Sylvia/ Thorsten Adelt (2015). Vom Wachsen und Werden im Prozess der Trauer. Göttingen, Vandenhoeck & Ruprecht

Dietz, Ingeborg und Thomas (2011). Selbst in Führung. Paderborn, Junfermann Verlag

Van der Kolk, Bessel (2015). Verkörperter Schrecken. Lichtenau, G. P. Probst

Kumbier, Dagmar (2019). Arbeit mit dem Inneren Team bei Krebs und anderen Erkrankungen. Stuttgart, Klett-Cotta

Kurtz, Ron (1994). HAKOMI. Eine körperorientierte Psychotherapie. München, Kösel-Verlag

Leidfaden, Fachmagazin für Krisen, Leid, Trauer (02/2015, 03/2017, 04/2019). Göttingen, Verlag: Vandenhoeck & Ruprecht GmbH & Co. Kg

Lenz, Sabine (2014). Die Fähigkeit zu sterben. Hamburg, Rowohlt Verlag

Müller, Monika (2004). Dem Sterben Leben geben. Gütersloher Verlagshaus

Müller, Monika (2016). Unwiederbringlich. Göttingen, Vandenhoeck & Ruprecht GmbH & Co. Kg

Reddemann, Luise (2014, 8. Auflage). Psychodynamisch Imaginative Traumatherapie. Stuttgart, Klett-Cotta

Schellenbaum, Peter (20. Auflage 2006). Das Nein in der Liebe. München, dtv Verlagsgesellschaft

Schulz-Kindermann, Frank (2013). Psychoonkologie, Grundlagen und psychotherapeutische Praxis. Weinheim, Beltz Verlag

Schwartz, Richard C. (2021). Systemische Therapie mit der Inneren Familie. Stuttgart, Klett-Cotta

Weiss, Halko / Johanson, Greg / Monda, Lorena (Hrsg.) (2019). Hakomi. Achtsamkeitszentrierte Körperpsychotherapie. Stuttgart, Klett-Cotta

Die Autorinnen

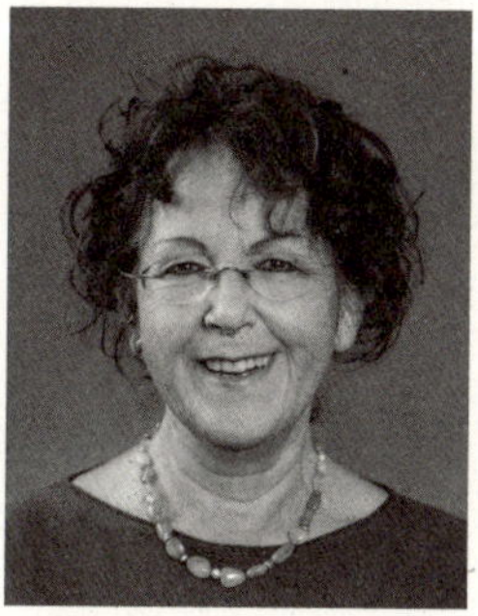

Uta Sonneborn

Uta Sonneborn, Dr. med., ist Fachärztin für Psychotherapeutische Medizin und Fachärztin für Allgemeinmedizin und Akupunktur in eigener Praxis in Heidelberg seit 1988.

Ausgebildet u. a. in Gesprächstherapie nach Rogers, tiefenpsychologisch fundierter Psychotherapie, Transaktionsanalyse, Gestalttherapie, integrativer Gestaltkörperpsychotherapie, Traumatherapie, u. a. PITT nach Reddemann, EMDR, zertifizierte IFS-Therapeutin; arbeitet methodenintegrativ.

Lehrbeauftragte der Universität Heidelberg Medizinische Psychologie; Balintgruppen-Leiterin der Deutschen Balint-Gesellschaft; Lehrtherapeutin, Supervisorin und Dozentin in den Instituten HIP, HIT und WIAP;

2012 Gründung und Institutsleitung des 1. IIFS-Instituts in Deutschland, Weiterentwicklung der IFS zur IIFS und Professionellen Selbstfürsorge; Leitung der IIFS-Ausbildungen, Lehrtherapeutin IIFS, IIFS-Supervision und IIFS-Selbsterfahrung; 2020 Aufnahme der IIFS in das Curriculum zur Ausbildung Systemischer Psychologischer Psychotherapeut*innen im HIP Heidelberg.

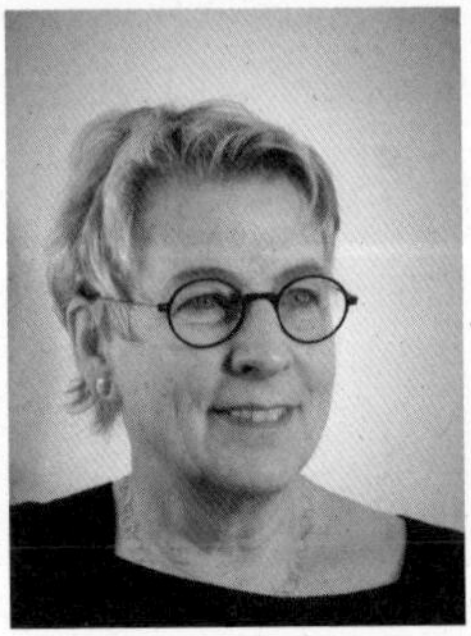

Ruthild Haage-Rapp

Ruthild Haage-Rapp ist Diplom-Psychologin, Psychologische Psychotherapeutin, niedergelassen in eigener Praxis in Freiburg.

Ausgebildet u. a. in personenzentrierter Gesprächstherapie, tiefenpsychologisch fundierter Körperpsychotherapie Hakomi, Verhaltenstherapie, Traumatherapie, PITT nach Reddemann, EMDR, IFS und IIFS, arbeitet methodenintegrativ.

Supervisorin in eigener Praxis. Lehrtätigkeiten in Aus- und Fortbildung in Psychotherapie, Selbsterfahrung und Beratung in Freiburg (SI, TB), Heidelberg (IIFS) und Bern (BFH)

Seit 2012 Mitglied im Lehrteam des IIFS-Instituts Heidelberg.

Seit 2021 Dozentin für IIFS im in der Ausbildung systemischer Psychologischer Psychotherapeut*innen im Systemischen Institut der Uni Freiburg.

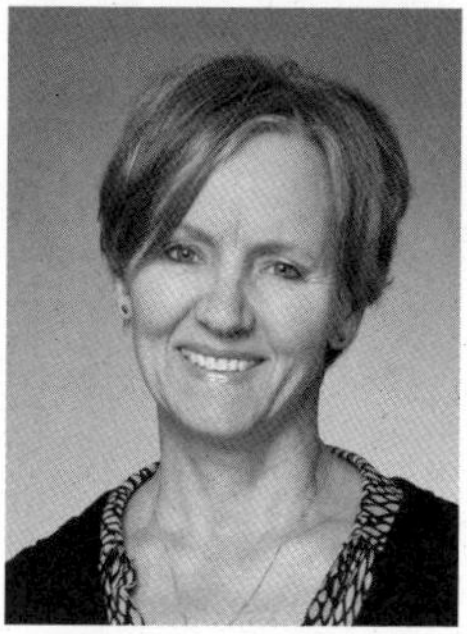

Christa Middendorf

Christa Middendorf ist Psychotherapeutin für integrative humanistische Verfahren seit 1994 in eigener Praxis bei Vaihingen/Enz.

Ausgebildet u. a. in tiefenpsychologisch fundierter Körperpsychotherapie (Hakomi), Traumatherapie (PITT nach Reddemann), IFS und IIFS, Psychoonkologie (DKG) und Palliative Care für Psychosoziale Berufe; Europäisches Zertifikat für Psychotherapie (ECP); arbeitet methodenintegrativ.

Seit 25 Jahren zusätzlich im ambulanten und stationären psychoonkologischen Bereich tätig (Krebsberatungsstelle/ Onkologische Zentren); Dozentin im Bereich Psychoonkologie, Supervisorin (Hospizdienste, Onkologische Praxen, Palliativstation).

Seit 2015 Mitglied im Lehrteam des IIFS-Instituts Heidelberg; IIFS Supervision und IIFS Selbsterfahrung, IIFS Einführungskurse, IIFS und Psychoonkologie.

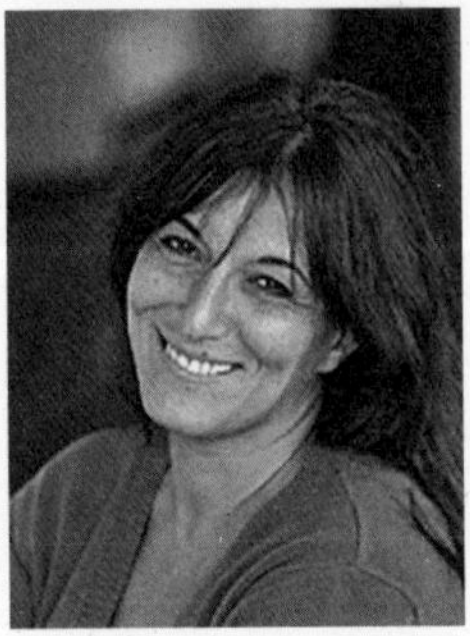

Ana Cristina Pires

Ana Cristina Pires ist Diplom-Psychologin in eigener Praxis (HP) in Berlin.

Ausgebildet in integrierter lösungsorientierter und systemischer Einzel-, Paar- und Sexualtherapie, Supervisorin für Sexualtherapie (DGfS), IFS- und IIFS-Therapeutin und Coach; arbeitet methodenintegrativ.

Selbstständige Psychologin und Trainerin in der betrieblichen Aus- und Weiterbildung seit 1998, Unternehmensberaterin und Personalentwicklerin, Coach von Mitarbeitern und Führungskräften, Konfliktmediation und -moderation für Unternehmen.

Seit 2015 Mitglied im Lehrteams des IIFS-Instituts in Heidelberg; IIFS-Supervision und IIFS-Selbsterfahrung, IIFS-Lehrtherapeutin (Einführungskurse und Basisausbildung) im Leitungsteam der IIFS-Ausbildung in Berlin.

Danksagung

Von Herzen möchte ich all den vielen Menschen danken, die mich zu diesem Buch inspirierten, von und mit denen ich lernen und erfahren durfte.

Unserem gesamten Lehrteam – Ruthild Haage-Rapp, Pascaline Herzenstiel, Angelika Krebs, Christa Middendorf, Ana Cristina Pires, Renata Reichel, Rina Saha, Irmi Schmelcher-Haimerl – gilt ein besonderer Dank für die ideelle, kreative und tatkräftige Unterstützung bei diesem Buch – sei es als Interviewerin, als Korrekturleserin, als Transkribiererin u.a.m.

Und an meine sehr geschätzten Mit-Autorinnen ein ganz großes Danke, dass sie ihr Wissen, ihre Klugheit und Erfahrung, und so viel Arbeit in ihre Buchabschnitte haben mit einfließen lassen und das Buch damit so sehr bereichert haben.

In unserem ganzen Team haben wir seit Jahren viel Freude beim Lehren, begegnen uns in unserer Echtheit, wachsen SELBST an unseren eigenen Teilen und denen der anderen, inspirieren uns gegenseitig und bringen die Haltung und Methode der IIFS in die therapeutische Welt.

Sich dem anzunähern, dass wir leben, was wir lehren, erfahren wir in unseren Gruppen und unserem Team immer wieder – und das macht Lust auf mehr! Danke auch dafür!

Der Lektorin Usha Swamy möchte ich für ihr achtsames Sich-Einfühlen in die Schreiberinnen und für ihr großes Interesse an der IIFS danken. Sie hat mit ihrer langjährigen Erfahrung das so unkomplizierte Zustandekommen dieses Buches ermöglicht.

Die Zusammenarbeit mit der Grafikerin und Setzerin Anke Brodersen und dem ganzen Arbor-Verlagsteam war ein große Freude – danke!

Wer auch ein ganz großes Dankeschön und eine Würdigung verdient hat, sind all meine Teile, und an dieser Stelle auch alle Teile der anderen am Buch Beteiligten. Was wären wir ohne unsere Teile! Das Selbst alleine schreibt kein Buch. Wenn sie sich gemüht haben, haben sie allein vor sich hingearbeitet oder wir – unsere Teile, die etwas wollten – waren nicht achtsam mit ihnen. Dafür bitte ich sie um Verzeihung. Haben sie sich mit jedem von uns SELBST verbunden und wertgeschätzt gefühlt, flutschte es richtig leicht und machte Freude.

Und herzlichst – an meinen lieben Mann und Lebensgefährten Stefan – danke, dass Du so da bist!

Kontaktadressen

Informationen über die Ausbildung in IIFS und Termine in Heidelberg und Berlin finden Sie über die Website des Instituts für Integrative Fortbildung Humanistische Psychotherapien Innerer Systeme und Professionelle Selbstfürsorge – IIFS, Heidelberg und Berlin.

IIFS-Institut Heidelberg
Dr. med. Uta Sonneborn
www.iifs-institut-heidelberg.de
E-Mail: institut-iifs@gmx.de

IIFS-Institut Berlin
Irmgard Schmelcher-Haimerl,
www.praxis-schmelcher-haimerl.de
E-Mail: schmelcher-haimerl@gmx.de

Online

Umfangreiche Informationen zu unseren Themen, ausführliche Leseproben aller unserer Bücher, einen versandkostenfreien Bestellservice und unseren kostenlosen Newsletter.
All das und mehr finden Sie auf unserer Website.

www.arbor-verlag.de

Mehr über Uta Sonneborn

www.arbor-verlag.de/uta-sonneborn

Seminare

Die gemeinnützige *Arbor-Seminare gGmbH* organisiert regelmäßig Seminare und Weiterbildungen mit führenden Vertretern achtsamkeitsbasierter Verfahren. Nähere Informationen finden Sie unter:

www.arbor-seminare.de

Arbor Online-Center

Mit dieser Plattform hat Arbor einen virtuellen Ort der Inspiration und des Lernens rund um das Thema Achtsamkeit geschaffen. Lernen Sie die AutorInnen unserer Bücher und die ReferentInnen unserer Veranstaltungen kennen: in Interviews, Vorträgen, Meditationsübungen, Webinaren, Podcasts sowie Online-Kursen und zahlreichen weiteren Ressourcen.

www.arbor-online-center.de